国家卫生健康委员会"十四五"规划教材

全国高等学校教材

供医学影像学专业用

人体断层影像解剖学 第5版

Human Sectional Imaging Anatomy

主　编　王振宇　张雪君

副主编　付升旗　徐海波　王震寰　鲜军舫

编　委（以姓氏笔画为序）

王　莹	牡丹江医学院	张雪君	天津医科大学
王　慧	中南大学基础医学院	陈成春	温州医科大学
王希明	苏州大学附属第一医院	陈忠恒	青岛大学青岛医学院
王振宇	中国医科大学	武　俊	大连医科大学附属第二医院
王震寰	蚌埠医学院	赵　云	三峡大学医学院
韦　力	广西医科大学	赵　建	河北医科大学第三医院
付升旗	新乡医学院	赵振美	山东第一医科大学
冯　璟	陕西中医药大学	胡光强	西南医科大学
朴成浩	沈阳医学院附属第二医院	姜　东	锦州医科大学
刘宝全	哈尔滨医科大学	徐海波	武汉大学中南医院
刘海岩	吉林大学白求恩医学部	高万春	重庆大学附属黔江医院
李　东	天津医科大学总医院	黄文华	南方医科大学
李　健	成都医学院	黄明玉	青海大学医学院
余　彦	贵州医科大学	黄海辉	福建医科大学
邹智荣	昆明医科大学	崔广和	滨州医学院附属医院
张　慧	长沙医学院	鲜军舫	首都医科大学附属北京同仁医院
张立娜	中国医科大学附属第一医院	谭　艳	山西医科大学第一医院

绘　　图　刘元健　中国医科大学

编写秘书　高　海　中国医科大学

人民卫生出版社

·北　京·

图书在版编目（CIP）数据

人体断层影像解剖学 / 王振宇，张雪君主编. —5
版. —北京：人民卫生出版社，2022.6（2024.11重印）
全国高等学校医学影像学专业第五轮规划教材
ISBN 978-7-117-33064-0

Ⅰ. ①人… Ⅱ. ①王…②张… Ⅲ. ①断面解剖学—
医学院校—教材 Ⅳ. ①R322

中国版本图书馆 CIP 数据核字（2022）第 080516 号

人卫智网	www.ipmph.com	医学教育、学术、考试、健康，购书智慧智能综合服务平台
人卫官网	www.pmph.com	人卫官方资讯发布平台

人体断层影像解剖学
Renti Duanceng Yingxiang Jiepouxue
第 5 版

主　　编：王振宇　　张雪君
出版发行：人民卫生出版社（中继线 010-59780011）
地　　址：北京市朝阳区潘家园南里 19 号
邮　　编：100021
E - mail：pmph @ pmph.com
购书热线：010-59787592　010-59787584　010-65264830
印　　刷：人卫印务（北京）有限公司
经　　销：新华书店
开　　本：850×1168　1/16　印张：21
字　　数：592 千字
版　　次：2000 年 11 月第 1 版　　2022 年 6 月第 5 版
印　　次：2024 年 11 月第 6 次印刷
标准书号：ISBN 978-7-117-33064-0
定　　价：78.00 元
打击盗版举报电话：**010-59787491**　E-mail：**WQ @ pmph.com**
质量问题联系电话：**010-59787234**　E-mail：**zhiliang @ pmph.com**
数字融合服务电话：**4001118166**　E-mail：**zengzhi @ pmph.com**

全国高等学校医学影像学专业第五轮规划教材
修订说明

医学影像学专业本科教育始于 1984 年，38 年来我国医学影像学专业的专业建设、课程建设及教材建设都取得了重要进展。党的十九大以来，国家对高等医学教育提出了新要求，出台了《"健康中国 2030"规划纲要》《国家积极应对人口老龄化中长期规划》《关于加强和改进新形势下高校思想政治工作的意见》等重要纲领性文件，正在全面推动世界一流大学和世界一流学科建设。教材是教学内容的载体，不仅要反映学科的最新进展，而且还要体现国家需求、教育思想和观念的更新。第五轮医学影像学专业"十四五"规划教材的全面修订，将立足第二个百年奋斗目标新起点，面对中华民族伟大复兴战略全局和世界百年未有之大变局，全面提升我国高校医学影像学专业人才培养质量，助力院校为党和国家培养敢于担当、善于作为的高素质医学影像学专业人才，为人民群众提供满意的医疗影像服务，为推动高等医学教育深度融入新发展格局贡献力量。

一、我国高等医学影像学教育教材建设历史回顾

1. 自编教材 1984 年，在医学影像学专业建立之初，教材多根据各学校教学需要编写，其中《放射学》《X 线物理》和《X 线解剖学》在国内影响甚广，成为当时教材的基础版本。由于当时办医学影像学（原为放射学）专业的学校较少，年招生人数不足 200 人，因此教材多为学校自编、油印，印刷质量不高，但也基本满足当时教学的需要。

2. 协编教材 1989 年，随着创办医学影像学专业的院校增加，由当时办医学影像学专业最早的天津医科大学发起，邀请哈尔滨医科大学、中国医科大学、川北医学院、泰山医学院、牡丹江医学院等学校联合举办了第一次全国医学影像学专业（放射学专业）校际会议。经协商，由以上几所院校联合国内著名的放射学家共同编写本专业核心课与部分基础课教材。教材编写过程中，在介绍学科的基础知识、基本理论、基本技能的基础上，注重授课与学习的特点和内容的更新，较自编教材有了很大进步，基本满足了当时的教学需要。

3. 规划教材 1999 年，全国高等医学教育学会医学影像学分会成立后，由学会组织国内相关院校进行了关于教材问题的专题会议，在当年成立了高等医药院校医学影像学专业教材评审委员会，组织编写面向 21 世纪医学影像学专业规划教材。

2000 年，由人民卫生出版社组织编写并出版了国内首套 7 部供医学影像学专业使用的统编教材，包括《人体断面解剖学》《医学影像物理学》《医学电子学基础》《医学影像设备学》《医学影像检查技术学》《医学影像诊断学》和《介入放射学》。

2005 年，第二轮修订教材出版，增加了《影像核医学》和《肿瘤放射治疗学》，使整套教材增加到 9 部。同期，我国设立医学影像学专业的学校也由 20 所增加到 40 所，学生人数不断增长。

2010 年，第三轮修订教材完成编写和出版，增加了《医学超声影像学》，使该套教材达到 10 部。此外，根据实际教学需要，将《人体断面解剖学》进行了系统性的修改，更名为《人体断面与影像解剖学》。此时，我国设立医学影像学专业的学校也增加到 80 所，年招生人数超过 1 万人。第三轮教材中的《医学影像检查技术学》《医学影像诊断学》《介入放射学》《影像核医学》和《肿瘤放射治疗学》还被评为了普通高等教育"十二五"国家级规划教材。

2017 年，第四轮修订教材完成编写和出版。在广泛征求意见的基础上，将《人体断面与影像解剖学》更名为《人体断层影像解剖学》，将《影像核医学》更名为《影像核医学与分子影像》。该套教材编写更加规范，内容保持稳定。全部理论教材品种都配有相应的数字化网络增值服务，开启移动学习、线上学习新模式。同步配套编写的学习指导与习题集，更加便于学生复习和巩固理论知识。

前四轮规划教材的编写凝结了众多医学教育者的经验和心血，为我国的高等医学影像学教育做出了重要贡献。

二、第五轮医学影像学专业规划教材编写特色

近年来，国家对高等教育提出了新要求，医学影像学发展出现了新趋势，社会对医学影像学人才有了新需求，医学影像学高等教育呈现出新特点。为了适应新时代改革发展需求，全国高等学校医学影像学专业第四届教材评审委员会和人民卫生出版社在充分调研论证的基础上，决定从 2020 年开始启动医学影像学专业规划教材第五轮的修订工作。

1．修订原则

（1）**教材修订应符合国家对高等教育提出的新要求。**以人民满意为宗旨，以推动民族复兴为使命，以立德树人为根本任务，以提高质量为根本要求，以深化改革为根本出路，坚持"以本为本"，推进"四个回归"，培养合格的社会主义建设者和接班人。

（2）**教材修订应反映医学影像学发展的新趋势。**医学影像学多学科交叉的属性更加明显，人工智能技术在医学影像学领域的应用越来越普遍，功能影像和分子影像技术快速发展。

（3）**教材修订应满足社会对医学影像学人才的新需求。**社会对医学影像学人才的需求趋于多样化，既需要具有创新能力和科研素养的拔尖人才，又需要具有扎实的知识和较强实践能力的应用型人才。

（4）**教材修订应适应医学影像学高等教育的新特点。**医学影像学高等教育的新特点包括：信息化技术与医学影像学教学的有机融合，教师讲授与学生自学的有机融合，思想政治教育与专业课教育的有机融合，数字资源与纸质资源的有机融合，创新思维与实践能力的有机融入。

2．编写原则与特色

（1）**课程思政融入教材思政：**立德树人是高等教育的根本任务，专业课程和专业教材的思政教育更能充分发挥润物无声、培根铸魂的作用。通过对我国影像学发展重大成果的介绍，对我国医学影像学专家以及普通影像医务工作者勇于担当、无私奉献、生命至上、大爱无疆精神的解读，引导当代高校医学生树立坚定的文化自信。

（2）**统筹规划医学影像学专业教材建设：**为进一步完善医学影像学专业教材体系，本轮修订增加三本教材：新增《医学影像学导论》，使医学影像学专业学生能够更加全面了解本专业发展概况；新增《医学影像应用数学》，满足医学影像学专业数学教学的特殊需求；新增《医用放射防护学》（第 3 版），在前两轮教材编写中，该教材作为配套辅导教材获得良好反馈，鉴于目前对医学生提高放射防护意识的实际需要，本轮修订将其纳入理论教材体系。

（3）**坚持编写原则，打造精品教材：**坚持贯彻落实人民卫生出版社在规划教材编写中通过实践传承的"三基、五性、三特定"的编写原则："三基"即基本知识、基本理论、基本技能；"五性"即思想性、科学性、创新性、启发性、先进性；"三特定"即特定对象、特定要求、特定限制。精练文字，严格控制字数，同一教材和相关教材的内容不重复，相关知识点具有连续性，内容的深度和广度严格控制在教学大纲要求的范畴，力求更适合广大学校的教学要求，减轻学生负担。

（4）**为师生提供更为丰富的数字资源：**为提升教学质量，第五轮教材配有丰富的数字资源，包括教学课件、重点微课、原理动画、操作视频、高清图片、课后习题、AR 模型等；并专门编写了与教材配套的医学影像学专业在线题库，及手机版医学影像学精选线上习题集系列供院校和学生使用；精选部分教材制作线上金课，适应在线教育新模式。不断发掘优质虚拟仿真实训产品，融入教材与教学，解决实践教学难题，加强影像人才实践能力的培养。

第五轮规划教材将于 2022 年秋季陆续出版发行。希望全国广大院校在使用过程中，多提宝贵意见，反馈使用信息，为下一轮教材的修订工作建言献策。

2022 年 3 月

主编简介

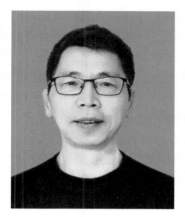

王振宇

教授，博士生导师。《解剖科学进展》期刊主编，中国解剖学会断层影像解剖学分会委员，中国解剖学会临床解剖学分会委员。

1983年毕业于中国医科大学医疗系，在中国医科大学从事基础医学教学工作38年。主持和参与完成国家、省自然科学基金项目10余项，在国内外期刊发表科研论文80余篇。曾获辽宁省科学技术进步奖三等奖3项、中国高校科学技术奖二等奖1项、辽宁省教学成果奖二等奖2项。作为主编、副主编及编委参与编写人体解剖学专业教材、配套教材及图谱等30余部。曾获"辽宁省普通高等学校优秀青年骨干教师"及"沈阳市优秀教师"荣誉称号。

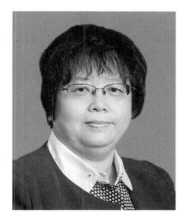

张雪君

教授，博士生导师。天津医科大学医学技术学院党委书记，天津市教学名师。现任中国医师协会医学技师专业委员会副主任委员，中华医学会放射学分会教育工作委员会副主任委员，天津医学会放射学分会常务委员，全国高等学校医学影像学专业第四届教材评审委员会委员，全国高等学校医学影像技术专业第一届、第二届教材评审委员会副主任委员。

从事教学工作30年，获得国家级教学成果奖二等奖1项，天津市教学成果奖3项；以第一作者或通讯作者在国内外专业期刊及会议发表论文70余篇，其中SCI收录20篇；作为主编、副主编及编委参与编写教材及专著15部。主持与参加国家自然科学基金，省部级、校级科研及教学课题23项。

副主编简介

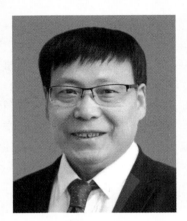

付升旗

教授，硕士生导师。现任新乡医学院法医学院副院长，中国解剖学会断层影像解剖学分会常务委员，河南省解剖学会常务理事，全国高等学校医学影像学专业第四届教材评审委员会委员。

从事断层影像解剖学教学和科研工作 20 多年，完成国家自然科学基金项目 2 项，主持省厅级研究项目 6 项，发表论文 60 余篇，获得河南省科学技术厅科技成果奖 4 项和教育厅教学成果奖 3 项。主编教材、专著 19 部，获首届河南省教材建设奖一等奖 1 项。先后荣获河南省模范教师、河南省文明教师、全省高校系统优秀共产党员和新乡医学院教学名师、新乡医学院"最美教师"等荣誉称号。

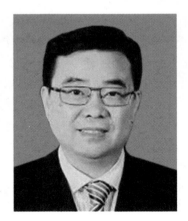

徐海波

二级教授，一级主任医师，博士生导师。现任武汉大学中南医院影像科主任。中国医师协会放射医师分会第五届委员会常务委员，中华医学会放射学分会神经放射学学组副组长。

主要从事中枢神经系统放射学、生物医学工程、分子影像学等领域的研究。先后获得湖北省第二届医学领军人才、全国抗击新冠肺炎疫情先进个人等称号，为第二届全国创新争先奖牌获奖团队——武汉雷神山医院抗疫团队骨干成员。承担国家自然科学基金项目 6 项，国家重点研发计划项目子课题 1 项，在国家级期刊发表论文 180 余篇。

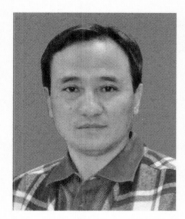

王震寰

教授,蚌埠医学院教务处处长,安徽省政协委员,安徽省优秀教师,数字医学与智慧健康安徽省重点实验室主任。

从事教学及科研工作36年,主要开展临床解剖学和计算医学与可视化研究,在国内外专业期刊发表学术论文100余篇;作为主编、副主编及编委参与编写国家级规划教材和专著13部,获省级教育、学术奖励20余项。指导本科生完成的课外科技学术作品获全国大学生系列科技学术竞赛国家级、省级奖6项。

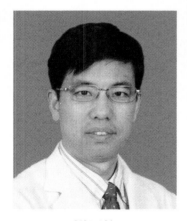

鲜军舫

教授,博士生导师,首都医科大学附属北京同仁医院放射科主任,享受国务院政府特殊津贴专家,获国家人力资源和社会保障部"有突出贡献的中青年专家""国家卫生计生突出贡献中青年专家"称号。中华医学会放射学分会常务委员、中国医疗保健国际交流促进会影像医学分会主任委员。

从事影像解剖、影像诊断教学和科研工作28年,获国家科技进步二等奖2项,省部级科技进步等奖项一等奖2项、二等奖2项。曾获北京市课程思政教学名师和教学团队,获首都医科大学教学成果一等奖1项。主编和参编高等院校规划教材8部,主编专著7部,主译专著5部。

前　言

《人体断层影像解剖学》作为医学影像学专业国家级规划教材于 2000 年问世，迄今已 20 余年，作为医学影像学专业本科教学的基础教材，自出版以来深受广大师生和临床影像医生的欢迎。教材已历经了数次再版修订，但随着科技的发展以及医学影像技术的日新月异，同时伴随数字化时代的来临，医学影像学的教学内容、教学模式和教学手段也发生了变化，因此，需要有与之相适应的新内容、新形式的教材。

全国高等学校医学影像学专业第五轮规划教材的编写在日益发展的大数据时代迈出了改革的步伐。在明确第五轮本科医学影像学教材编写严格遵守"三基"（基本理论、基本知识和基本技能）、"五性"（思想性、科学性、先进性、启发性和适用性）、"三特定"（特定目标、特定对象和特定限制）的指导思想和原则的同时，确定了第五轮教材的纸数融合出版模式，提升数字资源内容和形式，构建全媒体教学资源，服务后疫情时代的教学改革。

《人体断层影像解剖学》（第 5 版）是以前 4 版教材为基础，加强纸数融合、线上线下一体化，以"一内容、多形式、充分利用、减轻负担"的编写思路，对教材的修订侧重：①优化纸质教材，更新知识，增加与临床影像发展相适应的新内容，如中枢神经传导束、纵隔淋巴 IASLC 分区；②各章节的内容层次优化统一，每章前四节架构相似，第一节为应用解剖，第二节为断层影像解剖学特点，第三节为断层影像学表现，第四节为断层影像解剖，增设第五节介绍头部的蝶鞍区断层影像解剖、胸部的心脏超声切面影像解剖和腹部的肝超声切面影像解剖等；③优化之前版本的图片；④丰富数字资源，增加 AR 互动、动画、视频、图片等作为纸质教材内容的补充与阐释，数字内容使阅读立体化，让学生扩展阅读，广泛撷取，积累沉淀，终成内化；⑤删除上版纸质教材中非基础、专业性过强（如耳、四肢非关节部位等）的断层影像解剖学内容和知识拓展内容；⑥完善题库建设，录制线上"金课"等。

纸质教材全书各章结构统一，每章节均为先整体、后断层，断层实体与断层影像相结合，实现整体向断层的过渡和基础向临床影像的过渡。在重点阐述断层解剖学知识的同时，更注重强调断层与整体关系的结合，将整体与断层、基础与临床知识融会贯通的思维理念体现在全书的编写之中。保证基本理论与临床实践优化整合，更好地服务于临床。

本书的解剖学名词以全国科学技术名词审定委员会公布的《人体解剖学名词》（第 2 版）为准。《人体断层影像解剖学》（第 5 版）的编写是建立在前 4 版教材的基础上，第 1~4 版教材的许多编委由于各种原因未能参加第 5 版教材的编写，但他们在《人体断层影像解剖学》教材的建设中，付出了大量的心血和劳动，在此对姜树学教授、徐文坚教授以及曾经参与本教材编写的各位前辈表示由衷的感谢！教材在编写过程中得到了中国医科大学高海、武汉大学中南医院胡慧娟等专家、学者的大力支持，并提出了大量宝贵意见,在此表示深深的谢意。同时,衷心感谢各位编委在书稿撰写过程中精益求精、认真负责的态度,以及付出的努力。

　　本书由医学影像学专业的基础与临床专家共同撰写而成,由于我们水平有限,书中难免有错误及欠妥之处,请各位读者在使用本书的过程中批评指正,以便日后修订,并日臻完善。

王振宇　张雪君

2021 年 11 月

目　录

数字资源 AR 互动

绪　　论

一、人体断层影像解剖学定义和特点

人体断层影像解剖学（human sectional imaging anatomy）属于形态学范畴，是人体解剖学的分支之一，以人体断层影像为导向，以断层影像中的人体结构为学习研究对象，分解剖析断层影像中人体组织、器官、结构的位置、形态、毗邻关系、组织特性及其变化规律的一门学科。人体断层影像解剖学将人体断层解剖基础与临床断层影像表现有机整合，为医学影像学基础与临床实践的有效衔接架起一座桥梁，更好地为医学影像诊断、介入放射治疗及外科术前准备等临床工作服务。

二、人体断层影像解剖学发展简史

人体断层解剖结构的观察可追溯至 14 世纪，意大利解剖学家 Mondino D'e Luzzi（1316 年）制作了第一例人体断层标本。此后几个世纪，Vesalius、达·芬奇等一些解剖学家或艺术家对人体断面解剖标本进行了观察，并绘制了人体断面解剖图，但限于落后的断层解剖标本制作技术以及缺少应用需求，早期的断层解剖学发展缓慢。19 世纪，随着荷兰解剖学家 Riemer（1818 年）开启冰冻切片技术制作组织切片，断层标本制作技术得以完善，俄国解剖学家 Pirogoff（1859 年）、德国解剖学家 Braune（1872 年）等编著的人体断面解剖图谱的问世，断面解剖学得到一定程度的发展。断层影像解剖学发展的春天始于 20 世纪 70 年代，随着超声成像（USG）、计算机断层成像（CT）和磁共振成像（MRI）等医学断层影像新技术的问世及发展，对人体断层解剖学有了更多需求，使得人体断层解剖学发展有了新的方向。人体断层解剖学从单纯的绘制断面解剖学图谱、断层影像解剖学图谱，到人体断层影像解剖学研究，再到人体断层影像解剖学理论体系及人体断层影像解剖学教材的创建与发展，如今人体断层影像解剖学已发展成为一门专业学科。人体断层影像解剖学的基础理论研究与临床应用实践的有机结合，促进了人体断层解剖学和医学影像学的发展。人体断层影像解剖学教材的建设与发展必将与时代的进步同行。

三、人体断层影像解剖学与应用解剖学的关系

人体断层影像解剖学是人体解剖学中一个相对独立的分支，是在系统解剖学和局部解剖学的基础上发展起来，服务于医学断层影像诊断的一门科学。应用解剖学（applied anatomy）是以局部解剖学为基础，结合临床应用，需要研究人体各局部的结构层次及器官与结构的形态、位置和毗邻关系，以三维整体观阐述局部器官与结构，主要服务于临床手术学科。人体断层影像解剖学是研究人体不同部位在不同方位、不同断层上各器官与结构的形态、位置及相互关系，影像学成像技术通常以二维的断面形式展示断层结构。各器官、结构在每一断层中单独存在，并与邻近断层的器官、结构相互关联，对连续的断层进行三维重建，可再现完整的局部构造。人体断层影像解剖学学习、研究的每一断层均为局部状态下整体结构的一部分，整体的形态、结构变化是导致断层内结构变化的根源。因此，良好应用解剖学知识的积淀，对于学习研究人体断层影像解剖学至关重要。

四、人体断层解剖学和医学断层影像学的常用技术

1. 冷冻切片技术（cryotomy）　是人体断层标本制作的常规技术。通常是将 10% 甲醛溶

1

液固定的尸体根据标本制作需要,通过 X 射线或体表标记在尸体表面定位划线,按解剖学姿势置于平板上冷冻,然后用电锯或大型冰冻切片机等按划线切割制作断层标本。

2.生物塑化技术(plastination) 是选用渗透性能好的液态高分子多聚化合物单体作为塑化剂,置换组织细胞内的水分后进行聚合固化,以达到长期保存生物标本的目的。其在断层解剖学研究中的应用主要包括塑化切片技术和薄片塑化技术。

3.火棉胶切片技术(collodion microtomy) 适用于切制较大的组织块,可避免纤维组织和肌组织过度硬化,有利于保持组织的原有结构,其基本步骤包括固定、水洗、脱水、浸胶、包埋和切片。

4.计算机重建三维图像(computer aided three dimensional reconstruction) 将需三维重建的部位或器官定位后,采用尽可能薄的切片制作技术或通过数控铣床进行铣削,制作断层标本,然后通过数码摄影记录断面二维图像信息,再借助计算机信息数据处理技术将二维图像信息数据重新构建为三维立体图像。

5.X 射线计算机断层成像(X-ray computed tomography,X-ray CT) 也称 CT,是利用 X 射线束对人体指定的检查部位进行断层扫描,由探测器接收各个不同方向的人体组织对 X 射线的衰减值,经模/数转换输入计算机,通过计算机的处理和转换,将组织衰减系数转化为黑白不同的灰度等级在荧光屏上显示出来,即构成 CT 图像。CT 将人体断层转化为数字化断面图像,显示的是人体某个断层的组织密度分布图,其图像清晰度和密度分辨力高,提高了病变检出率和诊断准确率。

6.磁共振成像(magnetic resonance imaging,MRI) 是通过对静磁场中的人体施加特定频率的射频脉冲,使人体中氢质子发生共振。射频脉冲终止后,氢质子发出射频信号,经过对 MR 信号的接收、转换、编码和图像重建等处理过程,即产生 MR 图像,通过 MR 的断层图像可观察器官、组织结构是否正常或者出现病变。MRI 具有以下特点:无电离辐射,软组织分辨力高,任意方位成像,多参数成像等。可分别获取多项信息,进行器官的结构、功能、组织化学和代谢方面的研究。

7.超声成像(ultrasonography,USG) 是通过各种类型的超声诊断仪器,将超声发射到人体内,在经过不同组织或器官界面时,超声发生反射或散射形成回声,仪器将接收、放大、转换和处理回声信息,以不同形式显示于荧光屏上,即为超声成像。依据超声类型的不同分为 A 型、B 型、M 型和 D 型超声等。B 型和 D 型超声是目前最为常用的两种成像方法,其中 B 型超声以灰度不同的明暗点反映回声的强弱,以二维切面图像直观显示器官或结构,为目前最常应用的超声检查技术之一。随着超声技术的进步,亦可同时观察器官或结构的三维图像。

8.单光子发射计算机断层显像(single photon emission computed tomography,SPECT) 是将能发射 γ 射线的放射性核素引入体内,通过核素在体内代谢过程中自发衰变发出的射线,被体外的 γ 照相机等显像仪器检测并形成断层显像的技术。

9.正电子发射断层显像(positron emission tomography,PET) 是利用发射正电子的放射性核素进行器官断层显像的技术,通过向生物体内注入正电子同位素标记的化合物,在体外测量其空间分布和时间特性,从分子水平观察代谢物或药物在正常人或患者体内的分布和活动。同时与 CT、MR 图像融合,进行精确定位,主要用于心肌梗死、肿瘤、神经系统疾病的诊断,受体功能成像及脑功能定位等方面。

五、人体断层解剖学和医学断层影像学的常用术语

1.断层(cross section) 是根据研究目的沿某一方向制作具有一定厚度的尸体切片标本或人体断层扫描图像,断面(section)是指人体断层影像解剖学教学与研究中所观察的断层标本的剖面,而临床 CT、MRI 等图像展现的各结构是依据其空间位置,把有一定厚度的三维体素通

过 CT、MRI 等影像成像技术，转化为二维的像素图像。因此，断层解剖中的断面与断层影像成像显示的断面不同。

2. 横断层（transverse section）　通常是指垂直于人体长轴，与水平面平行的断层，横断层标本图像遵循 CT、MRI 等断层影像左、右侧的用法，故采用下面观，与系统解剖学和局部解剖学观察标本的上面观不同。

3. 矢状断层（sagittal section）　以矢状轴沿人体的垂直轴上下移动所形成的面，称为矢状面，与横断面和冠状面相互垂直。按矢状面所做的断层、扫描，即矢状断层。通过人体正中线的矢状断层为正中矢状断层。断层标本图像常采用矢状断层的左侧面观，但超声一般观察其右侧面。

4. 冠状断层（coronal section）　以冠状轴沿人体垂直轴上下移动所形成的面，称为冠状面，垂直于横断面和矢状面。按冠状面所做的断层、扫描，即为冠状断层。断层标本图像常采用冠状断层的前面观。

5. 计算机体层值（CT value）　又称 CT 值，CT 图像不仅以不同灰度反映其密度的高低，还用组织对 X 射线的吸收系数说明其密度高低的程度，是一个人为的量化标准，单位为 HU（hounsfield unit）。

6. 空间分辨力（spatial resolution）和密度分辨力（density resolution）　空间分辨力是指区分空间结构大小的能力，图像中的像素越小、数目越多，空间分辨力越高；反之亦然。密度分辨力是指区分两种组织之间最小密度差别的能力，图像中的像素越小、数目越多，密度分辨力越低；反之亦然。

7. 窗宽（window width）和窗位（window level）　窗宽指图像上 16 个灰阶所包含的 CT 值范围，在此范围内的组织均以不同的模拟灰度显示，而高于和低于此范围的组织则分别被显示为白色和黑色，窗宽的大小直接影响图像的对比度；窗位是指窗的中心位置，一般应选择欲观察组织的 CT 值为中心。要获得清晰且能满足诊断需求的图像，必须选用合适的窗宽与窗位。

8. 脉冲序列（pulse sequence）　是指磁共振检查时，为测得各种组织的本征参数而设计的脉冲组合，包括一定带宽、幅度的射频脉冲和梯度脉冲的有机组合，常用的如自选回波序列、梯度回波序列等。

9. T_1 加权成像（T_1 weighted imaging，T_1WI）和 T_2 加权成像（T_2 weighted imaging，T_2WI）　在 MRI 检查时，主要用于获取组织间 T_1 弛豫时间差别的成像技术，称为 T_1WI。体内组织或结构 T_1 弛豫时间较短时，在 T_1WI 上呈白色，称为 T_1 高信号，如脂肪；反之，在 T_1WI 上呈黑色，则称为 T_1 低信号，如脑脊液。主要用于获取组织间 T_2 弛豫时间差别的成像技术，称为 T_2WI。体内组织或结构 T_2 弛豫时间较短时，在 T_2WI 上呈黑色，称为 T_2 低信号，如急性期出血；反之，在 T_2WI 上呈白色，则称为 T_2 高信号，如脑脊液。

六、人体断层影像解剖学的学习方法

学习断层影像解剖学经常遇到的问题是部分与整体的问题。断层影像解剖通常是在局部切割分层的基础上，分解剖析断层内的结构，因此每一断层均为局部的一部分。应用解剖学是对局部结构、器官的整体进行分解剖析，阐述的是局部整体。因此，断层解剖学与应用解剖学的关系是局部与整体的关系。部分总是受制于整体，探讨部分不能忽略整体。培养从整体向部分转化，以及由部分向整体回归的学习方法，是更好地学习和理解断层解剖学知识的有效方法。本书在着重探讨断层影像解剖学的同时，注重强调断层与整体的关系，使学生掌握学习断层影像解剖学的方法，给学生留下自我学习的空间，以便于在实践中学习书本以外的知识。学习断层影像解剖学的最终目的是为断层影像学的学习做好知识的积淀，完善从实物向影像的转化过渡，在学习观察人体断层标本时，做到"观其物，思其影"，在阅读断层影像图片时，同样做到"观其影，忆其物"，才能更有效地掌握断层影像解剖学知识。学习人体断层影像解剖学切忌脱离应用解剖学而孤立地学习人体断层影像解剖学，也不能脱离断层影像孤立地学习人体断层标本，更不能脱离人体断层标本孤立地学习人体断层影像。培养整体与断层相结合、实物与影像相结合的思维方式是学习人体断层影像解剖学的有效方法。

（王振宇　张雪君）

第一章 头 部

头部分为颅脑部和面部两部分。本章包括头部应用解剖、头部结构断层影像解剖学特点、头部结构断层影像学表现、头部断层影像解剖和蝶鞍区断层影像解剖 5 部分，在介绍脑、脑膜和蛛网膜下隙及脑池、脑血管、蝶鞍区、颌面部应用解剖学和头部断层影像解剖学的基础上，同时描述颅脑部主要脑沟、帆间池等在横断层影像上的识别方法以及头部横断层、冠状层和矢状层影像解剖，为临床影像诊断奠定形态学基础。

第一节 头部应用解剖

一、境界与分区

头部以下颌体下缘、下颌角、乳突、上项线和枕外隆凸的连线与颈部分界。头部可分为颅脑部和面部，两者以眶上缘、颧弓、外耳门和乳突的连线为界。

颅脑部位于后上方，由颅顶、颅腔和颅底三部分组成，颅腔内容纳有脑、脑膜和脑血管等。

面部位于前下方，主要包括眶区、鼻区、口区、咽区（鼻咽和口咽）、颊区、腮腺咬肌区和耳区，在下颌支深面尚有颞下窝和翼腭窝等。

二、标志性结构

1. **眶上孔**（supraorbital foramen） 位于眶上缘的中、内 1/3 交点处，距正中线约 2.5cm，有眶上神经、血管通过。

2. **眶下孔**（infraorbital foramen） 位于眶下缘中点下方约 0.8cm 处，有眶下神经、血管通过。

3. **颏孔**（mental foramen） 位于下颌第二前磨牙根的下方，下颌体的上、下缘连线中点，距正中线约 2.5cm，有颏神经、血管通过。

4. **眉弓**（superciliary arch） 位于眶上缘上方呈弓形的隆起，男性较显著。眉弓平对端脑额叶的下缘，其内侧半的深部有额窦。

5. **颧弓**（zygomatic arch） 位于外耳门前方的水平线上，全长约三横指（5～6cm）。颧弓上缘平对端脑颞叶前端的下缘。

6. **翼点**（pterion） 位于颧弓中点上方约两横指处，由额骨、顶骨、颞骨和蝶骨相交接形成，多呈 H 形，为颅骨的薄弱部分，内面有脑膜中动脉前支通过。

7. **乳突**（mastoid process） 位于耳垂后方的圆锥形隆起，其根部的前内侧有茎乳孔，面神经自此孔出入颅；在乳突后部的内面有乙状窦通过。

8. **枕外隆凸**（external occipital protuberance） 位于枕骨后正中，为枕骨向后下的隆起，其深面有窦汇。

三、头部结构的配布特点

头部分为颅脑部和面部两部分。颅脑部以脑颅骨围成颅腔，内有脑及与其相连的脑神经，并有包裹脑的被膜和脑的血管。脑由灰质和白质构成，灰质在端脑、小脑表面形成皮质，脑内有灰质形成的神经核和神经纤维形成的髓质，脑实质内有脑室等腔隙。脑的被膜自外向内分为硬脑膜、蛛网膜和软脑膜，分别形成硬膜外隙、硬膜下隙和蛛网膜下隙，蛛网膜下隙在某些部位扩大形成脑池。颅骨、脑脊液、被膜等有缓冲和防震等保护作用，颅腔内占位性病变如肿瘤和出血等可导致颅内压升高，形成脑疝而危及生命。面部以面颅骨作为支架，围成眶、鼻腔和口腔等。面部的浅层有表情肌和丰富的血管、神经；深层结构复杂，有较多的结缔组织间隙和通道，感染时炎症等易相互蔓延。

四、头部断层影像解剖的常用基线

1. 横断层　由于临床应用的目的不同而存在多种横断层基线，按照不同基线所获得的同一部位横断层标本或影像上的结构亦存在差别（图1-1-1）。

（1）眦耳线（canthomeatal line，CML）：临床也称听眦线，为眼外眦与外耳门中点处的连线，颅脑部横断层扫描多以此线为基线，亦即临床影像上轴位扫描的基线。

（2）Reid 基线（Reid's base line，RBL）：临床也称听眶下线，为眶下缘中点与外耳门中点的连线，头部横断层标本制作的常用基线，冠状断层标本的制作常以该线的垂线为基线。

（3）上眶耳线（supraorbitomeatal line，SML）：临床也称听眶上线，为眶上缘中点与外耳门中点处的连线，以此为基线的断层与颅底平面相一致，临床影像按照此基线扫描，有利于显示颅后窝的结构和减少颅骨伪影。

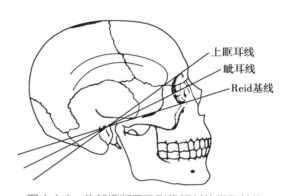

图 1-1-1　头部横断层及影像解剖的常用基线

（4）连合间线（intercommissural line）：为前连合后缘中点与后连合前缘中点的连线，又称 AC-PC 线，脑立体定位手术和 X 刀、γ 刀等多以此线为基线（图1-1-2）。

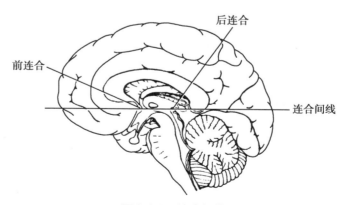

图 1-1-2　连合间线

2. 冠状断层　经 Reid 基线的外耳门中点处做垂线，常为冠状断层的基线，以此基线分别向前、向后方连续锯切或成像，但脑立体定位手术多采用经 AC-PC 线中点所做垂线为冠状成像的基线。

3. 矢状断层 头部前、后正中线的连线为矢状断层的基线，以此基线制作正中矢状面，再向左、向右侧连续锯切或成像。

五、脑

脑分为端脑、间脑、中脑、脑桥、延髓和小脑等六部分，通常将中脑、脑桥和延髓合称为脑干。

（一）端脑

1. 外形 端脑由左、右侧大脑半球组成，大脑半球之间为大脑纵裂，裂底借胼胝体相连。大脑半球分为上外侧面、内侧面和底面，上外侧面与内侧面交界处为上缘，与底面交界处为下缘。大脑半球表面凹凸不平，布满深浅不同的脑沟，沟、裂之间的凸起部分是脑回。在CT、MRI图像上，正常脑沟的宽度不超过5mm。

在大脑半球的上外侧面（图1-1-3），外侧沟自大脑半球底面经上外侧面斜向后上方，可分为垂直部和水平部。中央沟起自大脑半球上缘中点稍后方，经上外侧面斜向前下方。顶枕沟位于大脑半球内侧面的后部，并转至上外侧面。以上三条沟将大脑半球分为5叶，额叶为外侧沟上方和中央沟前方的部分，额叶的前端为额极，额叶有中央前沟、中央前回、额上沟、额下沟和额上、中、下回。顶叶为外侧沟上方、中央沟后方与顶枕沟以前的部分，顶叶上有中央后沟、中央后回、顶内沟和顶上、顶下小叶；顶下小叶包括环绕外侧沟末端的缘上回、颞上沟末端的角回。颞叶为外侧沟以下的部分，颞叶的前端为颞极；颞叶上有颞上沟、颞下沟和颞上、中、下回，颞上回转入外侧沟下壁的短横回为颞横回。枕叶为顶枕沟和枕前切迹以后的部分，其后端为枕极，通常以顶枕沟与枕前切迹（枕极前方约4cm处）的连线作为枕叶前界，自此线中点至外侧沟末端的连线是顶叶与颞叶的分界线。岛叶位于外侧沟的深面（图1-1-4），呈三角形，以岛环状沟与额叶、顶叶、颞叶相分界，此3叶掩盖岛叶的部分称岛盖（operculum）。

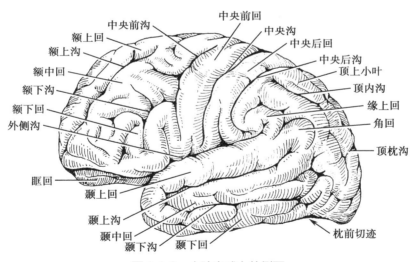

图1-1-3 大脑半球上外侧面

在大脑半球的内侧面（图1-1-5），胼胝体沟环绕于胼胝体的背面，扣带沟位于胼胝体沟上方并与之相平行，二者之间为扣带回。在相当于胼胝体沟中点处，扣带沟向上发出中央旁沟，后端转向后上形成缘支，中央旁沟与缘支之间为中央旁小叶。胼胝体后方有呈弓形自前向后到达枕叶后端的距状沟，因其中部与顶枕沟相连接而被分为前部、后部。顶枕沟与扣带沟边缘支之间为楔前叶，楔前叶向后下变窄，其与前方的扣带回之间为顶下沟。扣带回向后延伸，位于距状沟前部前方的缩窄部分称扣带回峡（isthmus of cingulate gyrus）。楔叶位于顶枕沟与距状沟后部之间，舌回位于距状沟的下方，其前部属于颞叶，后部为枕叶的一部分。

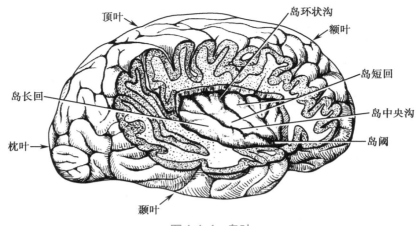

图 1-1-4　岛叶

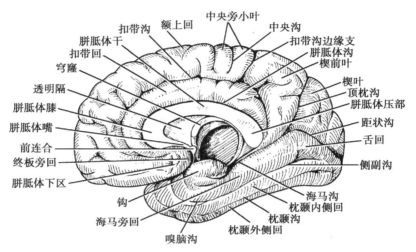

图 1-1-5　大脑半球内侧面

在大脑半球的底面上,额叶眶面的内侧有嗅沟(图 1-1-6),嗅球和嗅束紧贴于沟内。嗅沟的内侧为直回,外侧被 H 形沟分为前、后和内、外侧眶回。嗅三角由内侧嗅纹、外侧嗅纹和嗅结节围成,与视束之间为前穿质。颞叶下面有三条前后方向的沟,自外侧向内侧为枕颞沟、侧副沟和海马沟,依次分隔枕颞外侧回、枕颞内侧回、海马旁回和海马;海马旁回的前端膨大,并绕海马沟弯曲而形成钩。

2. 内部结构　大脑半球表面被灰质覆盖,深部有大量的白质,在端脑底部的白质中有基底核。

(1)基底核:位于大脑半球基底部的髓质中,包括尾状核、豆状核、屏状核和杏仁体(图 1-1-7)。

尾状核为呈弓形棒状的灰质团块,分为尾状核头、尾状核体、尾状核尾三部分。尾状核头膨大并突入侧脑室,形成侧脑室前角的外侧壁;尾状核头向后逐渐变细移行为尾状核体、尾状核尾,尾状核尾沿背侧丘脑的外侧缘向后,再弯向下,沿侧脑室下角的顶壁向前终于杏仁体。

豆状核位于背侧丘脑的外侧,近似呈双凸透镜状。横断层上呈尖伸向内侧的楔形(见图 1-1-9),内、外侧髓板将其分为三层,最外侧呈赤褐色的部分称壳;壳与尾状核头之间有呈条纹状的灰质相连;内侧两层的颜色较浅称苍白球,被内侧髓板分为内、外侧苍白球。尾状核和豆状核合称为纹状体(corpus striatum),其中苍白球又称旧纹状体,尾状核和壳称为新纹状体。

屏状核位于豆状核的外侧,其内侧面平坦,与豆状核之间的髓质称外囊(external capsule);屏状核外侧面有波纹状的突起,与岛叶皮质之间的髓质称最外囊(extreme capsule)。

杏仁体与尾状核尾相连,位于颞叶前极深部、侧脑室下角尖端的前方,其表面有海马旁回钩的皮质覆盖。

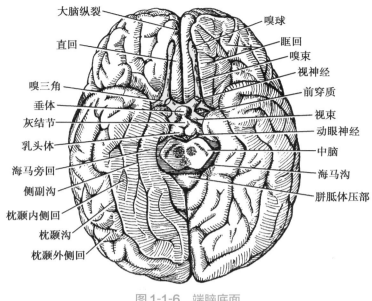

图 1-1-6 端脑底面

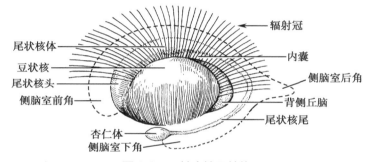

图 1-1-7 基底核区结构

（2）髓质：由大量神经纤维组成，可分为联络纤维、连合纤维和投射纤维三类。

联络纤维是联系同侧大脑半球内各部分皮质的纤维。弓状纤维为短纤维，联系相邻脑回；长纤维包括钩束、上纵束、下纵束和扣带等，联系同侧大脑半球的脑叶。

连合纤维是连接左、右侧大脑半球皮质的长纤维，包括胼胝体、前连合和穹窿连合（图 1-1-8）。①胼胝体位于大脑纵裂底部，在正中矢状面上呈弓形宽厚的白质带，自前向后分为胼胝体嘴、胼胝体膝、胼胝体干和胼胝体压部，胼胝体嘴向下连于终板。胼胝体纤维呈辐射状向前、向后及两侧，分别形成额钳（又称前钳）、枕钳（又称后钳）和半卵圆中心的主要纤维，联系左、右侧大脑半球的额叶、枕叶、顶叶和颞叶。②前连合位于穹窿柱前方，呈 X 形，构成第三脑室前壁的一部分。在正中矢状面上呈卵圆形，其向两侧分为前束、后束，前束较小，进入前穿质和嗅束；后束较大，进入颞叶前部。③穹窿是自海马至乳头体的弓状纤维束，分为穹窿脚、穹窿体和穹窿柱三部分；两侧穹窿经胼胝体的下方向前并相互靠近，其中一部分纤维越至对侧，连接两侧穹窿，呈三角形的薄白质板称为穹窿连合。

投射纤维是联系大脑皮质与皮质下结构的上、下行纤维，其中大部分纤维呈辐射状投射至大脑皮质，此部分纤维称辐射冠（corona radiata）。投射纤维通过尾状核、背侧丘脑与豆状核之间聚集成宽阔致密的白质带，称内囊（internal capsule），横断层上的两侧内囊呈尖伸向内侧的 ＞ 形、＜ 形。内囊自前向后分为内囊前肢、内囊膝和后肢三部分，各部分均有重要的投射纤维通过（图 1-1-9）。内囊后肢的血管栓塞或出血可导致对侧躯体感觉丧失（损伤丘脑中央辐射）、对侧偏瘫（损伤皮质脊髓束）和双眼对侧视野同向性偏盲（损伤视辐射），即"三偏"综合征。

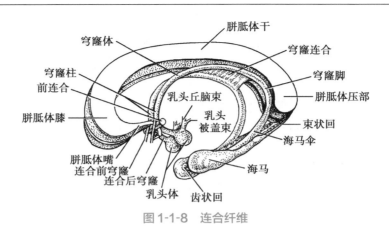

图 1-1-8　连合纤维

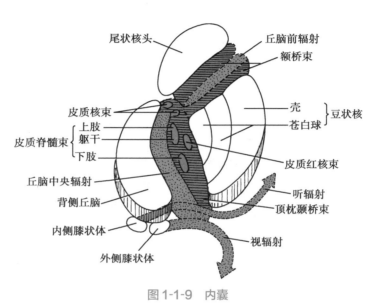

图 1-1-9　内囊

半卵圆中心为横断层上大脑半球内呈半卵圆形的白质区，主要由胼胝体的辐射纤维和经内囊的投射纤维等组成，因横断层上呈半卵圆形而得名（见图 1-4-4）。因半卵圆中心的纤维主要是有髓纤维，故 CT 图像上呈低密度区，MRI T_1 加权像上呈高信号区。

（二）间脑、小脑和脑干

1. 间脑（diencephalon）　位于大脑半球与中脑之间，外侧邻内囊，内侧面形成第三脑室的侧壁，可分为丘脑、下丘脑、底丘脑、上丘脑和后丘脑。

（1）丘脑（thalamus）：又称背侧丘脑（dorsal thalamus），为呈卵圆形的灰质团块，其外侧面被大脑半球所覆盖，且与内囊相邻；内侧面形成第三脑室侧壁，上面（背侧）、后面各有一部分暴露于侧脑室底。其前端凸入侧脑室内形成前结节，下方借下丘脑沟与下丘脑相分界，后端膨大形成枕。在枕的下外侧有隆起的内侧膝状体、外侧膝状体，内侧膝状体借下丘臂与下丘相连，外侧膝状体借上丘臂与上丘相连，内侧膝状体、外侧膝状体共同组成后丘脑。两侧背侧丘脑通过其内侧面的丘脑间黏合相连；灰质内部自外上斜向内下的 Y 形内髓板将背侧丘脑分为前核、内侧核和外侧核三部分，外侧核又分为腹层、背层，腹层自前向后分为腹前核、腹中间核和腹后核。

（2）下丘脑（hypothalamus）：位于背侧丘脑的腹侧，下丘脑沟以下，为第三脑室的底；内侧面为第三脑室侧壁的下份，外侧与底丘脑相邻。下丘脑由视交叉、灰结节和乳头体三部分组成，灰结节的中央部向下延续为漏斗，与垂体相连。

（3）上丘脑（epithalamus）：包括位于背侧丘脑背面与内侧面交界处的髓纹、缰三角和松果体等（图 1-1-10）。松果体（pineal body）位于胼胝体压部的下方，以柄附着于第三脑室后部；可分为圆形、椭圆形和窄条形三种类型，前者的长径与宽径近似相等，后两者的长径均大于宽径，而窄条形的长径为宽径的 2.5 倍以上。一般认为松果体偏离正中线是颅腔内占位性病变的信号。

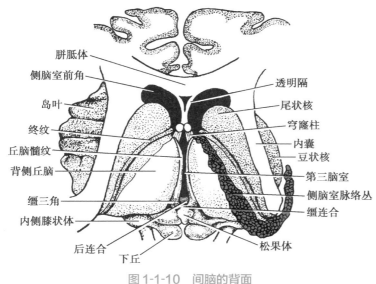

图 1-1-10　间脑的背面

2. 小脑（cerebellum） 位于颅后窝内，由中间的蚓部和两侧的小脑半球组成，借小脑上脚、中脚、下脚与中脑背面、脑桥和延髓后外侧面相连。小脑的上面平坦，下面的两侧小脑半球之间形成深窝称小脑谷，谷底为小脑蚓，两侧的隆起称小脑扁桃体（tonsil of cerebellum）。小脑表面被许多平行的沟分隔成许多小脑叶片，若干叶片形成小叶，若干小叶再组成脑叶，小脑可分为绒球小结叶、前叶和后叶三部分。

小脑的表层为小脑皮质，皮质的深部为小脑髓质。髓质由小脑固有纤维和外连纤维构成，外连纤维形成小脑上脚、中脚、下脚（图 1-1-11）。髓质内埋藏有 4 对小脑核，包括最大的齿状核及其内侧的栓状核、球状核和位于第四脑室顶上方的顶核。

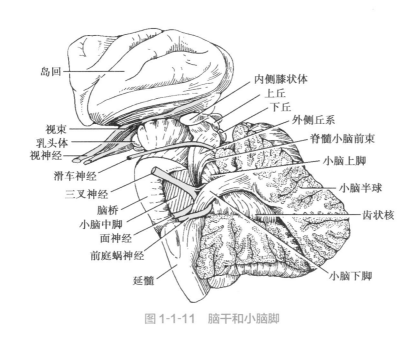

图 1-1-11　脑干和小脑脚

3. 脑干(brain stem) 位于间脑与脊髓之间,包括 3 部分,自上而下依次为中脑、脑桥和延髓。

(1)中脑(midbrain):介于间脑与脑桥之间,由背侧的顶盖和腹侧的大脑脚组成。顶盖包括一对上丘和一对下丘,又合称为四叠体(quadrigeminal body)。中脑的内腔为中脑导水管。腹侧的大脑脚之间为脚间窝,内有动眼神经穿出;背侧的下丘下方有滑车神经穿出。

(2)脑桥(pons):由背侧的被盖部和腹侧的基底部组成,基底部内含有大量的纵横纤维,横行纤维向两侧伸展,汇聚形成小脑中脚。脑桥与延髓之间为脑桥延髓沟,沟内自内侧向外侧分别有展神经、面神经和前庭蜗神经出入。

(3)延髓(medulla oblongata):上端连接脑桥,下端在枕骨大孔处与脊髓相延续。延髓可分为上段、下段,上段称开放部,中央管向后敞开形成第四脑室;下段与脊髓相似称闭合部,其内腔为中央管。在延髓的锥体与橄榄之间有舌下神经根穿出,橄榄外侧自上而下有舌咽神经、迷走神经和副神经相连。

(三)脑室

脑室系统包括侧脑室、第三脑室、第四脑室以及连通脑室的室间孔和中脑导水管(图 1-1-12),部分人还可见到发育变异的第五脑室和第六脑室。

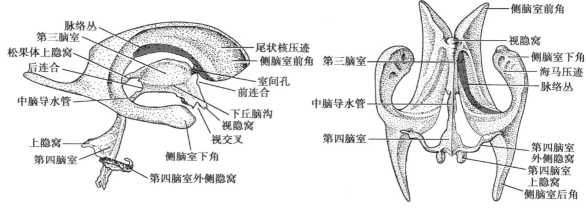

图 1-1-12 脑室系统

1. 侧脑室(lateral ventricle) 位于大脑半球内,左右各一,形状不规则,可分为侧脑室前角、中央部、后角和下角四部分,借室间孔与第三脑室相通(图 1-1-13)。

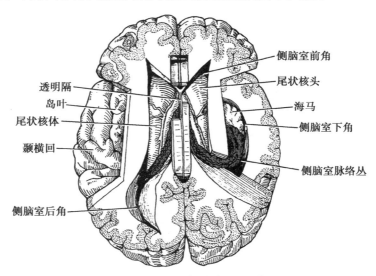

图 1-1-13 侧脑室(上面观)

侧脑室前角为室间孔以前的部分,伸入额叶,冠状断层上呈三角形。前壁、顶壁为胼胝体纤维,内侧壁是透明隔,腹外侧壁是尾状核头。

侧脑室中央部位于室间孔与胼胝体压部之间,为斜行裂隙状。顶壁为胼胝体,内侧壁为透明隔,下壁是穹窿、背侧丘脑、侧脑室脉络丛和尾状核等。

侧脑室后角伸入枕叶,多呈短三棱锥形。顶壁、外侧壁为胼胝体纤维,在外侧壁有视辐射经过。内侧壁上有两个纵行隆起,背侧者称后角球(bulb of posterior horn),由胼胝体枕钳(后钳)形成;腹侧者较大称禽距(calcar avis)(图 1-1-14),由围绕距状沟前部的皮质深陷,导致后角内侧壁形成的隆起。下壁由枕叶的髓质构成。

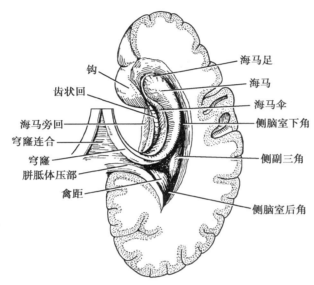

图 1-1-14　海马结构

侧脑室下角最大,呈弓形裂隙状,冠状断层上呈半月形;在背侧丘脑的后下方弯向前下进入颞叶,其尖端距颞极约 2.5cm。外侧壁主要为胼胝体纤维;顶壁由胼胝体纤维、尾状核尾、终纹和杏仁体构成;底由海马伞、海马和侧副隆起构成。下角的底壁上有两个隆起,内侧部的隆起称海马(hippocampus),由海马沟底的皮质陷入脑室而形成的潜在性皮质,其前端宽大为海马脚,被 2~3 条纵行浅沟分成数个趾状隆起的海马趾;外侧部的隆起称侧副隆起,由围绕侧副沟深部的皮质深陷侧脑室下角下壁形成,其后端膨大称侧副三角。

侧脑室中央部、下角和后角三者汇合处呈三角形的腔隙称侧脑室三角区(trigone of lateral ventricle)(图 1-1-14)。侧脑室脉络丛位于中央部、三角区和下角内,是产生脑脊液的主要部位。

2. 第三脑室(third ventricle)　是两侧背侧丘脑和下丘脑之间的狭窄腔隙,有顶壁、底壁、前壁、后壁和左侧壁、右侧壁。顶为脉络组织,突入室腔形成第三脑室脉络丛。底为下丘脑,自前向后有视交叉、漏斗、灰结节和乳头体,室腔向下伸入漏斗的部分称漏斗隐窝。前壁为前连合和终板,室腔伸入终板与视交叉之间的部分称视隐窝。后壁为缰连合、松果体和后连合,室腔伸入松果体柄内形成松果体隐窝,此隐窝的上方尚有一个更深的松果体上隐窝。侧壁为背侧丘脑和下丘脑。第三脑室向前上借室间孔连通侧脑室,向后下借中脑导水管连通第四脑室(图 1-1-15)。

3. 第四脑室(fourth ventricle)　位于脑桥、延髓与小脑之间,形似帐篷。其底为菱形窝,顶的前部是小脑上脚和上髓帆,后部是下髓帆和第四脑室脉络组织,两个外侧角突向小脑与脑干之间称第四脑室外侧隐窝。第四脑室向上借中脑导水管连通第三脑室,向下连通脊髓中央管。在靠近前庭蜗神经附着处,第四脑室外侧隐窝的末端开口形成外侧孔;靠近菱形窝的下角处有第四脑室正中孔,外侧孔和正中孔均通向蛛网膜下隙(图 1-1-16)。

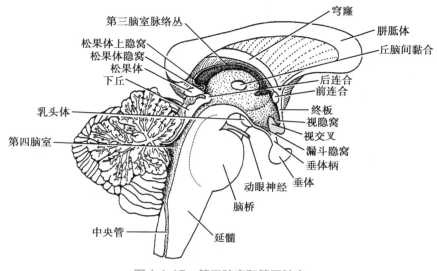

图 1-1-15　第三脑室和第四脑室

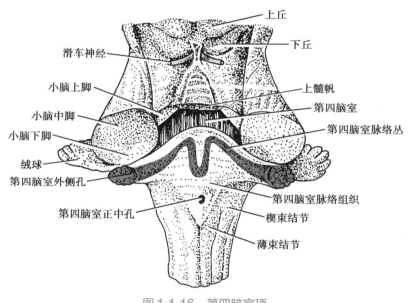

图 1-1-16　第四脑室顶

（四）神经传导束

　　脑内的神经传导束除端脑的联络纤维、连合纤维和投射纤维外，尚有连接脑各部分及脑与脊髓之间的上、下行长纤维束。

　　（1）内侧丘系（medial lemniscus）：为起自薄束核与楔束核，经内侧丘系交叉后，于延髓锥体束背侧、中线两旁上行的纤维束，经脑桥、中脑止于背侧丘脑。

　　（2）脊髓丘系（spinal lemniscus）：起自脊髓后角，止于对侧背侧丘脑，走行于延髓的外侧区及脑桥、中脑内侧丘系的背外侧的纤维束（图 1-1-17）。

　　（3）三叉丘脑束（trigeminothalamic tract）：由三叉神经脑桥核和脊束核发出，交叉到对侧，紧贴于内侧丘系的背外侧上行的纤维束，止于背侧丘脑。

　　（4）外侧丘系（lateral lemniscus）：由蜗神经核发出的纤维，大部分经脑桥被盖部的腹侧交叉至对侧，在上橄榄核的外侧折向上形成，小部分纤维不交叉，加入同侧外侧丘系，止于内侧膝状体。

　　（5）锥体束（pyramidal tract）：由皮质脊髓束和皮质核束组成。皮质脊髓束起自大脑皮质中央前回中、上部和中央旁小叶，经内囊后肢、脑干腹侧中线两旁，在延髓下端大部分纤维交叉后下行，止于脊髓前角运动神经元。皮质核束起自大脑皮质中央前回下部，经内囊膝部下行至脑干，止于脑干内支配骨骼肌的运动神经核。

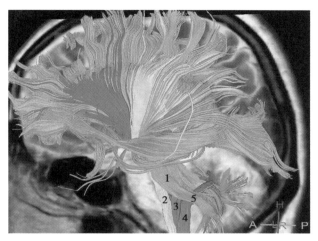

图 1-1-17　脑内神经传导束（弥散张量成像）

1. 皮质脑桥束；2. 皮质脊髓束；3. 脊髓丘脑束；4. 脊髓小脑束；5. 小脑中脚（脑桥小脑纤维）。

六、脑膜和蛛网膜下隙及脑池

（一）脑膜及硬脑膜窦

1. 脑膜（cerebral mater） 自外向内分为硬脑膜、脑蛛网膜和软脑膜三层。

（1）硬脑膜（cerebral dura mater）：紧贴于颅骨内面，分为两层。外层为骨膜层，与颅底骨结合紧密，与颅顶骨结合疏松，易于剥离；内层是包裹层，内面光滑，紧贴脑蛛网膜，包裹于脑的表面，并向内发出四个突起，分别形成大脑镰、小脑幕、小脑镰和鞍膈等（图 1-1-18）。

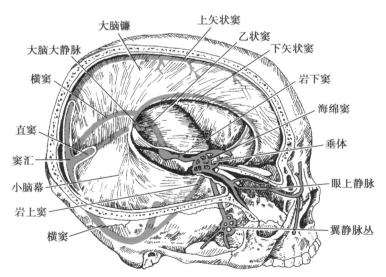

图 1-1-18　硬脑膜及硬脑膜窦

1）大脑镰（cerebral falx）：呈正中矢状位，前窄后宽，似镰刀状，分隔左、右侧大脑半球。大脑镰的上、下缘分别有上矢状窦和下矢状窦；上矢状窦两侧有许多陷窝，内含有蛛网膜粒，使颅顶骨内板形成凹窝。大脑镰的前下缘附着于鸡冠，后下缘与小脑幕相连，连接处形成直窦；直窦向后与横窦汇合成窦汇。

2)小脑幕(tentorium of cerebellum):呈帐篷状架于颅后窝上方,分隔端脑与小脑。小脑幕的后部附着于横窦,前外侧附着于颞骨岩部上缘,前端连于前床突和后床突;前内侧缘游离,呈U形,称小脑幕切迹(tentorial notch incisura)。由于小脑幕顶高于其两侧,故横断层上的形态存在差异,可呈Y形、V形或八字形。

3)小脑镰(cerebellar falx):为小脑幕下方正中矢状位的一个小隔,介于小脑后面的两侧小脑半球之间,内含有枕窦。

4)鞍膈(diaphragma sellae):位于蝶鞍上方,为连接鞍背上缘与鞍结节之间的硬脑膜,覆盖垂体窝;其中央有一小孔,漏斗经膈孔与垂体相连。

(2)脑蛛网膜(cerebral arachnoid mater):为一薄的半透明膜,包裹于脑的表面,由此膜发出许多蛛网膜小梁与软脑膜相连,两层膜之间形成网眼状的蛛网膜下隙,内有脑脊液。

(3)软脑膜(cerebral pia mater):为一菲薄且富含血管的薄膜,紧贴于脑的表面并随其沟、裂而伸展,软脑膜与脑组织结合紧密,不易分离。软脑膜在脑室的一些部位参与形成脉络丛,可产生脑脊液。

2.硬脑膜窦(sinus of dura mater) 为颅内静脉的一部分,由分开的两层硬脑膜衬以内皮细胞构成,窦壁无平滑肌,不能收缩,故损伤时难于止血,易形成颅内血肿。主要由上矢状窦、下矢状窦、直窦、横窦、乙状窦、窦汇、枕窦、海绵窦及其他颅底诸窦组成(见图1-1-18),各窦最后通过乙状窦经颈静脉孔延续为颈内静脉。

(1)上矢状窦(superior sagittal sinus):位于大脑镰的附着缘,收集大脑半球上外侧面上部及内侧面上部的静脉血,以及通过蛛网膜粒回流的脑脊液,向后注入窦汇。

(2)下矢状窦(inferior sagittal sinus):位于大脑镰的游离缘,收集大脑半球内侧面、大脑镰和胼胝体的部分静脉血,向后至小脑幕前缘与大脑大静脉汇合形成直窦。

(3)直窦(straight sinus):位于大脑镰与小脑幕的附着处,向后与上矢状窦在枕内隆凸附近汇合成窦汇,窦汇向两侧与横窦相延续。

(4)横窦(transverse sinus):位于枕骨内面的横窦沟内,向外、向前行至岩枕裂处急转向下而延续为乙状窦。

(5)乙状窦(sigmoid sinus):位于颞骨乳突和枕骨内侧面的乙状窦沟内,在颈静脉孔处向下延续为颈内静脉。

(6)海绵窦(cavernous sinus):位于蝶鞍两侧,为两层硬脑膜之间的不规则腔隙,内有结缔组织小隔将窦分为多个互相交通的小腔,形似海绵而得名(见图1-1-28)。两侧海绵窦在垂体窝的前、后方各有海绵间窦相连,形成彼此交通的环状窦。窦内侧壁有颈内动脉和展神经通过,窦的外侧壁上有动眼神经、滑车神经、眼神经和上颌神经穿行。在CT和MRI影像中海绵窦出现下列征象,应考虑为异常:①大小不对称;②形状不对称,尤其外侧壁;③窦内局限性异常密度或信号区。

(二)蛛网膜下隙及脑池

脑蛛网膜下隙位于蛛网膜与软脑膜之间,内充满脑脊液,此隙向下与脊髓蛛网膜下隙相连通。蛛网膜下隙在脑的沟、裂等处扩大,形成蛛网膜下池,又称为脑池(cerebral cistern)。相邻脑池之间无明显界限,彼此交通,其形状和大小在临床影像诊断上具有重要意义(图1-1-19)。

1.小脑延髓池(cerebellomedullary cistern) 又称枕大池,位于颅后窝后下部的小脑与延髓之间,被小脑镰分为左、右侧部,向前通第四脑室,向下通脊髓蛛网膜下隙,内有小脑下后动脉经过。在CT图像上,该池位于小脑扁桃体与枕内隆凸之间,两侧为小脑半球的后下部,呈三角形的低密度影。

2.桥池(pontine cistern) 又称脑桥前池,位于脑桥腹侧面与枕骨斜坡之间,扁且宽阔,向上通脚间池,向后通小脑延髓池,内有基底动脉通过。

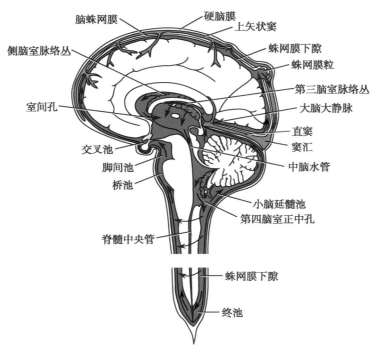

脑蛛网膜　　硬脑膜　　上矢状窦

侧脑室脉络丛　　蛛网膜下隙

室间孔　　蛛网膜粒

第三脑室脉络丛

大脑大静脉

交叉池　　直窦

脚间池　　窦汇

桥池　　中脑水管

小脑延髓池

第四脑室正中孔

脊髓中央管

蛛网膜下隙

终池

图 1-1-19　脑脊液循环及脑池

　　3. 脑桥小脑角池（cistern of pontocerebellar angle）　又称桥池侧突，为桥池向外侧的延续。其前外侧界为颞骨岩部后面，后界是小脑中脚和小脑半球，内侧界是脑桥基底部下部和延髓上外侧部，内有面神经、前庭蜗神经、小脑下前动脉和迷路动脉通过，蜗神经瘤时可出现块状阴影。

　　4. 脚间池（interpeduncular cistern）　为桥池向上的延续，位于鞍背与中脑的脚间窝之间，两侧经环池与中脑后方的四叠体池相通，内有动眼神经和基底动脉延续形成的大脑后动脉通过，后交通动脉和脉络丛前动脉经过该池的外侧部。

　　5. 环池（cisterna ambiens）　包括环池本部和环池翼部。环池本部围绕中脑的大脑脚两侧，连于四叠体池与脚间池之间；环池翼部向外侧伸向背侧丘脑枕的后方，又称丘脑后池。内有大脑后动脉、小脑上动脉、脉络丛前动脉、脉络丛后动脉、基底静脉和滑车神经等通过。

　　6. 四叠体池（quadrigeminal cistern）　位于中脑顶盖与小脑蚓上部前缘之间，两端向外侧连于环池翼部，向前外侧连通环池本部，向上延续为大脑大静脉池。

　　7. 大脑大静脉池（cistern of great cerebral vein）　位于第三脑室的后方，向上至胼胝体压部，内有松果体和大脑大静脉等。在 CT 图像上，大脑大静脉池位于第三脑室上部与呈 U 形的小脑幕之间，与第三脑室上部共同显影为呈菱形的低密度区。

　　8. 帆间池（intervelamentous cistern）　又称中间帆腔，位于第三脑室顶的上方、穹窿体和穹窿连合的下方，呈尖向前的三角形腔隙，两侧界为穹窿内侧缘，后界为胼胝体压部；向下连通大脑大静脉池，内有大脑内静脉通过。

　　9. 大脑外侧窝池（cistern of lateral cerebral fossa）　又称大脑侧裂池，为额叶、顶叶、颞叶与岛叶之间外侧沟处的蛛网膜下隙，内有大脑中动脉及其分支和大脑中浅静脉、深静脉通过。

　　10. 鞍上池（suprasellar cistern）　位于蝶鞍上方，是交叉池、脚间池或桥池在轴位扫描时的共同显影。由于体位和扫描基线不同，在 CT 图像上可呈六角形、五角形或四角形等（图 1-1-20）。

　　六角形鞍上池由交叉池和脚间池组成，前角伸向两侧额叶之间，并延续为大脑纵裂池；前外侧角伸向额叶与颞叶之间，延续为大脑外侧窝池；后外侧角伸向端脑与中脑之间，延续为环池；

后角为脚间池。鞍上池的前界是额叶的直回，后界是中脑的大脑脚底，两侧界为海马旁回钩，池内主要有视交叉、视束、颈内动脉、漏斗或垂体柄、乳头体、动眼神经和大脑后动脉水平段等。

五角形鞍上池由交叉池和桥池组成，后方是脑桥基底部，因无后角的脚间池，故呈五角形。池内有视交叉、颈内动脉、垂体柄、鞍背和基底动脉末端等。

四角形鞍上池的扫描断层较高，由交叉池和脚间池组成，环池不显影，故呈四角形。池内有视束、视交叉、漏斗和乳头体等。

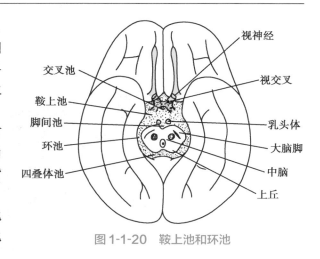

图 1-1-20　鞍上池和环池

11. 其他脑池　如视交叉周围的交叉池、终板前方的终板池、大脑纵裂内的大脑纵裂池、小脑幕与小脑上面之间的小脑上池、延髓前方的延髓前池等。

七、脑　血　管

脑是人体代谢最旺盛的器官，其血液供应非常丰富。人脑的重量仅占体重的 2%，但其耗氧量却占全身总耗氧量的 20%，脑血流量约占心脏每搏输出量的 1/6。

（一）脑的动脉

脑的动脉源自颈内动脉和椎动脉。以顶枕沟为界，大脑半球前 2/3 和部分间脑由颈内动脉的分支供应；大脑半球后 1/3、脑干、小脑和部分间脑由椎动脉和基底动脉的分支供应。故临床上常将脑的动脉分归两个系统，即颈内动脉系统和椎 - 基底动脉系统。两个动脉系统在颅腔的脑底部吻合成大脑动脉环（Willis 环），并发出大脑前、中、后动脉等，其皮质支营养大脑皮质和浅部髓质；中央支细小，自大脑底部穿入髓质深部及基底灰质区，营养脑的深部结构。

1. 颈内动脉（internal carotid artery）　依据行程分为颈段、岩段、海绵窦段和前床突上段。其中，海绵窦段和前床突上段合称为虹吸部，多呈 U 形或 V 形弯曲，是动脉硬化的好发部位。颈内动脉的主要分支有大脑前动脉、大脑中动脉、脉络丛前动脉、后交通动脉和眼动脉，营养脑和视器。

（1）大脑前动脉（anterior cerebral artery）：是供应大脑半球内侧面的主要动脉，在大脑外侧沟内侧端对着前穿质处由颈内动脉发出，水平行向前内，横跨视神经上方进入大脑纵裂，贴胼胝体下回斜向前上，再绕过胼胝体膝至胼胝体干背面，终末上弯移行为楔前动脉。左、右侧大脑前动脉在进入大脑纵裂前，其间有前交通动脉相连，前交通动脉为动脉瘤的好发部位。大脑前动脉分布于顶枕沟以前的大脑半球内侧面、额叶底面的一部分，其分支也经大脑半球上缘转至额叶、顶叶上外侧面上部（图 1-1-21）。

1）大脑前动脉的皮质支：自前向后依次为眶动脉、额极动脉、额前动脉、额中动脉、额后动脉、旁中央动脉、楔前动脉和胼胝体后动脉等。

2）大脑前动脉的中央支：又称前内侧丘纹动脉，在前交通动脉附近发出，穿入前穿质，供给壳的前端、尾状核头、内囊前肢，还有分支分布于下丘脑、嗅三角、嗅束、眶回和胼胝体下回。

（2）大脑中动脉（middle cerebral artery）：是颈内动脉的直接延续，在颈内动脉的分支中最为粗大。大脑中动脉在视交叉外下方向外侧横过前穿质进入外侧沟，再向后外侧，在岛阈附近分支。分支前的一段称大脑中动脉主干，呈 S 形、弓形或平直形，长 15mm，外径 3mm。此动脉在岛阈附近呈双干（76%）、单干（13%）及三干（11%），主要分支有：

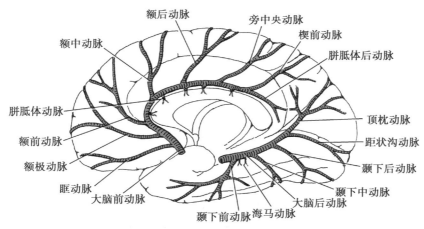

图 1-1-21 大脑前动脉和大脑后动脉

1）大脑中动脉的皮质支：主要有眶额动脉、中央前沟动脉、中央沟动脉、中央后沟动脉、顶后动脉、角回动脉、颞后动脉、颞中动脉、颞前动脉、颞极动脉等（图 1-1-22）。

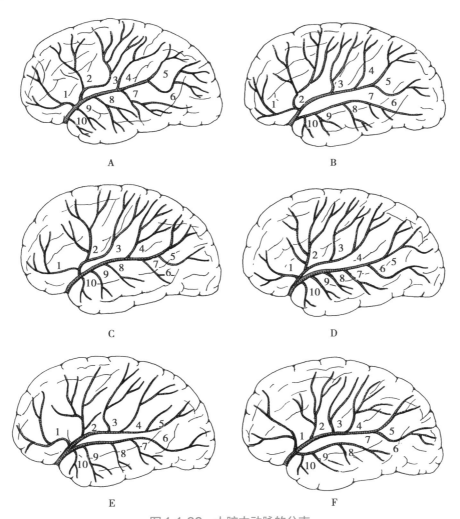

图 1-1-22 大脑中动脉的分支
A. 主干型；B～E. 双干型；F. 三干型。
1. 眶额动脉；2. 中央前沟动脉；3. 中央沟动脉；4. 中央后沟动脉；5. 顶后动脉；
6. 角回动脉；7. 颞后动脉；8. 颞中动脉；9. 颞前动脉；10. 颞极动脉。

2）大脑中动脉的中央支：又称豆纹动脉或前外侧丘纹动脉，可分为内侧、外侧穿动脉两组，过前穿质分布于豆状核壳、尾状核头与体及内囊前肢、后肢的上 2/3。大脑中动脉的中央支是供应纹状体和内囊的主要动脉，易破裂出血，故称"出血动脉"（图 1-1-23）。

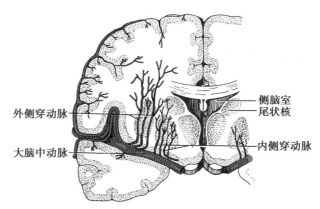

图 1-1-23　大脑中动脉的中央支

（3）脉络丛前动脉（anterior choroidal artery）：一般发自颈内动脉终末段，少数起自大脑中动脉或大脑前动脉。此动脉沿视束下面后行，经大脑脚和钩之间，向后进入脉络膜裂下部，终于侧脑室脉络丛。其分布范围广泛，如内囊后肢、内囊膝、苍白球、尾状核、杏仁体、背侧丘脑、下丘脑、外侧膝状体、大脑脚、视束、海马、海马旁回和钩等。此动脉细小、行程长，易发生栓塞而导致苍白球和海马病变。

（4）后交通动脉（posterior communicating artery）：起自颈内动脉终末段或其与前床突上段的交界处，沿视束下面、蝶鞍和动眼神经上方水平行向后内，与大脑后动脉吻合。后交通动脉瘤可压迫动眼神经。后交通动脉的中央支供应内囊后肢、视束前部、丘脑腹侧部及下丘脑等。

2. 椎动脉（vertebral artery）　发自锁骨下动脉的第一段，经第 6 颈椎横突孔上行穿至第 1 颈椎横突孔，向后内越寰椎后弓上面的椎动脉沟，向前穿寰枕后膜、硬脊膜，经枕骨大孔入颅腔，在蛛网膜下隙从延髓两侧斜向内上，至延髓脑桥沟平面，两侧汇合成基底动脉。左、右椎动脉的粗细不等，左侧常较粗。小脑下后动脉是椎动脉的主要分支，起自椎动脉颅内中 1/3 段为多。发分支分布于小脑下面后部、延髓橄榄后区及第四脑室脉络丛。此动脉行程较长，弯曲较多，容易发生血栓（图 1-1-24）。

3. 基底动脉（basilar artery）　由左、右椎动脉合成后，经脑桥基底沟上行，至脑桥上缘再分为左、右大脑后动脉。基底动脉以在脑桥腹侧直行的为多，也有单弯、双弯，甚至三弯的。其上端在脑桥中脑沟以上的占多数，与沟平齐的次之，在沟以下的少见。基底动脉的主要分支如下。

（1）小脑下前动脉（anterior inferior cerebellar artery）：多数两侧各以单支发自基底动脉下 1/3 段，部分发自基底动脉中 1/3 段、小脑下后动脉或椎动脉。发出后在脑桥腹侧面下部行向后外下，在展神经的外侧分成两支，分布于小脑下面前部及内耳。迷路动脉有 72%～90% 起自小脑下前动脉，少数起自基底动脉。

（2）脑桥动脉（pontine artery）：又称基底动脉桥支，从基底动脉两侧发出，长短不一，以 5～7 支为多见，供应脑桥基底部。

（3）小脑上动脉（superior cerebellar artery）：在大脑后动脉下方发自基底动脉上端，在动眼神经腹侧绕至脑桥外后方，在三叉神经根附近形成弯曲，供应小脑上部（图 1-1-24）。

（4）大脑后动脉（posterior cerebral artery）：为基底动脉上端最后的两个分支，向两侧走行，连接后交通动脉。继而绕大脑脚后行，越至小脑幕上面与大脑半球底面之间，进入距状沟，分出顶枕动脉和距状沟动脉（见图 1-1-21）。

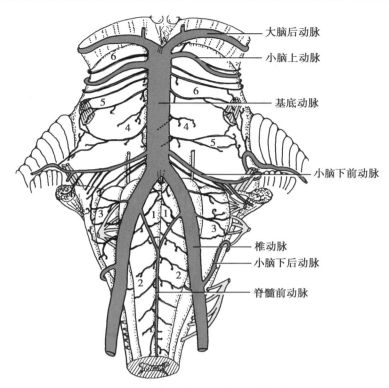

图 1-1-24 脑干腹侧的动脉分支

1.前内侧动脉;2.前外侧动脉;3.延髓外侧组动脉;4.旁中央动脉;5.短旋动脉;6.长旋动脉。

大脑后动脉分为三段(图 1-1-25):Ⅰ段,自大脑后动脉起点至连接后交通动脉处;Ⅱ段,从后交通动脉连接处至大脑脚后缘,此段沿途靠近内侧膝状体和丘脑枕;Ⅲ段,自大脑脚后缘至大脑后动脉分成距状沟动脉及顶枕动脉两终支处。

大脑后动脉的中央支经后穿质进入脑实质者称丘纹动脉,分布于丘脑内侧部、大脑脚内侧部及红核嘴侧部。有的中央支分布于丘脑后部、后外侧部、膝状体;有 1~2 支较大,称脉络丛后动脉,供给侧脑室下角和第三脑室处的脉络丛,还发小支分布于中脑和丘脑外侧核。

大脑后动脉的皮质支主要有颞下前动脉、颞下中动脉、颞下后动脉、距状沟动脉和顶枕动脉等。

（二）脑的静脉

脑的静脉可分为浅静脉和深静脉,浅静脉收集皮质及其邻近髓质的静脉血,向上、向后、向下直接注入邻近的硬脑膜窦。脑的深静脉收集端脑深部髓质、基底核、间脑后部及脑室脉络丛等处的血液,注入直窦。

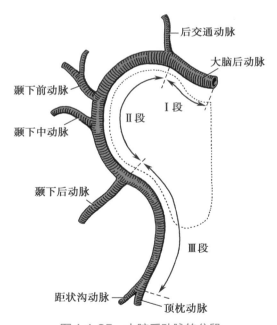

图 1-1-25 大脑后动脉的分段

1.脑的浅静脉 大脑浅静脉汇集大脑皮质及其邻近髓质的静脉血。从皮质穿出的小静脉吻合成软膜静脉网,再汇集成较大的静脉,在软膜走行一段距离后,穿过软膜进入蛛网膜下隙,走行于脑脊液中,此后再穿过蛛网膜走行于硬膜下隙,最后注入硬脑膜窦。大脑半球上外侧面的浅静脉最丰富,主干沿大脑外侧沟走行的浅静脉称为大脑中浅静脉,外侧沟上方的浅静脉称为大脑上静脉,外侧沟下方的浅静脉称为大脑下静脉。均为许多静脉的总称,三组静脉间有广泛的吻合。

2. 脑的深静脉 大脑深静脉汇集基底核区、深部髓质和脑室旁的静脉血,其特点是从周围流向中央,最后集中合成一条大脑大静脉,注入直窦(图1-1-26)。

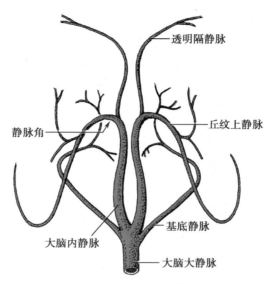

图 1-1-26 脑的深静脉

(1)大脑内静脉(internal cerebral veins):左、右各一,位于第三脑室顶中线两侧的脉络丛内,由丘脑纹状体静脉、透明隔静脉和脉络丛上静脉汇合而成。自室间孔起始行向后,在胼胝体压部后下方,左、右大脑内静脉汇合成大脑大静脉,沿途收集大脑半球深部、间脑、脉络丛和基底核等处的血液(图1-1-27)。丘脑纹状体上静脉和大脑内静脉连接处形成一个向后开放的锐角,造影上称静脉角,其形态、位置较恒定,为确认室间孔的标志。静脉角的测量和大脑内静脉位置的改变有助于脑深部占位性病变的诊断。

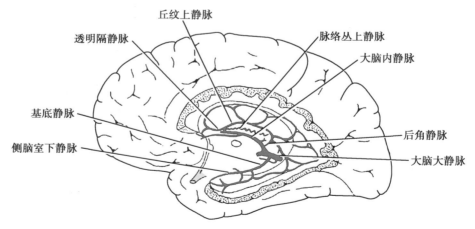

图 1-1-27 大脑内静脉内侧面观

(2)大脑大静脉(great cerebral vein):又称盖伦(Galen)静脉,为一条短粗的静脉干,壁薄而脆,易破裂出血,长度10～20mm,在胼胝体下方弯向后上,与直窦形成向下开放的锐角,故在横断层上可出现两个血管的断面,前方是大脑大静脉,后方是直窦。沿途还有胼胝体后静脉、枕静脉和基底静脉等注入大脑大静脉。

八、蝶 鞍 区

蝶鞍区是指颅中窝中央部的蝶鞍及其周围区域,前界为前床突外侧缘和交叉前沟的前缘,后界是后床突和鞍背,两侧为颈动脉沟,面积约 5.5cm²。该区的主要结构有蝶鞍、蝶窦、垂体、海绵窦、鞍周血管和神经等。蝶鞍区范围小、结构多、毗邻关系复杂,是疾病的多发部位。

(一)蝶鞍

蝶鞍位于颅中窝的中央部,包括中床突、交叉前沟、鞍结节、垂体窝、鞍背和后床突,形似马鞍,其前后径为 11～12mm,鞍底横径为 14～15mm,深度为 6～9mm。蝶鞍的中部凹陷为垂体窝,垂体窝的前方隆起为鞍结节,鞍结节两侧的小骨突为中床突,鞍结节前方的浅沟称交叉前沟;垂体窝的后方为鞍背,其两侧角向上突起为后床突。垂体肿瘤时,X 射线片、CT、MRI 可见蝶鞍扩大变形。

蝶鞍的形态变异较多,常见的有:①鞍桥:为前、后床突间的骨性桥连接,多为双侧,有时不完整,此桥多见于内分泌障碍、痴呆及癫痫患者;②颈动脉床突孔:为前床突、中床突之间借韧带连结而围成的孔,内有颈内动脉经过,如此孔过小,可压迫颈内动脉而影响血液流动,须手术切断韧带;③前床突缺如;④前床突、后床突侧移。

(二)蝶窦

蝶窦的形态及大小变化很大。在新生儿仅为一小腔,青春期后完全发育。蝶窦可位于蝶骨体的前部或后部,甚至伸入枕骨的斜坡。有 75%～86% 的蝶窦发育充分;约有 15% 的蝶窦仅部分气化;另有 2.5% 的蝶窦不发育或较小。多数蝶窦腔有隔,被隔为两腔,少数可隔为三腔,甚至四腔。

(三)鞍膈

鞍膈为颅底的硬脑膜覆盖在垂体窝上方的隔膜状结构,分隔蝶鞍与颅腔(图 1-1-28)。鞍膈中央有一小孔,称膈孔,有垂体柄通过。根据膈孔的形状将鞍膈分为三型:Ⅰ型为鞍膈完整,较常见,出现率约为 42%,垂体柄从膈孔通过;Ⅱ型为鞍膈不完整,出现率约为 38%,垂体柄穿膈孔处,周围有 3mm 大小的开口;Ⅲ型较少,出现率为 20% 左右,此型的鞍膈极不完整,为一硬脑膜环,垂体被蛛网膜覆盖,暴露于颅腔。正常鞍膈下凹或平直,若上凸则可能为垂体病变扩张所致。在Ⅱ型和Ⅲ型鞍膈中,若蛛网膜下隙异常扩张并突入鞍内,使鞍内充满脑脊液,则垂体被压于鞍底,CT、MRI 图像上出现空蝶鞍。

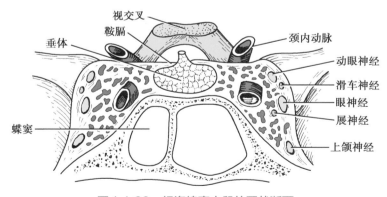

图 1-1-28 经海绵窦中段的冠状断面

(四)垂体

垂体位于垂体窝内,借垂体柄,经膈孔与第三脑室底的灰结节连接。垂体上方隔鞍膈与视神经、视交叉相邻(图 1-1-29),若垂体增大,向上可压迫视神经,出现视觉障碍。垂体的下方隔鞍底与蝶窦相邻,如垂体病变侵蚀鞍底,骨质吸收或破坏可累及蝶窦。垂体两侧与海绵窦相邻

（图 1-1-28），垂体肿瘤向外扩展可使海绵窦内的颈内动脉受压移位或被包绕，若累及由此通过的脑神经，可出现相应的神经损伤症状。

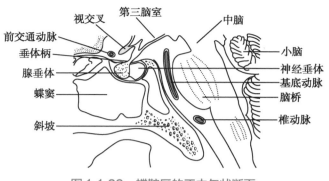

图 1-1-29　蝶鞍区的正中矢状断面

　　垂体一般呈椭圆形或圆形，其上面多较凹陷或平坦，前者的出现率可随年龄的增长而增高；下面为近似呈半圆形，与鞍底的形状一致。垂体的大小（长×宽×高）为 9.9mm×13.9mm×5.5mm。

　　垂体高度测量是影像学诊断垂体瘤的主要征象之一。垂体高度是指冠状断层上自鞍底上缘至腺体上缘的最大距离。目前认为垂体高度的标准应依据性别和年龄不同而分别制定。垂体平均高度女性 > 男性，年轻女性的垂体最高，以后随年龄增大而逐渐变低，这与女性的不同生理期有关。女性以垂体高度 +（年龄 × 1/20）计算，此值 > 9.0mm 为可疑异常，> 10.0mm 一般被认为是异常。男性垂体高度 > 6.5mm 为可疑异常，> 7.7mm 一般被认为是异常，老年期垂体高度下降。影像学上，垂体高度及垂体腺内有无异常密度或信号可作为判断垂体是否异常的有用征象。

　　垂体的血供十分丰富。腺垂体（垂体前叶）、神经垂体（垂体后叶）分别由垂体上动脉、下动脉供血。垂体柄几乎全部由垂体上动脉供应，但其下部受双重供应。由于垂体下动脉起自颈内动脉海绵窦段，而垂体上动脉来自颈内动脉前床突上段，故后叶较前叶先接受血供。因此，MRI 动态增强扫描时，垂体增强顺序为神经垂体、垂体柄，腺垂体的近垂体柄处、远侧部和外侧部，这有助于影像学分析垂体各局部血液供给情况，为判断垂体功能改变提供诊断依据。

（五）Meckel 腔

　　Meckel 腔（美克尔腔），又称三叉神经腔，位于颞骨岩部尖端处，是颅后窝伸向颅中窝后内侧部的一个硬膜隐窝，其开口处恰位于小脑幕游离缘的下方，内耳道与鞍背两者之间的中点处。三叉神经节位于 Meckel 腔内，三叉神经进入 Meckel 腔时蛛网膜也随之突入腔内，与三叉神经节的结缔组织相连，蛛网膜下隙包绕三叉神经根，直达神经节处（图 1-1-30）。因蛛网膜与三叉神经节

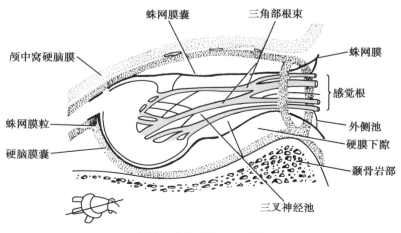

图 1-1-30　Meckel 腔

融合的部位不同,蛛网膜下隙沿三叉神经节和神经根向前延伸的距离也有差别。在三叉神经节的上方,蛛网膜一般延伸至神经节的中部,而在神经节的下方,蛛网膜一般延伸至神经节的中部稍前,与包绕神经节的结缔组织相融合,从而阻断蛛网膜下隙的进一步延伸,蛛网膜下隙在神经节的下方可延伸至三叉神经节的近侧2/3部。这种毗邻关系要求施行三叉神经节注射治疗时,勿将药物注入蛛网膜下隙,以防扩散后侵入脑干。

Meckel 腔内的蛛网膜下隙称三叉神经池,该池向后出 Meckel 腔与邻近的脑桥小脑角池相通,行 CT 脑池造影检查时可见对比剂由此进入。

九、颌 面 部

(一)眶区、鼻与鼻旁窦、口腔及面侧区

1. 眶区 位于鼻腔上部的两侧,包括眶和眼球及其附属结构。

(1)眶(orbit):呈底朝前外、尖伸向后内的四棱锥形腔隙,容纳眼球及其附属结构。眶尖处有呈圆形的视神经管与颅中窝相通。眶的上壁由额骨眶部和蝶骨小翼构成,前外侧份有较深的泪腺窝,容纳泪腺;下壁主要由上颌骨构成,与外侧壁交界处的后份有眶下裂,此裂中部有向前行的眶下沟及其延续的眶下管;内侧壁自前向后由上颌骨额突、泪骨、筛骨眶板和蝶骨体构成,前下份有呈圆形的泪囊窝,容纳泪囊;外侧壁由颧骨和蝶骨大翼构成,与上壁交界处的后份有眶上裂,向后与颅中窝相通。

(2)眼球及其附属结构:眼球位于眶内,近似呈球形(图1-1-31),由眼球壁和眼球的内容物构成。眼球附属结构位于眼球周围或附近,包括眼球外肌、泪器和眼睑等。

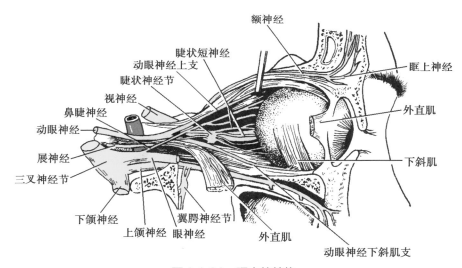

图 1-1-31 眶内的结构

眼球壁自外向内分为纤维膜、血管膜和视网膜。外层的纤维膜由前1/6的角膜和后5/6的巩膜构成;中层的血管膜自前向后分为虹膜、睫状体和脉络膜;内层即视网膜。眼球的内容物有房水、晶状体和玻璃体,晶状体位于虹膜与玻璃体之间,呈双凸透镜状;玻璃体呈无色透明的胶状物质,填充于晶状体与视网膜之间。

眼球外肌分布于眼球周围,包括上直肌、下直肌、内直肌、外直肌、上斜肌、下斜肌和上睑提肌,可运动眼球和上提上睑。泪器由泪腺和泪道组成,泪腺位于泪腺窝内;泪道包括泪点、泪小管、泪囊和鼻泪管,泪囊位于泪囊窝内,向下移行为鼻泪管。

2. 鼻与鼻旁窦 鼻腔位于两眶与上颌骨之间,由鼻中隔将其分为左、右侧(图1-1-32)。鼻腔的顶主要由筛骨的筛板构成,经筛孔与颅前窝相通;底为腭;外侧壁主要由筛骨迷路构成,可

见上、中、下鼻甲及其相应的上、中、下鼻道，向后经鼻后孔通鼻咽。

鼻旁窦（paranasal sinus）是鼻腔周围颅骨内含气的腔，开口于鼻腔，包括额窦、蝶窦、筛窦和上颌窦。额窦位于眉弓深部，呈三棱锥形。蝶窦位于蝶骨体内，被中隔分为左、右腔，多不对称。筛窦是筛骨迷路内的腔隙，依据部位可分为前、中、后筛窦。上颌窦位于上颌体内，呈锥体形腔隙，因窦口高于窦底，直立位时窦内积液不易引流。

3. 口腔（oral cavity） 为消化道的起始部，向前经口裂通外界，向后经咽峡通口咽。口腔的侧壁为颊；上壁为腭，与鼻腔相分隔；下壁为舌下区，其底部由下颌舌骨肌和舌骨舌肌构成，内有舌下腺、下颌下腺深部、舌下神经和舌神经等。

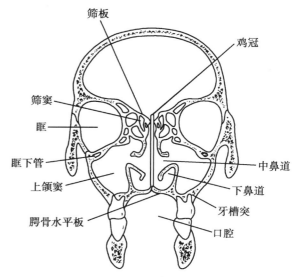

图 1-1-32　鼻腔及鼻旁窦（经第 3 磨牙冠状断面）

舌是口腔内重要的肌性器官；颏舌肌是主要的舌外肌，起自下颌体后面的颏棘，肌纤维呈扇形向后上，止于舌正中线的两侧。

大唾液腺位于口腔周围（图 1-1-33），包括腮腺、下颌下腺和舌下腺。腮腺呈楔形，以下颌支后缘为界分为浅、深部，腮腺管自腮腺浅部的前缘发出，开口于上颌第二磨牙相对的颊黏膜。下颌下腺呈扁椭圆形，位于下颌体与二腹肌前、后腹围成的下颌下三角内，被下颌舌骨肌分为浅、深部，下颌下腺管自其深部发出，开口于舌下阜。舌下腺位于口底黏膜与下颌舌骨肌之间，较小，经舌下腺管开口于舌下阜和舌下襞。

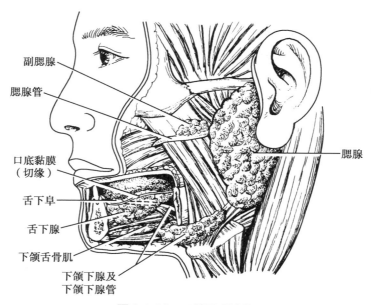

图 1-1-33　口腔及唾液腺

4. 面侧区 包括颊区、腮腺咬肌区和面侧深区，以下主要介绍后两个区。

（1）腮腺咬肌区：为腮腺和咬肌所在的下颌支外面和下颌后窝，主要结构有腮腺、咬肌及神经、血管等（图 1-1-34）。腮腺位于外耳道的前下方，上缘邻接颧弓、外耳道和颞下颌关节，下缘平下颌角,前邻咬肌、下颌支和翼内肌,后邻乳突和胸锁乳突肌上部。腮腺呈不规则的楔形,底朝外、尖伸向咽旁,以下颌支后缘或面神经为界分为浅部、深部,内有神经、血管穿行,其中纵行结构有颈外动脉、下颌后静脉、耳颞神经和颞浅动、静脉,横行结构有上颌动、静脉和面神经的分支等。腮腺深面有茎突及茎突诸肌、颈内动脉、颈内静脉和后四对脑神经等,共同构成"腮腺床"。

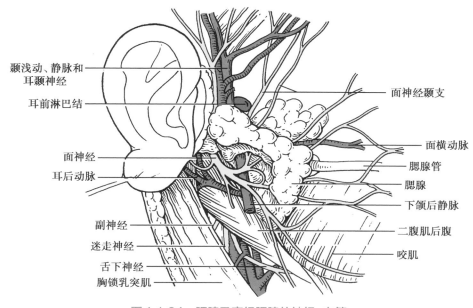

图 1-1-34　腮腺及穿经腮腺的神经、血管

　　(2)面侧深区:位于腮腺咬肌区前部的深面,即颞下窝的范围,由顶、底和四壁围成(图1-1-35)。顶为蝶骨大翼的颞下面,底平下颌体下缘,前壁为上颌体后面,后壁为腮腺深部,外侧壁为下颌支,内侧壁为翼突外侧板和咽侧壁,内有翼内肌、翼外肌和出入颅底的下颌神经及其分支、上颌动脉及其分支、翼静脉丛等。

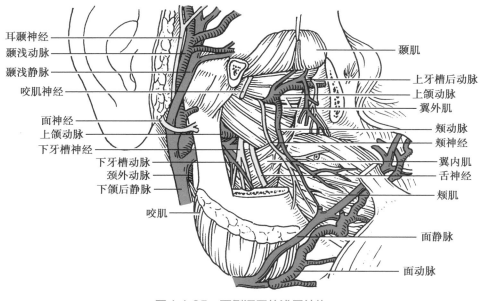

图 1-1-35　面侧深区的浅层结构

（二）颌面间隙

面部的间隙位于颅底与上、下颌骨之间，是散在于骨、肌与筋膜之间的腔隙，彼此相通；间隙内充满疏松结缔组织，并有神经、血管等穿行，感染等可沿间隙扩散。主要的间隙有如图1-1-36所示。

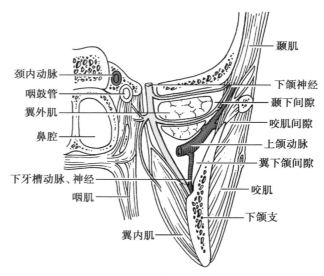

图1-1-36 面部的间隙（经下颌支的冠状断面）

1. 咬肌间隙（masseter space） 位于咬肌深面与下颌支上部之间，咬肌神经、血管通过下颌切迹穿入此间隙，牙源性感染如第三磨牙冠周炎等可扩散至此间隙。

2. 翼下颌间隙（pterygomandibular space） 位于下颌支与翼内肌之间，与咬肌间隙仅隔下颌支，并经下颌切迹相连通；间隙内有舌神经、下牙槽神经和下牙槽动、静脉通过。

3. 颞下间隙（infratemporal space） 由上颌体、腮腺、翼突外侧板和下颌支、颧弓围成，上界为蝶骨大翼的颞下面，向下以翼外肌下缘与翼下颌间隙相通，内有翼静脉丛、上颌动脉及其分支和上、下颌神经的分支等。

4. 舌下间隙（sublingual space） 位于下颌体内侧的口底黏膜与下颌舌骨肌之间，内有舌下腺、下颌下腺深部和下颌下神经节、舌神经、舌下神经等。

5. 咽旁间隙（parapharyngeal space） 位于咽侧壁与咀嚼肌、腮腺之间，上起自颅底，向下到达舌骨平面的漏斗状腔隙，被茎突及茎突咽肌、茎突舌肌、茎突舌骨肌将其分为前、后两部分。咽旁前间隙较小，内有咽升动、静脉和淋巴结，与腭扁桃体相邻。咽旁后间隙较大，内有颈内动脉、颈内静脉、舌咽神经、迷走神经、副神经和舌下神经等通过。

（冯 璟 付升旗 刘海岩）

第二节 头部结构断层影像解剖学特点

一、端脑主要脑沟在横断层上的识别方法

1. 中央沟 在颅脑部横断层上可依据以下特征辨认中央沟。①沟的深度：中央沟较深，自外侧向内侧延伸，并可有一条沟（中央后沟）或两条沟（中央前、后沟）与之相伴行；②中央前、后回的厚度：中央前回较中央后回宽厚，两者之间的沟即为中央沟；③沟的位置：以眦耳线为基线

的横断层上,中央沟均位于大脑半球上外侧面的前 2/5 与后 3/5 交界处。

中央沟前方为额叶,后方是顶叶;中央前回前方仅有一个脑回时为额上回,有两个脑回时为额上回(前方)和额中回(后方),有三个脑回时则自前向后分别为额上回、额中回和额下回。

2.外侧沟 在颅脑部横断层上可依据以下特征辨认外侧沟:①岛叶皮质:颅脑部横断层上出现岛叶皮质后,与岛叶皮质呈垂直位的脑沟即为外侧沟;②蝶骨大翼:在颅前、中窝交界处的颅侧壁上,伸向颅腔内的突起为蝶骨大翼,与该突起相对应的脑沟则为外侧沟。

横断层上的外侧沟前方主要为额叶,后方是颞叶,颞上、中、下回在颞叶内自前向后依次排列。

二、中脑横断层影像解剖学特点

在颅脑部横断层上,中脑可分为四部分,自前向后依次为:①大脑脚底:位于黑质的前方,其中间 3/5 有锥体束经过,内、外侧 1/5 分别有额桥束和顶枕颞桥束经过;②黑质:纵贯中脑全长,其背侧致密呈黑色;腹侧呈淡红棕色,含有大量的铁;③中脑被盖:在中脑上份的横断层上,中脑被盖内有呈浑圆的红核;④顶盖:在中脑上、下份的断层分别为上丘和下丘,前者参与视觉反射,后者与听觉反射和听觉传导有关。

三、第四脑室横断层影像解剖学特点

在颅部横断层上,第四脑室可分为上、中、下部,第四脑室的上部近似呈五角形,其前方为脑桥,后外侧是小脑上脚和齿状核;第四脑室的中部主要呈五角形,也可见三角形或新月形,在 CT 图像上常表现为凹面朝后的新月形或马蹄形低密度区;第四脑室的下部常呈菱形或三角形,其前方是延髓,后方为小脑扁桃体。

四、帆间池在横断层上的识别方法

在颅脑部横断层上可依据以下特征辨认帆间池:①池的断层:位于第三脑室顶部的稍上方;②池的形态:呈尖伸向前方的三角形;③池的边界:帆间池的后界是胼胝体压部;④池内的结构:帆间池内有大脑内静脉通过。

五、小脑幕横断层影像解剖学特点

小脑幕在横断层上的形态可因断层高低不同而有差异,了解小脑幕的形态特点有助于正确判断幕上结构或幕下结构。

在经窦汇上方的横断层上,小脑幕与大脑镰后端连成 Y 形,由于大脑镰与小脑幕的交接处是自前上斜向后下,因此断层偏高时小脑幕被切得少,而大脑镰被切得多,两者连接成长 Y 形;当断层偏低时则呈宽 Y 形。

在经窦汇的横断层上,大脑镰已消失,小脑幕直接与后方的窦汇连接成 V 形。V 形和 Y 形"杯口"内的脑组织为幕下结构,主要是小脑上蚓和小脑上池;"杯口"之外是幕上结构,主要为端脑枕叶。

在经窦汇下方的横断层上,小脑幕呈 M 形(即双峰形),随断层下移则呈八字形。双峰之间的脑组织为幕下结构,双峰以外则为幕上结构。八字形以前的脑组织为幕上的端脑枕叶,八字形以后则为幕下的小脑。

(付升旗 刘海岩 冯 璟)

第三节　头部结构断层影像学表现

一、CT表现

1.颅骨及含气空腔　骨窗观察颅骨的骨质结构时，颅盖内外板为高密度影像，板障密度略低于骨密质。脑组织窗观察颅骨各部分均显示为高密度影像。含气空腔呈低密度影像。在颅底断层可以观察到颈静脉孔、卵圆孔、破裂孔、枕骨大孔以及乳突小房和鼻旁窦等。在枕骨大孔上方断层可见颈静脉结节、颞骨岩部、蝶骨小翼、蝶鞍和视神经管等主要结构，颞骨岩部的内侧尚可见到内耳道。在高位断层可以显示颅盖诸骨的内、外板和颅缝结构。

2.脑实质　皮质的CT值为32～40HU，髓质的CT值为28～32HU，两者平均相差7.0HU±1.3HU，髓质密度略低于皮质，易于分辨。大脑半球中基底核（尾状核、豆状核、杏仁体、屏状核）是非常重要的部位，其内侧是侧脑室，外侧紧靠外囊，背侧丘脑位于其后内侧，内囊在豆状核与尾状核、背侧丘脑之间走行。这些神经核团的密度类似于皮质并略高于内囊。由延髓、脑桥和中脑组成的脑干，在环池和桥池的衬托下可以显示，但其内部的神经核团难以分辨。新生儿的大脑半球中央沟前区及岛盖未发育，额极和颞极较短，皮质与髓质分界不清。出生24个月后，各脑叶之间的比例与成人相等。老年人的脑实质尤其是脑髓质的密度随年龄的增长有下降趋势。

CT增强扫描中正常脑实质轻度强化，脑皮质较髓质稍明显，主要是因为正常的脑实质有血-脑屏障，能阻止包括对比剂在内的多种大分子从血管进入脑实质。由于硬脑膜有丰富的血供且无血-脑屏障，可以发生明显强化。大脑镰位于正中线呈线状高密度影。侧脑室内的脉络丛强化后呈不规则的带状致密影，松果体和垂体因无血-脑屏障常发生明显强化。

3.含脑脊液的腔隙　位于脑室内和蛛网膜下隙的脑脊液在CT平扫时呈现水样低密度（0～20HU）。CT图像可见脑池包括枕大池、桥池、脑桥小脑角池、鞍上池、环池、大脑侧裂池、终板池、四叠体池和大脑大静脉池等，脑室系统包括侧脑室、第三脑室、第四脑室和中脑导水管。侧脑室根据所在的脑叶分为前角、后角、下角和中央部。左、右侧脑室被两侧透明隔分隔，大多数情况下两侧透明隔互相融合，偶见透明隔未融合，其间充满脑脊液，形成透明隔腔，其向后延续过室间孔，形成第六脑室（Verga腔）。新生儿的鞍上池、大脑外侧窝池、四叠体池以及大脑纵裂池较为宽大，脑室发育小。而老年人含脑脊液的腔隙扩大，并随年龄的增加越来越明显。

4.非病理性钙化　CT扫描显示的非病理性钙化出现率较X射线摄片高。在第三脑室后部可显示松果体和缰连合钙化，有75%～80%的成人可以见到。缰连合钙化居前，范围不超过1cm；松果体钙化偏后，但一般不超过5mm。侧脑室脉络丛钙化，出现率约75%，有1/3左、右侧不对称；大脑镰钙化，多见于40岁以上的成人；基底核钙化在高龄人群中易出现，若年轻人出现，则要考虑是否为病理性钙化，如甲状旁腺功能减退；齿状核钙化，偶尔在老年人中出现，呈对称性，无临床意义。

5.腮腺和下颌下腺　腮腺是脂肪性腺体组织，CT图像呈低密度，低于周围的肌密度，但高于颞下窝和咽旁间隙内的脂肪组织。在腮腺实质内的血管能清楚显示，尤其在增强后CT图像上显示更为清楚。腮腺管造影后CT扫描，能清楚勾画出导管的解剖结构，显示其粗细、走行及其变异。下颌下腺位于舌骨的外上方，下颌下腺较腮腺小而致密，一般不含脂肪组织，密度与肌相近或略低。

6.颞下颌关节　由颞骨的关节窝和关节结节与下颌骨的髁突构成，关节腔内有关节盘，CT可显示双侧关节的骨性结构和周围组织，CT三维重建可直接观察颞下颌关节的空间结构。

7.鞍区　鞍区CT检查常规需冠状位和横轴位观察，CT显示鞍区骨性解剖结构较清晰，但显示软组织结构，如垂体、海绵窦、颈内动脉和 Meckel 腔等，则不如 MRI。鞍区骨结构包括垂体窝、前床突、后床突、鞍背、蝶骨小翼根部和蝶窦壁等，CT 上呈高密度影，蝶窦内含气体呈低密度影，显示清晰，易于辨认。垂体呈软组织密度，但常由于伪影影响而显示不清。鞍上池呈液性低密度区，其内的垂体柄和视交叉在周围脑脊液的衬托下呈条状软组织密度结构。海绵窦位于蝶鞍外侧呈软组织密度结构，在各断层形态不一，但双侧对称，以增强扫描显示清楚，由于海绵窦静脉间隙和颈内动脉被强化，呈高密度影。海绵窦壁内的动眼神经、滑车神经、眼神经、上颌神经和展神经只在增强扫描上能够部分显示，呈点状低密度区。Meckel 腔由于其内的三叉神经池含有脑脊液而呈液性密度影，周壁硬膜结构呈等密度影，以增强扫描显示较清楚。

二、MRI 表现

正常脑 MRI 影像：脑髓质信号 T_1WI 稍高于脑皮质，而 T_2WI 则稍低；脑脊液为 T_1WI 低信号，T_2WI 高信号；脂肪组织 T_1WI 和 T_2WI 均为高信号；骨密质、钙化灶和硬脑膜 T_1WI 和 T_2WI 均为低信号；较大血管流动的血液因其"流空效应"则在 T_1WI 和 T_2WI 均为低信号，血流缓慢或异常时，则信号增高且不均匀。正常脑增强 MRI 表现为增强后正常脑实质密度略有增高，灰质较白质略明显。脉络丛明显强化，硬脑膜、大脑镰和小脑幕可发生强化。

MRI 横断层图像与 CT 相仿，但对延髓、小脑等颅后窝结构的显示更佳；矢状断层图像显示中线结构较佳，如垂体、视束、中脑导水管、松果体和胼胝体等；冠状断层图像可清晰显示视交叉、垂体、垂体柄、海绵窦和海马等结构。

1. 脑实质　脑髓质与脑皮质相比，含水量少而含脂量多，其氢质子的数目比脑皮质少 10% 左右，其 T_1 值和 T_2 值较脑皮质短，在 T_1WI 上脑髓质信号高于脑皮质，在 T_2WI 上则低于脑皮质。在质子密度加权像上，脑髓质信号稍低于脑皮质。脑实质内有一些铁质沉积较多的核团如苍白球、红核、黑质和齿状核等，在高场 T_2WI 上呈低信号；在低场质子密度加权像和 T_2WI 上，除红核外的其余核团的信号强度常与脑皮质一致。基底核区在大脑半球中是一个非常重要的部位，其内侧靠近脑室，外侧邻接外囊，在豆状核与尾状核、背侧丘脑之间有内囊走行，在 MRI 成像中此区域结构显示得非常清晰。由于 MRI 图像清晰而且无骨伪影干扰，MRI 是颅后窝区神经系统疾病最理想的检查方法。

2. 脑室、脑池和脑沟　在脑室、脑池和脑沟内含有大量的脑脊液，其主要成分为水，在 T_1WI 呈低信号，T_2WI 呈高信号。正是由于脑脊液的这种信号特点，因而可清晰地显示出各脑室、脑池和脑沟的位置、形态、大小、内部结构以及与周围组织的毗邻关系。

3. 脑神经　高分辨率 MRI 多能够清晰地、节段性地显示部分脑神经，以 T_1WI 显示为佳，一般呈等信号强度。在颅底断层可以显示视神经、展神经、面神经、前庭蜗神经、舌咽神经、迷走神经、副神经、舌下神经共 8 对脑神经；在蝶鞍断层能够显示三叉神经；在鞍上池断层，可以显示动眼神经和滑车神经。

4. 脑血管　动脉因其血流迅速造成流空效应，常显示为无信号区，静脉血流速度慢而呈高信号。利用这种流空效应，MRI 可以直接显示颅内血管的位置、分布及形态。

5. 颅骨及软组织　头皮和皮下组织含大量的脂肪组织，在 T_1WI、T_2WI 上均呈高信号；颅骨内、外板和硬脑膜、乳突小房、含气鼻旁窦等结构基本不含或少含质子，均无信号或呈低信号；颅骨板障内含有脂肪组织较多，且其中的静脉血流较慢，亦呈稍高信号。

6. 腮腺　腮腺富含脂肪组织，T_1WI、T_2WI、质子密度加权成像（PDWI）均呈高信号，而周围肌组织信号要相对低，下颌后静脉在腮腺内的部分，呈圆点状无信号区，面神经呈相对低信号。

7. 鞍区　鞍区 MRI 检查常规需冠状位和横轴位观察，蝶鞍 MRI 检查还需矢状位观察。鞍区骨性结构在 MRI 上呈低信号，不如 CT 清楚，但显示软组织结构明显优于 CT。腺垂体呈等 T_1 和等 T_2 信号，位于鞍内前 3/4 区，神经垂体呈短 T_1 和等 T_2 信号，占据垂体窝后部 1/4 区。鞍上

池内脑脊液呈长 T_1 和长 T_2 信号，其内的视交叉和垂体柄呈等 T_1 和等 T_2 信号。海绵窦在各断层形态不一，双侧对称，其硬膜壁在 T_1WI 上呈低信号，不能与蛛网膜下隙相分辨，在 T_2WI 上为线样低信号影。海绵窦静脉间隙呈不均一的等 T_1 和等 T_2 信号，增强扫描有明显强化。颈内动脉海绵窦段呈流空信号。海绵窦壁内的动眼神经、滑车神经、眼神经、上颌神经和展神经在冠状位增强扫描上呈点状或条状中等信号，但滑车神经和展神经较细，不易显示。Meckel 腔内的三叉神经池含有脑脊液，呈长 T_1 和长 T_2 信号，腔内三叉神经纤维在断层上呈点状等 T_1 和等 T_2 信号。

（张雪君　徐海波　李　东）

第四节　头部断层影像解剖

一、头部横断层影像解剖

1. 经中央旁小叶上份的横断层　颅腔内的左、右侧大脑半球被大脑镰相分隔，大脑镰的前、后端分别有上矢状窦的断面，多呈三角形。大脑半球上外侧面的中部可见中央沟，其前方有中央前回、中央前沟和额上回，后方有中央后回、中央后沟和顶上小叶。大脑半球内侧面的中部可见中央旁小叶，其前方是额内侧回，后方是楔前叶（图 1-4-1）。

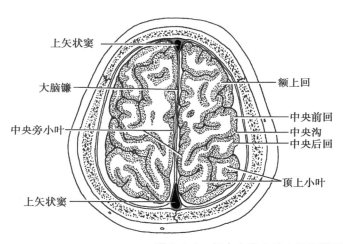
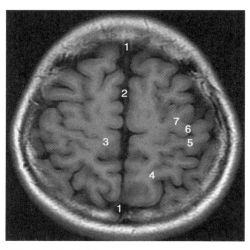

图 1-4-1　经中央旁小叶上份的横断层解剖及 MRI 图像
1. 上矢状窦；2. 大脑镰；3. 中央旁小叶；4. 顶上小叶；5. 中央后回；6. 中央沟；7. 中央前回。

2. 经中央旁小叶中份的横断层　左、右侧大脑半球的断面较上一断层明显增大，仍被大脑纵裂内的大脑镰所分隔。大脑内侧面自前向后为额内侧回、中央旁小叶和楔前叶，与大脑镰之间的纵行裂隙为大脑纵裂池；大脑半球上外侧面自前向后为额上回、额中回、中央前回、中央沟、中央后回和顶上小叶。中央旁小叶位于内侧面中部偏后、中央旁沟与扣带沟缘支之间，以中央沟的延长线为标志将其分为前、后两部分（图 1-4-2）。

3. 经中央旁小叶下份的横断层　大脑镰分隔左、右侧大脑半球，大脑半球上外侧面自前向后为额上回、额中回、中央前回、中央沟、中央后回和顶下小叶的缘上回、角回，大脑半球内侧面自前向后为额内侧回、中央旁小叶和楔前叶。左、右侧顶内沟的走行基本对称，均起自中央后沟，呈连续性行向后内侧，将顶叶分为顶上小叶和顶下小叶（图 1-4-3）。

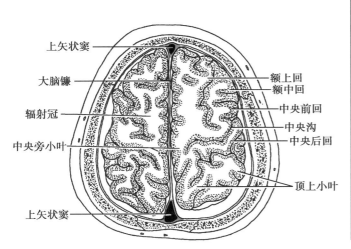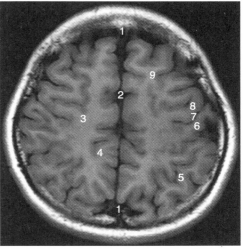

图 1-4-2 经中央旁小叶中份的横断层解剖及 MRI 图像

1. 上矢状窦；2. 大脑镰；3. 辐射冠；4. 中央旁小叶；5. 顶上小叶；6. 中央后回；7. 中央沟；8. 中央前回；9. 额叶。

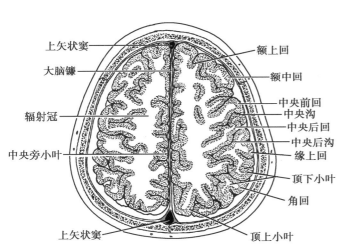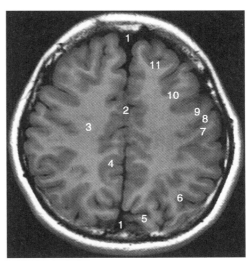

图 1-4-3 经中央旁小叶下份的横断层解剖及 MRI 图像

1. 上矢状窦；2. 大脑镰；3. 辐射冠；4. 中央旁小叶；5. 顶上小叶；6. 顶下小叶；7. 中央后回；8. 中央沟；9. 中央前回；10. 额中回；11. 额上回。

4. 经半卵圆中心的横断层 左、右侧大脑半球的髓质断面增至最大，近似呈半卵圆形，故名半卵圆中心。大脑半球上外侧面自前向后为额上回、额中回、额下回、中央前回、中央沟、中央后回、缘上回、角回和顶上小叶，大脑半球内侧面自前向后为额内侧回、扣带回和楔前叶。半卵圆中心的纤维主要为有髓纤维，在 CT 图像上呈低密度区，在 MRI 的 T_1 加权像上呈高信号亮区（图 1-4-4）。

5. 经顶枕沟上份的横断层 以胼胝体为界分为前、中、后部（图 1-4-5）。

（1）前部：位于胼胝体以前的部分，大脑纵裂内有大脑镰前份及其两侧的大脑纵裂池。大脑半球内侧面可见扣带沟和扣带回，大脑半球上外侧面自前向外依次为额上回、额中回、额下回。

（2）中部：位于胼胝体前、后端之间的部分，正中线上可见分隔侧脑室中央部的透明隔，室腔的外侧壁出现尾状核体断面。大脑半球上外侧面上可见中央前回、中央后回，二者之间的中央沟较明显。

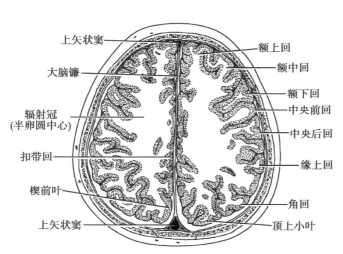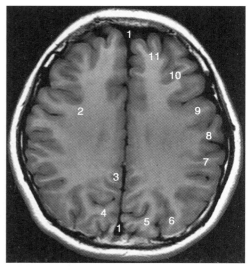

图 1-4-4　经半卵圆中心的横断层解剖及 MRI 图像

1. 上矢状窦；2. 辐射冠（半卵圆中心）；3. 扣带回；4. 楔前叶；5. 顶上小叶；6. 角回；7. 中央后回；8. 中央前回；9. 额下回；10. 额中回；11. 额上回。

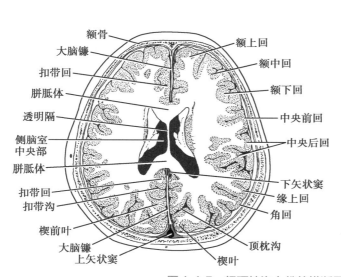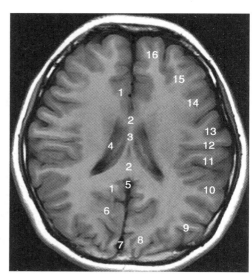

图 1-4-5　经顶枕沟上份的横断层解剖及 MRI 图像

1. 扣带回；2. 胼胝体；3. 透明隔；4. 侧脑室中央部；5. 下矢状窦；6. 楔前叶；7. 上矢状窦；8. 楔叶；9. 角回；10. 缘上回；11. 中央后回；12. 中央沟；13. 中央前回；14. 额下回；15. 额中回；16. 额上回。

（3）后部：位于胼胝体以后的部分，大脑纵裂内有大脑镰后份及其两侧的大脑纵裂池，大脑镰的前端有下矢状窦断面，后端有上矢状窦断面。胼胝体后方有扣带回、扣带沟、楔前叶、顶枕沟和楔叶。大脑半球上外侧面自内侧向外侧有枕上回、角回和缘上回。

6. 经顶枕沟下份的横断层　以胼胝体膝部、压部为界分为前、中、后部（图 1-4-6）。

（1）前部：位于胼胝体膝以前的部分，主要结构与上一断层的前部基本相同。

（2）中部：位于胼胝体膝与胼胝体压部之间。正中线上可见连于胼胝体膝后方的透明隔，有时可见两侧透明隔之间的透明隔腔（第五脑室）；透明隔后方为穹窿。侧脑室前角的外侧壁上出现尾状核头，穹窿两侧为背侧丘脑。尾状核头和背侧丘脑的外侧为内囊，内囊与岛盖之间自内侧向外侧依次为豆状核壳、外囊、屏状核、最外囊和岛叶。穹窿两侧和胼胝体压部前外侧的腔隙为侧脑室三角区，内有侧脑室脉络丛。

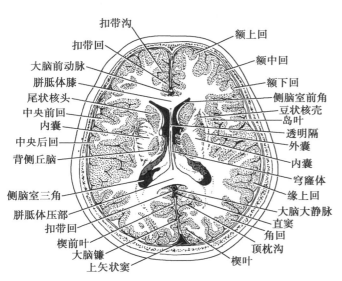
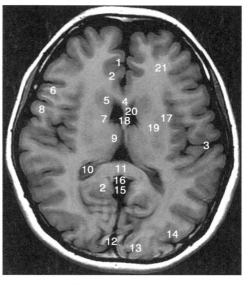

图 1-4-6 经顶枕沟下份的横断层解剖及 MRI 图像

1．扣带沟；2．扣带回；3．大脑外侧窝池；4．胼胝体膝；5．尾状核头；6．中央前回；7．内囊；8．中央后回；9．背侧丘脑；10．侧脑室三角；11．胼胝体压部；12．上矢状窦；13．楔叶；14．角回；15．直窦；16．大脑大静脉；17．外囊；18．透明隔；19．豆状核；20．侧脑室前角；21．额叶。

（3）后部：位于胼胝体压部以后的部分，除胼胝体压部与直窦之间有大脑大静脉的断面外，大脑半球内侧面的脑回、脑沟与上一断层基本相同。

7．经室间孔的横断层 以胼胝体膝、压部为界，分为前、中、后部（图 1-4-7）。

（1）前部：位于胼胝体膝和外侧沟的前方，主要结构与上一断层基本相同。

（2）中部：位于胼胝体膝与胼胝体压部之间。前 1/3 内侧主要为侧脑室前角，呈)(形，由胼胝体膝、透明隔、穹窿柱和尾状核头围成，侧脑室前角向后绕穹窿柱经室间孔连通第三脑室。中

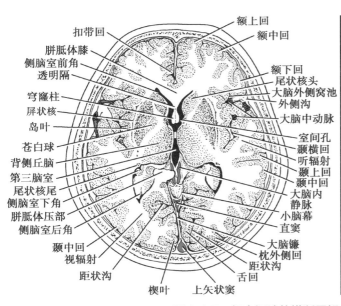
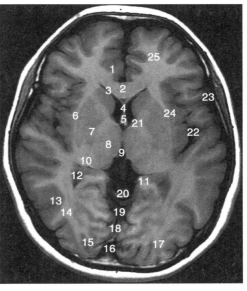

图 1-4-7 经室间孔的横断层解剖及 MRI 图像

1．扣带回；2．胼胝体膝；3．侧脑室前角；4．透明隔；5．穹窿柱；6．屏状核；7．苍白球；8．背侧丘脑；9．第三脑室；10．尾状核尾；11．胼胝体压部；12．侧脑室后角；13．颞叶；14．视辐射；15．楔叶；16．上矢状窦；17．枕外侧回；18．大脑镰；19．直窦；20．小脑；21．内囊膝；22．大脑外侧窝池；23．外侧沟；24．岛叶；25．额叶。

1/3 内侧主要为第三脑室和背侧丘脑,第三脑室后份的两侧可见大脑内静脉。背侧丘脑位于第三脑室外侧,背侧丘脑和尾状核头外侧为呈 >< 形的内囊,再向外侧依次为苍白球、壳、外囊、屏状核、最外囊、岛叶皮质和岛盖。岛叶皮质与岛盖之间为大脑外侧窝池,内有大脑中动脉及其分支的断面。该断层的岛盖主要由颞上回组成。后 1/3 主要结构为侧脑室三角区,视辐射自内囊后肢绕侧脑室三角区行向后内侧,投射至距状沟周围皮质;听辐射自内囊后肢向前外侧投射至颞横回。在侧脑室三角区前方、背侧丘脑后外侧和视辐射根部之间可见尾状核尾的断面。

（3）后部:位于胼胝体压部以后的部分,中线上的 V 形结构为小脑幕顶,其后端为直窦,再向后为大脑镰及上矢状窦。小脑幕外侧为扣带回峡,后方是距状沟和舌回,最后为楔叶。大脑半球的后外侧为枕外侧回、颞中回和颞上回。

8. 经下丘的横断层 以外侧沟和四叠体池为界,分为前、中、后部(图 1-4-8)。

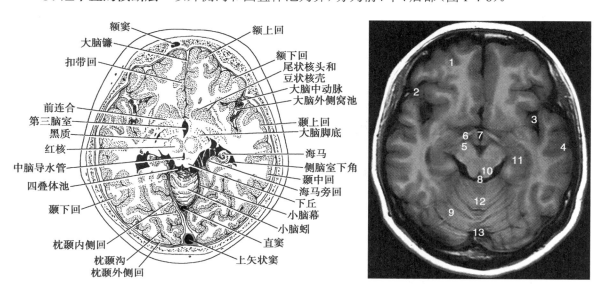

图 1-4-8 经下丘的横断层解剖及 MRI 图像

1. 额叶;2. 大脑中动脉;3. 大脑外侧窝池;4. 颞上回;5. 大脑脚底;6. 视束;7. 第三脑室;8. 四叠体池;9. 小脑半球;10. 下丘;11. 海马;12. 小脑蚓;13. 直窦。

（1）前部:位于外侧沟以前的部分。大脑纵裂向后到达第三脑室的前方,大脑纵裂两侧有扣带回、额上回和额下回。外侧沟内为大脑外侧窝池,较宽阔,内有大脑中动脉的断面。

（2）中部:位于外侧沟后方和四叠体池前方之间。第三脑室位于中部的前份,其前外侧有尾状核头和豆状核壳,前方的横行纤维为前连合,向外侧连于两侧颞叶。第三脑室后方的中线上有中脑导水管断面。中线两侧自前向后可见大脑脚底、黑质、红核和下丘的断面。豆状核壳外侧自内侧向外侧为外囊、屏状核、最外囊、岛叶、外侧沟及其内的大脑中动脉,再向外侧为颞盖,其前份为颞上回,后份为颞中回。下丘的后方及两侧为四叠体池,其外侧的颞叶内出现侧脑室下角,下角底壁上的隆起为海马,其前方似鸭嘴状的突起为海马伞断面。海马后内侧突出的脑回为海马旁回。

（3）后部:位于四叠体池以后的部分。下丘的后方有小脑蚓,小脑蚓两侧为 V 形的小脑幕断面,幕后方是直窦、大脑镰及上矢状窦。大脑镰两侧自内侧向外侧依次为枕颞内侧回、枕颞沟和枕颞外侧回。

9. 经视交叉的横断层 以视交叉和小脑幕为界,分为前、中、后部和左、右侧部(图 1-4-9)。

（1）前部:位于视交叉以前的部分。视交叉为横行的条状结构。正中线的前端有鸡冠,后端有交叉池,两侧为直回和眶回。鸡冠的前外侧可见额窦,眶内有眼球、眶脂体和部分眼球外肌。

（2）中部:主要显示鞍上池的结构。鞍上池位于蝶鞍上方,由前方的交叉池和后方的脚间池组成,内有视交叉和颈内动脉、大脑中动脉、后交通动脉。在视交叉和脑桥基底部之间自前向后依次有漏斗、乳头体、鞍背、基底动脉和动眼神经等。

（3）后部:位于鞍背后方和小脑幕切缘的内侧。主要结构为脑桥和小脑的断面。脑桥被盖部后方的腔隙为第四脑室上部。大脑后动脉在脑桥两侧自前向后绕行。脑桥后方为小脑半球及蚓部。蚓部的后方为直窦汇入窦汇处,向两侧延续为横窦。

（4）左、右侧部:位于蝶鞍和小脑幕外侧的部分。主要为端脑颞叶的结构,可见其内的侧脑室下角、内侧的海马旁回和钩,小脑的后方有部分枕叶皮质与颞叶相连。

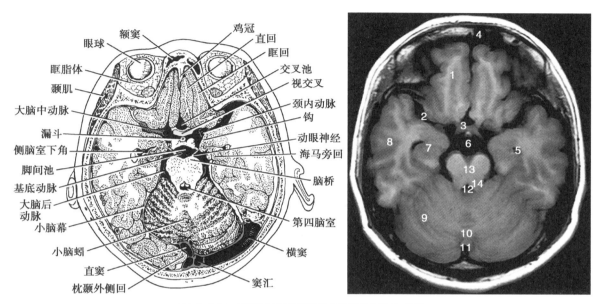

图 1-4-9　经视交叉的横断层解剖及 MRI 图像

1. 直回；2. 大脑中动脉；3. 视交叉；4. 额窦；5. 侧脑室下角；6. 鞍上池；7. 海马；8. 颞叶；9. 小脑半球；10. 小脑蚓；11. 直窦；12. 第四脑室；13. 脑桥；14. 小脑上脚。

10. 经小脑中脚的横断层　分为前、中、后部和左、右侧部（图 1-4-10）。

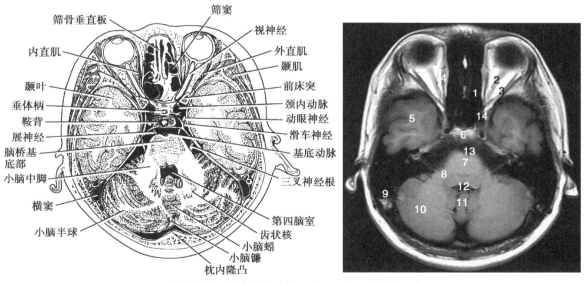

图 1-4-10　经小脑中脚的横断层解剖及 MRI 图像

1. 筛窦；2. 视神经；3. 外直肌；4. 内直肌；5. 颞叶；6. 鞍背；7. 脑桥基底部；8. 小脑中脚；9. 横窦；10. 小脑半球；11. 小脑蚓；12. 第四脑室；13. 基底动脉；14. 颈内动脉。

（1）前部：位于蝶鞍以前的部分，主要结构是鼻腔和眶。鼻腔的中部有鼻中隔，鼻中隔与筛窦之间的狭窄裂隙为鼻道上部。眶的前份内有眼球，眼球内的双凸透镜状结构为晶状体。眼球后方连有长条状的视神经，其内、外侧分别为内直肌和外直肌，视神经与眼球外肌之间填充有眶脂体。

（2）中部：位于前床突与鞍背之间。前床突内侧有颈内动脉的断面，蝶鞍内有垂体。蝶鞍两侧为海绵窦，动眼神经和滑车神经穿行外侧壁。

（3）后部：位于鞍背和斜坡后方、两侧小脑幕之间。脑桥位于后部的前份，脑桥基底部与斜坡之间为桥池，内有基底动脉通过。三叉神经根位于脑桥基底部与小脑中脚连接处。小脑半球占据后部的大部分，两侧小脑半球之间的狭窄部为蚓部。第四脑室由脑桥被盖部、小脑蚓部和两侧的小脑中脚围成。齿状核位于第四脑室后外侧的小脑髓质内，核门朝向前内侧，紧邻第四脑室，故此核处出血易入第四脑室。

（4）左、右侧部：即蝶鞍两侧和小脑幕前外侧的颞叶下部。侧脑室下角已消失，颅骨外侧可见颞肌的断面。

11. 经内耳道的横断层 以蝶窦和颞骨岩部为界，分为前、中、后部（图1-4-11）。

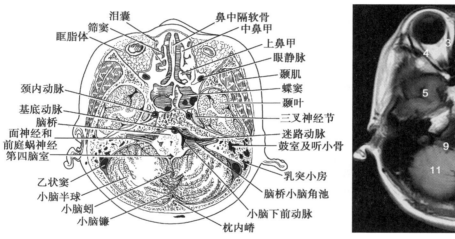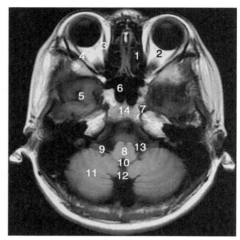

图1-4-11 经内耳道的横断层解剖及MRI图像

1. 筛窦；2. 眶脂体；3. 内直肌；4. 外直肌；5. 颞叶；6. 蝶窦；7. 颈内动脉；8. 脑桥；9. 前庭蜗神经；10. 第四脑室；11. 小脑半球；12. 小脑蚓；13. 脑桥小脑角池；14. 垂体。

（1）前部：位于蝶窦以前的部分。主要结构为鼻腔和左、右侧眶。正中线上为鼻中隔。鼻腔外侧壁的后、前份分别有上鼻甲和中鼻甲，鼻甲的外侧为筛窦。眶位于鼻腔外侧，呈尖向后方的三角形，其前份有眼球下壁的断面。眶的后份有眶脂体、眼球外肌和眼静脉等。

（2）中部：为蝶窦及其两侧的部分。蝶窦多呈左、右侧两腔，偶有三腔者。蝶窦两侧为颞极下部。颞叶与蝶窦之间可见三叉神经节的断面，在该节的内侧可见颈内动脉走行于破裂孔内。颞极外侧隔蝶骨与颞肌相毗邻，颞肌的前端可见三角形的颧骨断面。

（3）后部：位于颞骨岩部后方的颅后窝内。在颞骨岩部断面上可见内耳道及其内的迷路动脉、面神经和前庭蜗神经。内耳道后外侧的骨性空腔为中耳鼓室，其后方为乳突小房。颞骨岩部内侧半后方与脑桥、绒球之间的腔隙为脑桥小脑角池，内有面神经、前庭蜗神经和迷路动脉斜向前外侧穿入内耳道，是听神经瘤的好发部位。在脑桥基底沟内可见基底动脉。脑桥后方的小腔隙为第四脑室下部。脑桥后外侧有绒球和小脑半球，两侧小脑半球之间为小脑蚓。乙状窦位于小脑半球的外侧和乳突小房的后方。

12. 经外耳道的横断层 以翼腭窝和外耳道为界分为前、中、后部（图1-4-12）。

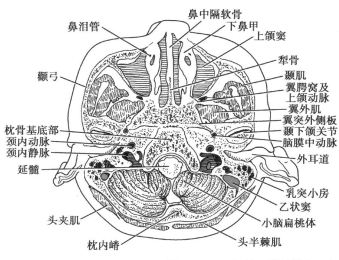
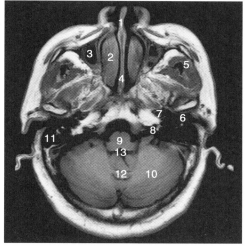

图 1-4-12 经外耳道的横断层解剖及 MRI 图像

1. 鼻中隔软骨; 2. 下鼻甲; 3. 上颌窦; 4. 犁骨; 5. 颞肌; 6. 外耳道; 7. 颈内动脉; 8. 颈内静脉; 9. 延髓; 10. 小脑半球; 11. 乳突窦; 12. 小脑蚓; 13. 第四脑室。

（1）前部：位于翼腭窝以前的部分，主要结构为鼻腔和上颌窦。由筛骨垂直板、鼻中隔软骨和犁骨构成鼻中隔，鼻腔外侧壁的前份有下鼻甲和鼻泪管断面。上颌窦呈三角形，位于下鼻甲外侧。

（2）中部：位于鼻腔和上颌窦的后方、外耳道的前方。鼻腔后方的中线上有犁骨，其两侧为蝶骨翼突。翼突前方与上颌窦之间的腔隙为翼腭窝，窝内充满脂肪组织，其间有上颌动脉和翼腭神经节等。翼突外侧有翼外肌的起始处，颞肌位于翼外肌的外侧，其内有白色的颞腱膜。翼外肌和颞肌的后方为关节结节，关节结节后方是颞下颌关节，可见关节腔和下颌头的断面。此关节的内侧和颈动脉管外口的前方有脑膜中动脉断面。

（3）后部：位于左、右侧外耳道和枕骨大孔的后方，主要有颞骨岩部和颅后窝内的结构。外耳道行向前内侧，其尖端的内侧可见颈动脉管及其内的颈内动脉，后方为颈静脉孔。乙状窦和乳突小房位于外耳道的后方。颅后窝内的主要结构有枕骨大孔、延髓、椎动脉、小脑半球及小脑扁桃体。

13. 经寰枕关节的横断层 以鼻后孔和下颌颈为界，分为前、中、后部（图 1-4-13）。

（1）前部：主要由鼻腔和上颌窦组成。鼻腔内的主要结构有鼻中隔软骨和下鼻甲，鼻腔外侧是三角形的上颌窦断面。

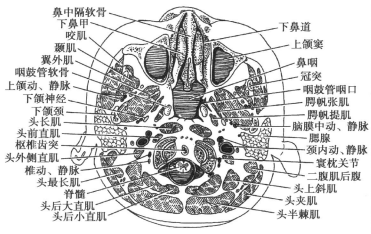
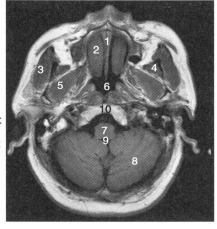

图 1-4-13 经寰枕关节的横断层解剖及 MRI 图像

1. 鼻中隔软骨; 2. 下鼻甲; 3. 咬肌; 4. 颞肌; 5. 翼外肌; 6. 鼻咽; 7. 延髓; 8. 小脑半球; 9. 第四脑室; 10. 枕骨基底部。

（2）中部：为上颌窦后壁后方和下颌颈前方的部分，包括颞下窝、翼腭窝和鼻咽。鼻咽位于鼻腔的后方，其侧壁前份的裂口为咽鼓管咽口，后方的隆起为咽鼓管圆枕，内有咽鼓管软骨。咽鼓管圆枕与咽后壁之间为咽隐窝。腭帆张肌位于咽鼓管咽口外侧，腭帆提肌位于咽鼓管软骨后外侧。在腭帆提肌与翼外肌之间有下颌神经和脑膜中动、静脉通过，二者的后外侧为腮腺。颞肌外侧有冠突和咬肌的断面。

（3）后部：位于下颌颈和鼻咽以后的部分。以寰椎为中心，寰枕关节的关节面呈弧形。在寰椎的左、右侧块之间有椭圆形的齿突。寰枕关节的前外侧有头前直肌，该肌与咽后壁之间有头长肌的断面。颈内动、静脉位于寰枕关节的前外侧，寰枕关节的后外侧有椎动、静脉。椎管内有脊髓及其被膜。在颈内动、静脉和椎动、静脉之间可见头外侧直肌的断面。寰椎的后方及两侧有项肌。中线处有头后小直肌，其外侧为头后大直肌、头上斜肌、头半棘肌和头夹肌。头夹肌前份的内侧有二腹肌后腹和头最长肌。

14. 经寰枢正中关节的横断层 分为前、中、后部（图 1-4-14）。

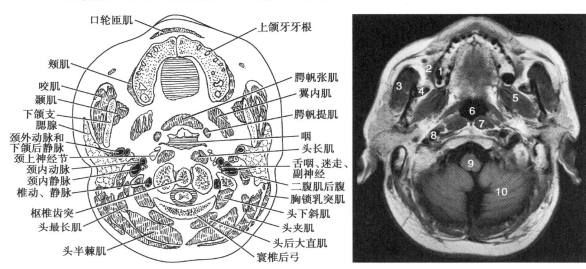

图 1-4-14 经寰枢正中关节的横断层解剖及 MRI 图像

1. 上颌牙牙根；2. 颊肌；3. 咬肌；4. 颞肌；5. 翼内肌；6. 咽；7. 头长肌；8. 颈内动、静脉；9. 脊髓；10. 小脑半球。

（1）前部：主要由口腔的上颌牙槽突和软腭组成。两侧为颊肌和颊脂体，前方有口轮匝肌的断面。

（2）中部：以鼻咽为中心，咽的前方有软腭，中线两侧横行的肌纤维为腭帆张肌，其外侧为翼内肌和下颌支。下颌支前缘的内侧为颞肌，下颌支的外侧有咬肌，其后方及后内侧有腮腺。靠近腮腺前缘处有颈外动脉和下颌后静脉通过。鼻咽的后方及两侧为咽缩肌。咽侧壁与腮腺之间的区域为咽旁间隙，该间隙的后部可见颈内动、静脉，颈内动、静脉的后内侧自前向后有舌咽神经、迷走神经和副神经，舌下神经位于颈内动、静脉之间，颈内动、静脉与腮腺之间有茎突和茎突咽肌，颈内静脉与腮腺之间有二腹肌后腹。

（3）后部：以寰椎为中心，在中线上有寰枢正中关节，可见枢椎齿突和寰椎的前弓、侧块，寰椎横韧带位于齿突后方。侧块的外侧有横突，二者之间有椎动、静脉通过。寰枢正中关节后方呈新月形、凹面向前的骨为寰椎后弓，二者之间为椎管，内有脊髓及其被膜、椎内静脉丛和神经根。前弓的前方有头长肌和头前直肌，外侧可见两个神经节的断面，前方为迷走神经下神经节，后方为交感神经颈上神经节。咽旁间隙内的颈内动、静脉位于神经节的后外侧。寰椎后弓的后方及两侧与上一断层基本相同，头后小直肌消失，胸锁乳突肌出现。

15. 经枢椎椎体上份的横断层 以口咽为界分为前、中、后部（图 1-4-15）。

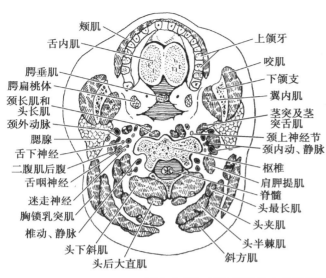
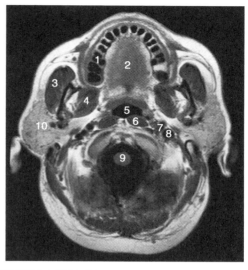

图 1-4-15 经枢椎椎体上份的横断层解剖及 MRI 图像

1. 上颌牙牙根；2. 舌肌；3. 咬肌；4. 翼内肌；5. 咽；6. 头长肌；7. 颈内动脉；8. 颈内静脉；9. 脊髓；10. 腮腺。

（1）前部：为腭垂以前的部分。口腔的前方有口轮匝肌，两侧有颊肌、颊脂体、上颌牙槽突和硬腭，后方为软腭。在腭垂两侧有腭扁桃体的断面。

（2）中部：以口咽为中心，其前方有软腭和腭扁桃体，后方为咽后壁，两侧有咽旁间隙、翼内肌、下颌支和咬肌。咽旁间隙的前外侧为翼内肌和腮腺，后内侧为椎前筋膜，内侧为咽侧壁，间隙的后部内有重要的神经、血管通过，鼻咽癌和腮腺肿瘤均可浸润该间隙的神经、血管导致相应的临床症状。腮腺的内侧有下颌后静脉和颈外动脉，此动脉的后方有二腹肌后腹。

（3）后部：位于口咽和腮腺以后的部分，以枢椎为中心。椎体与椎前筋膜之间为椎前间隙，内有颈长肌、头长肌和颈交感干。椎体两侧的横突孔内有椎动、静脉，横突外侧有肩胛提肌的断面。枢椎椎弓的后方有头下斜肌和头后大直肌，二肌的后方及外侧有头半棘肌、头夹肌、斜方肌和胸锁乳突肌。头最长肌位于头半棘肌与头夹肌之间。

16. 经枢椎椎体下份的横断层 以口咽为界，分为前、中、后部（图 1-4-16）。

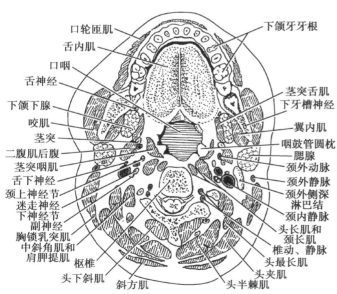
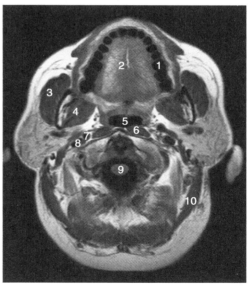

图 1-4-16 经枢椎椎体下份的横断层解剖及 MRI 图像

1. 下颌牙牙根；2. 舌内肌；3. 咬肌；4. 翼内肌；5. 口咽；6. 头长肌；7. 颈内动脉；8. 颈内静脉；9. 脊髓；10. 胸锁乳突肌。

（1）前部：有舌和下颌牙槽突及牙齿的断面，其前方的下唇内有口轮匝肌，两侧有颊肌和颊脂体。

（2）中部：以口咽为中心，两侧有茎突咽肌、茎突舌肌、茎突舌骨肌和二腹肌后腹。茎突舌肌的外侧有下颌下腺、翼内肌、下颌支和咬肌。二腹肌后腹的外侧有腮腺，内侧有颈外动脉和下颌后静脉，后内侧有颈内动脉、颈内静脉、舌咽神经、迷走神经下神经节、副神经和舌下神经等。在颈内静脉与胸锁乳突肌之间有颈外侧深淋巴结，腮腺与胸锁乳突肌之间有颈外静脉的断面。

（3）后部：以枢椎椎体为中心，椎体的前方及两侧有颈长肌和头长肌。头长肌的外侧有颈交感干的颈上神经节，该节后方的颈内动脉内侧有迷走神经下神经节。颈内动、静脉的内侧有副神经，外侧有舌下神经通过。横突孔内有椎动、静脉通过，横突的外侧有中斜角肌和肩胛提肌。椎管内有脊髓及其被膜。棘突的两侧为头下斜肌，后外侧有头半棘肌、头夹肌和斜方肌。头夹肌外侧部的前方为头最长肌，外侧为胸锁乳突肌。

17. 经第3颈椎椎体的横断层　以口咽为界，分为前、中、后部（图1-4-17）。

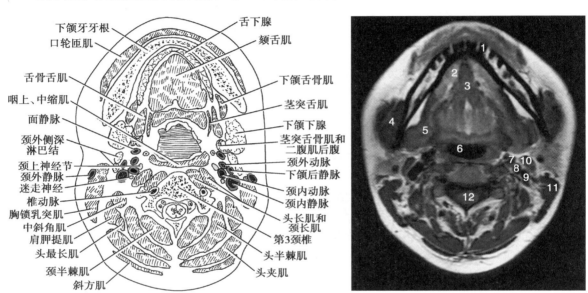

图1-4-17　经第3颈椎椎体的横断层解剖及MRI图像

1. 下颌牙牙根；2. 舌下腺；3. 颏舌肌；4. 咬肌；5. 下颌下腺；6. 咽腔；7. 颈外动脉；8. 颈内动脉；9. 颈内静脉；10. 二腹肌后腹；11. 胸锁乳突肌；12. 脊髓。

（1）前部：主要为舌和下颌体。下颌体的前方为口轮匝肌，下颌体与舌肌之间有舌下腺，因左、右侧的舌下腺相互靠近，故呈凹面向后的马蹄铁形。在舌肌后部的外侧有茎突舌肌，位于口咽两侧。在下颌体与茎突舌肌之间、下颌下腺的前方有下颌舌骨肌、舌骨舌肌。

（2）中部：以口咽为中心，其前方为舌根，两侧有茎突舌肌、茎突咽肌、茎突舌骨肌、二腹肌后腹和下颌下腺等。咽的后外侧有颈外动脉、颈内动脉、下颌后静脉和颈内静脉。颈内静脉与胸锁乳突肌之间有数个颈外侧深淋巴结。椎体与咽后壁之间有椎前间隙和咽后间隙。

（3）后部：以第3颈椎椎体为中心。椎体前方的椎前间隙内有颈长肌和头长肌，头长肌和颈内动脉之间的前方有颈交感干的颈上神经节。在胸锁乳突肌的前外侧有颈外静脉。颈椎横突孔内有椎动、静脉通过，椎管内有脊髓及其被膜。横突的外侧有中斜角肌和肩胛提肌。棘突的两侧为颈半棘肌，该肌后方依次为头半棘肌、头夹肌和斜方肌。在头夹肌与肩胛提肌之间为头最长肌。

18. 经第3、第4颈椎间椎间盘的横断层　以喉咽为界分为前、中、后部（图1-4-18）。

（1）前部：为舌肌的前方及两侧的部分，主要结构为颏舌肌、舌下腺和下颌体。下颌体的前方为口轮匝肌，后方有马蹄铁形的舌下腺，舌下腺后方的中线两侧有颏舌肌和舌内肌，舌内肌的外侧有舌骨舌肌和下颌舌骨肌。

（2）中部：以喉咽为中心，其前方有会厌，与舌根之间有舌会厌正中襞，襞两侧的凹窝为会厌谷。喉咽的两侧有舌骨大角和下颌下腺，在下颌下腺的后方有颈外动脉、下颌后静脉和咽部血管。咽后壁的两侧有甲状软骨上角，后外侧为颈内动脉和颈内静脉。颈内静脉与胸锁乳突肌之间有颈外侧深淋巴结，胸锁乳突肌外侧有颈外静脉的断面。

（3）后部：以第3、第4颈椎间的椎间盘为中心，其前方为咽后间隙，前外侧为颈长肌和头长肌，肌的外侧有颈交感干、颈内动脉和颈内静脉，血管之间的内侧有迷走神经。颈内静脉的外侧为胸锁乳突肌。第3颈椎横突孔内有椎动、静脉通过，横突的外侧有前、中斜角肌和肩胛提肌等。椎管内有脊髓及其被膜。

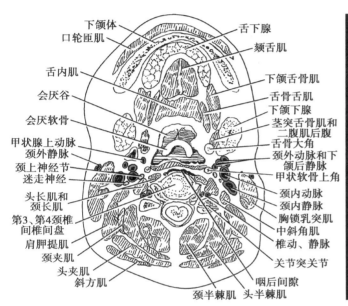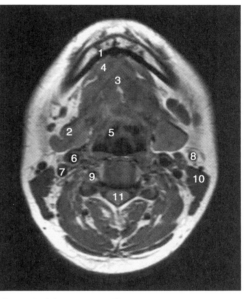

图 1-4-18　经第 3、第 4 颈椎间椎间盘的横断层解剖及 MRI 图像

1. 下颌骨；2. 下颌下腺；3. 颏舌肌；4. 舌下腺；5. 会厌谷；6. 颈内动脉；7. 颈内静脉；8. 颈外静脉；9. 椎动脉；10. 胸锁乳突肌；11. 脊髓。

二、头部冠状断层影像解剖

头部的冠状断层均可分为上、下两部分，上部为颅脑部，有脑及其被膜等；下部为颌面部或颈部，有眶、鼻腔、口腔、咽和脊柱颈段等。

1. 经鸡冠的冠状断层

（1）上部：为颅腔内的结构。正中线上有大脑镰，其上端连于上矢状窦，下端连于鸡冠。鸡冠两侧的筛板与额叶下面之间有嗅球。大脑镰两侧为大脑半球额极的冠状断面，断层的上部为额上回，下部为额中回（图1-4-19）。

（2）下部：由眶、鼻腔、鼻旁窦和口腔组成。

1）眶：容纳眼球后半部及其周围的眼球外肌和眶脂体。眼球的内侧有内直肌，内上方为上斜肌，上方为上直肌和上睑提肌，外侧有外直肌，外上方有泪腺，下方有下直肌和下斜肌。眼球和眼球外肌之间充填有眶脂体。上斜肌内侧隔薄的骨板邻额窦，内直肌内侧隔薄的骨板邻筛窦。

2）鼻腔和鼻旁窦：鼻腔中间为鼻中隔，向右弯曲。鼻中隔的上部为筛骨垂直板，两侧为左、右侧鼻道。鼻腔外侧壁自上而下有中鼻甲、中鼻道、下鼻甲和下鼻道。中鼻甲自筛板垂直向下，其外下方为中鼻道，内有筛泡。筛泡的下方有呈钩状的下鼻甲，下鼻甲的下方为下鼻道。鼻腔下部的两侧有上颌窦，其上壁为眶下壁，壁内有眶下管及其眶下神经、血管。鼻腔的外上方有额窦和筛窦。

　　3）口腔：上方为硬腭，下方是下颌体的断面，中间为舌的断面，两侧有颊肌和口轮匝肌。

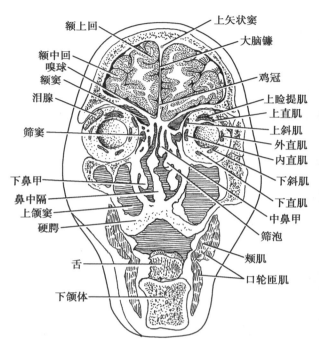
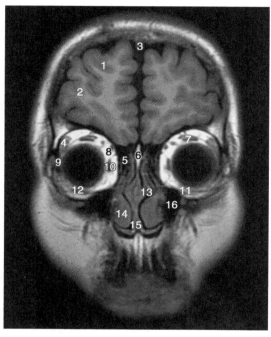

図 1-4-19　经鸡冠的冠状断层解剖及 MRI 图像

1. 额上回；2. 额中回；3. 上矢状窦；4. 泪腺；5. 筛窦；6. 鸡冠；7. 上睑提肌及上直肌；8. 上斜肌；9. 外直肌；10. 内直肌；11. 下斜肌；12. 下直肌；13. 中鼻甲；14. 下鼻甲；15. 鼻中隔；16. 上颌窦。

2. 经上颌窦中份的冠状断层

　　（1）上部：大脑镰分隔左、右侧大脑半球，其上端连于上矢状窦。在大脑半球的上外侧面上有额上回、额中回和额下回；内侧面的中部出现扣带回和大脑前动脉的分支；底面靠近筛板的上方有嗅束和嗅沟，嗅沟的内侧为直回，外侧为眶回（图 1-4-20）。

　　（2）下部：主要结构是眶、鼻腔、鼻旁窦和口腔。

　　1）眶：视神经位于眶的中央，其断面呈圆形，其周围有硬脑膜包裹。视神经的内侧自内上向外下依次为上斜肌、内直肌和下直肌，上方为上直肌和上睑提肌。在上睑提肌与眶上壁骨膜之间有额神经，上直肌的下方及内侧有眼动脉和眼上静脉。视神经的外侧有外直肌和泪腺。视神经周围充填有眶脂体。眶外侧壁的外侧有颞肌的断面。

　　2）鼻腔和鼻旁窦：主要结构与前一断层基本相同，但额窦消失。

　　3）口腔：主要结构与前一断层基本相同，下壁出现颏舌肌和二腹肌前腹的断面。

3. 经上颌窦后份的冠状断层

　　（1）上部：大脑镰位于大脑纵裂的上部，其上端连于上矢状窦。大脑镰两侧为大脑半球的额叶，额叶的上外侧面有额上回、额中回和额下回；内侧面的中部有扣带回和大脑前动脉；底面的内侧有直回和嗅沟，外侧有眶沟和眶回（图 1-4-21）。

　　（2）下部：由眶、鼻腔、鼻旁窦和口腔组成。

　　1）眶：眶的中央部为视神经，其周围有硬脑膜和硬膜下隙。视神经的内侧有上斜肌和内直肌，内下方有下斜肌，上方有上直肌和上睑提肌，外侧有外直肌。上直肌下方的内、外侧有眼动脉及其分支。上睑提肌的上方有额神经。外直肌的内侧有展神经和睫状神经节。下直肌的外下方有眼下静脉和动眼神经下支。眶外侧有纵行的颞肌。

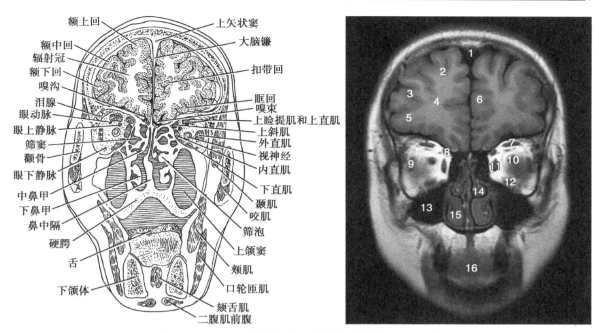

图 1-4-20 经上颌窦中份的冠状断层解剖及 MRI 图像

1．上矢状窦；2．额上回；3．额中回；4．辐射冠；5．额下回；6．扣带回；7．上睑提肌及上直肌；8．上斜肌；9．外直肌；10．视神经；11．内直肌；12．下直肌；13．上颌窦；14．中鼻甲；15．下鼻甲；16．舌。

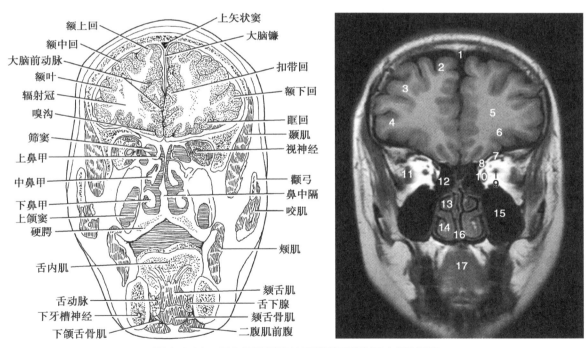

图 1-4-21 经上颌窦后份的冠状断层解剖及 MRI 图像

1．上矢状窦；2．额上回；3．额中回；4．额下回；5．辐射冠；6．眶回；7．上直肌；8．上斜肌；9．视神经；10．内直肌；11．外直肌；12．筛窦；13．中鼻甲；14．下鼻甲；15．上颌窦；16．鼻中隔；17．舌内肌。

2）鼻腔和鼻旁窦：鼻腔中线上为鼻中隔，呈上窄下宽状。鼻腔外侧壁上的上鼻甲较小，中鼻甲向上突起再弯曲向下，下鼻甲呈钩状，鼻甲下方为相应的鼻道。筛窦位于上、中鼻甲与眶内侧壁之间，鼻腔两侧的上颌窦较宽阔。眶和上颌窦的外侧有颞肌、颧弓和咬肌。

3）口腔：上壁为硬腭，由上颌骨的腭突构成。下壁两侧有下颌体的断面，其内有下颌管及下牙槽神经、血管。两侧下颌体断面之间自上而下依次有颏舌肌、颏舌骨肌、下颌舌骨肌和二腹肌前腹的断面。颏舌肌、颏舌骨肌与下颌体之间有舌下腺。口腔侧壁为颊黏膜和颊肌，颊肌的外侧有颊脂体和降口角肌。舌的断面位于口腔中央，主要由舌内肌和舌外肌构成。

4. 经胼胝体膝的冠状断层

（1）上部：颅腔断面除颅前窝的结构以外，尚可见颅中窝前份的结构（图 1-4-22）。

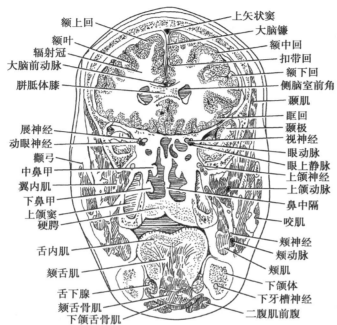
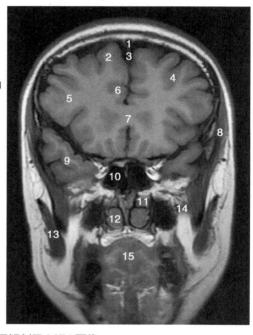

图 1-4-22　经胼胝体膝的冠状断层解剖及 MRI 图像

1. 上矢状窦；2. 额上回；3. 大脑镰；4. 额中回；5. 额下回；6. 扣带回；7. 胼胝体；8. 颞肌；9. 颞极；10. 蝶窦；11. 中鼻甲；12. 下鼻甲；13. 咬肌；14. 翼内肌；15. 舌内肌。

1）颅前窝的结构：大脑镰及其上端的上矢状窦位于大脑纵裂内。由于大脑前动脉主干沿胼胝体膝的下、前、背侧绕行，故在胼胝体膝的上、下方均可见到大脑前动脉的断面。在胼胝体膝的上方有扣带回、扣带沟和额内侧回。大脑半球上外侧面和底面的结构与前一断层基本相同。在胼胝体膝两侧的白质中，呈三角形的腔隙为侧脑室前角。

2）颅中窝的结构：位于鼻腔两侧的颅前窝下方，可见颞极的断面。

（2）下部：主要结构有眶尖、鼻旁窦和口腔等。

1）眶尖：位于颞极内侧和鼻腔上外侧。眶尖内卵圆形的视神经断面位于内侧，其外下方可见眼动脉和眼上静脉。眼动脉的外侧有滑车神经、动眼神经、眼神经和展神经等。眶尖的内侧有蝶窦，内下方有筛窦。

2）鼻腔和鼻旁窦：鼻腔位于断层的中央部，鼻中隔近似呈垂直位。鼻腔外侧壁上有上、中、下鼻甲和相应的上、中、下鼻道，上鼻甲的外侧为筛窦。鼻腔的外侧有上颌窦后壁。上颌骨的外侧有颞肌、下颌支、颧弓和咬肌等。在颞肌与翼内肌之间有上颌动脉的断面。

3）口腔：口腔的顶壁和下壁与前一断层基本相同。舌下腺的内侧有舌下动、静脉。颊肌的外侧有颊动、静脉和颊神经等。

5. 经前床突的冠状断层

（1）上部：额叶的断面明显增大，颞叶和外侧沟也清晰可见。中线上有大脑纵裂和大脑镰，大脑镰的上端连于上矢状窦，下端邻近胼胝体膝。额内侧回、扣带沟、扣带回和大脑前动脉位于大脑镰的左、右侧。大脑半球上外侧面自上而下有额上回、额中回和中央前回。胼胝体干与胼胝体嘴之间有透明隔，透明隔两侧有近似呈三角形的侧脑室前角，前角上壁及外侧壁上部由胼胝体纤维构成，外侧壁下部和部分下壁由尾状核头构成，下壁的内侧为胼胝体嘴，内侧壁为透明隔。在胼胝体嘴下方的大脑纵裂内有大脑前动脉。外侧沟较宽阔，位于额叶与颞叶之间，内有大脑中动脉及其分支的断面；外侧沟的内侧有前床突断面。前床突内侧和额叶直回的下方有视神经断面，视神经与前床突之间有位于海绵窦内的颈内动脉虹吸部。海绵窦外侧壁自上而下有动眼神经、滑车神经、眼神经和上颌神经穿过，颈内动脉位于海绵窦内，其外下方有展神经通过。蝶鞍下方为蝶窦。颞叶外侧面的断面自上而下为颞上回、颞上沟和颞中回（图 1-4-23）。

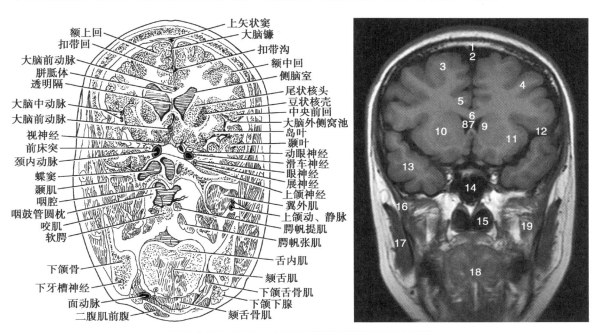

图 1-4-23 经前床突的冠状断层解剖及 MRI 图像

1. 上矢状窦；2. 大脑镰；3. 额上回；4. 额中回；5. 扣带回；6. 胼胝体；7. 透明隔；8. 侧脑室；9. 尾状核头；10. 豆状核；11. 岛叶；12. 大脑外侧窝池；13. 颞叶；14. 蝶窦；15. 下鼻甲；16. 颞肌；17. 咬肌；18. 舌内肌；19. 翼内肌。

（2）下部：由鼻咽、颞下窝和口腔组成。

1）鼻咽：鼻咽的上壁为蝶骨体，与蝶窦相邻，鼻咽腔向外上延伸为咽隐窝；侧壁为向内侧隆起的咽鼓管圆枕及其下方的咽鼓管咽口；下壁为软腭的断面。

2）颞下窝：位于蝶骨大翼的下方，该窝的上份有翼外肌，内下份有翼内肌。外侧壁为颞肌和下颌支，翼外肌与颞肌之间有上颌动、静脉的断面。翼内肌与下颌支之间有下牙槽动、静脉通过。

3）口腔：顶为软腭，其上方有腭帆提肌和腭帆张肌；下壁自上而下有颏舌肌（中线两侧）、颏舌骨肌、下颌舌骨肌和二腹肌前腹。下颌舌骨肌与两侧下颌体相连，该肌与舌之间有舌下腺和舌动、静脉，与下颌体之间有下颌下腺和面动、静脉。舌的断面位于口腔中央，口腔侧壁（舌的两侧）有下颌体和下颌支，下颌体内有下颌管及其内的下牙槽神经、血管。下颌支与颧弓之间有咬肌相连。

6. 经视交叉的冠状断层

（1）上部：大脑纵裂内有大脑镰，其上端连于上矢状窦，下端的两侧有大脑前动脉、扣带回、扣带沟和额内侧回的断面。大脑半球上外侧面自上而下有额上回、额中回、中央前回和中央后回，外侧沟内有大脑中动脉的断面，颞叶上有颞上回、颞中回和颞下回。透明隔两侧呈三角形的腔隙为侧脑室前角，其顶为胼胝体；内侧壁的上部为透明隔，下部为隔核，底为伏隔核；外侧壁为尾状核头和豆状核壳，两核之间的白质为内囊。在壳与岛叶之间的白质内有屏状核。视交叉与蝶鞍之间的腔隙为鞍上池，池内有颈内动脉前床突上段，颈内动脉向外侧发出大脑中动脉，向前发出大脑前动脉。蝶鞍的上方有垂体，两侧的海绵窦内可见颈内动脉海绵窦段。海绵窦外侧壁自上而下有动眼神经、滑车神经、眼神经和上颌神经穿行。在颈内动脉海绵窦段的外侧有展神经和三叉神经节，此节发出下颌神经向下穿卵圆孔出入颅。蝶鞍下方可见部分蝶窦的断面（图 1-4-24）。

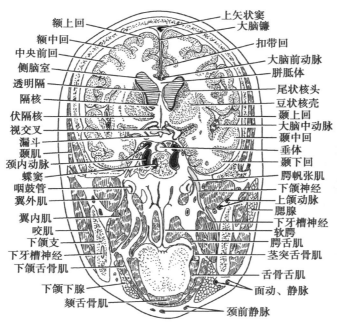
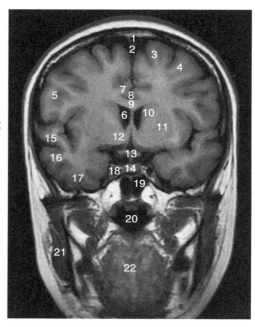

图 1-4-24　经视交叉的冠状断层解剖及 MRI 图像

1. 上矢状窦；2. 大脑镰；3. 额上回；4. 额中回；5. 中央前回；6. 侧脑室；7. 扣带回；8. 大脑前动脉；9. 胼胝体；10. 尾状核头；11. 豆状核；12. 背侧丘脑；13. 视交叉；14. 垂体；15. 颞上回；16. 颞中回；17. 颞下回；18. 颈内动脉；19. 蝶窦；20. 鼻咽；21. 咬肌；22. 舌。

（2）下部：由鼻咽、颞下窝和口腔组成。

1）鼻咽：咽隐窝后壁尚存在，两侧有咽鼓管的断面。咽鼓管软骨部的内侧壁为软骨，外侧壁为结缔组织，其管腔处于关闭状态，呈凹面朝向外侧的新月形裂隙。咽鼓管的内下方有腭帆提肌，外侧有腭帆张肌。咽隐窝外上方与破裂孔相邻。

2）颞下窝：下颌神经出卵圆孔后向外下走行于翼外肌与翼内肌之间，发出下牙槽神经经翼下颌间隙进入下颌管。翼外肌的断面呈三角形，横行向外侧止于下颌颈。翼内肌呈梭形，斜向外下方，止于下颌角内面。翼外肌下方与下颌支之间有下牙槽动、静脉和上颌动脉通过。翼外肌与下颌神经之间有脑膜中动、静脉通过。下颌支外侧有咬肌和腮腺的断面。

3）口腔：腭帆与翼内肌之间连于舌的弧形肌束为腭舌肌，口腔下壁的肌较多，有舌两侧的舌骨舌肌和舌下方的颏舌骨肌，再向下为 U 形的下颌舌骨肌，其两端连于下颌体。舌动脉位于舌骨舌肌与舌内肌之间。舌下腺位于下颌舌骨肌与舌骨舌肌之间，下颌下腺和面动、静脉位于下颌舌骨肌与下颌体之间。

7. 经颞下颌关节的冠状断层

（1）上部：大脑半球的上外侧面、内侧面和大脑纵裂内的结构与前一断层基本相同。颞叶底面有枕颞外侧回、枕颞内侧回和靠近脑桥的海马旁回、钩。侧脑室下角及其底壁上的海马清晰可见。胼胝体下方和透明隔两侧呈三角形的腔隙为侧脑室中央部，其顶为胼胝体，下壁为背侧丘脑和穹窿柱，内侧壁为透明隔，外侧壁为尾状核体。穹窿柱与背侧丘脑之间的裂隙为室间孔。两侧背侧丘脑之间的纵行裂隙为第三脑室。

豆状核位于背侧丘脑外侧和尾状核体的外下方，呈尖伸向内侧的楔形，其外侧 1/3 为豆状核壳，内侧 2/3 为苍白球。尾状核体与豆状核之间的白质为内囊前肢，自内下斜向外上。壳与岛叶皮质之间自内侧向外侧依次为外囊、屏状核和最外囊。外侧沟内可见大脑中动脉的断面，外侧沟的上、下方分别为顶盖和颞盖。颞叶与背侧丘脑之间的扁圆形断面为视束。脑桥基底部位于两侧颞叶之间，其下方有基底动脉和小脑下前动脉通过，上方有大脑后动脉和动眼神经通过。脑桥与海马旁回之间被小脑幕相分隔。三叉神经节位于颞骨岩部内侧的硬脑膜下方（图 1-4-25）。

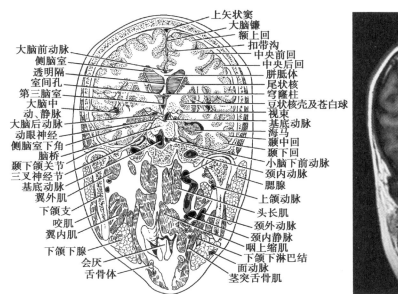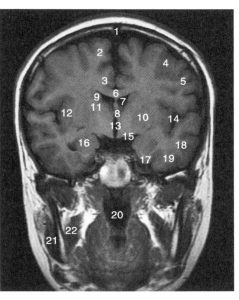

图 1-4-25　经颞下颌关节的冠状断层解剖及 MRI 图像

1. 上矢状窦；2. 额上回；3. 扣带回；4. 中央前回；5. 中央后回；6. 胼胝体；7. 侧脑室；8. 穹窿柱；9. 尾状核；10. 豆状核；11. 内囊；12. 岛叶；13. 第三脑室；14. 大脑外侧窝池；15. 视束；16. 海马；17. 海马旁回；18. 颞中回；19. 颞下回；20. 咽；21. 咬肌；22. 翼内肌。

　　（2）下部：枕骨基底部的外侧为颞骨岩部，其内侧端有颈动脉管内口的断面，外侧端有颞下颌关节窝，窝内有颞下颌关节盘、下颌头和颞下颌关节间隙。下颌颈的内侧有翼外肌，下颌角的内侧有翼内肌，下颌角和翼内肌的下方有下颌下腺。下颌下腺的外下方有面动脉。在翼外肌与翼内肌之间有上颌动、静脉通过。枕骨基底部的下方有头长肌，头长肌与下颌支之间有弯曲的颈内动、静脉，下颌支的外侧有腮腺。咽腔位于左、右侧下颌下腺之间，内有会厌的断面，外下方有舌骨体的断面。咽腔外上方有长条形的茎突舌骨肌，其与下颌下腺之间有下颌下淋巴结。

　　8. 经红核和黑质的冠状断层

　　（1）上部：以小脑幕为界分为小脑幕上部（幕上部）和小脑幕下部（幕下部）（图 1-4-26）。

　　1）幕上部：大脑纵裂内有大脑镰和大脑前动脉及其分支，大脑镰的上端连于上矢状窦，下端到达胼胝体。大脑半球的内侧面有扣带回和扣带沟，扣带沟上方有中央旁小叶；上外侧面自上而下有中央前回、中央后回、顶上小叶和顶下小叶的缘上回。额叶与颞叶之间为外侧沟，内有大脑中动脉及其分支。外侧沟的下方为颞叶，颞叶外侧面自上向下为颞上回、颞中回和颞下回，颞上回伸向外侧沟的横回为颞横回。颞叶底面自外侧向内侧有枕颞外侧回、枕颞内侧回和海马旁回等。在颞叶内，海马旁回上方有一狭窄的腔隙为侧脑室下角，其底壁上有与海马旁回相连的海马。脑桥与海马旁回之间可见大脑后动脉的断面。在中线上，透明隔的上端连于胼胝体，下端连于穹窿体，其下方为第三脑室。透明隔两侧的腔隙为侧脑室中央部，其顶壁为胼胝体，下壁为背侧丘脑，内侧壁为透明隔和穹窿体，外侧壁为尾状核体。中线上的第三脑室呈上窄下宽的裂隙状，背侧丘脑位于第三脑室侧壁，其下方有红核和黑质。底丘脑核位于红核的外上方。尾状核和背侧丘脑外侧的白质板为内囊，内囊的外侧为豆状核，豆状核外侧的结构与前一断层基本相同。

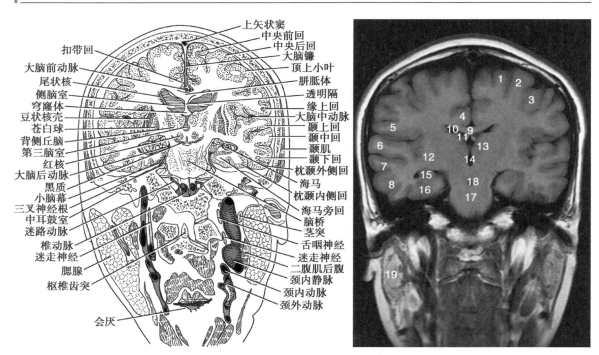

图1-4-26　经红核和黑质的冠状断层解剖及MRI图像

1.中央前回；2.中央后回；3.顶上小叶；4.扣带回；5.缘上回；6.颞上回；7.颞中回；8.颞下回；9.胼胝体；10.侧脑室；11.穿窿体；12.豆状核；13.背侧丘脑；14.第三脑室；15.海马；16.海马旁回；17.脑桥；18.中脑导水管；19.腮腺。

2）幕下部：主要结构有脑桥和延髓。三叉神经根附着于脑桥基底部与小脑中脚的连接处。脑桥断面内有呈倒八字形的锥体束，其向下进入延髓的锥体。脑桥下部移行于延髓，其前方的中线两侧有椎动脉断面。脑桥小脑角池内可见面神经、前庭蜗神经和迷路动脉向外侧穿入内耳门。

（2）下部：主要有颞骨岩部、寰枕关节和寰枢关节等。

1）颞骨岩部：中份有中耳鼓室，呈不规则的腔隙；鼓室的外侧壁为鼓膜，内侧壁有3个半规管的断面。鼓室的内前方有颈动脉管及其内的颈内动脉，内下方有颈内静脉，此静脉的内侧有舌咽神经、迷走神经和副神经。

2）寰枕关节和寰枢关节：颞骨岩部与枕骨基底部相连接，枕骨髁与寰椎的上关节面构成寰枕关节。齿突位于寰椎的左、右侧块之间，齿突两侧为寰枢外侧关节，此关节的外侧有颈内动、静脉。颈内静脉的外侧有腮腺，两者之间为二腹肌后腹的断面。

9. 经小脑中脚的冠状断层

（1）上部：以小脑幕为界分为幕上部和幕下部（图1-4-27）。

1）幕上部：大脑半球的上外侧面、颞叶底面和大脑纵裂内的结构与前一断层基本相同。胼胝体下方和透明隔两侧有侧脑室，其顶为胼胝体，下壁为背侧丘脑和穿窿体，内侧壁为透明隔，外侧壁为尾状核体。两侧透明隔之间有透明隔腔，透明隔下端的两侧为穿窿体，其下方为窄隙状的第三脑室。背侧丘脑与尾状核体外侧的白质板为内囊。侧脑室中央部的断面近似长方形，侧脑室下角的顶壁内有一与海马相对应的卵圆形灰质团块为尾状核尾。第三脑室下方为中脑的大脑脚，其两侧的腔隙为环池，内有大脑后动脉及其分支的断面。在大脑脚上端的两侧和背侧丘脑外下方有两个椭圆形的灰质团块，位于内侧者为内侧膝状体，位于外侧者为外侧膝状体。环池两侧和小脑幕切迹上方有海马旁回的断面。

2）幕下部：主要结构为脑桥、延髓和小脑。小脑幕起自颞骨岩部，自外下斜向内上，其内上缘形成小脑幕切迹，靠近中脑的大脑脚。小脑幕分隔海马旁回与小脑。小脑中脚如翼状向后外侧伸向小脑半球。延髓向下移行为脊髓，椎动脉位于延髓两侧，枕骨大孔围绕于延髓与脊髓的交界处。

（2）下部：主要结构有颞骨岩部、枕骨、寰枕关节、寰枢关节和腮腺等。颞骨岩部断面内主要为中耳鼓室或乳突窦，鼓室后下方为乳突小房。颞骨岩部与枕骨交界处有颈静脉窝和颈静脉孔。寰枕关节位于枕骨大孔的外下方，由枕骨髁与寰椎侧块的上关节面构成。枢椎齿突位于寰椎的左、右侧块之间。寰枢外侧关节由寰椎的下关节面和枢椎的上关节面构成，此关节外侧有椎动脉通过，椎动脉的外下方有颈内动、静脉断面，颈内静脉的外侧有二腹肌后腹、胸锁乳突肌和腮腺。

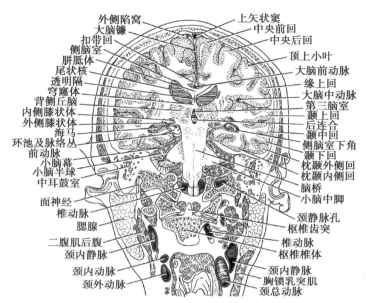
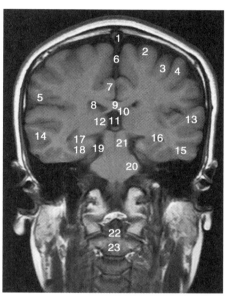

图 1-4-27 经小脑中脚的冠状断层解剖及 MRI 图像

1. 上矢状窦；2. 中央前回；3. 中央后回；4. 顶上小叶；5. 缘上回；6. 大脑镰；7. 扣带回；8. 侧脑室；9. 胼胝体；10. 穹窿体；11. 第三脑室；12. 背侧丘脑；13. 颞上回；14. 颞中回；15. 颞下回；16. 侧脑室下角；17. 海马；18. 海马旁回；19. 环池；20. 小脑中脚；21. 中脑；22. 枢椎齿突；23. 枢椎椎体。

10. 经松果体的冠状断层

（1）上部：以小脑幕为界分为幕上部和幕下部（图 1-4-28）。

1）幕上部：大脑纵裂内有大脑镰，其上端连于上矢状窦，上矢状窦两侧可见外侧陷窝。大脑镰两侧的大脑半球内侧面自下而上有扣带回、扣带沟和中央旁小叶后部。大脑半球上外侧面自上而下有中央后回、顶上小叶、缘上回和外侧沟。外侧沟的下方为颞叶，颞叶自上而下可见颞上回、颞中回和颞下回。颞叶的底面自外侧向内侧有枕颞外侧回、枕颞内侧回和海马旁回。胼胝体压部的断面较宽厚，其上方邻接大脑镰。侧脑室三角区位于胼胝体两侧，靠近底壁处有侧脑室脉络丛，三角区向外下方移行为侧脑室下角。胼胝体压部的下方有松果体，松果体的周围为大脑大静脉池，与下方的四叠体池相延续。

2）幕下部：主要结构有小脑半球、小脑蚓和第四脑室。第四脑室的下方为延髓，延髓后外侧有小脑扁桃体，后者靠近枕骨大孔。枕骨大孔内的椎动脉位于脊髓两侧，枕骨大孔外侧有圆形的颈静脉窝，外上方有乙状窦的断面。

（2）下部：主要结构有枕骨、寰椎、枢椎、脊髓和第 3 颈椎等。椎管颈段内可见脊髓、脊神经根和硬脊膜。颈椎的横突孔内可见多个椎动脉断面。第 3 颈椎的外侧有颈内动脉和颈内静脉。寰椎的外下方有近似圆形的头下斜肌。在第 2、第 3 颈椎外侧有头半棘肌和头夹肌的断面。胸锁乳突肌位于颈总动脉外侧。

11. 经齿状核的冠状断层

（1）上部：以小脑幕为界分为幕上部和幕下部（图 1-4-29）。

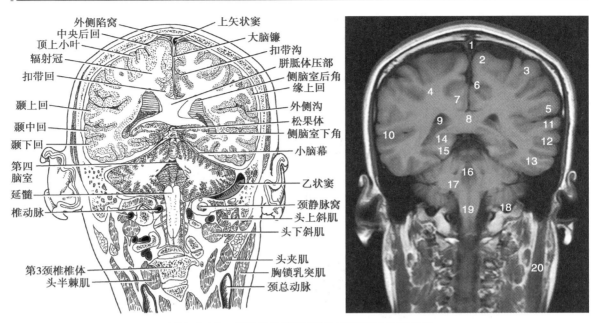

图 1-4-28　经松果体的冠状断层解剖及 MRI 图像

1. 上矢状窦；2. 中央后回；3. 顶上小叶；4. 辐射冠；5. 缘上回；6. 扣带沟；7. 扣带回；8. 胼胝体压部；9. 侧脑室三角及脉络丛；10. 外侧沟；11. 颞上回；12. 颞中回；13. 颞下回；14. 海马；15. 海马旁回；16. 第四脑室；17. 小脑中脚；18. 乙状窦；19. 延髓；20. 胸锁乳突肌。

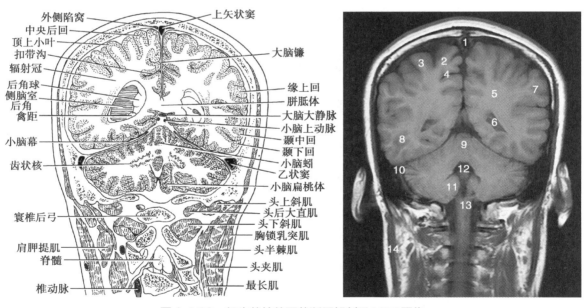

图 1-4-29　经齿状核的冠状断层解剖及 MRI 图像

1. 上矢状窦；2. 中央后回；3. 顶上小叶；4. 扣带沟；5. 辐射冠；6. 侧脑室后角；7. 缘上回；8. 颞叶；9. 小脑蚓；10. 乙状窦；11. 小脑扁桃体；12. 第四脑室；13. 脊髓；14. 胸锁乳突肌。

1）幕上部：胼胝体压部较前一断层变薄，其上方的大脑纵裂内有大脑镰；大脑镰的上端连于上矢状窦及外侧陷窝，下端连于下矢状窦。大脑镰两侧的大脑半球内侧面可见扣带回、扣带沟、顶下沟和楔前叶。大脑半球上外侧面自上向下有中央后回、顶上小叶、顶下小叶（缘上回）和颞叶后部的颞中、下回。胼胝体压部的两侧有侧脑室后角，多呈卵圆形，其内侧壁上部有一突起为后角球；压部的下方有大脑大静脉、大脑后动脉和小脑上动脉的断面。海马旁回紧贴小脑幕上方，靠近小脑幕切迹边缘和大脑大静脉。

2）幕下部：左、右侧小脑幕向上汇合成伞状，两侧连于横窦。小脑蚓两侧为小脑幕切迹，其上方与胼胝体压部之间有大脑大静脉池。颅后窝主要被小脑半球所占据，小脑蚓连接左、右侧小脑半球。小脑蚓与小脑半球之间的白质内有齿状核，其锯齿状的灰质围成囊袋状，开口于小脑蚓。小脑谷两侧有突向下方的小脑扁桃体，靠近枕骨大孔的边缘。

（2）下部：位于枕骨下方。中线两侧自上而下有寰椎后弓、枢椎棘突、脊髓、脊神经根和第 3 颈椎的断面。寰椎后弓的两侧有头后大直肌和头上斜肌。枢椎棘突两侧有头下斜肌、头半棘肌、头夹肌和肩胛提肌的断面，最外侧为胸锁乳突肌。

12. 经禽距的冠状断层

（1）上部：以小脑幕为界分为幕上部和幕下部（图 1-4-30）。

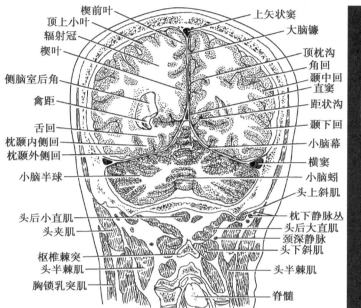
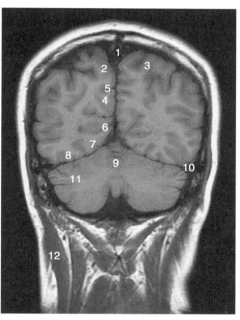

图 1-4-30 经禽距的冠状断层解剖及 MRI 图像

1. 上矢状窦；2. 楔前叶；3. 顶上小叶；4. 楔叶；5. 顶枕沟；6. 距状沟；7. 舌回；8. 枕颞内侧回；9. 小脑蚓；10. 横窦；11. 小脑半球；12. 胸锁乳突肌。

1）幕上部：大脑纵裂内有大脑镰，其上端连于上矢状窦，下端与小脑幕相连。两侧小脑幕与大脑镰连接成人字形，连接处为小脑幕顶，内有直窦。大脑半球内侧面可见横行的距状沟，此沟下方为舌回，上方为楔叶；楔叶上方有顶枕沟和楔前叶。侧脑室后角位于距状沟末端的外侧，围绕于距状沟外侧端向侧脑室后角内突起的白质为禽距。大脑半球上外侧面有顶上小叶和顶下小叶的角回，再向下为颞中回、颞下回。颞叶底面自外侧向内侧有枕颞外侧回、枕颞内侧回和舌回。

2）幕下部：小脑幕向外侧与横窦相连。幕下结构主要由两侧的小脑半球和中间的小脑蚓组成。

（2）下部：中线上有第 2、第 3 颈椎棘突和脊髓的断面。枢椎棘突的两侧有头下斜肌，呈尖伸向内侧的锥形，其上方有斜向外上的头后大直肌。枕骨下方和中线两侧有小片状的头后小直肌。在头下斜肌和头后大直肌的外侧有头半棘肌、头夹肌和胸锁乳突肌。

13. 经小脑镰的冠状断层

（1）上部：以小脑幕为界，分为幕上部和幕下部（图 1-4-31）。

1）幕上部：大脑纵裂内有正中矢状位的大脑镰，其上端连于上矢状窦及外侧陷窝，下端连于直窦。在大脑半球内侧面的下部有一较深的横行裂隙为距状沟，此沟下方为舌回，上方有楔叶、顶枕沟和楔前叶。舌回的下外侧有枕颞内侧回和枕颞外侧回。大脑半球上外侧面自上而下有顶上小叶、角回和枕外侧回。

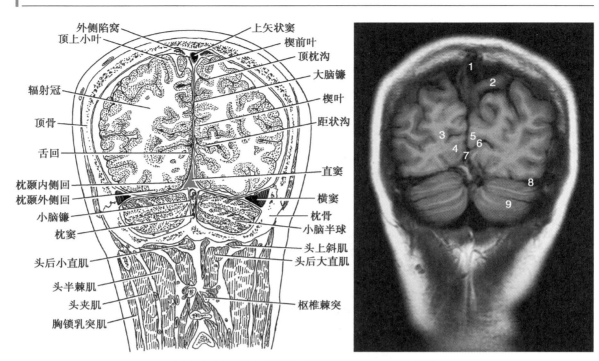

图 1-4-31 经小脑镰的冠状断层解剖及 MRI 图像

1. 上矢状窦；2. 顶上小叶；3. 辐射冠；4. 舌回；5. 楔叶；6. 距状沟；7. 直窦；8. 横窦；9. 小脑半球。

2）幕下部：小脑幕近似呈水平位，与大脑镰相连接，其外侧端的横窦呈三角形。幕下部主要有小脑半球和小脑镰，小脑镰内有枕窦。

（2）下部：正中线上可见第2～4颈椎棘突。枢椎棘突上方的两侧有头后大直肌，该肌内侧有头后小直肌。头半棘肌位于头后大直肌外侧，再向外侧有头夹肌和胸锁乳突肌。

14. 经距状沟中份的冠状断层

（1）上部：大脑镰上端连于上矢状窦，下端与小脑幕相连接。大脑半球内侧面的中部有横行裂隙状的距状沟，其下方为舌回，上方为楔叶。大脑半球上外侧面主要为枕外侧回。小脑幕下方仅有小部分的小脑半球。横窦位于小脑半球外上方，枕内嵴分隔左、右侧小脑半球（图1-4-32）。

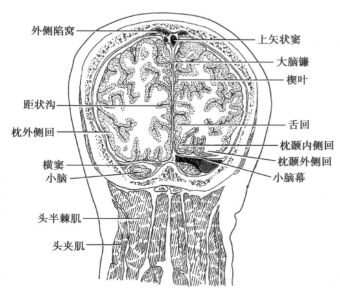
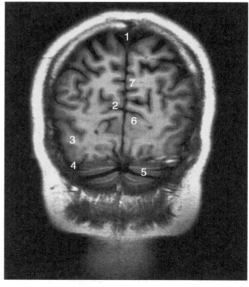

图 1-4-32 经距状沟中份的冠状断层解剖及 MRI 图像

1. 上矢状窦；2. 距状沟；3. 枕外侧回；4. 横窦；5. 小脑；6. 舌回；7. 楔叶。

（2）下部：主要是枕骨下方的项肌。靠近中线的头半棘肌较宽大，其外侧的头夹肌呈纵行窄条状。

三、头部矢状断层影像解剖

在矢状断层标本上，头部的结构左右侧对称，故选取头部的正中矢状断层及其左侧半的断层进行观察。每个断层均可分为两部分，即颅内部（上部）和颅外部（下部）。

1. 经颞下颌关节的矢状断层

（1）颅内部：分为幕上部和幕下部（图 1-4-33）。

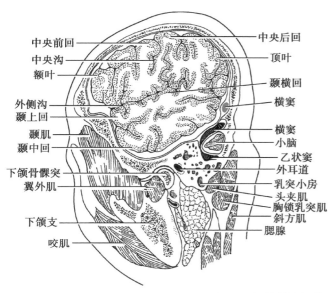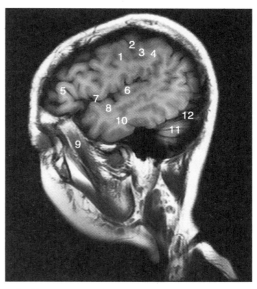

图 1-4-33 经颞下颌关节的矢状断层解剖及 MRI 图像

1. 中央前回；2. 中央沟；3. 中央后回；4. 顶叶；5. 额叶；6. 颞横回；7. 外侧沟；8. 颞上回；9. 颞肌；10. 颞中回；11. 小脑；12. 横窦。

1）幕上部：断层结构被外侧沟分为上、下两部分。上部的前份是额叶，该叶后份为中央前回和中央沟；上部的后份和外侧沟后上方是顶叶，其上有中央后回和顶下小叶（缘上回和角回）。下部即外侧沟下方的颞叶，主要有颞上回、颞中回和颞横回。

2）幕下部：小脑幕的后端上方有横窦，下方可见横窦的末端延续为乙状窦和小脑半球的断面。

（2）颅外部：分为前、后两部分。前部为颞下颌关节及其以前的结构，后部是颞下颌关节后方的结构。

1）前部：下颌支呈纵行结构，其后上方可见髁突的断面。髁突与下颌窝、关节结节相连接，关节头与关节窝之间有呈 S 形的关节盘，厚约 1mm。下颌颈前方有翼外肌和宽大的颞肌。咬肌位于下颌角的前方。

2）后部：外耳道呈卵圆形的断面，位于颞下颌关节的后方。下颌支后方和外耳道下方有腮腺。外耳道后方呈不规则的骨性腔隙为乳突小房，乳突的后方有头夹肌、胸锁乳突肌和二腹肌后腹。

2. 经鼓室的矢状断层

（1）颅内部：分为幕上部和幕下部（图 1-4-34）。

1）幕上部：以外侧沟为界将大脑半球分为上、下两部分，外侧沟内有大脑中动脉及其分支。上部的前份有额叶的额中回，后份有中央前回、中央沟、中央后回和顶下小叶。下部主要为颞叶，其前份为颞极，后份为枕叶。

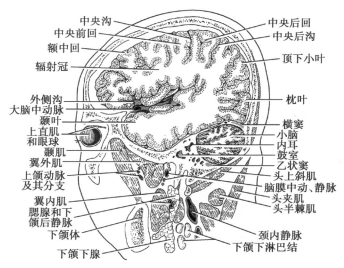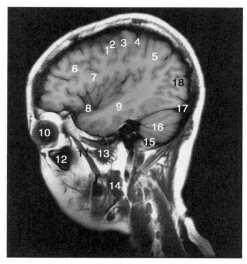

图 1-4-34　经鼓室的矢状断层解剖及 MRI 图像

1. 中央前回；2. 中央沟；3. 中央后回；4. 中央后沟；5. 顶叶；6. 额中回；7. 辐射冠；8. 外侧沟；9. 颞叶；10. 眼球；11. 颞肌；12. 上颌窦；13. 翼外肌；14. 翼内肌；15. 乙状窦；16. 小脑；17. 横窦；18. 枕叶。

2）幕下部：小脑幕连于枕骨横窦沟和颞骨岩部上缘之间，其后端有横窦。小脑幕下方有小脑半球，小脑半球下方有乙状窦的断面。颞骨岩部断面内的中耳鼓室位于前下方，半规管位于鼓室的后上方。

（2）颅外部：以颞骨岩部前缘为界分为前、后两部分。

1）前部：主要显示面部的结构。下颌体的断面位于颌面下部，其前缘与眶之间有宽带状的颞肌；翼外肌位于颞肌的后方，两肌之间的血管为上颌动、静脉及其分（属）支。翼外肌后下方的血管为下牙槽动、静脉和脑膜中动、静脉等。下颌体的后下方有翼内肌、下颌下腺和下颌下淋巴结等，翼内肌的后方有腮腺、腮腺淋巴结、下颌后静脉、茎突舌骨肌和颈内动、静脉。眶及其内的眼球位于前上方，可见部分眼球外肌、眶脂体和上、下睑的断面。

2）后部：主要显示项下部的结构。头上斜肌位于枕骨下方，起自寰椎横突，斜向后上，止于下项线。头下斜肌位于寰椎横突的下方，此处的血管为颈内静脉。头上、下斜肌之间有头半棘肌和头最长肌，此二肌后方为头夹肌。

3. 经颈静脉孔的矢状断层

（1）颅内部：分为幕上部和幕下部（图 1-4-35）。

1）幕上部：外侧沟内有大脑中动脉的断面。外侧沟上方的大脑半球上缘中点处有中央沟，可区分额叶与顶叶，中央前回较中央后回粗大。外侧沟下方的前份为颞叶，其内的侧脑室下角呈前后位的长条状裂隙，颞叶向后连于枕叶。外侧沟的底为岛叶，颞叶上方和岛叶前份的深部有环形的灰白质相间区域，外层的环形灰质为屏状核，中央部的灰质为豆状核壳，后方是岛叶的后份。

2）幕下部：小脑幕连于颞骨岩部上缘与横窦沟之间。幕下结构主要为小脑半球，小脑半球前下方有乙状窦的断面。颞骨岩部断面上有多处管道，内耳道位于其后上份，前份为颈动脉管，内有颈内动脉。颞骨岩部的前方有棘孔及其内的脑膜中动、静脉。

（2）颅外部：以颈动脉管为界分为前、后两部分。

1）前部：眶内主要有眼球、眼球外肌和眶脂体。眼球断面的前份有角膜和晶状体。眼球的上方有上睑提肌和上直肌，下方有下直肌，后方有外直肌，各肌之间充填有眶脂体。眶下壁的下方自上而下有上颌窦、上颌牙槽突、下颌牙槽突和下颌体断面。颅底下方有翼外肌、翼内肌和下颌下腺等。翼外肌的后方有脑膜中动、静脉出入棘孔。翼内肌和下颌下腺的后方自上而下为茎突咽肌、茎突舌肌、茎突舌骨肌和二腹肌。在颞骨岩部的前下方有颈内动脉,后下方有颈内静脉。

2)后部:枕骨下方有斜向前下的头半棘肌、头夹肌和斜方肌。头半棘肌的前下方有头下斜肌。

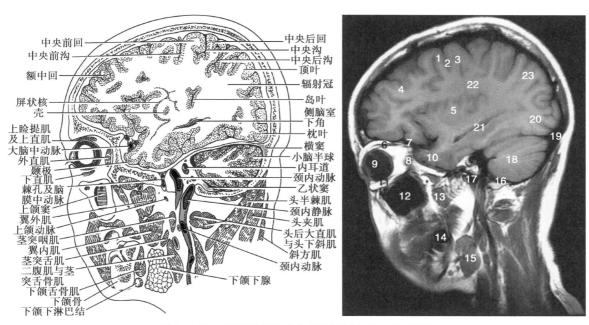

图 1-4-35 经颈静脉孔的矢状断层解剖及 MRI 图像

1. 中央前回;2. 中央沟;3. 中央后回;4. 额中回;5. 岛叶;6. 上睑提肌及上直肌;7. 大脑中动脉;8. 外直肌;9. 眼球;10. 颞极;11. 下直肌;12. 上颌窦;13. 翼外肌;14. 咽腔;15. 下颌下腺;16. 乙状窦;17. 颈内动脉;18. 小脑半球;19. 横窦;20. 枕叶;21. 侧脑室下角;22. 辐射冠;23. 顶叶。

4. 经海马的矢状断层

(1)颅内部:分为幕上部和幕下部(图 1-4-36)。

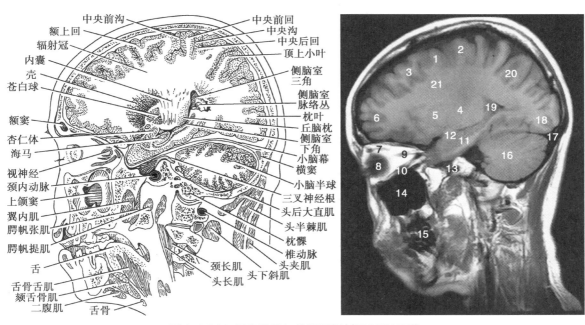

图 1-4-36 经海马的矢状断层解剖及 MRI 图像

1. 中央前回;2. 中央后回;3. 额上回;4. 内囊;5. 豆状核;6. 额中回;7. 上直肌;8. 眼球;9. 视神经;10. 下直肌;11. 海马;12. 杏仁体;13. 颈内动脉;14. 上颌窦;15. 口腔;16. 小脑半球;17. 横窦;18. 枕叶;19. 侧脑室三角及侧脑室脉络丛;20. 顶叶;21. 辐射冠。

1）幕上部：外侧沟的上方是额叶，其后方为顶叶。中央前回、中央沟、中央后回和顶上小叶的位置与上一断层基本相同。外侧沟上方的白质内有壳，其位置靠前且颜色较深，苍白球的位置稍后且颜色较浅。侧脑室三角区前方的灰质团块为背侧丘脑枕，其与豆状核之间的白质纤维为内囊后肢。外侧沟的下方有颞叶、侧脑室下角及其底壁上的海马，海马的前方为海马旁回、钩；颞叶向后连于枕叶。

2）幕下部：小脑幕后端连于横窦，向前到达颞骨岩部上缘。小脑半球周边部的灰色结构为小脑皮质，中央部呈白色的区域为小脑髓质。小脑半球的前方有前庭蜗神经、迷路动脉和面神经。颞骨岩部尖端的前方有三叉神经节，向后与三叉神经根相连。三叉神经根与小脑半球之间为脑桥小脑角池；三叉神经节下方有圆形的颈动脉管，内有颈内动脉通过。

（2）颅外部：以颈椎椎体前缘为界分为前、后两部分。

1）前部：主要有眶、上颌窦和口腔。眶位于上方，其前份有部分眼球壁，眶尖处有视神经和眼球外肌的断面，其余为眶脂体。上颌窦位于眶下方，呈四边形。最下方为口腔，其主要结构为其上、下壁，上壁由上颌骨牙槽突和腭构成，下壁由下颌骨牙槽突和口腔底构成。口腔内有舌的断面，舌的下方有舌下腺、颏舌骨肌、下颌舌骨肌和二腹肌等，颏舌骨肌的后方有舌骨断面。

2）后部：脊柱颈段自上而下有枕骨髁、寰椎侧块和枢椎的上关节面等。寰枕关节和寰枢外侧关节清晰可见。寰椎侧块的后面与后弓的上面形成切迹，此为椎动脉沟的断面，椎动脉走行于此沟内，此动脉的后方有斜向后上的头后大直肌，该肌后方有头半棘肌和头夹肌。枢椎椎体的后方有头下斜肌，枢椎椎体的前方有头长肌和颈长肌。

5. 经海绵窦的矢状断层

（1）颅内部：分为幕上部和幕下部（图1-4-37）。

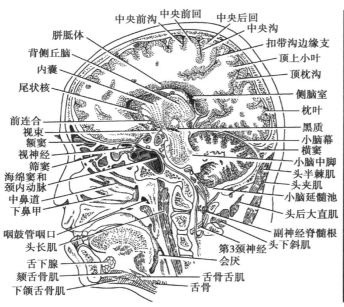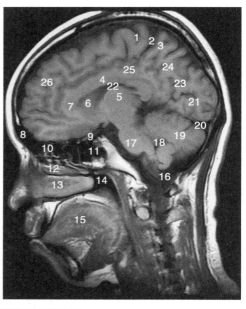

图1-4-37　经海绵窦的矢状断层解剖及MRI图像

1. 中央前回；2. 中央沟；3. 中央后回；4. 胼胝体；5. 背侧丘脑；6. 尾状核；7. 胼胝体膝；8. 额窦；9. 视神经；10. 筛窦；11. 颈内动脉与海绵窦；12. 中鼻甲；13. 下鼻甲；14. 鼻咽；15. 舌肌；16. 小脑延髓池；17. 脑桥；18. 第四脑室；19. 小脑半球；20. 横窦；21. 枕叶；22. 侧脑室；23. 顶枕沟；24. 顶叶；25. 扣带回；26. 额叶。

1）幕上部：主要有端脑和间脑。大脑半球的前半部为额叶，其前端为额极；后半部有顶叶和枕叶。额上回、中央前回、中央沟、中央后回和顶上小叶自前向后依次排列；顶叶后方有顶枕沟，顶枕沟下方和小脑幕上方的脑回为枕叶，其后端为枕极。大脑髓质深部宽厚的横行纤维为胼胝体。胼胝体压部前方的灰质团块为背侧丘脑，胼胝体干与胼胝体膝下方的灰质团块为尾状核头、尾状核头体。尾状核头与豆状核壳连接处的后下方有圆形的前连合。胼胝体与背侧丘脑之间的腔隙为侧脑室，背侧丘脑、尾状核与豆状核之间的白质板为内囊。背侧丘脑与脑桥基底部之间的凹陷为中脑脚间窝，大脑脚前上方的白色纤维束为视束，视束下方有海马旁回钩，钩的前方为颈内动脉断面。

2）幕下部：小脑幕向后连于横窦，向前到达大脑脚两侧形成小脑幕切迹。小脑半球髓质中可见囊袋样的齿状核，此核前方粗大的白质纤维为小脑中脚。小脑半球下方突向枕骨大孔的部分为小脑扁桃体，其下方有自椎管上行经枕骨大孔进入颅的副神经脊髓根。脑桥向前突出的部分为脑桥基底部，脑桥上缘向上延续为中脑的大脑脚，与背侧丘脑相连。桥池位于脑桥基底部与枕骨斜坡之间，内有基底动脉通过。颈内动脉在颈动脉沟后端向前弯转进入海绵窦，海绵窦外侧壁自上而下有动眼神经、滑车神经、眼神经和上颌神经穿行。海绵窦的前上方和颈内动脉上方有视神经的断面。

（2）颅外部：以椎体前缘分为前、后两部分。

1）前部：主要由鼻旁窦、鼻腔、口腔和咽腔组成。位于颅前窝下方、中鼻甲上方和蝶骨以前的区域为额窦和成群的筛窦。鼻腔外侧壁自上而下有不完整的中鼻甲、中鼻道、下鼻甲和下鼻道。口腔的结构与上一断层基本相同。鼻腔、口腔和喉腔的后方为咽腔，鼻咽腔侧壁上有咽鼓管咽口断面，喉咽前方有会厌的断面。

2）后部：由颈椎、椎管和项肌组成。椎管的前壁有寰椎侧块、枢椎椎体和第 3 颈椎椎体等，椎体的前方有头前直肌、头长肌和颈长肌。椎管的后壁有寰椎后弓和枢椎棘突等。椎管内有硬脊膜、颈神经根和副神经脊髓根。项肌与上一断层基本相同，自后上向前下有头后小直肌、头后大直肌和头下斜肌。头半棘肌位于头后小直肌的后上方，与枕骨相连，其后方有头夹肌。

6. 经头部正中的矢状断层

（1）颅内部：以小脑幕和胼胝体为界分为上、下两部分（图 1-4-38）。

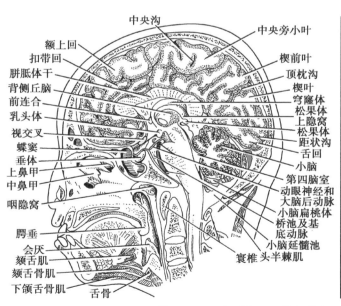
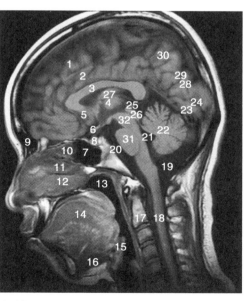

图 1-4-38　经头部正中的矢状断层解剖及 MRI 图像

1. 额上回；2. 扣带回；3. 胼胝体干；4. 背侧丘脑；5. 隔区；6. 视交叉；7. 蝶窦；8. 垂体；9. 额窦；10. 上鼻甲；11. 中鼻甲；12. 下鼻甲；13. 鼻咽；14. 舌肌；15. 会厌；16. 舌下腺；17. 枢椎；18. 脊髓；19. 小脑延髓池；20. 桥池及基底动脉；21. 第四脑室；22. 小脑半球；23. 舌回；24. 距状沟；25. 松果体；26. 四叠体；27. 穹窿体；28. 楔叶；29. 顶枕沟；30. 顶叶；31. 脑桥；32. 中脑

1）上部：大脑半球内侧面的脑沟、脑叶、脑回和脑血管显示清晰，可见中央沟、扣带沟、胼胝体沟、顶枕沟和距状沟等，借助脑沟可区分出额上回、中央旁小叶、楔前叶、楔叶、扣带回和舌回等。

2）下部：可分为胼胝体下部和小脑幕下部。

胼胝体下部：胼胝体分为胼胝体嘴、膝、干和压部，透明隔位于胼胝体与穹窿之间。室间孔位于穹窿柱与背侧丘脑之间，穹窿体沿背侧丘脑和胼胝体之间向后下方延续为穹窿脚。室间孔的前方有前连合；下丘脑沟位于室间孔与中脑导水管之间，其上方有丘脑间黏合。前连合前方的胼胝体嘴与视交叉之间的薄板样结构为终板。穹窿体后方的胼胝体与穹窿连合之间的腔隙为第六脑室。第三脑室脉络丛位于背侧丘脑的背侧面与内侧面交界处，大脑内静脉与之相伴行，此静脉起自室间孔，向后越过松果体上方到达胼胝体压部下方，与对侧的大脑内静脉汇合成大脑大静脉。大脑大静脉和松果体周围的腔隙为大脑大静脉池，该池经胼胝体压部下方向前上连通帆间池，向下延续为四叠体池。背侧丘脑和下丘脑内侧面为第三脑室，借下丘脑沟分为上、下部。乳头体的前下方有视交叉、漏斗和灰结节，后方为中脑的大脑脚。乳头体下方至脑桥前上缘之间为脚间池，内有动眼神经及血管。视交叉周围有交叉池。脑桥基底部与枕骨斜坡之间为桥池，内有沿基底沟上行的基底动脉。

小脑幕下部：小脑幕自横窦沟向前到达胼胝体压部后下方，与水平面约呈45°。大脑镰与小脑幕连接处为直窦，向后下汇入窦汇。小脑位于小脑幕下方，小脑半球前下方的突出部分为小脑扁桃体。枕骨大孔上方的延髓与小脑之间为小脑延髓池；小脑与小脑幕之间为小脑上池，向前上连通四叠体池。四叠体池位于中脑背面的上、下丘后方；脑桥和延髓背侧的凹窝为菱形窝，小脑与菱形窝之间构成第四脑室，向上连通中脑导水管，向下连通脊髓中央管。第四脑室的脑脊液借第四脑室正中孔和两个外侧孔通向蛛网膜下隙。

（2）颅外部：以椎体前缘分为前、后两部分。

1）前部：主要由鼻腔、口腔和咽腔组成。鼻腔内可见部分鼻中隔和鼻腔外侧壁的结构。鼻腔上方的额骨内有额窦，后上方的蝶骨体内有蝶窦。口腔顶的前份为硬腭，后份为软腭。口腔内有舌的断面，舌的前下方与下颌体之间有舌下腺。口底肌有颏舌骨肌和下颌舌骨肌。舌根与会厌连接处下方的圆形骨断面为舌骨体。咽腔位于鼻腔、口腔、喉腔的后方和脊柱的前方，呈前后稍扁的肌性管道。鼻腔的后方为鼻咽，可见咽隐窝、咽鼓管圆枕、咽鼓管咽口和咽扁桃体。口腔的后方为口咽，喉腔的后方为喉咽，舌根与会厌相邻。

2）后部：主要结构为椎管和项肌。椎体的前方有头长肌、颈长肌和前纵韧带。枢椎椎体与第3颈椎椎体之间有椎间盘的断面。椎管内有硬脊膜、脊髓等。寰椎后弓与枕骨之间有头后小直肌，其后下方有头半棘肌。

（刘海岩　付升旗　冯　璟　张雪君　徐海波　李　东）

第五节　蝶鞍区断层影像解剖

蝶鞍区位于颅底中央，位置深，形态不规则，结构复杂，毗邻许多重要器官和结构，如蝶鞍、垂体、蝶窦、海绵窦、鞍上池、颈内动脉、视神经、动眼神经、滑车神经、三叉神经、展神经、Meckel腔和下丘脑等，一直是神经解剖学、影像医学和颅底外科学研究中颇受重视的区域，随着医学影像学的发展，尤其是CT和MRI的广泛应用，可直接显示蝶鞍区内的大部分重要结构。本节重点介绍蝶鞍区的轴位、冠状位断层影像解剖。

一、蝶鞍区横断层影像解剖

1. 经垂体中部的横断层　本断层内主要解剖结构包括：垂体窝及垂体、颈内动脉海绵窦段、颞骨岩部、眶尖、颞叶、Meckel 腔、三叉神经节和三叉神经池等。垂体窝位于断层中部，其内容纳垂体，后者呈圆形或卵圆形软组织。海绵窦呈不规则的长方形，内侧壁自后向前分别为鞍背外侧缘骨膜、垂体囊和蝶骨体外侧缘骨膜；前壁为眶上裂后缘硬脑膜（不完整）；后壁为鞍背和颞骨岩部之间的硬膜；外侧壁为硬膜层，呈向内侧凹陷的弧形，双侧对称，若向外侧膨隆或不对称，则提示为异常。颈内动脉海绵窦段占据海绵窦腔大部分，呈水平行向前，其周围有海绵窦静脉间隙环绕。眼神经自三叉神经节发出，沿海绵窦外侧壁向前行，经眶上裂入眶。动眼神经斜行于海绵窦前端与眶上裂交界处，位于眼神经内侧。Meckel 腔略呈三角形，长轴自前内侧伸向后外侧。外侧为硬脑膜壁，向前与海绵窦外侧壁相延续；前、内和后壁呈弧形相互移行，无明显分界。三叉神经节位于 Meckel 腔前下部，与 Meckel 腔内、外侧壁前 1/3 和前下壁相贴。三叉神经池位于其后部，内有点状或短条状散在神经纤维。Meckel 腔前外侧为颞叶内侧的蛛网膜下隙，前、内侧为海绵窦静脉间隙（图 1-5-1）。

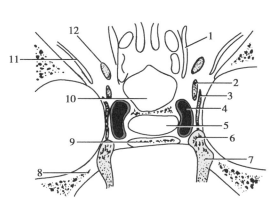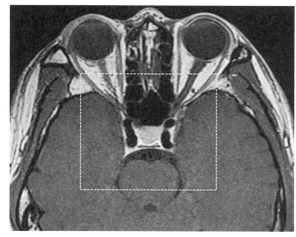

图 1-5-1 经垂体中部的横断层解剖及 MRI 图像

1. 内直肌；2. 动眼神经；3. 眼神经；4. 颈内动脉；5. 垂体；6. Meckel 腔；7. 三叉神经根；8. 颞骨岩部；9. 鞍背；10. 蝶窦；11. 外直肌；12. 视神经。

2. 经垂体下缘的横断层 本断层内主要解剖结构包括：垂体窝及垂体下缘，位于断层中部。海绵窦位于垂体窝外侧，呈不规则状、前后窄长，内侧壁为蝶骨体骨膜，后壁为颞骨岩部尖端与斜坡交界处骨膜，外后壁为 Meckel 腔内壁，外前壁为硬脑膜。颈内动脉海绵窦段前、后曲断面及水平段下壁占据海绵窦大部，其周围环绕有海绵窦静脉间隙。展神经穿过斜坡与颞骨岩部尖端之间进入海绵窦内侧壁，穿越颈内动脉海绵窦段和 Meckel 腔内壁之间前行，经眶上裂入眶。Meckel 腔位于海绵窦后外侧与颞骨岩部尖端前缘之间，略呈三角形，长轴自前内侧伸向后外侧。外侧壁较平直，与海绵窦外侧壁相延续，前、内侧和后壁呈弧形相互移行，无明显分界。三叉神经节位于 Meckel 腔前内侧部，三叉神经池位于其后半部，内有散在点状或短条状神经纤维。前外侧为颞叶内侧的蛛网膜下隙，前内侧为海绵窦静脉间隙、颈内动脉和展神经，后方为颞骨岩部尖端（图 1-5-2）。

3. 经海绵窦下缘的横断层 本断层内主要解剖结构包括：海绵窦下缘、颈内动脉后升段、Meckel 腔下部、蝶骨体和颞骨岩部。海绵窦腔明显变小，位于蝶骨体外侧，内侧壁为蝶骨体骨膜，后壁为颞骨岩部尖端与斜坡交界处骨膜，外后壁为 Meckel 腔内侧壁，外前壁为硬脑膜。前端为眶上裂下份，为脂肪组织所封闭。颈内动脉后升段占据海绵窦间隙的后部，其前方为海绵窦静脉间隙。Meckel 腔位于海绵窦后外侧，其外侧壁为硬脑膜结构，与海绵窦外侧壁相延续，腔内有三叉神经池，池内有散在的点状或短条状神经纤维（图 1-5-3）。

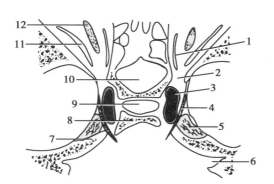
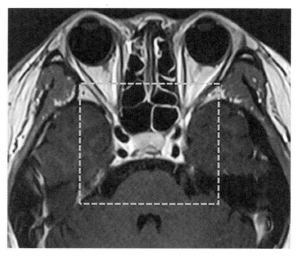

图 1-5-2　经垂体下缘的横断层解剖及 MRI 图像

1. 内直肌；2. 海绵窦静脉间隙；3. 颈内动脉；4. 滑车神经；5. Meckel 腔；6. 内耳道；7. 颞骨岩部；8. 鞍背；9. 垂体；10. 蝶窦；11. 外直肌；12. 视神经。

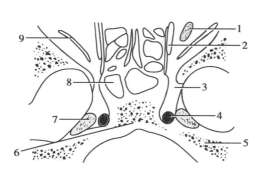
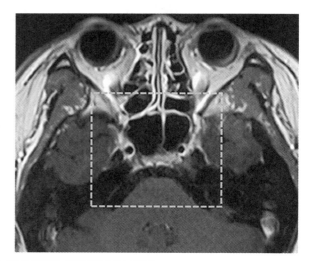

图 1-5-3　经海绵窦下缘的横断层解剖及 MRI 图像

1. 视神经；2. 内直肌；3. 海绵窦静脉间隙；4. 颈内动脉；5. 颞骨岩部；6. 斜坡；7. Meckel 腔；8. 蝶窦；9. 外直肌。

二、蝶鞍区冠状断层影像解剖

蝶鞍区的影像学检查以 MRI 和 CT 为主，观察骨结构以 CT 为佳，观察软组织结构以 MRI 为佳，成像层厚一般 <3mm。成像方位首选冠状位，其次为横轴位和矢状位。观察海绵窦、垂体微腺瘤和 Meckel 腔等病变时，常常需要进行对比增强扫描，以获取更多的解剖结构或病变信息。

1. 经交叉前沟的冠状断层　本断层内主要解剖结构包括：颈内动脉、视交叉、前床突、蝶窦、海绵窦和动眼神经、滑车神经、眼神经、上颌神经及展神经。蝶窦位于正中偏下方，腔内含有气体，可单腔或多腔，上壁为交叉前沟，侧壁构成海绵窦内侧壁，下壁形成鼻咽顶。前床突断面呈卵圆形骨结构，位于蝶窦外上方；颈内动脉前曲段（虹吸段）位于前床突与蝶窦之间。海绵窦位于蝶窦外侧壁外侧与颞叶内侧缘之间，呈不规则的四边形，双侧对称，外侧缘平直或轻度向外侧膨隆。若双侧不对称或外侧缘局限性膨隆，常提示为异常改变。海绵窦的上壁为前床突下缘，内侧壁为颈内动脉前升段出海绵窦部，下壁为蝶窦外侧壁，外侧壁为硬脑膜。动眼神经位于外侧壁上部内侧；滑车神经位于动眼神经下方、外侧壁的内侧缘，与眼神经界限不清，肉眼不易区分；眼神经呈扁平带状，位于外侧壁中下份；展神经位于眼神经内侧、动眼神经下方；上颌神经位于颅中窝底的硬脑膜之间。海绵窦静脉间隙位于上述结构之间；视交叉位于交叉前沟上方，呈横行条状结构（图 1-5-4）。CT 和 MRI 平扫，不能区分海绵窦内的静脉间隙和神经结构，增强扫描可显示。

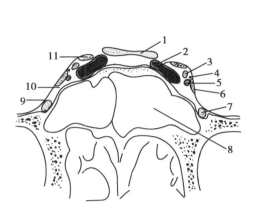
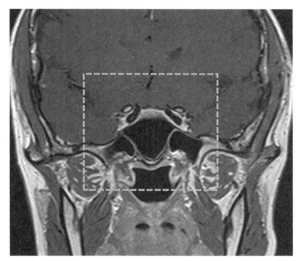

图 1-5-4　经交叉前沟的冠状断层解剖及 MRI 图像

1. 视交叉；2. 颈内动脉；3. 动眼神经；4. 滑车神经；5. 展神经；6. 眼神经；7. 上颌神经；8. 蝶窦；9. 海绵窦外侧壁；10. 海绵窦静脉间隙；11. 前床突。

2. 经垂体中部的冠状断层　本断层内主要解剖结构包括：垂体、垂体柄、蝶窦、海绵窦、颈内动脉海绵窦段、动眼神经、滑车神经、眼神经、上颌神经、展神经、视交叉和颞叶等。蝶窦位于正中偏下方，腔内含有气体，可单腔或多腔，上壁为蝶鞍底，外侧壁构成海绵窦内侧壁，下壁形成鼻咽顶。腺垂体呈卵圆形，位于蝶窦上方的垂体窝内。垂体上缘覆盖有鞍膈，与鞍上池相分隔，鞍膈上缘呈平直或轻微凹陷（<3mm），中央有膈孔供垂体柄穿过。垂体柄经鞍上池向下穿过膈孔进入鞍内与垂体相连，直径一般小于 4mm，位置居中，若出现偏斜或局限性增粗，常提示为异常状态。视交叉位于鞍上池上半部，呈横行扁条状，周围为鞍上池内的脑脊液。海绵窦呈四边形，位于蝶鞍外侧，双侧对称，其上壁和外壁为硬脑膜，较平直，若不对称或局限性膨隆，常提示为异常；内侧壁为菲薄的垂体囊，CT 和 MRI 平扫常不能显示，增强扫描时，一部分人可显示；下壁为蝶窦外上壁骨膜。海绵窦外侧为颞叶脑组织。海绵窦内的结构包括：海绵窦静脉间隙、颈内动脉海绵窦段；动眼神经位于海绵窦外侧壁上份内侧缘，滑车神经位于动眼神经下方，与动眼神经之间隔有静脉间隙；眼神经呈扁平带状，位于滑车神经下方、海绵窦外侧壁内侧的中下份；展神经位于眼神经内侧、颈内动脉海绵窦段的外下方，与眼神经之间隔有静脉间隙；上颌神经位于海绵窦外下壁内侧缘、邻近海绵窦外下角处（图 1-5-5）。

3. 经 Meckel 腔的冠状断层　本断层内主要解剖结构包括：Meckel 腔、三叉神经池、下颌神经、颈内动脉后升段、斜坡和蝶窦后部。蝶窦位于中下部，其后上壁为斜坡。蝶窦外侧壁的外侧为海绵窦，呈不规则形，其上、外侧壁为硬脑膜，外下壁为 Meckel 腔内缘，下方为颈内动脉出颈动脉管内口部，内侧壁为斜坡或蝶窦外侧缘骨膜。动眼神经已不存在于海绵窦内，滑车神经位于海绵窦外、上壁交角部，展神经位于颈内动脉与 Meckel 腔上缘交界处。颈内动脉后升段占据海绵窦腔的中下份，周围有海绵窦静脉间隙环绕。Meckel 腔位于海绵窦外下方，呈卵圆形，长轴自内上伸向外下；外侧壁为硬脑膜壁，与海绵窦外侧壁相延续，内侧壁与海绵窦界限不清。三叉神经节位于 Meckel 腔外下部，呈新月形，其上方为卵圆形的三叉神经池，内有点状或短条状散在神经纤维。下颌神经与三叉神经节外下部相延续，经卵圆孔出颅。Meckel 腔外侧壁外上方为颞叶内侧的蛛网膜下隙，上壁上方和内侧壁内侧为海绵窦静脉间隙和颈内动脉，下壁与颞骨岩部前方的骨膜相毗邻（图 1-5-6）。

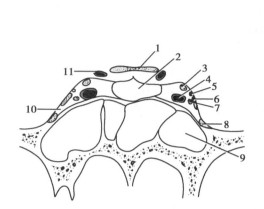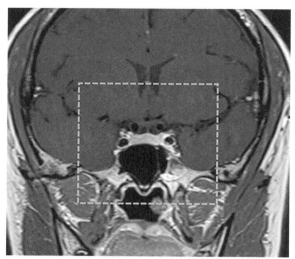

图 1-5-5　经垂体中部的冠状断层解剖及 MRI 图像

1. 视交叉；2. 垂体；3. 动眼神经；4. 颈内动脉海绵窦段；5. 滑车神经；6. 眼神经；7. 展神经；8. 上颌神经；9. 蝶窦；10. 海绵窦静脉间隙；11. 颈内动脉前床突上段。

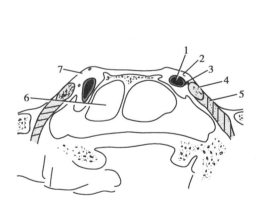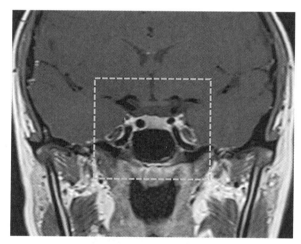

图 1-5-6　经 Meckel 腔的冠状断层解剖及 MRI 图像

1. 颈内动脉；2. 滑车神经；3. 展神经；4. Meckel 腔；5. 下颌神经；6. 蝶窦；7. 海绵窦静脉间隙。

三、蝶鞍区正中矢状断层影像解剖

本断层内主要解剖结构包括：蝶窦、垂体窝、垂体、垂体柄、视交叉、灰结节、乳头体、大脑脚和脑桥、鞍上池、脚间池、桥池、鞍背和斜坡等。蝶窦位于垂体窝下方，上壁为蝶鞍底，前壁与筛窦相毗邻，后壁为斜坡，下壁构成鼻咽顶。垂体窝位于蝶窦上方，呈半圆形或卵圆形。垂体窝内容纳垂体，腺垂体占据垂体窝前 3/4 部分，神经垂体占据后 1/4 部分，MRI 上可分别显示腺垂体和神经垂体。垂体上缘覆盖有鞍膈，正常垂体上缘呈平直或轻度凹陷（＜3mm）。垂体柄由下丘脑漏斗经鞍上池、穿膈孔进入鞍内，到达腺垂体和神经垂体交界部。视交叉位于鞍上池内，呈前后走行的条状结构。乳头体位于脚间池内，呈圆形灰质结构，其前方的薄带状灰质结构为灰结节（图 1-5-7）。本断层是观察蝶鞍区结构及病变的主要层面。

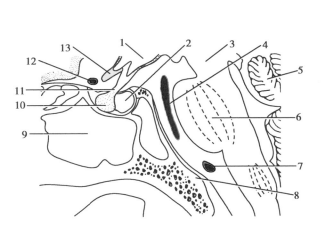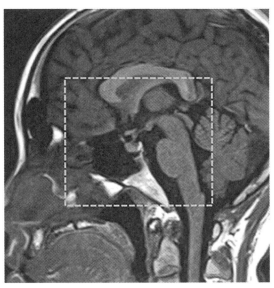

图 1-5-7　经蝶鞍区正中的矢状断层解剖及 MRI 图像

1. 第三脑室；2. 神经垂体；3. 中脑；4. 基底动脉；5. 小脑；6. 脑桥；7. 椎动脉；8. 斜坡；9. 蝶窦；10. 腺垂体；11. 垂体柄；12. 前交通动脉；13. 视交叉。

（张雪君　徐海波　李　东）

第二章　颈　　部

颈部介于头部、胸部与上肢之间，颈中部的后份为脊柱颈部和椎旁肌形成的支持性结构，前份主要为呼吸道、消化道的颈段以及甲状腺等颈部脏器，两侧有大血管神经干。本章以颈部的支持性结构、颈部脏器、颈部大血管、神经干为主要内容，以颈部器官结构的应用解剖、断层影像解剖学特点、断层影像学表现和断层影像解剖 4 个方面为主要内容，遵循从整体到断层、从结构到影像、从基础到临床应用的编写思路，系统阐述颈部断层影像解剖，为头颈部临床影像诊断及外科应用奠定形态学基础。

第一节　颈部应用解剖

一、境界与分区

颈部的上方以下颌体下缘、下颌角、乳突、上项线和枕外隆凸的连线与头部分界，下方以颈静脉切迹、胸锁关节、锁骨和肩峰至第 7 颈椎棘突的连线与胸、上肢分界。

颈部分为固有颈部和项部，前者即通常所指的颈部，为左、右斜方肌前缘与脊柱颈段前方的部分；后者为两侧斜方肌前缘与脊柱颈段后方之间的区域。固有颈部又以胸锁乳突肌为界分为颈前区、胸锁乳突肌和颈外侧区，可以进一步划分为若干三角。

二、标志性结构

1. **舌骨**（hyoid bone）　双目平视，舌骨体平颏隆凸，对应第 3、第 4 颈椎之间的椎间盘平面。

2. **甲状软骨**（thyroid cartilage）　上缘约平第 4 颈椎椎体，颈总动脉在该平面分为颈外动脉和颈内动脉。

3. **环状软骨**（cricoid cartilage）　环状软骨弓两侧平对第 6 颈椎横突，是喉与气管、咽与食管的分界标志。

4. **胸锁乳突肌**（sternocleidomastoid）　位置表浅，斜列于颈部的两侧，是颈部分区的标志。

三、颈部结构的配布特点

颈部的结构归纳起来大致分为四类（图 2-1-1）。

1. **支持性结构**　即脊柱颈段，位于中央，其四周有骨骼肌附着。

2. **颈部脏器**　咽、食管、喉、气管和甲状腺等，位于脊柱颈段前方。

3. **颈部大血管和神经干**　往返于头、胸之间的大血管、神经干纵列于颈部脏器两侧，往返于颈或胸，与上肢之间的结构多呈横行或斜行位于颈根部。

4. **颈肌**　与头、颈的灵活运动相适应，并与发声、吞咽及呼吸等活动有关。

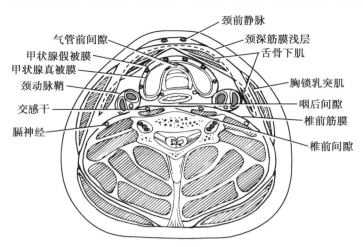

图 2-1-1 颈部结构的配布(横断面)

四、颈部的器官、结构

(一)咽

咽(pharynx)是一个上宽下窄、前后略扁呈漏斗状的肌性管道,上起自颅底,下至第 6 颈椎椎体下缘(平环状软骨弓)平面。后壁扁平,位于颈椎椎体前方;前壁不完整,分别与鼻腔、口腔和喉腔相通;侧壁与甲状腺、颈部大血管等相邻。咽腔以腭帆游离缘和会厌上缘为界,分为鼻咽(nasopharynx)、口咽(oropharynx)和喉咽(laryngopharynx)三部分(图 2-1-2,图 2-1-3)。

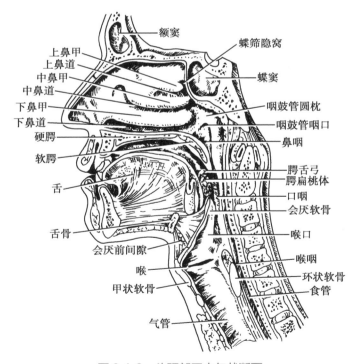

图 2-1-2 头颈部正中矢状断面

1. 鼻咽 是鼻腔向后方的直接延续。上方起自颅底,向下至腭帆游离缘平面,延续为口咽。鼻咽顶壁呈拱顶状,在下鼻甲后方约 1cm 处,鼻咽侧壁上有略呈三角形的咽鼓管咽口(pharyngeal opening of auditory tube),该口的前、上、后缘呈弧形隆起,称咽鼓管圆枕(tubal torus),是寻找咽

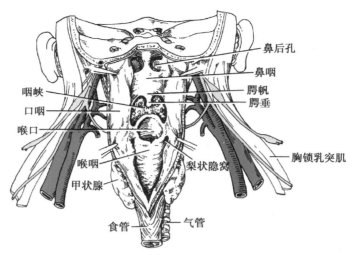

图2-1-3 咽的结构(咽后壁切开,后面观)

鼓管咽口的标志。咽鼓管圆枕后方与咽后壁之间有纵行深窝,称咽隐窝(pharyngeal recess),为鼻咽癌的好发部位,该隐窝顶部恰在破裂孔下方,鼻咽癌侵及封闭该孔的软骨后可累及颅内结构。

2. 口咽 是口腔向后的延续部,位于腭帆游离缘与会厌上缘平面之间,经咽峡与口腔相通,上通鼻咽,下通喉咽。口咽不完整的前壁主要由舌根构成,舌根后份正中有一呈矢状位的黏膜皱襞连至会厌,称舌会厌正中襞(median glossoepiglottic fold),该襞两侧的凹陷称会厌谷(epiglottic vallecula),异物可停留于此处。口咽侧壁在腭舌弓与腭咽弓之间有一个呈三角形的凹窝,即扁桃体窝(tonsillar fossa),容纳腭扁桃体(palatine tonsil)。

3. 喉咽 位于喉口和喉的后方,是咽腔较狭窄的部分。上起自会厌上缘平面,下至第6颈椎椎体下缘平面与食管相续;向前经喉口与喉腔连通;在喉口两侧各有一深谷,称梨状隐窝(piriform recess),是异物易滞留的部位。

(二)喉

喉(larynx)位于喉咽前方(见图2-1-2),上界为会厌上缘(平对第2~3颈椎椎体之间),下界为环状软骨下缘(平对第6颈椎椎体下缘)。成年男性的喉上下径约5cm,左右径约4cm,女性较男性约小25%;喉的位置女性略高于男性,小儿较成人高,老年人较低,随着年龄的增长,喉的位置则逐渐下降。喉上方借韧带连于舌骨,下方以环状软骨气管韧带连接气管。当吞咽或发声时,喉可上下移动,也可随头部转动向左右移动。喉的前方被覆皮肤、浅筋膜、深筋膜和舌骨下肌群;后壁毗邻喉咽部;两侧有颈部血管、神经及甲状腺侧叶等结构。喉的结构复杂,以软骨为支架,借关节、韧带和弹性纤维膜连接在一起,并配布有喉肌。

1. 喉软骨 包括不成对的甲状软骨、环状软骨、会厌软骨和成对的杓状软骨、小角软骨、麦粒软骨、楔状软骨(图2-1-4)。

(1)甲状软骨(thyroid cartilage):组成喉的前外侧壁,由左、右两个近似呈四边形的软骨板构成,两板的前缘约以直角互相融合,形成前角,前角上端向前突出,在成年男性特别明显,称为喉结。板的后缘游离,向上、下方各形成一突起,分别称为上角和下角。上角较长,借韧带与舌骨大角相连;下角较短粗,尖端内侧面有小关节面,与环状软骨构成环甲关节。

(2)环状软骨(cricoid cartilage):位于甲状软骨下方,是呼吸道唯一完整的软骨环,对支撑呼吸道的开张有重要作用。环状软骨的前部为环状软骨弓,后部为环状软骨板,弓平对第6颈椎椎体,是颈部重要的标志性结构;板的上缘有一对小关节面,与杓状软骨形成环杓关节。

(3)杓状软骨(arytenoid cartilage):位于环状软骨板上方,左、右各一,是一对略呈三角锥体形的软骨。有一尖(向上)、一底(朝下)和两突,底的关节面与环状软骨板上缘构成环杓关节;底向前方的突起称为声带突,有声韧带附着;底向外侧较钝的突起称为肌突,是喉肌的附着处。

(4)会厌软骨(epiglottic cartilage):是上宽下窄呈树叶状的软骨。以下端狭细的茎附于甲状软骨前角内面,前面稍凸,对向舌根;后面略凹,构成喉前庭前壁。会厌软骨下部与甲状舌骨膜之间借脂肪组织分隔,中线处微向后方隆凸,称为会厌结节。

(5)小角软骨(corniculate cartilage):位于杓状软骨尖的上方。

(6)麦粒软骨(triticeal cartilage):位于甲状舌骨外侧韧带内。

(7)楔状软骨(cuneiform cartilage):藏于杓状会厌襞后端。

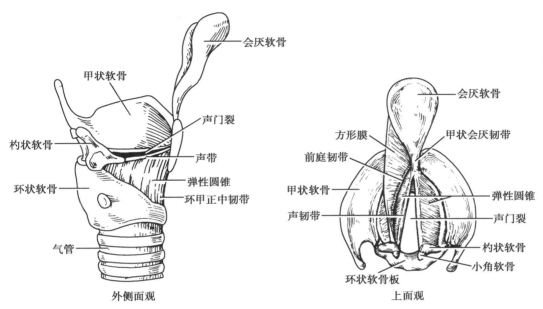

图 2-1-4　喉的软骨及其连结

会厌软骨为弹性软骨,基本不骨化。甲状软骨、环状软骨和成对的杓状软骨大部为透明软骨,20 岁后开始骨化,而以甲状软骨板后缘出现最早;环状软骨在女性 17 岁便开始骨化,男性 21 岁开始骨化,25 岁以后无不骨化者。未骨化的喉软骨在 CT 图像上呈稍高密度,在 MRI 图像上呈中等信号;骨化的喉软骨周边的骨皮质在 CT 图像上呈高密度,在 MRI 图像上呈低信号,中央的骨松质在 CT 图像上呈低密度,在 MRI 图像上呈高信号。喉软骨是喉影像检查时的重要标志。

2.喉连结　包括喉软骨间及其与舌骨、气管间的连结(图 2-1-4)。

(1)环杓关节(cricoarytenoid joint):由杓状软骨底和环状软骨板上缘关节面构成。杓状软骨可在此关节面上做沿垂直轴的旋转运动,使声带突互相靠近或远离,以缩小或开大声门。环杓关节还可做向前、后、内侧和外侧等方向的滑动。

(2)环甲关节(cricothyroid joint):由甲状软骨下角与环状软骨相应关节面构成,属联合关节。甲状软骨可在冠状轴上做前倾和复位运动,使甲状软骨前角与杓状软骨声带突之间的距离增大或缩小,借以紧张或松弛声带。

(3)弹性圆锥(conus elasticus):又称为环声膜,为边缘附着于环状软骨上缘、甲状软骨前角后面和杓状软骨声带突的弹性纤维组织膜,在三者之间形成上窄下宽略似圆锥形结构。其上缘游离增厚,称为声韧带(vocal ligament),前方附于甲状软骨前角后面,后方附于杓状软骨声带突,是发声的主要结构。

(4)方形膜(quadrangular membrane):附于甲状软骨前角后面、会厌软骨侧缘和杓状软骨前内缘,其下缘游离称为前庭韧带(vestibular ligament),是构成前庭襞的支架。

3.喉肌　是指位于喉部,作用于喉软骨,紧张或松弛声韧带、扩大或缩小声门裂或喉口的骨骼肌。有环杓后肌、环杓侧肌、甲杓肌和环甲肌等。

4. 喉腔（laryngeal cavity） 是由喉软骨作为支架围成的腔隙，向上经喉口与喉咽相通，向下以环状软骨下缘与气管相续。喉腔黏膜亦与咽和气管黏膜相延续（见图 2-1-2，图 2-1-5）。

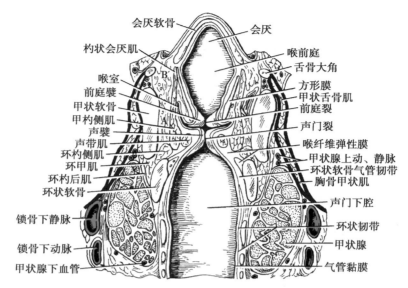

图 2-1-5 喉的冠状断面结构（前半后面观）

（1）前庭襞和声襞：喉腔的侧壁上有两对突入腔内的黏膜皱襞，上方的一对称为前庭襞（vestibular fold），自甲状软骨前角中部连至杓状软骨声带突上方，两侧前庭襞之间的裂隙称为前庭裂（rima vestibuli）；下方一对称为声襞（vocal fold），自甲状软骨前角中部连至杓状软骨的声带突，较前庭襞更为突出，两侧声襞及杓状软骨基底部之间的裂隙，称为声门裂（fissure of glottis），是喉腔最狭窄的部位。

（2）喉口（aperture of larynx）：即喉腔的入口，朝向后上方，由会厌上缘、杓状会厌襞和杓间切迹围成（见图 2-1-3）。

（3）喉腔分部：喉腔可借前庭裂和声门裂分为三个部分。

1）喉前庭（laryngeal vestibule）：为喉口至前庭裂平面之间的喉腔，呈上宽下窄的漏斗状。

2）喉中间腔（intermedial cavity of larynx）：为前庭裂平面至声门裂平面之间的喉腔，是喉腔中容积最小的部分；其两侧向喉侧壁延伸的梭形隐窝称为喉室（ventricle of larynx）。

3）声门下腔（infraglottic cavity）：为自声襞游离缘至环状软骨下缘的部分，上窄下宽，略呈圆锥形，此区黏膜下组织比较疏松，炎症时易引起水肿。

（4）喉腔的影像学分区：影像学上常将喉腔分为声门上区、声门区、声门下区，分区依据是该三个区域的深层淋巴管彼此无交通。

1）声门上区：为声门裂平面以上的区域，包括会厌舌面（含会厌游离缘）、杓状会厌襞、杓间区、会厌喉面、前庭襞及喉室。

2）声门区：声门裂（包括声带）向下 5～10mm 区域以及其前、后组成。

3）声门下区：指声门区以下至环状软骨下缘的内腔，为弹性圆锥和环状软骨共同围成的上窄下宽圆锥形结构。

5. 喉内间隙 在甲状舌骨膜、甲状软骨与会厌软骨之间有充满疏松结缔组织的潜在性间隙，以方形膜将该间隙分为两部分。

（1）声门旁间隙（paraglottic space）：又称为喉旁间隙，位于喉室和喉小囊的外侧。间隙前方及外侧为甲状软骨，内侧为方形膜和弹性圆锥，后方为梨状隐窝的前面，前内侧借方形膜与会厌前间隙相邻，向后深入至杓状会厌襞，并与梨状隐窝相邻；两侧喉旁间隙经喉后部相通（图2-1-5"A"区域）。

（2）会厌前间隙（preepiglottic space）：位于会厌前方与甲状舌骨膜之间，呈楔形，由脂肪组织充填，便于会厌运动。上方正中为舌骨会厌韧带，前方为甲状舌骨膜，侧面为方形膜，后方为会厌前面（见图2-1-2）。吞咽时，甲状软骨上举，会厌前间隙内组织缩短，脂肪体变厚，会厌被压向后方，至喉口关闭。两侧间隙由弹性纤维组织分隔，彼此不通，但可与同侧的声门旁间隙相通（图2-1-5"B"区域）。

上述两间隙有出入喉的血管、神经和淋巴管等结构，且组织疏松，发生喉癌时癌细胞可沿这些间隙扩散。

（三）甲状腺

甲状腺（thyroid gland）呈H形或U形，可分为两个侧叶和峡部。侧叶紧贴甲状软骨板、环状软骨和第1~6气管软骨环的前外侧面；峡部位于第2~4气管软骨环的前方（图2-1-6）。

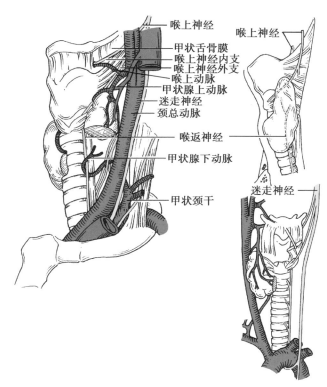

图2-1-6 甲状腺的血管和喉的神经

甲状腺侧叶的横切面近似呈三角形（见图2-1-1，图2-1-6），前面为舌骨下肌群和胸锁乳突肌所覆盖，内侧面与两个管道（气管、食管）、两条神经（喉上神经外支、喉返神经）和两块肌（咽下缩肌、环甲肌）毗邻，后面与甲状旁腺、颈总动脉和甲状腺下动脉等结构毗邻。

甲状腺有真、假两个被膜（见图2-1-1）：纤维囊，又称甲状腺真被膜，位于内层，由腺体周围结缔组织增厚形成；甲状腺鞘（sheath of thyroid gland），又称甲状腺假被膜，位于外层，来自颈筋膜气管前层。甲状腺假被膜在甲状腺侧叶和峡部后面与甲状软骨、环状软骨之间增厚，形成甲状腺悬韧带（suspensory ligament of thyroid gland），将甲状腺固定于喉和气管，因此吞咽时甲状腺可随喉上下移动。

甲状腺的血供极为丰富，动脉与静脉不完全伴行（图2-1-6）。分布于甲状腺的动脉主要有5条，即成对的甲状腺上动脉、甲状腺下动脉和不成对的甲状腺最下动脉。甲状腺的静脉在甲状腺真被膜下形成静脉丛，然后汇成甲状腺上、中、下静脉。

与甲状腺关系密切的甲状腺周围神经主要有喉上神经（superior laryngeal nerve）和喉返神经（recurrent laryngeal nerve）。喉上神经内支与喉上动脉伴行入喉，喉上神经外支与甲状腺上动脉伴行；喉返神经与甲状腺下动脉在甲状腺侧叶中下份的后方交叉，两者关系密切（见图2-1-6）。

（四）颈筋膜及筋膜间隙

颈筋膜分层形成鞘或囊，包裹颈部各结构，筋膜之间则形成疏松结缔组织间隙，炎症或出血时易积脓或积血，并可向一定方向蔓延。颈筋膜及筋膜间隙不仅与颈部的灵活运动相适应，而且对颈部器官起着相对固定和保护的作用。

1. 颈筋膜　颈部的筋膜可分为颈浅筋膜和颈深筋膜，颈浅筋膜与其他部分的浅筋膜相互移行，含有颈阔肌、皮神经和浅静脉等。颈深筋膜位于颈浅筋膜和颈阔肌的深部，又称为颈筋膜（cervical fascia），包绕颈肌和器官，可分为如下三层（见图2-1-1）。

（1）颈筋膜浅层（superficial layer of cervical fascia）：又称封套筋膜，向上附于头部、颈部交界骨面，向下附于颈部、胸部、上肢交界骨面；分层包裹斜方肌和胸锁乳突肌形成肌鞘，包裹下颌下腺和腮腺形成腺囊，在颈静脉切迹和锁骨上方形成胸骨上间隙和锁骨上间隙。

（2）颈筋膜气管前层（pretracheal layer of cervical fascia）：在舌骨下肌群后面包绕颈部脏器，包括咽、食管、喉、气管、甲状腺和颈部大血管等，包绕甲状腺的部分，形成甲状腺鞘；包绕颈总动脉、颈内动脉、颈内静脉和迷走神经的部分，形成颈动脉鞘。

（3）颈筋膜椎前层（prevertebral layer of cervical fascia）：紧贴于脊柱颈段、椎前肌、斜角肌、颈交感干和膈神经等浅面。

2. 筋膜间隙　主要有气管前间隙、咽后间隙和椎前间隙等。

（1）气管前间隙（pretracheal space）：位于气管前筋膜与气管颈部之间，内含气管前淋巴结、甲状腺峡、甲状腺下静脉、甲状腺最下动脉和甲状腺奇静脉丛。小儿可有胸腺、主动脉弓和左头臂静脉等。

（2）咽后间隙（retropharyngeal space）：位于椎前筋膜和咽后的颊咽筋膜之间。

（3）椎前间隙（prevertebral space）：位于椎前筋膜与脊柱颈段之间。颈椎结核时出现的脓肿多在此间隙内，并可向下外侧沿锁骨下动脉和臂丛蔓延至腋窝，形成腋窝寒性脓肿。

（五）颈部的淋巴结

1. 颈部淋巴结的特点

（1）淋巴结数目多：全身约有800多个淋巴结，300多个集中在颈部，分组引流一定区域的淋巴。

（2）引流范围广：颈部淋巴结不但引流头颈部的淋巴，同时也是全身淋巴的总汇区，故易为远处炎症、肿瘤转移所累。

2. 颈部淋巴结的分群

（1）颈上部淋巴结：位于头部与颈部交界处，较重要的有颏下淋巴结和下颌下淋巴结。

（2）颈前淋巴结：位于舌骨以下的中线附近，主要有颈前浅淋巴结和颈前深淋巴结。

（3）颈外侧淋巴结：位于颈外侧区，较重要的是颈外侧浅淋巴结和颈外侧深淋巴结。

（六）颈根部

颈根部为颈部与胸部和上肢之间的过渡区，结构多、毗邻关系复杂，前斜角肌为颈根部的标志性结构。前斜角肌的前方主要有锁骨下静脉、胸导管、右淋巴导管和膈神经；内侧主要有锁骨下动脉第一段及其分支、颈交感干、星状神经节和胸膜顶；后方主要有胸膜顶、锁骨下动脉第二段和臂丛五根（即第5~8颈神经前支和第1胸神经前支）；外侧主要有锁骨下动脉第三段和臂丛三干（即臂丛上干、中干和下干）（图2-1-7）。颈根部的重要区域如下。

1. 斜角肌间隙（scalenus interspace）　为位于前斜角肌、中斜角肌和第1肋之间的潜在性间隙，有臂丛动脉和锁骨下动脉通过（图2-1-7）。

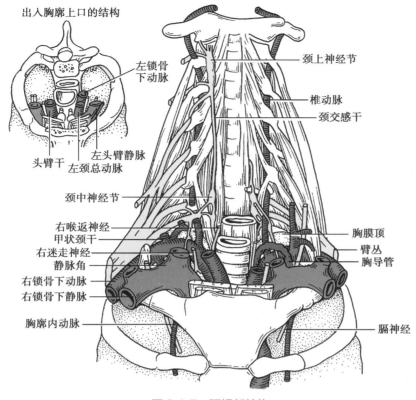

出入胸廓上口的结构

左锁骨下动脉

颈上神经节

椎动脉

颈交感干

头臂干

左头臂静脉

左颈总动脉

颈中神经节

右喉返神经

甲状颈干

右迷走神经

静脉角

右锁骨下动脉

右锁骨下静脉

胸廓内动脉

胸膜顶

臂丛

胸导管

膈神经

图 2-1-7　颈根部结构

2. 椎动脉三角　介于颈长肌、前斜角肌和锁骨下动脉第一段之间的区域。椎动脉三角内有膈神经、胸导管、颈总动脉、颈内静脉、迷走神经、椎动脉、椎静脉、颈交感干和胸膜顶等。

（冯　璟　刘宝全　鲜军舫）

第二节　颈部结构断层影像解剖学特点

一、颈部结构横断层影像解剖学特点

横断层上颈部结构可分为颈部支持性结构、颈部脏器和颈部大血管、神经干三部分。

1. 支持性结构　由脊柱颈段和颈部各肌群被覆颈深筋膜形成，约占颈部横断层后 2/3。

（1）椎骨：始终位于颈部横断层的中心位置。

（2）肌：颈深肌内侧群（椎前肌）位于椎骨的前外侧，外侧群（斜角肌群）位于椎骨外侧，竖脊肌颈部位于椎骨后方；自第 5 颈椎椎体平面向下，前斜角肌与中、后斜角肌逐渐分开。前、中斜角肌下端分别止于第一肋，三者围成斜角肌间隙，有臂丛和锁骨下动脉通行。颈前肌群（舌骨下肌群）位于颈部脏器前方、中线两侧。胸锁乳突肌和斜方肌在颈深筋膜浅层形成的肌鞘内，位置表浅。

2. 颈部脏器　有呼吸道、消化道的颈段以及甲状腺等，被颈筋膜中层包裹，约占据颈部横断层前 1/3。

（1）呼吸道、消化道颈段：口咽、喉咽为呼吸道、消化道的共用部分，在会厌软骨（约平第 3 颈椎椎体上部）以上断层，仅显示口咽；而在会厌软骨上缘至喉口下缘（约平对第 4 颈椎椎体下部）之间断层，显示为后份横径较大的喉咽和前份较小的喉前庭，两腔经喉口连通；至喉口下缘以下，因呼吸道后壁、消化道前壁的分隔，断层上两者显示各自为独立的腔隙。

甲状软骨和环状软骨是影像检查时喉部重要的标志性结构。甲状软骨常显示在第3、第4颈椎间椎间盘至第4、第5颈椎间椎间盘之间的各断层,呈∧形连续或不连续软骨板;环状软骨常出现在第4、第5颈椎间椎间盘至第6颈椎椎体下部之间的各断层,断层不同呈现的形态不同,可呈一字形、U形、O形或弧形。

颈根部还有超出骨性胸廓的胸膜顶和肺尖,横断层上多位于气管、食管的后外侧,锁骨胸骨端的后方(隔有横行的锁骨下血管)。

(2)甲状腺:断层上甲状腺侧叶上极常于甲状软骨中部断层出现,侧叶下极可低至第7颈椎椎体平面,峡部常出现在环状软骨下缘的下一断层。

颈部的长度个体差异较大,同时颈部脏器的位置可随颈部活动而发生变化;头部后仰时,颈部器官向前凸出,较接近皮肤;头部转向一侧时,喉、气管和大血管、神经干移向同侧,而食管则移向对侧,因此,颈部脏器的位置受多种因素影响,不同个体脏器的位置不尽相同。

3.大血管、神经干 位于颈部支持性结构和颈部脏器之间的外侧,主要有颈总动脉、颈内动脉、颈内静脉、迷走神经、膈神经和颈交感干等,但后两者在断层上难以辨认。此外,颈根部还有斜行或横行的臂丛和锁骨下动、静脉。

二、颈部结构冠状断层影像解剖学特点

冠状断层上喉和咽的显示较好,可完整显示喉各部和喉内黏膜皱襞,咽各部亦能完整显示。甲状腺峡部和侧叶不能显示于同一断层。颈部大血管、神经干显示为纵行的条索样。

三、颈部结构矢状断层影像解剖学特点

正中矢状断层及邻近断层上,脊柱颈段位于中轴部位,其前方紧贴咽和食管颈段,喉和气管颈段则位于最前方,甲状腺峡部附于喉和气管颈段的前外侧。从正中矢状面向两侧,甲状腺侧叶、颈部大血管和神经干逐一显示。

(刘宝全 冯 璟 鲜军舫)

第三节 颈部结构断层影像学表现

一、CT表现

(一)咽

1.鼻咽 位于中央,略呈方形,为一含气空腔,呈低密度影像。CT不能区分黏膜与黏膜下组织。鼻咽腔的两侧壁,前为翼突内、外侧板;中部突出的结节状软组织密度影为咽鼓管圆枕,其在张口位扫描时更为明显。咽鼓管圆枕前方的凹窝,为咽鼓管咽口;后方纵行的裂隙为咽隐窝(pharyngeal recess),是咽向外、向后的延伸,其长短不一,老年人可更狭长。因此,鼻咽侧壁并不平整,而在其下层面(鼻咽与口咽交界处)显得平直。

2.鼻咽旁肌 鼻咽旁肌显示为从内侧向外侧斜行的软组织结构,其间脂肪间隙呈低密度,其轮廓多可辨认。在咽鼓管圆枕与翼突内侧板之间,可见两条平行肌束,前外侧者较薄,为腭帆张肌,其前端显示于翼突内侧板外侧;后内侧者较为粗大,为腭帆提肌,在高分辨率CT扫描时,不难辨认。翼内肌显示于翼突内、外侧板之间;翼外肌显示于翼突外侧板后外缘与下颌骨髁突之间,其轮廓均较粗大。

3.咽旁间隙 因颈动脉鞘很薄,CT不能显示,故边界不清。其中颈部大血管呈低密度圆形结构,边缘光滑,增强扫描显示更加清晰。在上颈部,颈内静脉通常位于颈内动脉稍后方,且管

径较大。正常的神经组织和淋巴结，均为低密度小点状影，不能区分。茎突呈点状高密度影，两侧对称，边缘光滑，不同于淋巴结钙化。

4. 咽后间隙　位于咽后方的颊咽筋膜与椎前肌前方的椎前筋膜之间，为含有疏松结缔组织的潜在性腔隙，是颈部最大、最重要的筋膜间隙。CT 图像为薄层脂肪间隙，其内的淋巴结多小于1cm，很难显示。位于咽后间隙与颈椎前缘之间的椎前间隙，因只有一层筋膜相隔，也多显示不清。

（二）喉

不同断层的轴位 CT 扫描，可显示喉内的不同结构，并随呼吸、发声或功能试验而发生相应的形态变化。

1. 舌骨　呈弓形，位于喉前部，约第 3 颈椎水平，其骨密质与骨松质分别可见。舌骨体居中，两侧舌骨大角向后伸延，其连接部有时留有裂隙，勿误为骨折。两侧舌骨大角前端外侧可见椭圆形软组织块影，为下颌下腺。

2. 会厌谷　为舌会厌正中襞两侧的含气腔，呈低密度，两侧可不对称。会厌谷后方的弓形线状软组织密度影为会厌，后者所包绕的气腔，相当于喉前庭上部。

3. 会厌体　弓形的会厌体部与两侧杓状会厌襞起始部呈 Ω 形，环绕喉腔前部及两侧外前方。后方正中的气腔为喉前庭，两侧与梨状隐窝上部相通。

4. 甲状软骨　是喉部最大的软骨，两块甲状软骨板呈八字形高密度影，下 2/3 在前端于中线处融合，形成喉结，其夹角因性别而异。由于钙化与未钙化的透明软骨相混杂，密度不均匀。两侧板前端未连接处，形成 V 形的甲状软骨上切迹。此处会厌前间隙与喉旁间隙相通，显示最为清楚。

5. 梨状隐窝　呈类圆形气腔，位于杓状会厌襞外后方和甲状软骨板后部的内侧，两侧多不对称。其大小和伸延范围与声门上区充气压力有关，当充气压力增大时，可向前伸延至喉旁间隙，使声带内移，杓状会厌襞也因此变薄。

6. 前庭襞　前端不能直达甲状软骨板内面，有稍厚的软组织相隔；后端止于杓状软骨上突，后者呈两个对称的点状高密度影，这是前庭襞的重要标志。前庭襞内侧游离缘光滑平直，而外侧缘比较模糊，借助低密度的喉旁间隙与甲状软骨板相隔。

7. 声襞　声带在平静吸气时，表现为菲薄的长三角形软组织影。其内侧游离缘光滑整齐；外侧缘与声韧带和声带肌混为一体，紧贴甲状软骨板内缘，CT 不能分辨。声门气腔的大小和形状因喉部动作而异。发声时，呈一前后走行的裂隙；缓慢吸气时，杓状软骨声带突外展，声门开大，呈等腰三角形；呼气或做闭气试验时，则见杓状软骨声带突内收，声门关闭消失。

8. 甲状腺　横断层上甲状腺侧叶呈三角形，位于气管两侧，峡部与气管相贴。由于甲状腺含碘量高，故 CT 上密度高，与周围软组织形成明显对比，CT 增强扫描强化明显。

二、MRI 表现

（一）咽部

1. 咽腔　因充满气体呈低信号。黏膜上皮和腺体在 T_1WI 为低信号，T_2WI 显示为高或稍高信号，容易与周围的肌形成对比。咽鼓管圆枕是鼻咽的重要标志，在轴位断层图像上，显示为突入咽腔的小结节状影，在 T_1WI、T_2WI 呈中等或稍高信号强度。咽隐窝因充有气体为低信号。

2. 咽周围肌群与邻近结构　轴位像上，咽鼓管圆枕前外侧为腭帆张肌，后外侧为腭帆提肌，两者在鼻咽下部层面汇合成单一肌性结构，称为帕萨万特嵴（Passavant ridge），投影于鼻咽前部及其两旁，呈中等稍低信号。在腭帆肌两侧，由内侧向外侧为翼内肌、翼外肌、颞肌和咬肌；后方有头长肌和头前直肌，均呈中等信号。骨骼肌周围因有稍低信号薄层筋膜包绕或有少量高或稍高信号的脂肪组织，可清晰分辨。

软腭因含有较多脂肪组织，呈稍高信号；而舌的信号强度通常高于咽部肌群。舌根和口底部因腺体较多，常呈混杂信号。鼻甲在 T_1WI 为中等信号，T_2WI 为稍高或高信号。

3．**咽旁间隙** 因含有少量脂肪组织，T_1WI 呈高信号，T_2WI 呈稍高信号。轴位像可辨认其轮廓，其中点状低信号为小动脉断面；血流缓慢的咽部静脉分支有时呈不规则的高信号团。

4．**颈动脉间隙** 颈动脉鞘 MRI 不能显示，鞘内的血管为低信号圆形结构。但在常规自旋回波（SE）序列因伪影或涡流影响，在颈内静脉的头侧及颈总动脉的近端可显示为高信号，勿误认为病变。颈动脉窦和颈动脉小体正常时不能显示。深部淋巴结 T_2WI 可呈均匀的稍高信号。

5．**咽后间隙和椎前间隙** 两间隙之间的椎前筋膜多不能辨认，故两间隙 MRI 图像难以区分，间隙内有少许脂肪组织，在脂肪组织的衬托下，间隙内的咽后淋巴结可显示为稍低或中等信号的结节状影，尤其青年人在咽后壁上部显示机会较多。

6．**咬肌间隙** 借助稍高信号的脂肪层，可显示骨骼肌轮廓。下颌骨骨皮质为低信号，其中的骨髓呈高信号。

（二）喉部

1．**喉内肌和颈部肌束** T_1WI 和 T_2WI 皆为中等信号，肌间脂肪组织为高信号。

2．**喉前庭、喉室、声门下腔、会厌谷和梨状隐窝** 皆为含气腔，均无信号，表现为黑色。

3．**甲状软骨、环状软骨和杓状软骨** 因年龄、黄骨髓含量和骨化程度不同，信号亦异。30岁以前，T_1WI 和 T_2WI 一般呈均匀的等信号，黄骨髓部分呈高信号，骨化部呈低信号。小角软骨、楔状软骨常规扫描很难显示，若能显示则表现为等信号。会厌软骨 T_1WI 呈稍低信号，T_2WI 和 PDWI 为稍高信号。

4．**喉黏膜及皱襞** 喉黏膜被覆于喉腔各部，如杓状会厌襞、前庭襞、声襞和喉腔其他部分表面的黏膜，其信号强度在中等至较高信号之间，黏膜中含黏液腺越多，则信号越强。

5．**会厌前间隙和喉旁间隙** 因含有脂肪组织和弹力纤维，T_1WI 为不均匀的高信号，T_2WI为高信号。

6．**甲状舌骨膜、舌骨会厌韧带及环甲膜** 均为弹性纤维结构，在邻近脂肪组织的衬托下，有时可以辨认，T_1WI 为略低信号。

7．**淋巴结** T_1WI 为中等信号，T_2WI 为稍高信号

8．**甲状腺** T_1WI 呈稍高信号。甲状腺两侧为胸锁乳突肌，后外侧为颈内静脉和颈总动脉，后方为食管、椎前肌和颈椎。甲状腺包绕气管。

（鲜军舫　李　东）

第四节　颈部断层影像解剖

一、颈部横断层影像解剖

颈部的横断层上接颅底横断层，下连胸部横断层，鼻咽和颈根部横断层分别在第一章头部第四节和第三章胸部第四节的断层中描述，本节仅选择咽下部和喉的 6 个断层加以介绍。

1．**经舌骨大角的横断层** 本断层经舌骨大角主要显示第 3 颈椎及毗邻骨骼肌、喉咽和颈动脉鞘等结构。断层的大部分为颈部支持性结构所占据，颈部脏器、血管位于断层前部（图 2-4-1）。

（1）颈部脏器：本断层仅占据前份中部较狭小区域。椎体前方狭长的较大腔隙为喉咽，其向前延续的狭小腔隙为喉前庭最上份。喉前庭前壁可见会厌软骨；喉咽的后壁有咽中缩肌、咽下缩肌和茎突咽肌，头长肌与咽缩肌之间有舌骨大角或甲状软骨上角的断面。

（2）颈部血管、神经干：在椎体前外侧，头长肌与胸锁乳突肌之间可见颈深筋膜中层包绕颈内动脉、颈内静脉和迷走神经形成的颈动脉鞘，此鞘周围的结缔组织间隙上起自颅底、下达前纵隔，间隙内的积脓或积血可向下蔓延至纵隔。中斜角肌与胸锁乳突肌之间有数个颈外侧深淋巴结。

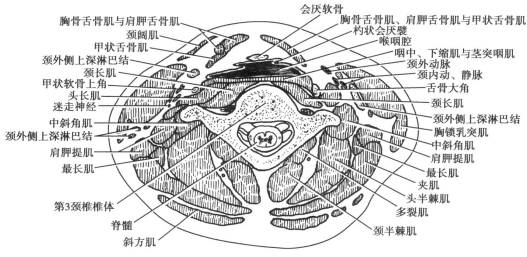

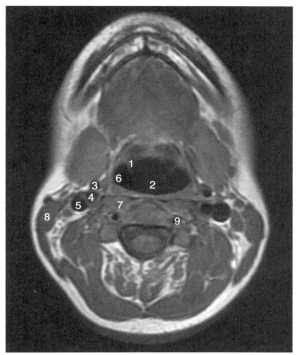

图 2-4-1　经舌骨大角的横断层解剖及 MRI(T_1WI)图像

1. 杓状会厌襞；2. 喉咽；3. 颈外动脉；4. 颈内动脉；5. 颈内静脉；6. 梨状隐窝；7. 颈长肌；8. 胸锁乳突肌；9. 椎动脉。

（3）支持性结构：占据断层大部分，其中第 3 颈椎位于断层的中心位置。椎体居椎骨前份，与后份的椎弓围成近似三角形的椎孔，椎孔内容纳颈髓及其附属装置；椎弓伸向两侧的突出为横突，椎弓根前外侧可以见到椎动、静脉。运动头颈部的肌围绕第 3 颈椎排列，位于椎体前方的是颈深肌内侧群，即颈长肌和头长肌，合称为椎前肌；位于横突外侧是颈深肌外侧群，即斜角肌肌群，本断层仅见前斜角肌和中斜角肌；位于椎骨后外侧、棘突两侧的是竖脊肌，有颈半棘肌、多裂肌、头半棘肌、头夹肌和最长肌等。断层上位置较表浅的骨骼肌由后向前为斜方肌、肩胛提肌、胸锁乳突肌、颈阔肌、胸骨舌骨肌、肩胛舌骨肌和甲状舌骨肌；封套筋膜包绕斜方肌，向前延续又分别包绕两侧的胸锁乳突肌。

2. 经甲状软骨上缘的横断层　本断层经甲状软骨上缘，约平对第 4 颈椎椎体上部，主要显示颈椎及毗邻骨骼肌、喉咽、喉口、喉前庭和颈动脉鞘等结构。断层大部分为颈部支持性结构所占据,颈部脏器、血管位于断层前部(图 2-4-2)。

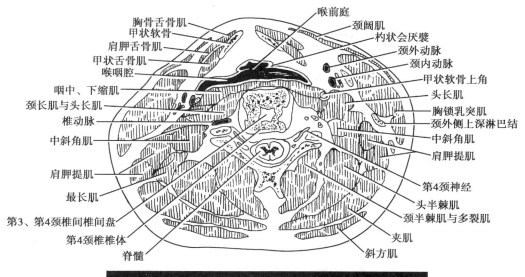

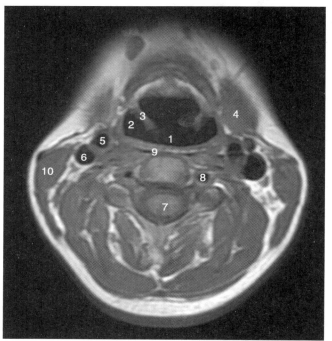

图 2-4-2　经甲状软骨上缘的横断层解剖及 MRI(T_1WI)图像

1. 喉咽;2. 梨状隐窝;3. 杓状会厌襞;4. 下颌下腺;5. 颈内动脉;6. 颈内静脉;7. 脊髓;8. 椎动脉;9. 咽后间隙;10. 胸锁乳突肌。

(1)颈部脏器:本断层仍仅占据前份中部较狭小区域。断层显示椎体前狭长的较大腔隙为喉咽,其矢状径、横径均较上一断层略有增加,喉咽前方与之连通的较小腔隙为喉前庭,喉前庭与喉咽连通处即喉口;喉口两侧是杓状会厌襞;喉前庭前壁为会厌,更前方是甲状软骨上缘,本断层甲状软骨为不连续的软骨板,呈八字形位于前正中线两侧。喉咽的后壁有咽中缩肌、咽下缩肌,头长肌与咽缩肌之间可见甲状软骨上角。

(2)颈部血管、神经干:在椎体前外侧,头长肌与胸锁乳突肌之间可见颈动脉鞘,鞘内的颈内动脉位于内侧,颈内静脉位于外侧,两者之间的后方为迷走神经。肩胛提肌与胸锁乳突肌之间有数个颈外侧深淋巴结。

（3）支持性结构：占据断层大部分，其中第 4 颈椎位于断层的中心位置。椎体居椎骨前份，椎体中央可见第 3、第 4 颈椎间椎间盘，椎体与椎弓围成近似呈三角形的椎孔，椎孔内容纳颈髓、脊髓被膜及第 4 颈神经根等，与颈髓相连的神经根走向两侧，经椎间孔出椎孔；椎弓伸向两侧的横突上有横突孔，孔内可见椎动、静脉。颈深肌内侧群（颈长肌和头长肌）位于椎体前方；颈深肌外侧群（即斜角肌群）位于横突外侧，本断层可见前斜角肌和中斜角肌；竖脊肌位于椎骨后外侧、棘突两侧，有颈半棘肌、多裂肌、头半棘肌、头夹肌和最长肌等。斜方肌、肩胛提肌、胸锁乳突肌、颈阔肌、胸骨舌骨肌、肩胛舌骨肌和甲状舌骨肌的位置表浅，由后向前排列；封套筋膜包绕斜方肌和胸锁乳突肌，与上一断层比较，胸锁乳突肌位置逐步前移。

3. 经甲状软骨中份的横断层 本断层经甲状软骨中份，约相当于第 4 颈椎椎体中下份。主要显示甲状软骨、喉前庭、喉咽、颈动脉鞘、第 4 颈椎和毗邻骨骼肌。本断层颈部脏器占据区域较经甲状软骨上缘的横断层明显增大（图 2-4-3）。

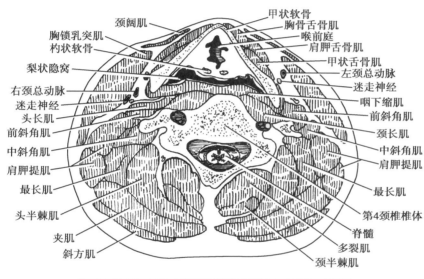

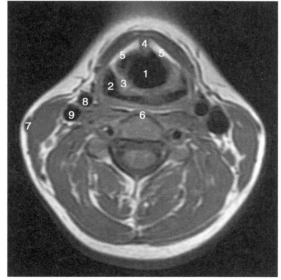

图 2-4-3 经甲状软骨中份的横断层解剖及 MRI(T_1WI)图像

1. 喉口；2. 梨状隐窝；3. 杓状会厌襞；4. 会厌前间隙；5. 甲状软骨板；6. 咽后间隙；
7. 颈外静脉；8. 颈总动脉；9. 颈内静脉。

（1）颈部脏器：位于断层前部，占据区域较经甲状软骨上缘的横断层明显增加。喉咽为第4颈椎椎体前方的狭长腔隙，其两侧向前的深谷为梨状隐窝，是异物易滞留的部位，咽后壁可见厚实的咽下缩肌。喉咽前方为喉前庭，二者以喉后壁、咽前壁分隔，喉后壁内可见杓状软骨断面；喉腔呈横径短、矢状径长的梭形。甲状软骨板呈连续的∧形，位于咽、喉的前外侧，是影像诊断中喉腔位置的标志；甲状软骨板的前外侧有胸骨舌骨肌、肩胛舌骨肌和甲状舌骨肌；更表浅还有颈阔肌和胸锁乳突肌。

（2）大血管、神经干：在甲状软骨后缘，头长肌与胸锁乳突肌之间可见颈动脉鞘，鞘内有颈总动脉、颈内静脉和迷走神经。

（3）支持性结构：占据断层后2/3。第4颈椎位于断层中央，可见椎体、椎弓、椎孔、颈髓及附属装置、横突孔和椎动、静脉等结构。椎孔仍呈三角形，但横径较前增大。围绕颈椎和颈部脏器周围，主要为颈肌。斜方肌、肩胛提肌属背肌，位于断层后外侧及两侧的浅层；胸锁乳突肌、颈阔肌位于断层的前外侧的浅层；舌骨下肌群贴附于甲状软骨的表面。椎前肌位于颈深部、椎体和横突的前方，斜角肌群位于横突外侧，颈半棘肌、多裂肌、头半棘肌和夹肌等竖脊肌仍位于椎弓板后外侧、棘突两侧。

4. 经甲状软骨下缘的横断层　本断层经甲状软骨下缘，平第4、第5颈椎间椎间盘。主要显示声门裂、声带、甲状腺上极、颈总动脉、颈内静脉、迷走神经、第4颈椎及毗邻结构等（图2-4-4）。

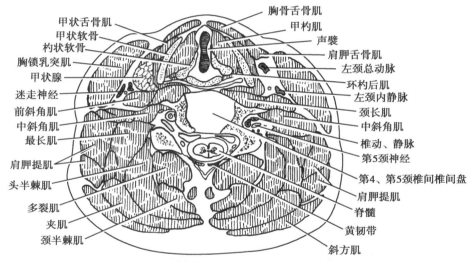

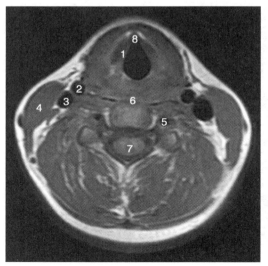

图2-4-4　经甲状软骨下缘的横断层解剖及 MRI（T₁WI）图像

1. 声带；2. 颈总动脉；3. 颈内静脉；4. 胸锁乳突肌；5. 椎动脉；6. 咽后间隙；7. 脊髓；8. 声门下腔。

（1）颈部脏器：位于断层前部，约占断层前 1/3。喉咽位于椎体前方，腔隙矢状径急剧缩小，喉咽内腔呈裂缝样，横径也较上一断层缩小；咽后壁的咽缩肌肉眼已难以辨认。咽前方为喉，环状软骨板上缘断面呈弧形，位于喉的后部，杓状软骨呈八字形位于环状软骨板两侧缘的前外侧，更外侧可见也呈八字形的甲状软骨板断面。位于杓状软骨之间及前方的裂隙为声门裂，是喉腔最狭窄的部位，声门裂处的黏膜下组织较疏松，炎症时易水肿，也是喉癌的好发部位，小儿喉较小，常因水肿而引起喉阻塞，出现呼吸困难。声门裂两侧的白色结构为声襞，更外侧位于甲状软骨与杓状软骨之间的骨骼肌为甲杓肌。甲状软骨前方及两侧有胸骨舌骨肌、肩胛舌骨肌及其深面的甲状舌骨肌。肩胛舌骨肌后方有甲状腺侧叶，其外侧有胸锁乳突肌覆盖。

（2）大血管、神经干：颈总动脉、颈内静脉和迷走神经位于前斜角肌、胸锁乳突肌和甲状腺侧叶（或甲状软骨板后缘）之间。

（3）支持性结构：占据断层后 2/3。断层的结构排列与上一断层基本相同。其变化为椎体处可见第 4、第 5 颈椎间椎间盘；横突孔后移；胸锁乳突肌肥厚、位置前移；斜方肌有外延趋势；斜角肌肌群体积增大，前斜角肌前移，与中斜角肌和后斜角肌之间出现细微间隙。

5. 经环状软骨的横断层　本断层经环状软骨，约平对第 5 颈椎椎体下份。主要显示环状软骨、声门下腔、甲状腺侧叶、颈总动脉、颈内静脉、迷走神经、第 5 颈椎及毗邻的颈部肌肉和项部肌肉等（图 2-4-5）。

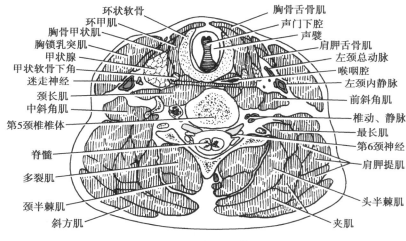

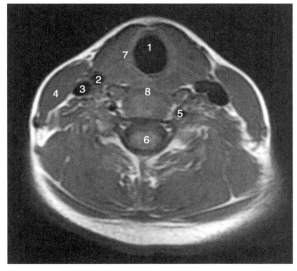

图 2-4-5　经环状软骨的横断层解剖及 MRI（T_1WI）图像

1. 声门下腔；2. 颈总动脉；3. 颈内静脉；4. 胸锁乳突肌；5. 椎动脉；6. 脊髓；7. 环状软骨；8. 咽后间隙。

（1）颈部脏器：占据断层前 1/3。喉为本断层颈部脏器的中心结构，在第 5 颈椎椎体前方有粗大、呈 U 形的环状软骨的断面，因断层未及环状软骨弓上缘，故断层上环状软骨并未呈环形，环状软骨内腔有声襞及声门下腔。环状软骨外侧有环甲肌的断面。环甲肌前外侧有胸骨舌骨肌、胸骨甲状肌和肩胛舌骨肌的断面。最外侧为宽厚的胸锁乳突肌断面。环状软骨与第 5 颈椎椎体之间为喉咽，本例椎体左前方的喉咽腔部分较明显，而前方及右前方的部分很不明显。甲状腺侧叶位于环甲肌、前斜角肌与舌骨下肌群（胸骨甲状肌、肩胛舌骨肌）之间。在甲状腺侧叶与喉咽之间有甲状软骨下角断面。

（2）颈部大血管、神经干：颈动脉鞘及其内容仍位于甲状腺侧叶、前斜角肌和胸锁乳突肌之间，鞘内的颈总动脉和颈内静脉管径较上一断层明显增大。

（3）支持性结构：占据断层后 2/3。断层支持性结构的主要变化是舌骨下肌肌群覆盖于环状软骨、环甲肌和甲状腺侧叶表面；胸锁乳突肌更近中线；斜角肌肌群增大，前斜角肌与中、后斜角肌之间的距离较上一断层明显增加，斜角肌间隙显现，但尚未见血管、神经通行。

6. 经环状软骨下缘的横断层 本断层经环状软骨下缘和第 6、第 7 颈椎间椎间盘。主要显示气管、食管、甲状腺、颈总动脉、颈内静脉、迷走神经、第 6 颈椎及毗邻结构。因断层接近肩部，断层后份横径显著增加，此断层形态较经环状软骨的横断层出现明显变化（图 2-4-6）。

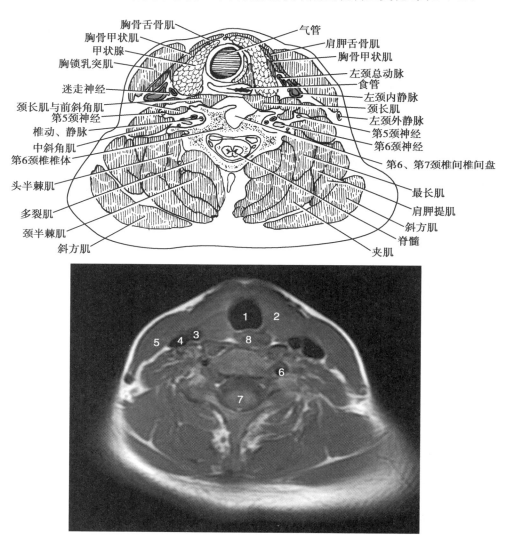

图 2-4-6 经环状软骨下缘的横断层解剖及 MRI（T$_1$WI）图像
1. 气管；2. 甲状腺；3. 颈总动脉；4. 颈内静脉；5. 胸锁乳突肌；6. 椎动、静脉；7. 脊髓；8. 食管。

（1）颈部脏器：占据断层前 1/3。气管位于颈部脏器的中心，喉与气管在本断层交接。气管左侧壁为环状软骨下缘，右侧壁和前壁为气管软骨环，后壁为软组织封闭。咽与食管在本断层交接。食管位于气管与椎体之间，壁薄、管腔呈不规则的裂隙样。甲状腺侧叶呈八字形，围绕气管软骨和环状软骨下缘，体积较大，包裹于颈深筋膜中层形成的甲状腺假被膜内，呈前部锐薄、后部圆钝的楔形，一般对称分布。峡部位于气管软骨环的前方（本断层尚未出现），连接左、右侧叶。甲状腺前邻舌骨下肌肌群（胸骨舌骨肌、胸骨甲状肌和肩胛舌骨肌）；内侧贴近气管、食管；后外侧有颈总动脉、颈内静脉、迷走神经、喉返神经和颈交感干等。甲状腺肿大时可压迫毗邻诸结构，发生呼吸困难、咽部不适和声音嘶哑等症状。

（2）颈部大血管、神经干：颈动脉鞘及鞘内的颈总动脉、颈内静脉和迷走神经仍位于甲状腺侧叶、前斜角肌和胸锁乳突肌之间，血管管径显著增大。

（3）颈部支持结构：占据断层后 2/3。椎体左前份被第 6、第 7 颈椎间椎间盘占据，椎孔横径较上一断层增大，横突孔内的椎动、静脉管径较大。斜角肌肌群进一步增大，前斜角肌与中斜角肌之间的斜角肌间隙内可见颈神经根（臂丛）通行。胸锁乳突肌更近前正中线，斜方肌外延并急剧肥厚。断层的其他支持性结构同经环状软骨的横断层。

二、颈部冠状断层影像解剖

颈部的冠状断层主要观察咽、喉和甲状腺等的结构，所以选择咽、喉的两个冠状断层作代表。

1. 经甲状腺峡的冠状断层 该断层可分为上、中、下部。上部为颅底的冠状断层，下部为胸上部的冠状断层，中部为颈部的冠状断层，主要显示前庭襞、声襞、喉室、气管、甲状腺峡部、胸骨舌骨肌和锁骨等（图 2-4-7）。

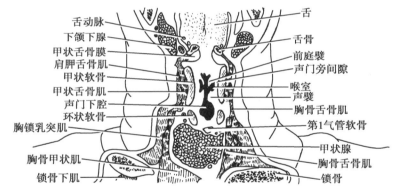

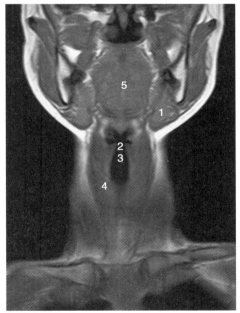

图 2-4-7 经甲状腺峡的冠状断层解剖及 MRI（T_1WI）图像
1. 下颌下腺；2. 声门裂；3. 声门下腔；4. 甲状腺；5. 舌。

该断层可显示喉的全貌。中央纵行不规则的裂隙为喉腔，其中、上部向两侧扩展的腔隙为喉室；喉室上份与喉腔之间，可见向喉腔内突出的一对皱襞为前庭襞，喉室下份向喉腔内突出的皱襞为声襞，较前庭襞更明显地突入喉腔内。前庭襞以上部分为喉前庭，喉前庭上宽下窄略呈漏斗状，两侧有甲状软骨板的断面，其外侧有甲状舌骨肌和胸骨舌骨肌的断面；声襞以下为声门下腔，上窄下宽略呈圆锥形，其下部两侧可见环状软骨断面；前庭襞和声襞之间为喉中间腔，其向两侧的突出部即喉室。

甲状腺（峡部）的断面位于声门下腔下方。上邻第1气管软骨、声门下腔和环状软骨，在环状软骨断面外侧可见甲状腺血管的断面；甲状腺两侧有胸骨甲状肌、胸骨舌骨肌和胸锁乳突肌的断面；下方和下外侧毗邻胸骨甲状肌和锁骨。

2. 经甲状腺侧叶后部的冠状断层 本断层为上自下颌支，下至锁骨平面，中间为咽腔的断面。主要显示口咽、喉咽、咽缩肌、颈总动脉、颈内动脉、颈内静脉、迷走神经、甲状腺侧叶和气管等结构（图 2-4-8）。

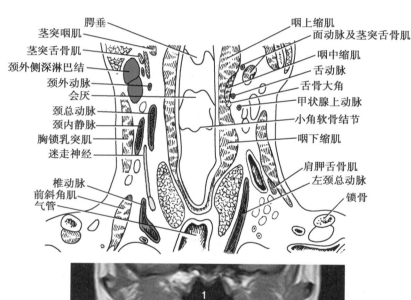

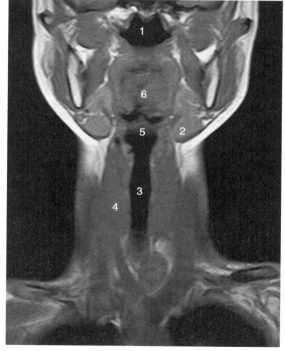

图 2-4-8　经甲状腺侧叶后部的冠状断层解剖及 MRI（T₁WI）图像
1. 鼻咽；2. 下颌下腺；3. 气管；
4. 甲状腺；5. 喉前庭；6. 舌。

　　口咽位于断层上份中部,可见腭垂、舌根和舌扁桃体。口咽下方可见会厌和喉口,后者由会厌上缘、杓状会厌襞和杓间切迹所围成。喉口两侧下方的凹窝为梨状隐窝。咽断面两侧自上而下有咽上缩肌、咽中缩肌和咽下缩肌。会厌上缘平面、咽侧壁外侧可见甲状腺上血管或颈外动脉断面,更外侧毗邻颈外侧深淋巴结。

　　甲状腺侧叶位于断层下部,呈三角形,内侧上份毗邻梨状隐窝;下份毗邻气管;外侧毗邻颈部大血管和神经干。

　　该断层的两侧、咽侧壁与胸锁乳突肌之间可见颈动脉鞘,鞘内结构均呈矢状位、条索样,颈总动脉和颈内动脉居内侧,颈内静脉居外侧,迷走神经位于两者后方。断层右侧下部,甲状腺侧叶与前斜角肌之间可见锁骨下动脉第1段及其发出的椎动脉。

三、颈部矢状断层影像解剖

　　颈部以正中矢状断层为标准层面,颈部仅选择该断层进行描述。

　　断层上位于中线位置的是颈部支持性结构,即脊柱颈段和与其相连的脊柱胸段上部;颈部脏器和舌骨下肌群位于前份(图2-4-9)。

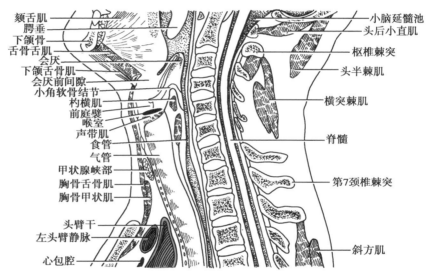

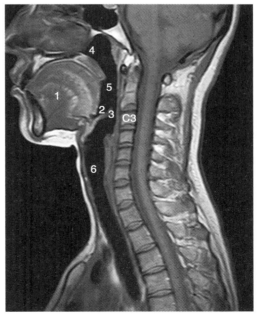

图 2-4-9　经颈部正中的矢状断层解剖及 MRI(T$_1$WI)图像
1. 舌;2. 会厌谷;3. 会厌;4. 鼻咽;
5. 口咽;6. 气管。

本断层上部，前份的结构是下颌骨，借舌骨上肌肌群与稍下方的舌骨相连；下部最前份者则为胸骨柄，连接舌骨、胸骨柄之间的是胸骨舌骨肌。

下颌骨后方为舌，在舌的后下方，有凹面向后的会厌，会厌下方有喉与气管的断面。在喉断面上部有两个皱襞，上方横行的皱襞为前庭襞，下方横行的皱襞为声襞，两襞中间向外侧的凹陷为喉室。两襞前方有甲状软骨前角的断面，两襞后方为杓横肌。声襞下方为声门下腔，前面有环状软骨弓，后面有环状软骨板的断面。喉断面下方为气管的断面，前面可见气管软骨的断面，第1~2气管软骨环前方有甲状腺峡部的断面。在甲状腺峡部前方有胸骨舌骨肌和胸骨甲状肌。在喉和气管断面的后方，脊柱前方纵行呈窄条状的裂隙为喉咽和食管断面。

本断层的支持性结构占据断层的中后份，主要为脊柱颈段和胸段上部。断层内凸向前的颈曲十分明显，椎体后方的椎管和脊髓也与颈曲相适应地向前凸；椎管后方的椎弓仅见颈椎棘突，因本断层为正中矢状断层，故棘突附近多为结缔组织而缺少骨骼肌。

（刘宝全　冯　璟　鲜军舫　李　东）

第三章　胸　　部

胸部位于颈部和腹部之间，包括胸壁和胸腔脏器，胸腔内主要有呼吸系统和循环系统等器官。胸腔脏器为胸部断层影像解剖的重点内容，胸腔中部为纵隔占据，内有心、出入心的大血管、气管、食管和神经等器官和结构，两侧容纳肺和胸膜腔。本章从胸部器官结构应用解剖、胸部脏器结构的断层影像解剖学特点，胸部脏器的 CT、MRI 和超声影像学表现，胸部断层影像解剖以及心脏超声影像解剖等五个方面对胸腔器官结构特点、局部与断层的关系、结构与影像的关系、胸部不同方位上断层解剖表现及其变化规律进行阐述。心脏作为胸部重要的脏器，本章对心脏正常超声影像也做了简要的概述。

第一节　胸部应用解剖

一、境界与分区

胸部位于颈部与腹部之间，上方借颈静脉切迹、胸锁关节、锁骨上缘、肩峰至第 7 颈椎棘突的连线与颈部分界，下界为胸廓下口，底被膈封闭。两侧上部以三角肌前、后缘上份和腋前、后襞下缘与胸壁相交处的连线与上肢分界。

胸部分为胸壁和胸腔脏器两部分，胸腔脏器分为中部的纵隔和两侧的肺及胸膜。

二、标志性结构

1. 颈静脉切迹（jugular notch）　胸骨柄上缘中份的切迹，后方平对第 2、第 3 胸椎间椎间盘。

2. 胸骨角（sternal angle）　胸骨柄与胸骨体连接处向前微突的角，两侧与第 2 肋软骨相连，后方平对第 4 胸椎椎体下缘。

3. 剑突（xiphoid process）　胸骨的下端，后方平对第 9 胸椎。

4. 肋弓（costal arch）　由第 7～10 肋软骨连结而成，最低点处平对第 3 腰椎。

5. 乳头（papilla）　乳房中央的隆起，男性位于锁骨中线与第 4 肋间隙交界处，女性略低并偏外下方。

三、胸部结构的配布特点

胸部以胸廓为支架，胸廓外面覆以肌、乳腺、筋膜等软组织，内面衬以胸内筋膜构成胸壁。胸壁和膈围成胸腔，胸腔的两侧容纳肺和胸膜腔，中部为纵隔，有心及出入心的大血管、食管、气管等。纵隔内结构向上经胸廓上口延伸至颈部，两侧肺尖和胸膜顶经胸廓上口突向颈根部；在胸廓上口处，胸部结构与颈根部结构互相交错、重叠。胸部结构向下借膈与腹腔分隔，由于膈向上隆凸，肝、胃、脾等上腹部的器官不同程度地被胸壁下部所覆盖，胸部与腹部的结构在膈区上下错落，表现为肺和胸膜腔的下部位于胸腔外周。

胸骨角是胸部的重要骨性标志。①上、下纵隔的分界平面；②后方平对第 4 胸椎椎体下缘；

③平对主动脉弓的起、止端；④气管杈在此平面出现；⑤平面恰好通过主动脉肺动脉窗；⑥两侧为第 2 胸肋关节及第 2 肋，是计数肋的标志；⑦奇静脉弓在平面以上跨越右肺根上方，向前汇入上腔静脉；⑧食管在平面以下与左主支气管相交叉，形成食管的第 2 个狭窄；⑨胸导管在平面以下由脊柱右侧转向左侧上行；⑩肺动脉的分叉处位于平面以下。

四、纵　　隔

（一）纵隔的位置与分区

1. 纵隔的位置　纵隔（mediastinum）是两侧纵隔胸膜之间所有器官、结构和结缔组织的总称。纵隔前界为胸骨和肋软骨，后界为脊柱胸段，两侧为纵隔胸膜，上界是胸廓上口，下界为膈。

2. 纵隔的分区　纵隔的分区方法有多种，常用有四分法和三分法。

（1）四分法：以胸骨角平面为界，将纵隔分为上纵隔和下纵隔。下纵隔又以心包的前、后壁为界分为三部分，胸骨后面与心包前壁之间为前纵隔；心、心包及出入心的大血管所占据的区域为中纵隔；心包后壁与脊柱之间为后纵隔（图 3-1-1）。

（2）三分法：以气管、气管杈前壁和心包后壁的冠状面为界分为前、后纵隔。前纵隔又以胸骨角平面为界分为前纵隔上部和前纵隔下部（图 3-1-2）。

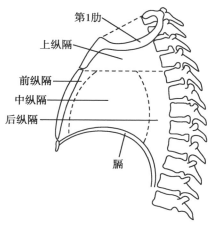

图 3-1-1　纵隔的分区（四分法）

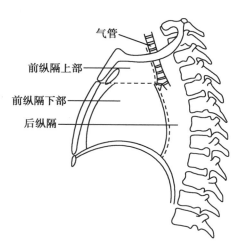

图 3-1-2　纵隔的分区（三分法）

（二）纵隔结构的配布

纵隔内的器官、结构较多，以下为按照解剖学常用的纵隔四分法叙述各部结构的配布。

1. 上纵隔　上纵隔的结构自前向后可分为五层，即胸腺层、静脉层、动脉层、气管层和食管层（图 3-1-3）。胸腺层内主要为胸腺或胸腺遗迹，其形态、大小变化较大，向上可伸至颈部，向下抵达心包前面。静脉层内主要有头臂静脉和上腔静脉，左、右头臂静脉在右侧第 1 胸肋结合处汇合成上腔静脉，沿升主动脉和主动脉弓右前方垂直下行。动脉层内主要有主动脉弓及其三大分支、膈神经和迷走神经。气管层内主要有气管及其周围的气管旁淋巴结、气管支气管淋巴结。食管层内主要有食管及位于其左侧的胸导管、气管食管沟内的左喉返神经、胸交感干和纵隔后淋巴结等。

2. 前纵隔　前纵隔极狭窄，内有胸腺或胸腺遗迹、纵隔前淋巴结（2～3 个）和少量疏松结缔组织，此外还有自心包连于胸骨上端和剑突的上、下胸骨心包韧带。

3. 中纵隔　中纵隔的范围较大，内有心及出入心的大血管、心包及心包腔、心包膈血管和膈神经等（图 3-1-4，图 3-1-5）。

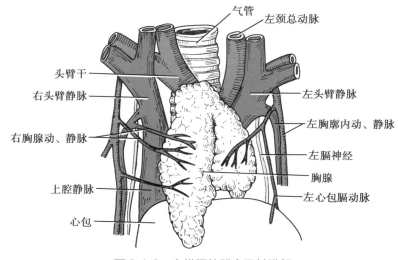

图 3-1-3　上纵隔的器官及其毗邻

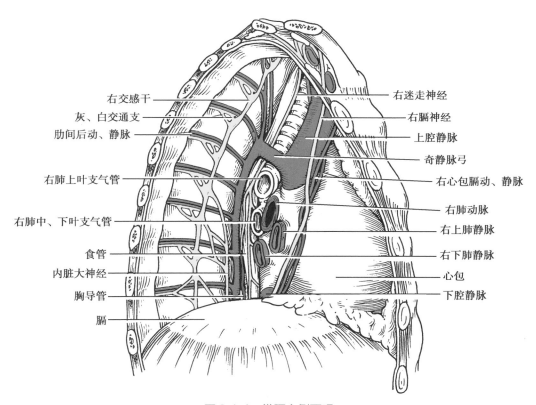

图 3-1-4　纵隔右侧面观

4. 后纵隔　后纵隔的结构自前向后分为四层（图 3-1-6），第一层是气管杈及左、右主支气管，仅占据后纵隔的上份；第二层是食管及包绕于其周围的迷走神经食管丛和食管周围淋巴结，自气管杈以下的食管位于后纵隔最前部，食管胸段以主动脉弓上缘和左下肺静脉下缘为标志可分为上、中、下段；第三层是胸主动脉及其周围淋巴结、奇静脉、半奇静脉、副半奇静脉和胸导管；第四层是位于脊柱两侧的胸交感干及穿经胸交感神经节的内脏大、小神经。

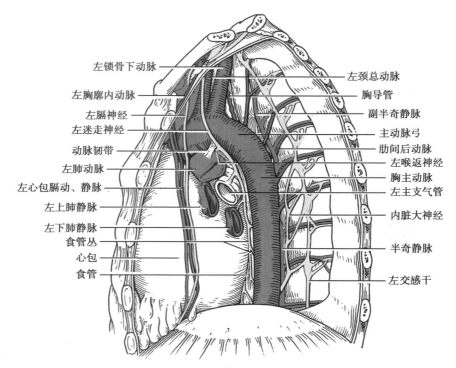

左锁骨下动脉
左胸廓内动脉
左膈神经
左迷走神经
动脉韧带
左肺动脉
左心包膈动、静脉
左上肺静脉
左下肺静脉
食管丛
心包
食管

左颈总动脉
胸导管
副半奇静脉
主动脉弓
肋间后动脉
左喉返神经
胸主动脉
左主支气管
内脏大神经
半奇静脉
左交感干

图 3-1-5　纵隔左侧面观

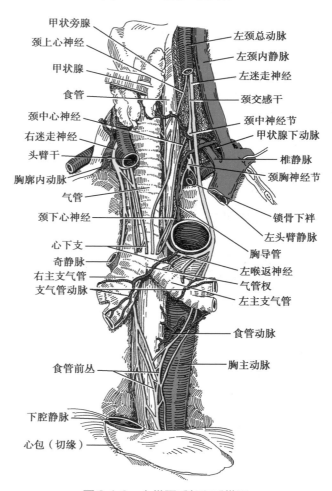

甲状旁腺
颈上心神经
甲状腺
食管
颈中心神经
右迷走神经
头臂干
胸廓内动脉
气管
颈下心神经
心下支
奇静脉
右主支气管
支气管动脉
食管前丛
下腔静脉
心包（切缘）

左颈总动脉
左颈内静脉
左迷走神经
颈交感干
颈中神经节
甲状腺下动脉
椎静脉
颈胸神经节
锁骨下袢
左头臂静脉
胸导管
左喉返神经
气管杈
左主支气管
食管动脉
胸主动脉

图 3-1-6　上纵隔后部和后纵隔

（三）心

1. 心的位置与毗邻 心（heart）位于纵隔内，被心包所包裹，2/3 位于正中矢状面左侧，1/3 位于右侧；前方对胸骨体下部和第 2～6 肋软骨，后方平对第 5～8 胸椎，上连出入心的大血管，下方与膈相邻（见图 3-1-4、图 3-1-5）。

2. 心的形态 心似倒置的圆锥形，前后略扁。尖朝向左前下方，由左心室（left ventricle）构成；底朝向右后上方，大部分由左心房（left atrium）构成，小部分由右心房（right atrium）构成。胸肋面对向胸前壁，主要由右心房及右心室（right ventricle）构成，左心房和左心室仅占小部分。膈面对向膈，大部分由左心室构成，小部分由右心室构成。心左缘钝圆，斜向左下，大部分由左心室构成，小部分由左心耳构成。心右缘垂直向下，由右心房构成。下缘近水平位，由右心室和心尖构成。心的长轴自右后上方向左前下方，与正中矢状面约呈 45°，由于心在发育中，沿长轴自右向左轻度旋转，使右半心偏向右前方，左半心偏向左后方。

3. 心腔 心有四个腔，左心房和右心房位于后上部，被房间隔分隔；左心室和右心室居于前下部，被室间隔分隔。左心房有四个入口，分别为左、右上肺静脉口和左、右下肺静脉口，出口是左房室口，通向左心室；左心室入口即左房室口（left atrioventricular orifice），周缘附有二尖瓣（mitral valve），二尖瓣的前瓣、后瓣借腱索分别与前、后乳头肌相连，出口称主动脉口（aortic orifice），其周缘有主动脉瓣（aortic valve）；二尖瓣环、二尖瓣、腱索和乳头肌在功能和结构上密切关联，称二尖瓣复合体（mitral complex）。右心房有三个入口，分别是上、下腔静脉口和冠状窦口，出口为右房室口（right atrioventricular orifice），通向右心室。右心室入口即右房室口，周缘附有三尖瓣（tricuspid valve），三尖瓣的前瓣、后瓣和隔瓣借腱索与心室壁上的乳头肌相连，出口称肺动脉口（orifice of pulmonary trunk），其周缘有肺动脉瓣（pulmonary valve）；三尖瓣环、三尖瓣、腱索和乳头肌合称三尖瓣复合体（tricuspid complex）。

（四）心包

心包（pericardium）为一锥形纤维浆膜囊，包裹于心和出入心的大血管根部，由纤维心包和浆膜心包构成。浆膜心包分为脏、壁层，两层互相转折移行围成的狭窄而密闭的腔隙称为心包腔（pericardial cavity）。心包腔在大血管和心的周围形成了许多窦和隐窝，在影像检查中，易被误诊为变异的血管、胸腺病变和肿大的淋巴结。

1. 心包窦（pericardial sinus） 在心包腔内，浆膜心包的脏、壁层转折移行处形成的腔隙。常见的心包窦有：

（1）心包横窦（transverse sinus of pericardium）：位于升主动脉、肺动脉后壁与上腔静脉左壁、左心房前壁之间，其大小可容纳一指（图 3-1-7）。

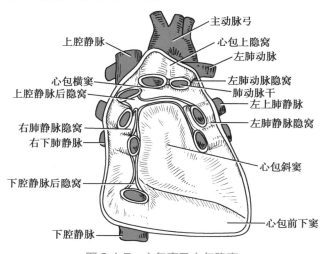

图 3-1-7 心包窦及心包隐窝

（2）心包斜窦（oblique sinus of pericardium）：位于心底后方，为心包腔位于左心房后壁与心包后壁之间的部分，两侧界分别为左上、下肺静脉和右上、下肺静脉及下腔静脉。

（3）心包前下窦（anteroinferior sinus of pericardium）：为浆膜心包壁层的前部与下部移行处所夹的腔隙，人体直立时，该处位置较低，心包积液时液体首先积聚于此处。从左侧剑肋角进行心包穿刺，恰可进入该窦。在心的断面仅能见到左心室与右心室的横断层上，心室壁与心包前部之间的心包腔即为心包前下窦。

2. 心包隐窝（pericardial recess） 浆膜心包脏层由心表面移行至大血管根部，包绕或覆盖大血管，继而折返续于心包壁层，返折的心包在大血管之间或其周围形成狭窄的腔隙即为心包隐窝，常见的隐窝有：

（1）心包上隐窝（superior recess of pericardium）：为升主动脉表面的浆膜心包脏层返折至纤维心包内面的浆膜壁层，返折处脏、壁层之间以及脏层之间的腔隙即为心包上隐窝。位于升主动脉周围，是心包横窦向上的延伸，二者以右肺动脉上缘为界。心包上隐窝向前延伸至升主动脉和肺动脉干前方的部分称为主动脉前隐窝，向后延伸至升主动脉后方、右肺动脉上方的部分称为主动脉后隐窝。

（2）左肺动脉隐窝（recess of left pulmonary artery）：位于横窦左端、左肺动脉后下方与左上肺静脉前上方之间；在横断层上，该隐窝位于左心耳与左上肺静脉入口处之间。

（3）腔静脉后隐窝（posterior recess of vena cava）：环绕于上腔静脉的后外侧，是心包上隐窝向外侧的延续，其上方为右肺动脉，下方为右上肺静脉。

（4）肺静脉隐窝（recesses of pulmonary veins）：位于上、下肺静脉之间。右肺静脉隐窝恰位于右肺中叶支气管的内侧和隆嵴下淋巴结的前方，故该隐窝积液在 CT 图像上会被误诊为淋巴结肿大。通常右肺静脉隐窝较左肺静脉隐窝略深。

（五）纵隔间隙及其内容物

纵隔间隙为纵隔器官之间的窄隙，含疏松结缔组织、脂肪组织和淋巴结等，为低 CT 值区。

1. 气管前间隙（pretracheal space） 位于气管、上腔静脉和主动脉弓及其三大分支（头臂干、左颈总动脉和左锁骨下动脉）之间，内有奇静脉弓淋巴结（多为 1 个）。

2. 气管后间隙（retrotracheal space） 位于气管和脊柱之间，右侧为右肺；左侧上部为左肺，左侧下部为主动脉弓。奇静脉弓经此间隙向前汇入上腔静脉。内有食管、胸导管和左、右最上肋间静脉。

3. 血管前间隙（prevascular space） 位于胸骨柄后方、两侧壁胸膜前返折线之间及大血管以前的间隙，内有胸腺或胸腺遗迹。30 岁以下均存在此间隙，50 岁以上出现率仅占 17%。

4. 主动脉肺动脉窗（aorticopulmonary window） 上方为主动脉弓，下方为左肺动脉，右侧为气管下端和食管，左侧为左肺。高度为 1.0～1.5cm。内有动脉韧带、左喉返神经以及脂肪组织、淋巴结等。

5. 隆嵴下间隙（subcarinal space） 从气管杈开始向下至右肺动脉下缘，高约 2cm，前为右肺动脉，后为食管和奇静脉，两侧为左、右主支气管，内有隆嵴下淋巴结等。

6. 后纵隔间隙（posterior mediastinal space） 位于气管杈以下，前为左心房，后为脊柱，右侧为右肺，左侧为胸主动脉，内有食管、胸导管、奇静脉、半奇静脉和淋巴结等。

7. 膈脚后间隙（posterior space of diaphragmatic crura） 位于左、右膈脚之间，脊柱前方。内有胸主动脉、胸导管、奇静脉、半奇静脉和淋巴结等。

五、肺

（一）肺外形和支气管肺段

1. 肺外形 肺（lung）大致呈圆锥形，有一尖、一底、两面（肋面和内侧面）和三缘（前、后和下缘）。肺尖向上经胸廓上口突至颈根部，超出锁骨内侧 1/3 上方 2～3cm。肺底与膈相对，又称为膈面。肋面隆突，与肋和肋间隙相贴。内侧面亦称为纵隔面，中份长圆形的凹陷为肺门（hilum of lung），是支气管、肺动脉、肺静脉等血管、淋巴管、神经进出之处。这些出入肺门的结构将肺与纵隔连接在一起，并由结缔组织包绕，称为肺根。肺根内诸结构的排列自前向后依次为上肺静脉、肺动脉、主支气管和下肺静脉。自上而下左肺根的结构依次为左肺动脉、左主支气管、左上肺静脉和左下肺静脉；右肺根的结构依次为上叶支气管、右肺动脉、中间支气管、右上肺静脉和右下肺静脉（图 3-1-8）。肺叶支气管、动脉、静脉、淋巴管和神经出入肺叶之处为第二肺门。肺段支气管、动脉、静脉、淋巴管和神经出入肺段之处为第三肺门。肺的表面可见毗邻结构的压迹，例如在肋面有肋压迹，两侧肺门前下方有心压迹（左侧尤为明显），左肺门后方有胸主动脉压迹，右肺门后方有食管压迹等。

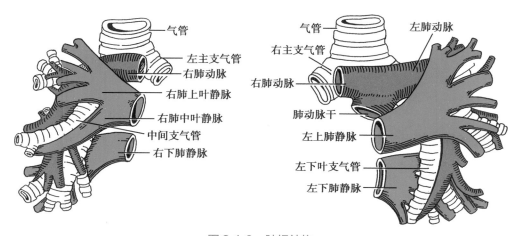

图 3-1-8　肺根结构

肺前缘介于肋面和纵隔面之间，较锐利。左肺前缘下半有心切迹，其上方有一小的豁口为第一心切迹，心切迹下方的突起称为左肺小舌。由于心切迹及胸膜前界在第 4 胸肋关节处斜向外下方，因此心包在该处直接与左侧第 4～6 肋软骨相接触。下缘介于肋面与膈面之间，亦较锐利。肺后缘钝圆。

右肺由斜裂和水平裂分为上、中、下叶，而左肺被斜裂分为上、下叶。两肺斜裂均起自纵隔面的肺门后缘，先走向后上方，在距肺尖 6～7cm 处（第 3、第 4 胸椎棘突平面）绕过肺后缘达肋面，从后上方斜向前下方达膈面，继而重新到达纵隔面，终止于肺门前缘。右肺水平裂自肋面的斜裂分出，呈弓形绕过肺的前缘，到达纵隔面，终止于肺门前缘。

2. 支气管肺段（bronchopulmonary segment）　简称肺段（S），是每一个肺段支气管及其分支分布区域肺组织的总称，无论是形态上或是功能上都可作为一个相对独立的单位。每一肺段均呈圆锥形，尖伸向肺门，底朝向肺表面。相邻两肺段借表面的脏胸膜与胸膜下的小静脉支相连，并以少量结缔组织（脏胸膜的延续）分隔。左、右肺各有 10 个段，但左肺有时两相邻的肺段支气管共用一个总干，两肺段合并，故左肺肺段较右肺少，为 8～10 个（图 3-1-9）。

（1）右肺肺段：比较恒定，可分为 10 个段。上叶 3 个段：尖段、后段和前段；中叶 2 个段：外侧段和内侧段；下叶 5 个段：上段、内侧底段、前底段、外侧底段和后底段。

1）尖段（SⅠ）：即肺尖的部分，一般以第 1 肋压迹和尖前切迹的平面与前段和后段分界。有时尖段异常发育成一独立小叶，称为奇叶。

2）后段（SⅡ）：位于尖段下方的后外侧部。上方与尖段相接；前方与前段邻接，二者间无明显分界；下方借斜裂面与下叶的上段相邻。肋面与胸壁内面相邻；椎旁面与胸椎椎体相邻。

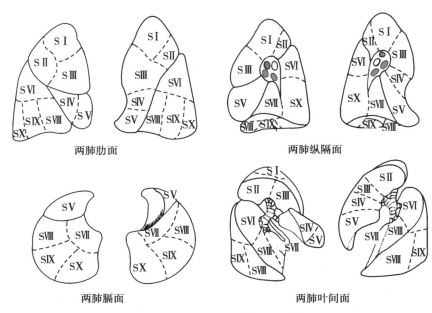

两肺肋面　　　　　　　　　　　　　两肺纵隔面

两肺膈面　　　　　　　　　　　　　两肺叶间面

图 3-1-9　肺段

3）前段（SⅢ）：位于尖段下方的前内侧部。上方与尖段相接，二者以第 1 肋压迹和尖前切迹为界。后方与后段相接，二者间无明显分界。下方借水平裂面与中叶相邻。肋面与胸壁内面相邻。纵隔面与右心房、上腔静脉等器官相邻。

4）外侧段（SⅣ）：位于中叶的外侧部。上方借水平裂面与上叶的前段相邻。后外下方借斜裂面与下叶的前底段相邻。内侧与内侧段相接，二者之间有时在肋面或斜裂面上有副裂或切迹分隔。

5）内侧段（SⅤ）：位于中叶内侧部。上方借水平裂面与上叶的前段相邻。外侧与外侧段相接。下方为膈面，与膈相邻。内侧面为纵隔面，稍凹陷与心包相邻。

6）上段（SⅥ）：位于下叶的上部，为下叶中最大的一段。前上面为斜裂面，与上叶后段相邻，有时两段融合。下方与各底段相接，其间有时有切迹或不同程度的额外裂分隔。肋面紧贴胸壁内面。椎旁面与食管和胸椎相邻，此肺段为肺脓肿的好发部位。上段支气管的邻近部有较多的淋巴结，当淋巴结肿大时，常压迫上段支气管造成支气管狭窄。

7）内侧底段（SⅦ）：位于下叶的内下部，此段的范围较小，也较隐蔽。前面为斜裂面，与中叶相邻。外侧与前底段相接，其下部偏内侧有下腔静脉沟。后外侧与外侧底段相接。后方与后底段相接。底面为膈面，与膈相邻。后上方与上段相接。此段与下叶其他底段之间有时存在不同程度的切迹或裂、沟。该段与左肺下叶的内侧底段均是支气管扩张症的好发部位。

8）前底段（SⅧ）：位于下叶的前下部，此段较恒定，是进行肺段切除术的适宜部位。后上方与上段相接；前面为斜裂面，与中叶相邻；后方与外侧底段相接；内侧与内侧底段相接。外侧面为肋面，紧贴胸壁内面；底面为膈面，与膈相邻。

9）外侧底段（SⅨ）：位于下叶下部的后外侧部。前内侧与前底段相接，后内侧与后底段相接，外侧面为肋面，与胸壁内面相邻。底面为膈面，依附于膈上面。上方与上段相接；内侧与内侧底段相接。此段的范围较其他肺段小，变异较大，位置也较深，故不宜做单独的肺段切除。

10）后底段（SⅩ）：位于下叶的后下部，上方与上段相接。前方与内、外侧底段相接。后外侧面为肋面，紧贴胸壁内面。内侧面为椎旁面，与胸椎相邻，此面有被食管右侧壁压成的沟。底面为膈面，与膈相邻。

（2）左肺肺段：有 8～10 个段。由于左肺的尖段支气管与后段支气管、内侧底段支气管与前底段支气管常共用一个总干，故左肺常分为 8 个段。上叶分为 4 个段：尖后段、前段、上舌段和下舌段；下叶分为4个段：上段、内侧前底段、外侧底段和后底段。

1）尖后段（SⅠ+SⅡ）：包括肺尖及上叶的后上部，前下方与前段相接，以尖前切迹为分界标记。下方借斜裂面与下叶上段相邻。后外侧面即肋面，与胸壁内面相邻。内侧面即椎旁面，与胸椎椎体相邻，并有主动脉沟、锁骨下动脉沟、食管沟与同名动脉和器官相邻。后段为结核性空洞的多发部位。

2）前段（SⅢ）：位于上叶上部的前下份、尖后段的前下方，为尖前切迹（第1肋压迹）与第一心切迹之间的区域。后上方与尖后段相接，下方与上舌段相接，二者以第一心切迹为界。外侧面即肋面，与胸壁内面相邻；内侧面为纵隔面，有左头臂静脉沟与同名静脉相邻；后下方有一小部分借斜裂面与下叶相邻。

3）上舌段（SⅣ）：位于上叶下部（舌叶）的上半部。上方与前段相接；下方与下舌段相接。外下方借斜裂面与下叶的内侧前底段相邻。外侧面为肋面，与胸壁内面相邻；内侧面为纵隔面，与心包相接。上、下舌段之间常有长短不等的裂、沟分隔。

4）下舌段（SⅤ）：位于上叶的最下部。上方与上舌段相接，有时有裂、沟分界。后方借斜裂面与内侧前底段相邻。外侧面为肋面，与胸壁内侧面相邻；内侧面为纵隔面，与心包相邻；底面为膈面，与膈相邻。

5）上段（SⅥ）：位于下叶的上部。前方借斜裂面与上叶后段和前段相邻，有时与上叶后段有肺实质融合现象。下方与各底段相接，有时与底段之间出现裂隙分隔。肋面与胸壁内面相贴。椎旁面与胸主动脉和胸椎椎体相邻。

6）内侧前底段（SⅦ+SⅧ）：位于下叶下部的前内侧部。上方与上段相接；前上方借斜裂面与舌叶的上、下舌段相邻；后方与外侧底段和后底段相接。外侧面为肋面，与胸壁内面相邻；内侧面为纵隔面，与心包相邻；底面为膈面，与膈相贴。内侧底段支气管与前底段支气管虽常共用一个总干，但内侧底段支气管却很恒定，起始部距肺门较近，易于暴露，故肺段切除术，内侧底段与前底段除可一同切除外，还可单独进行内侧底段切除。另外，内侧底段可单独发生支气管扩张症。

7）外侧底段（SⅨ）：位于下叶基底的后外侧部。上方与上段相接；前内侧与内侧前底段相接。外侧面为肋面，与胸壁内面相邻；底面为膈面，与膈相邻。此段的段支气管虽然变异较大，但其起点较高，故仍可进行单纯的肺段切除术。

8）后底段（SⅩ）：位于下叶的后下部。上方与上段相接。后外侧面为肋面，与胸壁内面相贴。内侧面为椎旁面，与胸椎椎体相邻，此面上还有被胸主动脉和食管压成的同名沟。底面为膈面，与膈相贴（见图3-1-9）。

（二）肺内管道系统

肺由肺实质和肺间质构成，肺实质包括肺内各级支气管和肺泡等；肺间质是肺内血管、淋巴管、神经和结缔组织的总称。支气管、肺动脉和肺静脉是肺内的主要管道。

1．支气管　主支气管在肺门处分出肺叶支气管（lobar bronchi）。肺叶支气管入肺后再分出肺段支气管（segmental bronchi）。肺段支气管再反复分支，越分越细，呈树枝状，称为支气管树（bronchial tree）。

（1）右主支气管：入肺门后即由后外侧发出短的上叶支气管，继续下行进入斜裂称为中间支气管，位于右肺上叶支气管和中叶支气管根部之间，中间支气管又分为右肺中、下叶支气管，分别进入右肺中叶和下叶（图3-1-10）。

1）右肺上叶支气管（right superior lobar bronchus）：入上叶后多数分为3支：向外上方发出尖段支气管（BⅠ），向后外上方发出后段支气管（BⅡ），向前下方发出前段支气管（BⅢ）。少数人的上叶支气管的3个分支中任何2支可合为一干。

2）右肺中叶支气管（right middle lobar bronchus）：分为外侧段支气管（BⅣ）和内侧段支气管（BⅤ），这种分支类型占84.4%。

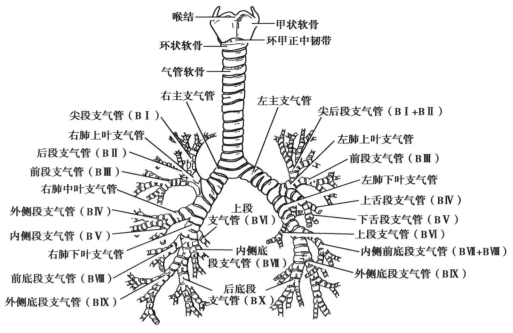

尖段支气管（BⅠ）
右肺上叶支气管
后段支气管（BⅡ）
前段支气管（BⅢ）
右肺中叶支气管
外侧段支气管（BⅣ）
内侧段支气管（BⅤ）
右肺下叶支气管
前底段支气管（BⅧ）
外侧底段支气管（BⅨ）

喉结
甲状软骨
环状软骨
环甲正中韧带
气管软骨
右主支气管
左主支气管
尖后段支气管（BⅠ+BⅡ）
左肺上叶支气管
前段支气管（BⅢ）
左肺下叶支气管
上舌段支气管（BⅣ）
下舌段支气管（BⅤ）
上段支气管（BⅥ）
内侧前底段支气管（BⅦ+BⅧ）
外侧底段支气管（BⅨ）

上段
支气管（BⅥ）
内侧底
段支气管（BⅦ）
后底段
支气管（BⅩ）

图 3-1-10　支气管树

3）右肺下叶支气管（right inferior lobar bronchus）：先发出上段支气管（BⅥ），行向后外上方，主干向下再发出 4 个底段支气管，即内侧底段支气管（BⅦ）、前底段支气管（BⅧ）、外侧底段支气管（BⅨ）和后底段支气管（BⅩ）。右肺下叶支气管的分支类型比较恒定。

（2）左主支气管：入肺门后分为左肺上、下叶支气管，分别进入左肺上、下叶。

1）左肺上叶支气管（left superior lobar bronchus）：分为上、下干，上干分为尖后段支气管（BⅠ+BⅡ）和前段支气管（BⅢ）。尖后段支气管行向后上方再分为尖段和后段支气管，前段支气管近水平方向走行。下干亦称为舌干（或舌叶支气管），行向前下方分为上舌段支气管（BⅣ）和下舌段支气管（BⅤ）。这种分支类型在国人中占 1/3 以上。

2）左肺下叶支气管（left inferior lobar bronchus）：90% 以上先向后外侧发出上段支气管（BⅥ），主干行向下后外侧，分为各底段支气管。内侧底段支气管（BⅦ）与前底段支气管（BⅧ）常共用一个总干，外侧底段支气管（BⅨ）和后底段支气管（BⅩ）共用一个总干者占 64%（图 3-1-10）。

2. 肺动脉　肺动脉干由右心室发出，在主动脉弓下方分为左、右肺动脉。右肺动脉较长而低，向右经升主动脉和上腔静脉后方、奇静脉弓下方进入右肺。左肺动脉较短而高，向左经胸主动脉前方入左肺；故胸部横断层上，左肺动脉先于右肺动脉出现。

（1）右肺动脉（right pulmonary artery）　入肺门后立即分出上叶动脉，本干继续下行称为叶间动脉，叶间动脉在斜裂处分为中叶动脉和下叶动脉。

1）右肺上叶动脉：沿上叶支气管前内侧上行，与上叶的尖、后、前段支气管相对应，亦分为 3 支肺段动脉，尖段动脉（A_1）在尖段支气管前内侧上行，前段动脉（A_3）在前段支气管的上内侧行向前外侧，而后段动脉（A_2）在后段支气管的上内侧行向后外侧。有时后段动脉直接起于叶间动脉，先向上伴行于后段支气管的外侧。

2）右肺中叶动脉：为叶间动脉发出的终末支，其起点常位于中间支气管发出中叶支气管起点的前外上方。外侧段动脉（A_4）伴行于外侧段支气管的外侧或内侧，而内侧段动脉（A_5）向前延伸，且更向下斜行。外、内侧段动脉可分别起于叶间动脉。

3）右肺下叶动脉：首先发出上段动脉（A_6），本干继续下行并转向同名支气管的外后方，称为基底动脉干。基底动脉干呈辐射状依次分出内侧底段动脉（A_7）、前底段动脉（A_8）、外侧底段动脉（A_9）和后底段动脉（A_{10}），与相应的肺段支气管伴行，分布于同名肺段。

（2）左肺动脉（left pulmonary artery）：入肺门后即呈弓形（左肺动脉弓），从左主支气管的前上方绕至上叶支气管的后下方，动脉向下经舌干后方进入左肺下叶。

1）左肺上叶的动脉：左肺动脉在绕上叶支气管前，发出前段动脉（A_3），多伴行于前段支气管起始段的内侧，而尖后段动脉（A_{1+2}）多于左肺动脉绕上叶支气管处发出，向上或向后上走行，在尖后段支气管起始段内侧与之伴行。

左肺动脉在上叶支气管后外侧发出舌段动脉干，后者再分为上舌段动脉（A_4）和下舌段动脉（A_5），伴行于上、下舌段支气管的外侧。

2）左肺下叶的动脉：在舌段动脉干起点稍上方，左肺动脉发出上段动脉（A_6），在上段支气管的上方进入上段。左肺下叶的动脉入下叶后，一般立即分为内侧前底段动脉（A_{7+8}）和外侧后底段动脉（A_{9+10}），前者分布于内侧前底段，后者再分为外侧底段动脉（A_9）和后底段动脉（A_{10}），在相应支气管的外侧进入同名肺段（图 3-1-11）。

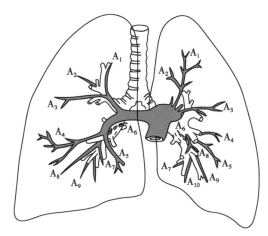

图 3-1-11 肺内支气管与肺动脉的分布

A_1. 尖段动脉；A_2. 后段动脉；A_3. 前段动脉；A_4. 外侧段动脉；A_5. 内侧段动脉；A_6. 上段动脉；A_7. 内侧底段动脉；A_8. 前底段动脉；A_9. 外侧底段动脉；A_{10}. 后底段动脉。

3. 肺静脉 由肺段静脉汇集而成，肺段静脉有段内支和段间支 2 条属支，前者位于肺段内，常走行于亚段间或更细支气管间，不能作为分段标志。后者位于肺段之间，引流相邻两肺段的血液，可作为分段的标志。两肺的静脉最后汇集成 4 条肺静脉，出肺门后均位于肺根的前下部，从两侧穿过心包汇入左心房。

（1）右上肺静脉（right superior pulmonary vein）：收集右肺上叶和中叶的静脉血。上叶的静脉分别汇成尖段静脉（V_1）、后段静脉（V_2）和前段静脉（V_3）。尖段静脉有上、下支，上支为段内部；下支为段间部，分隔尖段和前段。后段静脉有段间部、段内部和叶间支 3 条属支，其中段间部有 2 支，一支分隔尖段和后段，另一支分隔后段和前段。前段静脉有上、下支，上支为段内部，下支收集上叶底面水平裂附近的静脉血。中叶的静脉汇成外侧段静脉（V_4）和内侧段静脉（V_5），外侧段静脉偶有段间部。内、外侧段静脉汇合成中叶静脉，注入右上肺静脉。

（2）右下肺静脉（right inferior pulmonary vein）：由上段静脉（V_6）和底段总静脉汇合而成。上段静脉一般有 3 条属支，即上支和内、外侧支，其中内、外侧支为上段与基底段之间的段间部。底段总静脉由底段上静脉和底段下静脉汇合而成。底段上静脉由前底段静脉（V_8）和外侧底段静脉（V_9）汇合而成；底段下静脉由后底段静脉（V_{10}）形成（或由前底段静脉形成底段上静脉，外侧底段静脉和后底段静脉汇合为底段下静脉）。内侧底段静脉（V_7）为细小的底段静脉，其注入处无规律。

（3）左上肺静脉（left superior pulmonary vein）：由尖后段静脉（V_{1+2}）、前段静脉（V_3）和舌段静脉干共同汇合成。尖后段静脉有位于尖后段和前段之间的段间部，其他均为段内部；前段静脉有上、下支，上支为段内部，下支为段间部，分隔前段和上舌段。舌段静脉干由上舌段静脉（V_4）和下舌段静脉（V_5）汇合而成，上舌段静脉位于上、下舌段之间，为段间部；下舌段静脉位于下舌段的下部，为段内部。

（4）左下肺静脉（left inferior pulmonary vein）：由上段静脉与底段总静脉汇合而成，底段总静脉由底段上静脉和底段下静脉汇合而成。上段静脉（V_6）有 3 条属支，即上支和内、外侧支，其中内、外侧支为上段与基底段之间的段间部。内侧前底段静脉（V_{7+8}）形成底段上静脉，有上支和基底支，基底支是重要的段间部，分隔内侧前底段与外侧底段。外侧底段静脉（V_9）为段间部，多汇入底段上静脉。后底段静脉（V_{10}）有内、外侧支，均为段内部，多汇入底段下静脉（图 3-1-12）。

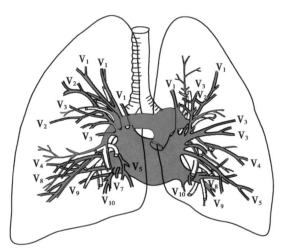

图 3-1-12　支气管、肺动脉和肺静脉的分布

V_1. 尖段静脉；V_2. 后段静脉；V_3. 前段静脉；V_4. 外侧段静脉；V_5. 内侧段静脉；
V_7. 内侧底段静脉；V_8. 前底段静脉；V_9. 外侧底段静脉；V_{10}. 后底段静脉。

六、胸腔脏器淋巴结

纵隔淋巴结（mediastinal lymph nodes）分布复杂，数目众多，大小不一，主要收纳胸腔脏器的淋巴。纵隔淋巴结不仅是胸内原发肿瘤侵袭处，胸外病变也可经淋巴管或血液循环转移至此处。CT 图像是显示纵隔淋巴结较为精确的手段之一，在脂肪组织的衬托下表现为低于血管密度的软组织密度影，多呈均质圆形或卵圆形。

（一）纵隔淋巴结的解剖分群

1. 纵隔前淋巴结（anterior mediastinal lymph nodes）　位于上纵隔前部和前纵隔内，大血管和心包的前方，收纳胸腺、心、心包、纵隔胸膜和肺等处的淋巴，其输出淋巴管注入支气管纵隔干。其中，位于主动脉弓前下方，动脉韧带附近的淋巴结称为动脉韧带淋巴结或主动脉肺动脉窗淋巴结或主动脉下淋巴结，左肺上叶癌常转移至此淋巴结。

2. 纵隔后淋巴结（posterior mediastinal lymph nodes）　位于上纵隔后部和后纵隔内，沿食管和胸主动脉排列，收纳食管胸段、心包后部和膈后部的淋巴，其输出淋巴管多注入胸导管。

3. 气管、支气管和肺淋巴结　位于中纵隔和上纵隔中部，引流肺、脏胸膜、支气管、气管、心和食管等处的淋巴，并收纳纵隔后淋巴结的输出淋巴管，其输出淋巴管注入左、右支气管纵隔干（图 3-1-13）。

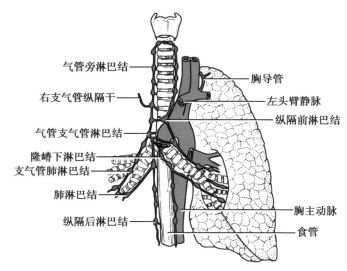

图 3-1-13　胸腔脏器的淋巴结

（1）肺淋巴结（pulmonary lymph nodes）：位于肺实质内，肺叶支气管和肺段支气管分叉的夹角处。收纳相应肺叶和肺段的淋巴，其输出淋巴管注入支气管肺淋巴结。

（2）支气管肺淋巴结（bronchopulmonary lymph nodes）：位于肺门处，又称为肺门淋巴结，收纳肺、脏胸膜和食管等处的淋巴。

（3）气管支气管淋巴结（tracheobronchial lymph nodes）：位于气管下部、气管权和主支气管周围，主要收纳支气管肺淋巴结的输出淋巴管。其中位于气管权下方的称为隆嵴下淋巴结（subcarinal nodes）。

（4）气管旁淋巴结（paratracheal lymph nodes）：沿气管两侧排列，引流气管及其周围结构的淋巴，收纳气管支气管淋巴结的输出淋巴管，其输出淋巴管分别注入左、右支气管纵隔干。

此外，在左、右下肺静脉下方，肺韧带的两层胸膜之间各有 1~3 个淋巴结，称为肺韧带淋巴结，收纳肺下叶底部的淋巴，其输出淋巴管注入气管支气管淋巴结，肺下叶癌常转移到此淋巴结。

（二）纵隔淋巴结的国际分区

国际上对纵隔淋巴结有两种分区方法，分别由美国胸腔协会（American Thoracic Society，ATS）和美国癌症联合委员会（American Joint Committee for Cancer，AJCC）制订。在 AJCC 分区法的基础上，美国胸腔协会对肺区域淋巴结的分区做了改良和修订，绘制成图谱（图 3-1-14，表 3-1-1），ATS 图简明、实用，是国际上广泛应用的肺癌淋巴结分期方案。

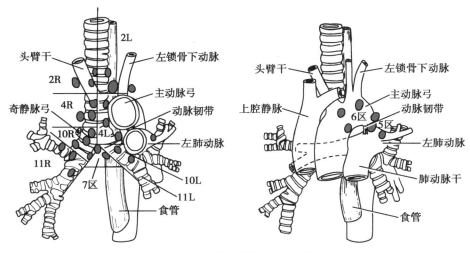

图 3-1-14　肺局部淋巴结 ATS 图

表 3-1-1　肺局部淋巴结 ATS 图注解

分区	名称	位置
X	锁骨上淋巴结	锁骨下动脉和臂丛附近
2R	右气管旁上淋巴结	气管中线的右侧,头臂干和气管右缘的交点与肺尖之间
2L	左气管旁上淋巴结	气管中线的左侧,主动脉弓顶与肺尖之间
4R	右气管旁下淋巴结	气管中线的右侧,奇静脉弓上缘与头臂干和气管右缘的交点之间
4L	左气管旁下淋巴结	气管中线的左侧,主动脉弓顶与气管隆嵴平面之间,动脉韧带的内侧
5	主动脉下淋巴结	动脉韧带、主动脉弓或左肺动脉的外侧,左肺动脉第 1 支的近侧
6	主动脉旁淋巴结	升主动脉或头臂干的前方
7	隆嵴下淋巴结	气管隆嵴下方,与左、右肺下叶支气管或下叶动脉无关
8	食管旁淋巴结	气管后壁的后方和食管中线左、右侧
9	左、右肺韧带淋巴结	左、右肺韧带内
10R	右气管支气管淋巴结	气管中线的右侧,奇静脉弓上缘与右肺上叶支气管起始处之间
10L	左支气管淋巴结	气管中线的左侧,气管隆嵴与左肺上叶支气管开口之间,动脉韧带的内侧
11R	右肺内淋巴结	右肺内
11L	左肺内淋巴结	左肺内

　　国际肺癌研究协会(International Association for the Study of Lung Cancer,IASLC)针对肺癌的 TNM 分期,制定了肺癌区域淋巴结图谱,即 IASLC 图。IASLC 图与 ATS 图,在部分界线和淋巴结组的定义方面略有差异(表 3-1-2)。

表 3-1-2　肺局部淋巴结 IASLC 图注解

分区	名称	位置
1	锁骨上区淋巴结	环状软骨下缘与胸骨上缘之间,双侧锁骨的上方,气管中线两侧
2R	右气管旁上淋巴结	气管左缘的右侧,头臂静脉末端下缘和气管的交点与肺尖、胸膜顶、胸骨上缘之间
2L	左气管旁上淋巴结	气管左缘的左侧,主动脉弓上缘与肺尖、胸膜顶、胸骨上缘之间
3A	血管前淋巴结	胸骨上缘至隆嵴水平,上腔静脉、左颈总动脉前方,不与气管紧邻
3P	气管后淋巴结	胸骨上缘至隆嵴水平,气管后方,脊柱前方
4R	右气管旁下淋巴结	气管左缘的右侧,头臂静脉末端下缘和气管的交点与奇静脉弓下缘之间
4L	左气管旁下淋巴结	气管左缘的左侧,主动脉弓上缘与左肺动脉上缘之间,动脉韧带的内侧
5	主动脉下淋巴结	动脉韧带、主动脉弓或左肺动脉的外侧,左肺动脉第 1 支的近侧
6	主动脉旁淋巴结	升主动脉和主动脉弓的前方和外侧
7	隆嵴下淋巴结	气管隆嵴下方与左下叶支气管上缘和右中间支气管下缘之间
8	食管旁淋巴结	隆嵴下淋巴结区的下方至膈,食管旁
9	肺韧带淋巴结	下肺静脉与膈之间,左、右肺韧带内
10R	右肺门淋巴结	邻近右主支气管和肺门血管,奇静脉弓下缘至叶间区域
10L	左肺门淋巴结	邻近左主支气管和肺门血管,左肺动脉上缘至叶间区域
11	肺叶间淋巴结	主支气管分叉处
12	肺叶淋巴结	肺叶支气管旁
13	肺段淋巴结	肺段支气管旁
14	亚段淋巴结	肺亚段支气管旁

ATS 图中纵隔淋巴结的分区主要依据"1 竖、4 横、1 斜"6 条线来划分（见图 3-1-14、表 3-1-1）。竖线为经气管正中的垂线，区分左、右侧气管旁淋巴结。第 1 条横线为经主动脉弓上缘的水平线，将气管旁淋巴结分为上方的气管旁上淋巴结（2R/2L 区）和下方的气管旁下淋巴结（4R/4L 区）；第 2 条横线为经奇静脉弓上缘的水平线，区分右气管旁下淋巴结（4R 区）与右气管支气管淋巴结（10R 区）；第 3 条横线为经气管隆嵴的水平线，区分左气管旁下淋巴结（4L 区）与左支气管淋巴结（10L 区）；第 4 条横线为经左肺上叶支气管开口的水平线，分开左支气管淋巴结（10L 区）与左肺内淋巴结（11L 区）。斜线为沿右肺上叶支气管上缘所划的与支气管长轴一致的平行线，区分右气管支气管淋巴结（10R 区）与右肺内淋巴结（11R 区）。

（三）纵隔淋巴结的数目和大小

正常纵隔各区淋巴结的数目和大小差异很大，国内外的研究结果并不一致。

1. 纵隔淋巴结的数目　按照 ATS 图分区法，除了肺内淋巴结（11 区）以外，纵隔淋巴结的数目以 6 区和 4 区最多，其次是 2 区和 10 区，其中，右气管旁淋巴结（2R、4R）多于左气管旁淋巴结（2L、4L）。影像学研究发现，随着年龄的增长，纵隔淋巴结在 CT 上显示的数量也相应地增加，在相同年龄组中，女性的淋巴结数量略多于男性。

2. 纵隔淋巴结的大小　纵隔各区淋巴结的径线阈值各不相同，在临床工作中不应参照同一个标准。气管旁下淋巴结大于气管旁上淋巴结。隆嵴下间隙内常见由 2～3 个淋巴结融合成一个巨大的淋巴结，为纵隔内最大的淋巴结。

正常纵隔淋巴结在 CT 上表现为无强化或轻度强化的软组织密度影，低于血管密度，多呈圆形或椭圆形。正常纵隔淋巴结径线以其短横径来确定，CT 测量的大小均为短径，国内外多将正常纵隔淋巴结大小的短横径阈值定为 10mm。在评价纵隔淋巴结转移时，除了 CT 测量的淋巴结大小作为阳性指标外，更应结合其他临床检查，加入其他指标，方可获得更高的诊断率。

（四）纵隔内易误诊为淋巴结肿大的结构

1. 纵隔血管　纵隔内的血管变异或成像层面不佳时，易误认为是肿大的淋巴结，包括迷走右锁骨下动脉、右主动脉弓、左肺动脉、左头臂静脉、上肋间静脉、永存左上腔静脉、奇静脉和上肺静脉等。

2. 心包上隐窝　主动脉后隐窝可表现为弧形、新月形或三角形，如结构较大，可类似肿大的淋巴结；主动脉前隐窝也类似主动脉旁淋巴结。

3. 左、右心耳　左心耳的顶部位于升主动脉的后外侧和左上肺静脉的前方，类似肿大的淋巴结。右心耳扩大时，可类似肿大的纵隔前淋巴结。

4. 胸腺　正常胸腺的大小、形态、位置和密度依年龄不同而有差异，勿误认为纵隔肿块。

5. 胸内甲状腺　多位于前纵隔内，使相邻的血管向后、外侧移位，有时可伸入到血管后方而类似肿大的气管旁淋巴结。

（五）纵隔淋巴结的横断层解剖

纵隔淋巴结数目多，分布广泛，根据 ATS 分区法的定义，各组淋巴结在胸部横断层上都有其特定的分布区域，熟悉纵隔淋巴结的解剖和 CT 表现，具有非常重要的临床意义。

胸骨角平面（气管隆嵴平面）及其以上的上纵隔内淋巴结可分为前、中、后排，前排为主动脉旁淋巴结（6 区），中排是位于气管两侧的气管旁淋巴结（2 区、4 区）、气管支气管淋巴结（10R 区）和主动脉弓左侧及其下方的主动脉下淋巴结（5 区），后排为食管旁淋巴结（8 区）。胸骨角平面以下的前、中、后纵隔内，分别有主动脉旁淋巴结（6 区）、中纵隔淋巴结和食管旁淋巴结（8 区）；其中，中纵隔淋巴结有气管支气管淋巴结（10R 区、10L 区）、隆嵴下淋巴结（7 区）及肺内淋巴结（11 区）。

在分别经头臂干、主动脉弓、奇静脉弓、气管隆嵴、右上叶支气管起始处和左上叶支气管上缘的横断层上，ATS 图的分区和纵隔淋巴结的配布各不相同（图 3-1-15）。

1.经头臂干横断层 显示ATS图的6、2R、2L和8区淋巴结。头臂干和左颈总动脉前方为6区的淋巴结,属于纵隔前淋巴结;后方与气管后壁之间为2区的淋巴结,此区以气管中线为界又分为2R区(右气管旁上淋巴结)和2L区(左气管旁上淋巴结);气管后壁以后为8区(食管旁淋巴结),属于纵隔后淋巴结。此断层上,有时见胸内甲状腺伸向下达头臂干及左颈总动脉等大血管的前方,使后者的位置向后外侧偏移。如腺体伸至大血管的后方或气管旁,在CT图像上易与肿大的气管旁淋巴结相混淆。

2.经主动脉弓横断层 显示ATS图的4、5、6、8区的淋巴结。在气管中线右侧为4R区(右气管旁下淋巴结);气管中线左侧为4L区(左气管旁下淋巴结)。主动脉弓周围淋巴结包括主动脉下淋巴结(5区)和主动脉旁淋巴结(6区)。在上腔静脉、主动脉弓前方为6区淋巴结,属于纵隔前淋巴结。气管后壁以后为8L和8R区淋巴结,属于纵隔后淋巴结的食管旁淋巴结。在此断层,若主动脉弓迂曲或左头臂静脉变异性扩张,可类似6区的淋巴结肿大,与纵隔前淋巴结混淆。在右侧脊柱旁可见右上肋间静脉,其可类似肿大的纵隔后淋巴结。

3.经奇静脉弓横断层 显示ATS图的4L、5、6、8和10R区淋巴结。在气管中线左侧,主动脉弓与动脉韧带内侧为4L区(左气管旁下淋巴结);在动脉韧带或左肺动脉外侧为5区(主动脉肺淋巴结);在气管中线右侧,奇静脉弓内侧为10R区淋巴结,属于右气管支气管淋巴结。在此断层,主动脉肺动脉窗的CT表现为脂肪组织样密度区,恰位于主动脉弓下方和左肺动脉上方之间,类似5区淋巴结肿大。若奇静脉弓发生迂曲,则易误认为10区肿大的淋巴结。

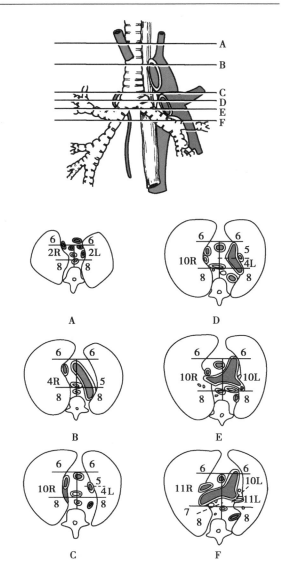

图3-1-15 纵隔淋巴结ATS分区法的横断面解剖
A.经头臂干横断层;B.经主动脉弓横断层;C.经奇静脉弓横断层;D.经气管隆嵴横断层;E.经右上叶支气管起始处横断层;F.经左上叶支气管上缘横断层。

4.经气管隆嵴横断层 显示ATS图的4L、5、6、8、10R区淋巴结。位于气管中线左侧、主动脉弓和肺动脉内侧之间的淋巴结为4L区淋巴结,属于左气管旁下淋巴结。位于左肺动脉外侧的为5区淋巴结,属于主动脉下淋巴结。位于升主动脉前方者为6区淋巴结,属于纵隔前淋巴结。位于气管中线右侧者为10R区淋巴结,属于右气管支气管淋巴结。8L和8R区淋巴结为左、右食管旁淋巴结。在此断层有主动脉前隐窝和主动脉后隐窝,隐窝在CT上呈水样密度,若此区的隐窝增大,可与5区淋巴结相混淆。

5.经右上叶支气管起始处横断层 显示ATS图的6、7、8、10区淋巴结。位于升主动脉前方的为6区淋巴结,属于纵隔前淋巴结。位于气管隆嵴下部的为7区淋巴结,属于隆嵴下淋巴结。位于气管下段,中线两侧,分别与左、右主支气管之间的为10L、10R区淋巴结,属于左支气管淋巴结和右气管支气管淋巴结。8区淋巴结为食管旁淋巴结。在此断层,若遇有奇静脉突入奇静脉食管隐窝内，可与 7 区的淋巴结肿大相混淆。

6. 经左上叶支气管上缘横断层　显示 ATS 图的 6、7、8、10L 和 11 区淋巴结。位于升主动脉前方的淋巴结为 6 区淋巴结；气管杈下方的为 7 区淋巴结，属于隆嵴下淋巴结；在后纵隔内，食管周围的为 8 区淋巴结，属于食管旁淋巴结；位于左主支气管和左肺上叶支气管之间的为 10L 区淋巴结，属于左支气管淋巴结。位于左、右肺内的为 11 区淋巴结，属于肺内淋巴结（包括叶间淋巴结、肺叶淋巴结、肺段淋巴结）。

七、胸　　膜

（一）胸膜与胸膜腔

1. 胸膜的配布　胸膜是一薄层的浆膜，具有分泌和吸收等功能，分为脏胸膜和壁胸膜。脏胸膜被覆于肺的表面，与肺实质紧密结合，在肺叶间裂处深入肺裂内，包被各肺叶；壁胸膜衬覆于胸壁内面、膈上面和纵隔侧面，并突至颈根部；分为肋胸膜、膈胸膜、纵隔胸膜和胸膜顶四部分。肋胸膜与纵隔胸膜向上延伸至胸廓上口平面以上形成呈穹窿状的胸膜顶，覆盖于肺尖的上方。胸膜顶突出于胸廓上口伸向颈根部，高出锁骨内侧 1/3 段上方 2～3cm（图 3-1-16）。

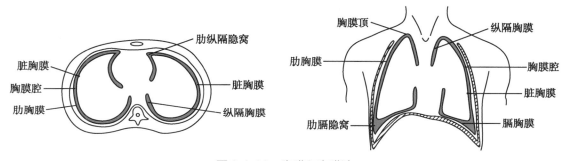

图 3-1-16　胸膜和胸膜腔

2. 胸膜腔（pleural cavity）　脏胸膜与壁胸膜在肺根处相互移行围成的完全封闭的胸膜间隙，左、右各一，互不相通，呈负压，内有少量浆液，可减少呼吸时脏、壁胸膜之间的摩擦。

3. 胸膜隐窝（pleural recess）　不同部分的壁胸膜相互返折移行处的胸膜腔，即使在深吸气时，肺缘也不能伸入其内，故称为胸膜隐窝。

（1）肋膈隐窝（costodiaphragmatic recess）：又称为肋膈窦，由肋胸膜下缘与膈胸膜的返折形成，呈半环形，容量最大，位置最深，胸膜腔内的积液常先蓄积于此处。

（2）肋纵隔隐窝（costomediastinal recess）：位于心包处的纵隔胸膜与肋胸膜转折移行处，左侧较为明显。

（3）奇静脉食管隐窝（azygoesophageal recess）：是右后纵隔隐窝，位于奇静脉弓下方，食管与奇静脉之间的纵隔胸膜返折，上界为奇静脉弓，后为奇静脉和脊柱前胸膜，内侧为食管和邻近结构，右肺下叶向该隐窝突入形成肺嵴，构成外侧界，隐窝内的小病变在 X 射线胸片上常见不到。在隆嵴下横断层，隐窝与邻近的隆嵴下淋巴结、食管、主支气管关系密切，CT 扫描时，应高度注意该隐窝的形态。

（二）肺韧带

肺韧带（pulmonary ligament）又称肺下韧带，位于肺根下方，由连于纵隔外侧面与肺内侧面之间的脏、壁胸膜移行而形成的双层胸膜皱襞，呈冠状位，连于肺下叶内侧面与纵隔之间。左侧肺韧带沿左肺的主动脉沟前方下降，其下缘止于膈中心腱的后方。右侧肺韧带位于右肺的食管沟前方，向下抵达膈中心腱的后方，并与纵隔胸膜相延续。肺韧带内有肺韧带淋巴结，肺下叶癌可转移至此处。在胸部连续横断层上，下肺静脉以下的断层内，左、右肺下叶与食管及胸主动脉前缘之间的双层胸膜即为肺韧带。左、右肺韧带的内侧缘附着点各不相同,右肺韧带附着于食管,左侧则附着于食管或胸主动脉。肺韧带的形态存在个体差异和侧别差异,左肺韧带的长度多大于右侧。

(王震寰　姜　东　陈成春)

第二节　胸部结构断层影像解剖学特点

一、纵隔结构在横断层上的配布规律

在胸部横断层上,胸腔可以划分为三个区域,两侧被左、右胸膜囊和肺占据,中央区域是纵隔。根据结构配布,以主动脉弓下缘平面和升主动脉根部平面为界,将纵隔划分为上、中、下三个区段(见图 3-1-4、图 3-1-5)。

(一)胸廓上口至主动脉弓下缘区段

该区段即上纵隔(见图 3-1-4、图 3-1-5),其在横断层上纵隔结构的配布规律是自前向后分为五层(见图 3-4-6、图 3-4-7)。

1. 胸腺层　主要容纳胸腺或胸腺遗迹,其形态、大小变化较大,向上可伸至颈部。

2. 静脉层　主要有头臂静脉、上腔静脉及淋巴结,左、右头臂静脉在右侧第 1 胸肋结合处汇合成上腔静脉,沿升主动脉和主动脉弓的右前方垂直下行。

3. 动脉层　主要有主动脉弓及其三大分支、膈神经、迷走神经及淋巴结。

4. 气管层　主要有气管及其周围的气管旁淋巴结。

5. 食管层　主要有食管及左喉返神经、胸导管、淋巴结、胸交感干及交通支、肋间后血管及神经等。

(二)主动脉弓下缘至升主动脉根部区段

该区段主要显示出入心的大血管、出入肺门的管道、肺根及淋巴结(见图 3-1-4、图 3-1-5),自前向后可分为五层;气管位于纵隔横断层的中央,分开前方的大血管和后方的后纵隔结构,是关键性结构(见图 3-4-9~图 3-4-11)。

1. 胸腺层　主要容纳胸腺或胸腺遗迹,向下抵达心包前面。

2. 血管层　此处的动脉与静脉近似呈横行排列,自右向左依次为上腔静脉、升主动脉和肺动脉干(见图 3-4-9)。在稍低断层上,肺动脉干发出左、右肺动脉,经前排的大血管与气管之间,分别进入左、右肺门(见图 3-4-10、图 3-4-11)。

3. 气管支气管层　主要有气管、气管杈、主支气管及其周围的淋巴结。

4. 食管层　主要有食管、迷走神经及食管淋巴结。

5. 脉管神经层　脉管配布在椎体前方和外侧,从右向左主要有奇静脉、胸导管、胸主动脉及其周围淋巴结;胸交感神经节、胸交感干及交通支、内脏大神经及内脏小神经、肋间后血管及神经等配布在椎体的后外侧。

(三)升主动脉根部至膈区段

该区段主要显示中纵隔的心与心包、后纵隔的食管和血管(见图 3-1-4、图 3-1-5),自前向后可分为四层(见图 3-4-12~图 3-4-17)。

1. 前纵隔层　位于心包前壁的前方,狭窄,有少量疏松结缔组织和纵隔前淋巴结,或有胸腺。

2. 心与心包层　即中纵隔,范围较大,内有心及出入心的大血管根部、心包及心包腔、心包膈血管和膈神经及淋巴结等。房间隔、室间隔从左外侧与中线约呈 45°,分别隔开两侧的心房与心室。同侧的心室与心房呈现出左前与右后的位置关系。

3. 食管层　主要有食管、迷走神经及食管淋巴结。

4. 脉管神经层　脉管配布在椎体前方和外侧，从右向左主要有奇静脉、胸导管、胸主动脉及其周围淋巴结；胸交感神经节、胸交感干及交通支、内脏大神经及内脏小神经、肋间后血管及神经等配布在椎体的后外侧。

二、肺在横断层上的配布特点

（一）肺裂在横断层上的识别

叶间裂是辨别肺叶、定位肺段的重要标志，叶间裂的外周为肺的边缘，血管较少。在横断层标本和 CT 图像上，上胸部断层中的斜裂自后外侧行向前内侧，中胸部断层几乎呈冠状位，下胸部断层自前外侧走向后内侧。水平裂仅出现于右肺门处的肺动脉以下断层，近似冠状位。

左肺斜裂多起自第 4 胸椎高度，少数起自第 3 或第 5 胸椎高度。右肺斜裂起始部低于左侧，多起自第 5 或第 4 胸椎高度。在 CT 图像上，两侧肺斜裂的形态特征相似，但右肺斜裂更易表现为低密度的乏血管带。斜裂可分为上、中、下区，在常规扫描 CT 图像上，肺门以上区段的断层中，斜裂可呈线状致密影或低密度的乏血管带，从椎体两侧呈直线或弧形向后外侧行向胸壁，并向后内侧凸出；肺门区段的断层中，斜裂多呈冠状位横行的无血管带；肺门以下区段的断层中，斜裂内侧端比外侧端靠后，向后外侧凸出，表现为低密度的乏血管带。高分辨率 CT 薄层扫描时，双肺斜裂多表现为一纤细的索条状致密影，斜裂的中、下部亦可表现为低密度的乏血管带。

右肺水平裂起自斜裂的肺门区。根据水平程度的不同，右肺水平裂可有三种影像表现，如为扁平而水平走行，则表现为三角形的乏血管区，其顶部在右肺动脉叶间部，底部在前外侧胸肋部；如向前下倾斜走行，则同一扫描层内不能包含水平裂的全部，尚出现在相邻断层，位置稍高的后部与斜裂汇合表现为增大的斜裂乏血管带，在下一断层除斜裂的乏血管带外，其前方尚显示位置稍低的前部形成的第二乏血管带；如呈波浪形，则表现为多个小的乏血管区。

在肺的横断层自上而下通过其纵隔侧的标志性结构来识别斜裂，是一种简便可行的方法（表 3-2-1）。

表 3-2-1　肺裂纵隔侧的识别标志

横断层	右斜裂	左斜裂	水平裂
右肺上叶支气管	奇静脉后外侧	胸主动脉后外侧	—
中间支气管	中间支气管外侧	左肺动脉后外侧	—
左肺上叶支气管	叶间动脉外侧	叶间动脉外侧	右上肺静脉外侧
中间支气管分叉处	中、下叶动脉分叉处外侧	舌、下叶动脉分叉处外侧	上腔静脉口外侧
左、右肺下叶支气管	下叶动脉分出前底段动脉的前方	下叶动脉分出内侧前底段动脉的前方	右心房前外侧
左、右下肺静脉	下肺静脉的前方	下肺静脉的前方	—
底段上、下静脉	心旁	心旁	—

（二）肺段在横断层上的分布

在横断层上，先寻找斜裂和水平裂将肺叶分开，再依各肺叶内的管道及段间静脉的分布来确认肺段。在大部分 CT 断层上，可依据叶间裂、肺段支气管、动静脉的确认而对肺段予以确认。了解肺段在横断层上的分布规律，有助于肺部疾病的定位诊断（表 3-2-2）。

表 3-2-2　横断层上肺段的分布

标志断层	右肺	左肺
主动脉弓以上	SⅠ	SⅠ+SⅡ
主动脉弓	SⅠ、SⅡ、SⅢ	SⅠ+SⅡ、SⅢ、SⅥ
主动脉肺动脉窗	SⅡ、SⅢ、SⅥ	SⅠ+SⅡ、SⅢ、SⅥ
右肺上叶支气管（左肺动脉）	SⅡ、SⅢ、SⅥ	SⅠ+SⅡ、SⅢ、SⅥ
左肺上叶支气管（右肺动脉）	SⅢ、SⅣ、SⅥ	SⅢ、SⅣ、SⅥ
中（舌）叶支气管	SⅣ、SⅤ、SⅥ	SⅣ、SⅤ、SⅥ
基底干支气管	SⅣ、SⅤ、SⅦ、SⅧ、SⅨ、SⅩ	SⅣ、SⅤ、SⅦ+SⅧ、SⅨ、SⅩ
左、右下肺静脉	SⅣ、SⅤ、SⅦ、SⅧ、SⅨ、SⅩ	SⅣ、SⅤ、SⅦ+SⅧ、SⅨ、SⅩ
底段上、下静脉	SⅤ、SⅦ、SⅧ、SⅨ、SⅩ	SⅤ、SⅦ+SⅧ、SⅨ、SⅩ

（陈成春　姜　东　王震寰）

第三节　胸部结构断层影像学表现

　　CT 因为可以清晰显示肺内微细结构而在胸部断层影像学检查中最为常用，增强 CT 扫描还可对血管、心腔和其他结构进行明确区分。胸部 CT 图像需采用两种不同的显示条件，即肺窗和纵隔窗对肺和纵隔结构分别进行观察。

　　因肺组织内缺乏氢质子，磁共振图像不能很好地观察肺内结构，故在胸部影像学检查中应用较少。但其对纵隔、胸壁的软组织结构显示良好。由于血液的流空效应和流动增强效应，MRI 平扫可显示纵隔内的心腔和大血管。

一、CT 表现

　　CT 检查以横断层扫描为主。两侧对称结构、气管支气管树以及血管走行的显示多辅以冠状断层；叶间胸膜的显示再辅以矢状断层更为理想。纵隔内部结构观察、肺门血管的区分以增强扫描为宜。

　　1. 气管、支气管　管腔内空气呈明显低密度，管壁为等密度。气管、支气管依管径粗细不同，在短轴断面表现为大小不等的环状影，在长轴断面管壁呈距离不等的两条平行线状影（图 3-3-1）。肺窗更有利于观察肺野内的细小支气管，但4~6级以下细小支气管难以分辨。

　　2. 肺血管　肺血管内的血液为等密度，增强扫描血液内含对比剂密度增高，血管易于辨认。肺门和肺野内动、静脉的分辨依靠其走行进行判别较为确切，这需在连续断层图像上追踪到纵隔，看其是发自肺动脉还是回流到肺静脉。肺动脉与支气管伴行，支气管与相邻肺动脉直径大致相等，在肺叶、段、亚段等肺单位的中央逐级分支，肺静脉则位于这些肺单位的周围部分，即肺间隔组织。一般靠近肺门部的肺野，动脉趋向上下方向走行，静脉相对横向走行。肺内动脉常分为两个直径相当的分支，而肺内静脉常与许多细小的属支相连，这些属支与主干成直角。末梢肺小血管在断层上多呈点状或小分叉状（见图 3-3-1）。

　　3. 肺　肺泡内含有气体，故 CT 断层肺组织为明显低密度，肺窗下可清楚衬托出肺内的血管、气管和一些间隔结构。次级肺小叶远端的肺组织是外被结缔组织间隔的最小肺单位，高分辨率 CT 可以显示次级肺小叶中央的小叶核，其为伴随小叶支气管的小叶中央动脉的轴位投影，小叶核距小叶间隔或胸膜约10mm。正常小叶间隔很薄，在高分辨率 CT 上也难以显示；增厚的肺小叶

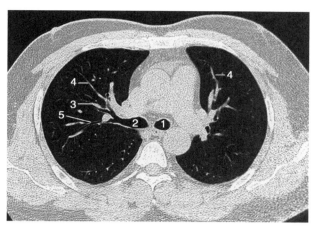

图 3-3-1　经隆嵴下间隙横断层 CT（平扫，肺窗）图像

1. 左主支气管；2. 右主支气管；3. 肺段动脉；4. 肺段静脉；5. 段支气管。

间隔在胸膜下容易确认，表现为与胸壁或叶间胸膜垂直的短小线状影或"拱门"状影（图 3-3-2）。肺间隔间质增生可显示出肺内网状影，肺静脉走行于间隔内，依肺静脉末梢走向可判断小叶间隔。

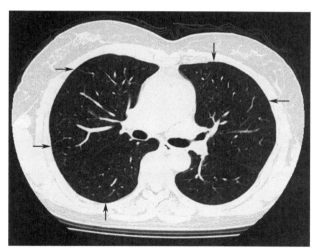

图 3-3-2　肺间质增生病变的 CT（高分辨率）图像

↑所示为增厚的肺小叶间隔，胸膜下呈与胸壁垂直的短小线状影或"拱门"状影。

4. 纵隔　纵隔结构要用纵隔窗观察。CT 断层可以显示纵隔内的心、大血管、食管、气管和支气管等。正常的淋巴结短径不超过 10mm，CT 断层偶尔可以显示为点状影。胸腺位于胸廓入口的血管前间隙，青春期以前显示为软组织密度，类似三角形，以后逐渐萎缩变小，老年人可完全被脂肪组织取代。纵隔内的脂肪组织密度很低，可衬托纵隔内各结构。增强扫描有利于血管、心腔的识别。

5. 膈　位于胸、腹腔之间的穹幕状隔膜。横断层图像根据断层平面的不同，显示为或大或小的环形影，纵隔窗环形区域以内为腹腔内结构。冠状、矢状断层重建图像上，膈表现为凸向上的弧线，下方为腹腔内结构。

6. 胸膜　壁层胸膜和脏层胸膜紧密相贴，在横断层图像上，为肺组织与胸壁之间的界限，不能单独显示。叶间胸膜在周围肺内气体的衬托下，断面与走行方向垂直时，肺窗表现为软组织密度细线影；若断面与走行方向大致平行或偏斜时，可混有不同程度的肺组织密度，表现为两种密度不同比例的混合,有时甚至不能与肺组织区分。此种情况下,无纹理(细血管)带就是叶间胸膜的走行处,因为接近胸膜的末梢细小血管在 CT 上无法显示。纵隔窗不能观察到叶间胸膜。

7.胸壁 由骨性胸廓、胸背部肌、肋间肌及其周围软组织构成。胸壁的最外层为皮肤和皮下组织。胸壁的前部女性可见乳房结构,腋窝内有丰富的脂肪组织、淋巴结。CT 纵隔窗可显示上述结构。骨的观察需用骨窗。骨密度最高,易于识别,肌肉为等密度,脂肪组织为低密度。脂肪组织的低密度可衬托胸壁肌等软组织结构的外形。

二、MRI 表现

胸部磁共振检查主要目的是观察纵隔和胸壁结构。气管、支气管腔内氢质子稀少,表现为无 MR 信号,其管壁为中等信号,肺段以下的支气管难以显示。心腔和大血管内血液处于流动状态,在自旋回波序列因流空效应表现为无信号或者混有杂乱信号,而在梯度回波序列因流动增强效应表现为明显的高信号。但肺内血管结构受肺内空气影响在 MRI 图像上不易显示,肺组织的叶间胸膜等其他微细结构也不能很好地显示。纵隔、胸壁的脂肪组织在 T_1WI 和 T_2WI 均为高信号,胸壁肌为等信号,骨皮质为无信号或低信号,骨髓为高信号(图 3-3-3,图 3-3-4)。

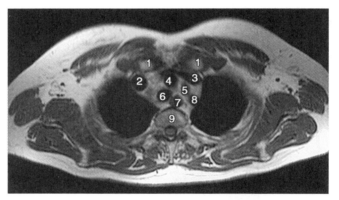

图 3-3-3 经颈静脉切迹的横断层 MRI(T_1WI)图像
1.锁骨胸骨端;2.右头臂静脉;3.左头臂静脉;4.头臂干;5.左颈总动脉;6.气管;7.食管;8.左锁骨下动脉;9.胸椎椎体。

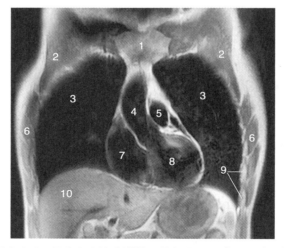

图 3-3-4 经左心室流出道的冠状断层 MRI(T_1WI)图像
1.胸骨柄;2.胸大肌;3.肺野;4.升主动脉;5.肺动脉;
6.肋间肌;7.右心房;8.左心室;9.肋骨;10.肝。

三、心脏超声表现

超声心动图切面影像主要包括：心脏各切面二维超声图像和多普勒血流显像。前者以心脏结构为基础，图像上心肌、瓣膜表现为中等强度回声，心腔内血流表现为无回声，适宜于观察心脏的形态、结构、大小及其运动，后者主要反映心腔内血流速度和性质。超声心动图简便易行，可获取任意切面图像，能够全面评价心脏的形态、结构和功能，已成为临床上大部分心脏疾病影像学检查方法的首选。

（张立娜　朴成浩　赵　云　武　俊）

第四节　胸部断层影像解剖

一、胸部横断层影像解剖

1. 经隆椎椎体的横断层　该断层经过颈根部，中央为隆椎椎体。断层分为椎体前区、椎体侧区、椎体后区和肩胛区四部分（图 3-4-1）。

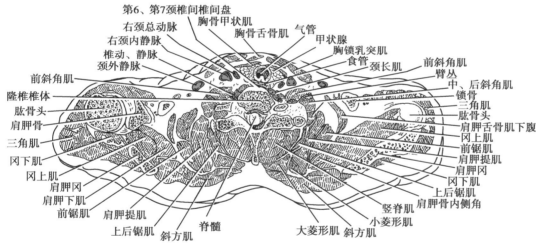

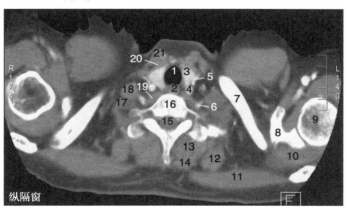

图 3-4-1　经隆椎椎体的横断层解剖及 CT 图像

1. 气管；2. 食管；3. 甲状腺；4. 颈总动脉；5. 颈内静脉；6. 椎动、静脉；7. 锁骨；8. 肩胛骨；9. 肱骨头；10. 冈上肌；11. 斜方肌；12. 小菱形肌；13. 竖脊肌；14. 大菱形肌；15. 脊髓；16. 隆椎椎体；17. 中、后斜角肌；18. 前斜角肌；19. 颈长肌；20. 胸骨甲状肌；21. 胸锁乳突肌。

（1）椎体前区：该部以气管为中心。在气管两侧有甲状腺侧叶的断面，呈三角形。甲状腺侧叶的外侧有颈动脉鞘的断面，包绕颈总动脉、颈内静脉和迷走神经。在气管及甲状腺侧叶前方有胸骨甲状肌、胸骨舌骨肌和胸锁乳突肌。食管位于气管后方，紧贴气管膜部的后方。

（2）椎体侧区：椎体前外侧有颈长肌，该肌后外侧有椎动、静脉。颈长肌外侧有前斜角肌，其后方有中、后斜角肌。前、中斜角肌之间为斜角肌间隙，内有臂丛断面。斜角肌外侧是肩胛舌骨肌下腹。

（3）椎体后区：有椎管、椎弓板、棘突和横突。在横突与棘突之间有横突棘肌，横突外侧连接第1肋。横突棘肌后方、棘突末端两侧有横行的菱形肌，其外侧端有前后方向较宽的肌束为肩胛提肌及其外侧的前锯肌。菱形肌后方为横行的斜方肌。

（4）肩胛区：肱骨头前方有肱二头肌长头腱，外侧有三角肌包绕，内侧有肩胛骨喙突、关节盂及肩胛冈。肩胛冈前方有冈上肌，后方有冈下肌，内侧有斜方肌。喙突内侧近似三角形的骨断面为锁骨，与三角肌相连。前锯肌、冈上肌、锁骨及喙突围成一个三角形的区域，为腋窝顶，内有臂丛、腋血管的分支及脂肪组织。锁骨断面内侧的血管断面为颈外静脉。

2. 经第1胸椎椎体的横断层　断层中央为第1胸椎椎体，两侧为肩关节。该断层也分为椎体前区、椎体侧区、椎体后区和肩胛区四部分（图3-4-2）。

（1）椎体前区：气管仍位于该部的中央，其两侧、前方及后方的结构同上一断层。

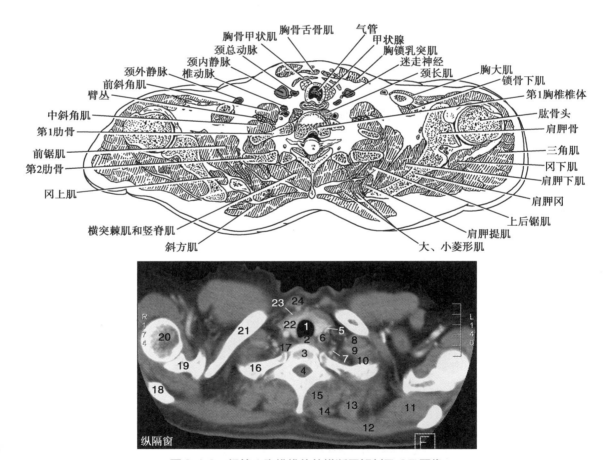

图 3-4-2　经第1胸椎椎体的横断层解剖及 CT 图像

1. 气管；2. 食管；3. 隆椎与第1胸椎间椎间盘；4. 脊髓；5. 颈内静脉；6. 颈总动脉；7. 椎动、静脉；8. 前斜角肌；9. 臂丛；10. 中斜角肌；11. 冈上肌；12. 斜方肌；13. 小菱形肌；14. 大菱形肌；15. 竖脊肌；16. 第1肋骨；17. 颈长肌；18. 肩胛冈；19. 肩胛骨；20. 肱骨头；21. 锁骨；22. 甲状腺；23. 胸骨甲状肌；24. 胸锁乳突肌。

（2）椎体侧区：椎体两侧有第1肋骨的肋头与椎体构成的肋头关节。椎体前半部有椎间盘，其前外侧有颈长肌和椎动、静脉，椎动脉和第1肋骨的肋颈之间有星状神经节。椎动脉和第1肋的外前方有前、中斜角肌，外侧有后斜角肌。

（3）椎体后区：椎体后方有椎管，内有脊髓及其向两侧发出的脊神经，在脊髓后外侧有关节突关节。横突外侧有与第2肋构成的肋横突关节。棘突两侧有竖脊肌，该肌后方有小菱形肌和大菱形肌，小菱形肌外侧与肩胛骨上角之间有肩胛提肌、前锯肌。菱形肌后方有斜方肌。

（4）肩胛区：两侧肩关节已完全剖开，外侧为半球形的肱骨头，内侧有月牙形的关节盂和长条形的肩胛骨。肱骨头前方、结节间沟内有肱二头肌长头腱。肩关节前方、外侧和后方有三角肌包绕。肩胛骨后方有冈下肌，前方有肩胛下肌。肩胛下肌前方有前锯肌，位于第1~2肋外侧。肩胛下肌、前锯肌、锁骨和胸大肌之间的区域为腋窝，内有腋血管、臂丛、淋巴结及脂肪组织等。在锁骨断面的下后方有锁骨下肌，锁骨前外侧有胸大肌，锁骨前内侧有颈外静脉。

3.经肺尖的横断层 此断层经过肺尖，以第1、第2胸椎椎体及之间的椎间盘为中心，分为椎体前区、胸壁及胸膜肺区、椎体后区和肩胛区四部分（图3-4-3）。

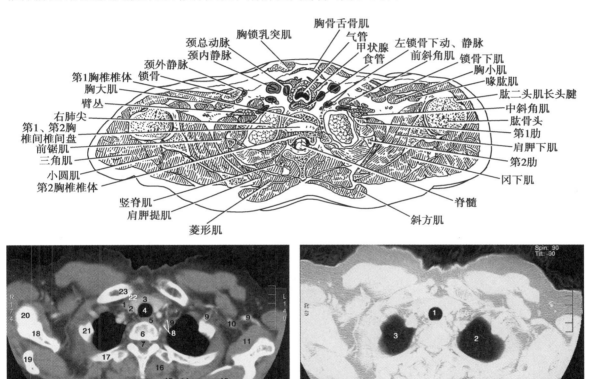

图3-4-3 经肺尖的横断层解剖及CT图像

纵隔窗：1.右颈内静脉；2.右颈总动脉；3.甲状腺；4.气管；5.食管；6.第1胸椎椎体；7.脊髓；8.左椎动、静脉；9.锁骨下动脉；10.锁骨下静脉；11.肩胛下肌；12.冈下肌；13.斜方肌；14.小菱形肌；15.大菱形肌；16.竖脊肌；17.第2肋骨；18.肩胛骨；19.肩胛冈；20.肱骨头；21.第1肋骨；22.胸骨甲状肌；23.锁骨。

肺窗：1.气管；2.左肺尖；3.右肺尖。

（1）椎体前区：该部以气管为中心，气管前方及两侧有甲状腺峡部及侧叶。甲状腺前方的中线两侧有胸骨甲状肌、胸骨舌骨肌和胸锁乳突肌。气管外侧是颈动脉鞘，其中的颈总动脉、颈内静脉周围有颈外侧深淋巴结。气管后方有食管。第1胸椎椎体前外侧有颈长肌，该肌外侧有锁骨下动、静脉。锁骨下动脉和臂丛穿过斜角肌间隙，该间隙前界为前斜角肌，后界为中斜角肌。

（2）胸壁及胸膜肺区：胸腔已切开，胸膜肺区内有肺尖的断面，左、右侧分别为左肺的尖后段和右肺的尖段。第 2 胸椎椎体两侧为第 2 肋骨的肋头。胸腔外侧壁前部有第 1 肋骨断面，其后方有第 2 肋骨断面。胸壁外侧有前锯肌，呈弧形由前向后走行，止于肩胛骨内侧缘。

（3）椎体后区：有椎管和棘突。椎管内硬膜外隙和脊髓清晰可见。椎骨后方为第 2 胸椎椎弓板和棘突。棘突两侧为竖脊肌、大菱形肌和斜方肌等。

（4）肩胛区：肱骨头呈较大的半球形，结节间沟内有肱二头肌长头腱。肱骨头的前方、外侧、后方有三角肌。关节盂很小，位于肩关节内侧，肩胛骨的其他部分断面呈长条形伸向后内侧。肩胛骨后方有冈下肌，后者与肱骨头之间有小圆肌的断面。肩胛骨前方呈长条形的肌为肩胛下肌，该肌前内侧为前锯肌。前锯肌和肩胛下肌的前方有胸大肌、胸小肌、喙肱肌、肱二头肌短头及锁骨下肌等，上述肌围成的三角形区为腋窝，内有臂丛、腋血管和脂肪组织等。锁骨后方有颈外静脉。

4. 经第 2 胸椎椎体的横断层　该断层以第 2 胸椎椎体为中心，分为椎体前区、胸壁及胸膜肺区、椎体后区和肩胛区四部分（图 3-4-4）。

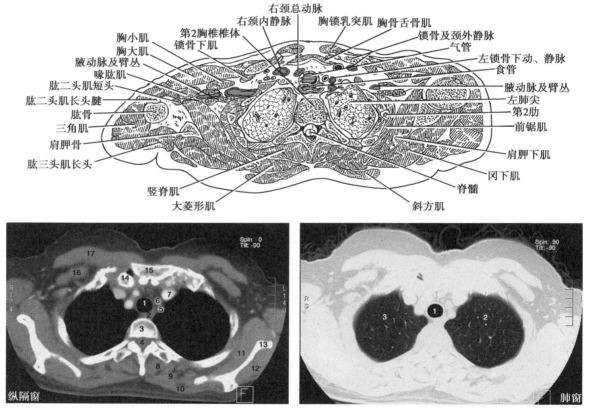

图 3-4-4　经第 2 胸椎椎体的横断层解剖及 CT 图像

纵隔窗：1. 气管；2. 食管；3. 第 2 胸椎椎体；4. 脊髓；5. 左锁骨下动脉；6. 左颈总动脉；7. 左头臂静脉；8. 竖脊肌；9. 大菱形肌；10. 斜方肌；11. 肩胛下肌；12. 冈下肌；13. 肩胛骨；14. 锁骨；15. 胸骨柄；16. 胸小肌；17. 胸大肌。

肺窗：1. 气管；2. 左肺尖；3. 右肺尖。

（1）椎体前区：该部仍以气管为中心。气管前方的舌骨下肌与上一断层相似。胸锁乳突肌外侧有锁骨和锁骨下肌的斜切面。左颈总动脉紧靠气管左侧，左颈内静脉在左颈总动脉的前外侧，迷走神经在动脉的外侧。右颈总动脉位于气管右前方，右迷走神经位于右颈总动脉和右颈内静脉的后方。食管左侧、左肺尖的内前方有锁骨下动、静脉。

（2）胸壁及胸膜肺区：胸膜肺区内右侧有尖段的断面；左侧有尖后段的断面。胸腔外侧壁有第 1～3 肋骨的断面，肋骨的外面有前锯肌包绕。第 1 肋断面的前外侧有前斜角肌、臂丛及腋动脉等的断面。

（3）椎体后区：第 2 胸椎椎体后方的椎管内有脊髓及其被膜。肋骨与椎体及横突形成肋头关节和肋横突关节。胸椎棘突两侧及后方有竖脊肌、大菱形肌和斜方肌。

（4）肩胛区：左侧肱骨头已缩小，右侧肱骨头消失，出现肱骨体，该区的肌和腋窝结构与上一断层相似。

5. 经颈静脉切迹的横断层　该断层以第 3 胸椎椎体上份和第 2、第 3 胸椎间椎间盘为中心分为纵隔区、椎体及椎体后区、胸壁及胸膜肺区、肩胛区四部分（图 3-4-5）。

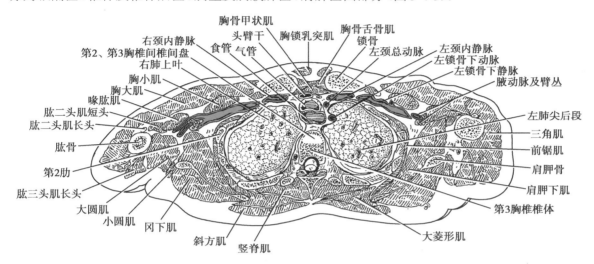

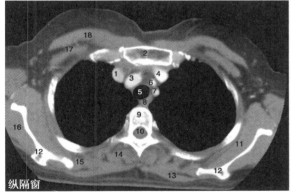
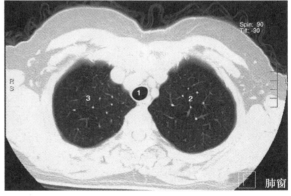

图 3-4-5　经颈静脉切迹的横断层解剖及 CT 图像

纵隔窗：1. 右头臂静脉；2. 胸骨柄；3. 头臂干；4. 左头臂静脉；5. 气管；6. 左颈总动脉；7. 左锁骨下动脉；8. 食管；9. 第 3 胸椎椎体；10. 脊髓；11. 肩胛下肌；12. 肩胛骨；13. 斜方肌；14. 竖脊肌；15. 大菱形肌；16. 冈下肌；17. 胸小肌；18. 胸大肌。

肺窗：1. 气管；2. 左肺上叶尖后段；3. 右肺上叶尖段。

（1）纵隔区：纵隔前方有锁骨胸骨端，两侧锁骨断面之间有胸骨舌骨肌和胸锁乳突肌。纵隔中间有气管的断面，呈扁圆形的管腔。气管右前方有管径粗大的头臂干。气管后方有食管，食管左侧有突入左胸膜肺区的左锁骨下动脉，使左肺上叶内前缘形成一个凹陷。气管左侧有左颈总动脉。在锁骨断面的后方有右、左头臂静脉。

（2）椎体及椎体后区：该断层的椎体断面为第 3 胸椎椎体上份的后部，其前方为第 2、第 3 胸椎间椎间盘。椎体后区的结构与上一断层相似。

（3）胸壁及胸膜肺区：胸壁由第 1～3 肋骨的断面及肋间肌构成，胸壁外侧有前锯肌等。胸膜肺区位于纵隔及胸椎椎体两侧，其内分别有右肺和左肺上叶的断面。右肺的尖段位于右肺断面的中央,前段和后段较小,分别位于尖段的前方和后方。左肺的尖后段位于左肺断面的中央后部,其前方为较小的前段。

(4)肩胛区:肱骨前方有肱二头肌长头腱,其内侧有肱二头肌短头和喙肱肌。肱骨的前方、外侧和后方有三角肌包绕。后内侧有粗大的大圆肌和肱三头肌长头。肩胛骨断面呈细条形伸向后内侧,其后方有冈下肌、小圆肌,前方有肩胛下肌。腋窝断面呈三角形,内有臂丛、腋动脉和腋静脉,粗大的腋静脉向内侧延续为锁骨下静脉。

6. 经胸肋结合上缘的横断层 该断层以第4胸椎椎体为中心,分区与上一断层相同(图3-4-6)。

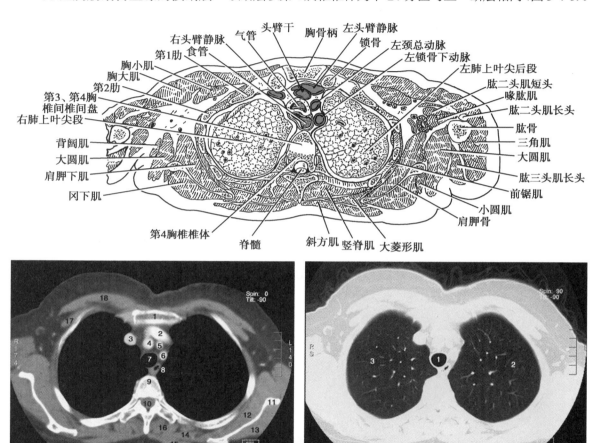

图3-4-6 经胸肋结合上缘的横断层解剖及CT图像

纵隔窗:1. 胸骨柄;2. 左头臂静脉;3. 右头臂静脉;4. 头臂干;5. 左颈总动脉;6. 左锁骨下动脉;7. 气管;8. 食管;9. 第3胸椎椎体;10. 脊髓;11. 肩胛骨;12. 肩胛下肌;13. 冈下肌;14. 大菱形肌;15. 斜方肌;16. 竖脊肌;17. 胸小肌;18. 胸大肌。
肺窗:1. 气管;2. 左肺上叶尖后段;3. 右肺上叶尖段。

(1)纵隔区:前方是胸骨柄和胸锁关节,后方为第4胸椎椎体,两侧为纵隔胸膜。气管位于纵隔的中间,气管与胸椎间有食管。从气管的前方至气管和食管的左侧,依次有头臂干、左颈总动脉和左锁骨下动脉。头臂干前方有左头臂静脉,右胸锁关节后方有右头臂静脉。

(2)椎体及椎体后区:椎体前半部有第3、第4胸椎间椎间盘,后半部为第4胸椎椎体上部断面。椎体后外侧有肋头关节,椎管内有脊髓及其被膜。椎弓板后方和棘突两侧有竖脊肌、大菱形肌与斜方肌等。

(3)胸壁及胸膜肺区:胸壁由胸骨柄、胸锁关节、第1肋软骨、第1~4肋骨及肋间肌围成。胸壁的后外侧有前锯肌,前外侧有胸大肌和胸小肌。两侧胸膜肺区内为肺的断面。右肺断面内侧主要是尖段，后部为后段，前部为前段。左肺断面的后部为尖后段，前部为前段。

（4）肩胛区：腋窝断面呈三角形，可见臂丛位于腋动、静脉周围，肩胛骨和肱骨周围肌的配布基本同上一断层。

7. 经主动脉弓的横断层 此断层通过第4胸椎椎体下部，恰经过主动脉弓（图3-4-7）。

（1）纵隔区：前方为胸骨柄及第1胸肋结合，后方为第4胸椎椎体下部，两侧为纵隔胸膜。气管位于中间，其前方有左头臂静脉从左向右斜行，右前方有右头臂静脉。后方为食管，左侧为主动脉弓。气管前间隙位于气管与主动脉弓和左、右头臂静脉之间。气管后间隙位于气管与第4胸椎椎体之间。

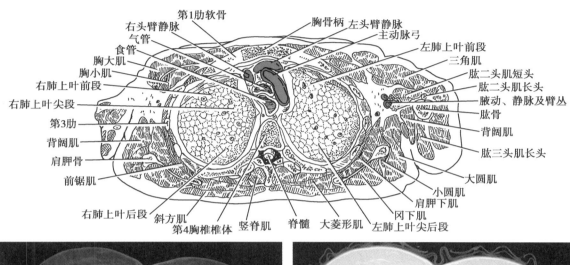

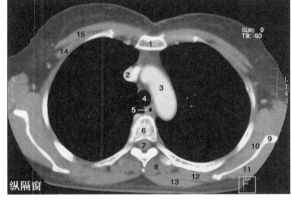
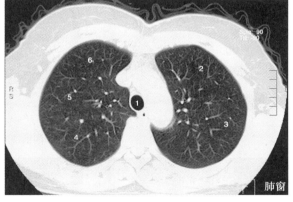

图 3-4-7 经主动脉弓的横断层解剖及 CT 图像

纵隔窗：1. 胸骨；2. 上腔静脉；3. 主动脉弓；4. 气管；5. 食管；6. 第4胸椎椎体；7. 脊髓；8. 竖脊肌；9. 肩胛骨；10. 肩胛下肌；11. 冈下肌；12. 大菱形肌；13. 斜方肌；14. 胸小肌；15. 胸大肌。
肺窗：1. 气管；2. 左肺上叶前段；3. 左肺上叶尖后段；4. 右肺上叶后段；5. 右肺上叶尖段；6. 右肺上叶前段。

（2）椎体及椎体后区：第4胸椎椎体两侧有肋头关节及肋横突关节，椎管内有脊髓及其被膜，椎弓后方及棘突两侧有竖脊肌、大菱形肌、斜方肌等。

（3）胸壁及胸膜肺区：胸壁由胸骨柄、第1肋软骨、第1～4肋骨及肋间肌等组成。胸膜肺区内有左、右肺的断面，肺断面的中央有尖段支气管或尖后段支气管，血管向前及向后走行，前方为前段，后方为后段或尖后段。肺下叶上段即将出现。

（4）肩胛区：与上一断层相比，该断层的大圆肌前外侧出现背阔肌。该断层经腋窝底，腋窝间隙较大，臂丛和腋动、静脉周围的脂肪组织增多。

8. 经主动脉肺动脉窗的横断层 该断层通过第5胸椎椎体上部及其上方的椎间盘，恰经过主动脉肺动脉窗（图3-4-8）。

（1）纵隔区：前方为胸骨角，后方为第 4、第 5 胸椎间椎间盘及第 5 胸椎椎体，两侧为纵隔胸膜。在胸骨柄后方有胸腺的断面，胸腺的左后方为主动脉弓下缘的断面，右后方为上腔静脉的断面。胸骨柄后方与大血管之间的区域为血管前间隙。大血管后方与气管之间的空隙为气管前间隙，内有淋巴结；气管后方与胸椎椎体之间为气管后间隙，内有斜行的食管断面。此断层以下，升主动脉与胸主动脉之间至纵隔左缘，在 CT 图像上为一低密度区域，称为主动脉肺动脉窗，含有动脉韧带、主动脉肺动脉窗淋巴结和左喉返神经等。

（2）胸壁及胸膜肺区：胸壁由胸骨、第 1 肋软骨、第 2～4 肋骨及肋间肌组成。胸膜肺区内肺尖段已消失，肺断面的前部为前段，有血管向前走行；后部为后段，有血管向后走行。右肺下叶的上段显现一小部分。食管右侧有一扁的血管为奇静脉，位于纵隔右侧。其后方有一凹窝为奇静脉食管隐窝（奇食隐窝），右肺向该窝突入形成肺嵴。

（3）椎体及其后区：椎体区由第 5 胸椎椎体上部及其上方的椎间盘组成，椎管内有脊髓及其被膜。椎弓后方和棘突两侧有竖脊肌、菱形肌和斜方肌。

（4）肩胛区：上肢断面已和胸部分离。胸部后外侧可见斜行条状的肩胛骨，其外侧有大圆肌和背阔肌，前方有肩胛下肌，后方有冈下肌。

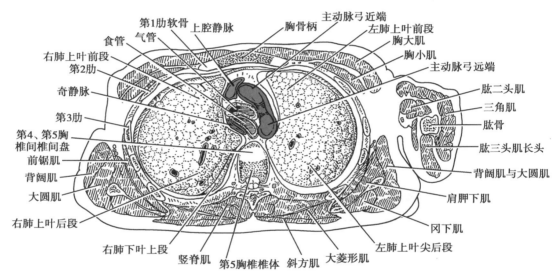

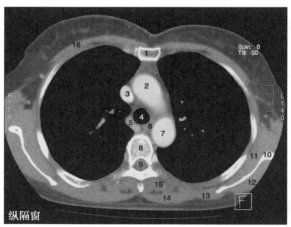
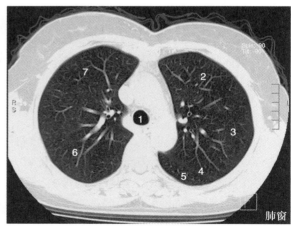

图 3-4-8　经主动脉肺动脉窗的横断层解剖及 CT 图像

纵隔窗：1. 胸骨；2. 升主动脉；3. 上腔静脉；4. 气管；5. 奇静脉弓；6. 食管；7. 胸主动脉；8. 第 5 胸椎椎体；9. 脊髓；10. 肩胛骨；11. 肩胛下肌；12. 冈下肌；13. 大菱形肌；14. 斜方肌；15. 竖脊肌；16. 胸大肌。
肺窗：1. 气管；2. 左肺上叶前段；3. 左肺上叶尖后段；4. 左肺斜裂；5. 左肺下叶上段；6. 右肺上叶后段；7. 右肺上叶前段。

9. 经气管权的横断层 此断层通过第5胸椎椎体下部，恰经过气管权（图3-4-9）。

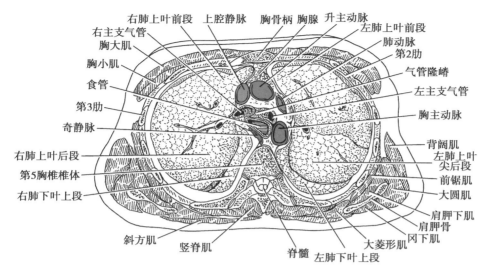

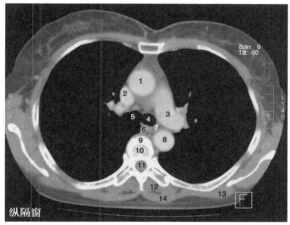
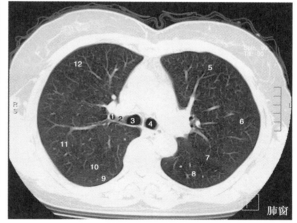

图3-4-9 经气管权的横断层解剖及CT图像

纵隔窗：1. 升主动脉；2. 上腔静脉；3. 左肺动脉；4. 左主支气管；5. 右主支气管；6. 奇静脉；7. 食管；8. 胸主动脉；9. 第5胸椎椎体；10. 第5、第6胸椎间椎间盘；11. 脊髓；12. 竖脊肌；13. 大菱形肌；14. 斜方肌。
肺窗：1. 右肺上叶尖段支气管；2. 右肺上叶支气管；3. 右主支气管；4. 左主支气管；5. 左肺上叶前段；6. 左肺上叶尖后段；7. 左肺斜裂；8. 左肺下叶上段；9. 右肺下叶上段；10. 右肺斜裂；11. 右肺上叶后段；12. 右肺上叶前段。

（1）纵隔区：该断层平气管权，气管分成左、右主支气管，分叉处可见气管隆嵴。左主支气管前方有粗大的升主动脉断面；右主支气管前方、升主动脉的右侧为上腔静脉，与升主动脉紧密相贴。若此断层稍向上切割则可见奇静脉弓在右主支气管右侧注入上腔静脉。主支气管与大血管之间为气管前间隙的一部分，内有淋巴结和结缔组织。大血管与胸骨之间为血管前间隙，内有呈四边形的胸腺。左主支气管的左前方，升主动脉的左后方有肺动脉。主动脉肺动脉窗内有动脉韧带、主动脉肺动脉窗淋巴结和左喉返神经。气管权后方有食管，右后方有斜而扁的奇静脉。食管左侧、椎体的左前方有大而圆的胸主动脉。奇静脉、胸主动脉、食管与椎体之间有胸导管。奇静脉食管隐窝内有肺嵴。

（2）胸壁及胸膜肺区：胸壁由胸骨、第2～5肋骨及肋间肌组成。胸前壁的肋与肋间肌的前方有胸大肌、胸小肌。肺区可见左、右肺斜裂位置前移，呈开口向前外侧的弧形，分隔前方的上叶与后方的下叶。两肺上叶的前部为前段，其后方大部分为后段或尖后段，段内有支气管走行。斜裂后方的下叶上段断面明显扩大。

（3）椎体及椎体后区：该断层的椎体为第 5 胸椎椎体下部，其后外侧可见肋头关节和肋横突关节。椎体后区肌配布与上一断层相同。

（4）肩胛区：肩胛骨外前方有大圆肌和背阔肌，后方有冈下肌，前方有肩胛下肌。

10. 经肺动脉杈的横断层 此断层通过第 6 胸椎椎体上部及其上方的椎间盘，恰经过肺动脉杈（图 3-4-10）。

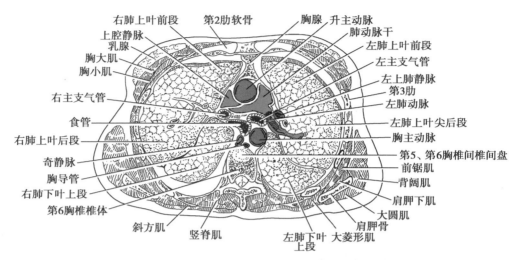

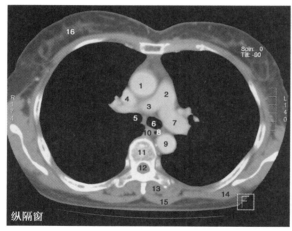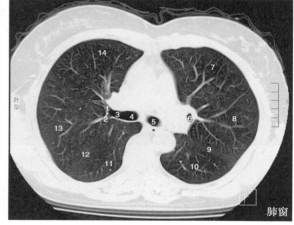

图 3-4-10 经肺动脉杈的横断层解剖及 CT 图像

纵隔窗：1. 升主动脉；2. 肺动脉干；3. 右肺动脉；4. 上腔静脉；5. 右主支气管；6. 左主支气管；7. 左肺动脉；8. 食管；9. 胸主动脉；10. 奇静脉；11. 第 6 胸椎椎体；12. 脊髓；13. 竖脊肌；14. 大菱形肌；15. 斜方肌；16. 乳腺。

肺窗：1. 右肺上叶前段支气管；2. 右肺上叶后段支气管；3. 右肺上叶支气管；4. 右主支气管；5. 左主支气管；6. 左肺上叶尖后段支气管；7. 左肺上叶前段；8. 左肺上叶尖后段；9. 左肺斜裂；10. 左肺下叶上段；11. 右肺下叶上段；12. 右肺斜裂；13. 右肺上叶后段；14. 右肺上叶前段。

（1）纵隔区：前方为胸骨，后方为第 6 胸椎椎体上部及其上方的椎间盘，两侧有纵隔胸膜。胸骨后方与升主动脉之间为血管前间隙，内有呈三角形的胸腺。升主动脉右侧有上腔静脉，左后方是肺动脉干分叉处。在右肺动脉后方有左、右主支气管的断面。左主支气管左侧有左肺动脉，伸入左肺上叶，其左前方有左上肺静脉。在左、右主支气管后方，左侧有胸主动脉，右侧有食管。食管与胸椎椎体之间，自右向左有奇静脉、胸导管和胸主动脉。奇静脉食管隐窝内有肺嵴。

（2）胸壁及胸膜肺区：胸壁由胸骨、第 2 肋软骨、第 3～6 肋骨及肋间肌构成。右肺区可见上叶支气管断面，其后方可见无支气管伴行的两条肺静脉的段间部，可作为上叶前、后段的分界标志。斜裂后方为上段，斜裂的内前方、上叶支气管后方有右上肺静脉的断面。左肺区显示在左肺动脉的外侧，肺门处可见有左上肺静脉及其后方的尖后段支气管和前段支气管。

（3）椎体及其后区：断层上有第6胸椎椎体上部及其上方的椎间盘。椎管内有脊髓及其被膜。椎弓后方、棘突两侧有竖脊肌、斜方肌。肩胛骨脊柱缘内侧是与其相连的大菱形肌，位于斜方肌的深面。

（4）肩胛区：肩胛骨越来越小，内侧有大菱形肌，外侧有大圆肌和背阔肌，后方有冈下肌，前方有肩胛下肌，该肌与前锯肌紧密相贴。

11. 经左肺上叶支气管的横断层　此断层通过第6胸椎椎体下部及其下方的椎间盘，恰经过左肺上叶支气管和右肺动脉（图3-4-11）。

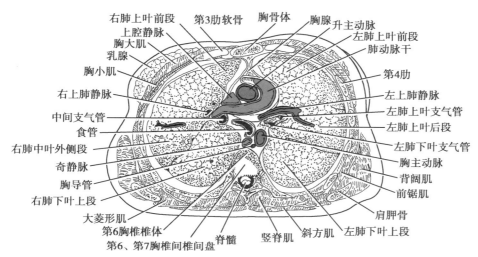

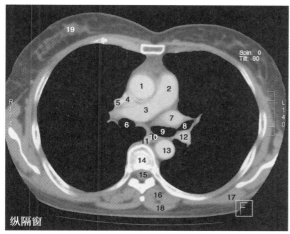
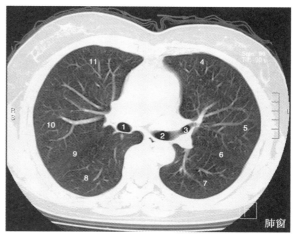

图3-4-11　经左肺上叶支气管的横断层解剖及CT图像

纵隔窗：1. 升主动脉；2. 肺动脉干；3. 右肺动脉；4. 上腔静脉；5. 右上肺静脉；6. 中间支气管；7. 左上肺静脉；8. 左肺上叶支气管；9. 左主支气管；10. 食管；11. 奇静脉；12. 左肺下叶动脉；13. 胸主动脉；14. 第6胸椎椎体；15. 脊髓；16. 竖脊肌；17. 大菱形肌；18. 斜方肌；19. 乳腺。

肺窗：1. 中间支气管；2. 左主支气管；3. 左肺上叶支气管；4. 左肺上叶前段；5. 左肺上叶尖后段；6. 左肺斜裂；7. 左肺下叶上段；8. 右肺下叶上段；9. 右肺斜裂；10. 右肺上叶后段；11. 右肺上叶前段。

（1）纵隔区：肺动脉干和右肺动脉的断面呈弧形，自左后方包绕升主动脉，右肺动脉由左向右横行入右肺门。中间支气管在肺门处位于右肺动脉的后方。左主支气管分为左肺上、下叶支气管,分叉处的前方有左上肺静脉自肺门走出。食管与胸椎椎体之间有奇静脉、胸导管和胸主动脉,其位置关系同上一断层。

(2)胸壁及胸膜肺区:胸壁由胸骨体、第3肋软骨、第3～7肋骨及肋间肌构成。右胸膜肺区可见右肺上叶的前段、中叶和下叶的上段。前段与中叶的分界线是一个乏血管区;中叶与下叶上段借斜裂分开。中叶内还有一横行的肺静脉段间部,将中叶区分为外侧段和内侧段。右肺门处可见右上肺静脉。斜裂向前推移,上段面积逐渐扩大。左胸膜肺区可见左肺主支气管分叉的前方有左上肺静脉横行,在上叶支气管外侧可见自前内向后外斜行的肺段静脉的段间部,分隔前段和尖后段。斜裂向前推移,上段逐渐扩大。

(3)椎体及其后区:可见第6胸椎椎体下部及其下方的椎间盘。肌的配布同上一断层。

(4)肩胛区:肩胛骨已很小,呈长圆形的骨板,内侧有大菱形肌,外侧有背阔肌,前方有肩胛下肌,前锯肌紧贴后两肌的深面。

12.经主动脉窦的横断层 此断层经过主动脉窦,肩胛骨已消失(图3-4-12)。

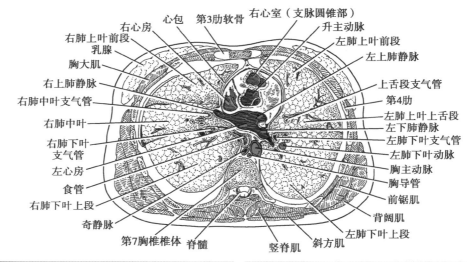

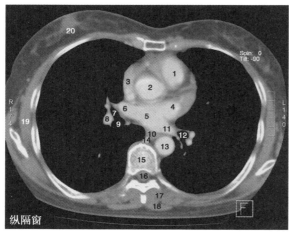
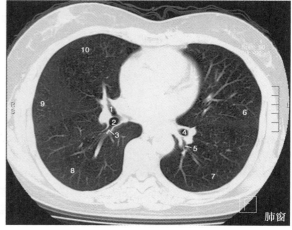

图 3-4-12 经主动脉窦的横断层解剖及 CT 图像

纵隔窗:1.右心室(动脉圆锥部);2.升主动脉;3.右心房;4.左上肺静脉;5.左心房;6.右上肺静脉;7.右肺中叶支气管;8.右肺下叶动脉;9.右肺下叶支气管;10.食管;11.左下肺静脉;12.左肺下叶支气管;13.胸主动脉;14.奇静脉;15.第7胸椎椎体;16.脊髓;17.竖脊肌;18.斜方肌;19.前锯肌;20.乳腺。
肺窗:1.右肺中叶支气管;2.右肺下叶支气管;3.右肺下叶上段支气管;4.左肺下叶支气管;5.左肺下叶上段支气管;6.左肺上叶上舌段;7.左肺下叶上段;8.右肺下叶上段;9.右肺中叶外侧段;10.右肺上叶前段。

（1）纵隔区：该断层为下纵隔部分，以心包为界又分为前、中、后纵隔，前纵隔位于心包与胸骨体之间。心包和心占据中纵隔。心前部为右心室（动脉圆锥部），后部的横行腔隙为左心房，位于食管的前方，其间为心包斜窦。左心房右侧有右上肺静脉注入，左侧有左上肺静脉和左下肺静脉注入。左心房与右心室之间有升主动脉根部，可见主动脉窦的断面，为中纵隔的结构中心，内有 3 个呈半月形的主动脉瓣。主动脉窦右侧为右心房。后纵隔位于左心房与胸椎椎体之间，食管和奇静脉位于后纵隔右半，左半部由胸主动脉占据，奇静脉、胸椎椎体和胸主动脉之间有胸导管。

（2）胸壁及胸膜肺区：胸壁由胸骨体、第 3 肋软骨、第 3～7 肋骨及肋间肌构成。胸壁前部有胸大肌，其前方的浅筋膜内女性可见乳腺组织，后外侧壁有前锯肌和背阔肌。右肺断面上可见上、中、下叶，彼此之间以水平裂和斜裂为界线，在 CT 图像上为乏血管区。前部为上叶的前段，中部为中叶的内、外侧段，后部主要为下叶的上段。在中叶断面内，可见外、内侧段支气管。在下叶上段的断面上可见上段支气管和上段动脉，分别发自下叶支气管和右肺动脉，向后走行。肺嵴突入奇静脉食管隐窝内。左肺断面的前半部为前段和上舌段，后半部为上段。在斜裂前方有舌叶支气管和左上肺静脉舌段静脉的段间部，该静脉分隔前段与上舌段，斜裂后方为下叶各段支气管的根部，可见上段支气管和上段动脉向后走行，上段即将消失。

（3）椎体及其后区：为第 7 胸椎椎体上部，椎管内有脊髓及其被膜，椎弓板与棘突后方有竖脊肌和斜方肌。

13. 经左、右下肺静脉的横断层 该断层显示四腔心上份（图 3-4-13）。

（1）纵隔区：中纵隔内心包围绕四腔心。右心房和右心室位于右前方，二者借右房室口相通；左心房与左心室位于左后方，其间为左房室口。左、右心房之间为房间隔，左心房两侧可见左、右下肺静脉；左、右心室之间为室间隔，分为膜部和肌部。左心室壁明显肥厚，心房与心室交界处的表面有左、右冠状动脉的断面。心包斜窦位于左心房后方。后纵隔内的食管、奇静脉、胸主动脉和胸导管的关系与上一断层基本相同。在食管前缘与右肺下叶之间有双层胸膜形成的右肺韧带，在胸主动脉前方与左肺下叶之间有双层胸膜形成的左肺韧带。肺韧带内有淋巴结，肺癌可转移至此处。

（2）胸壁及胸膜肺区：胸壁由胸骨体、第 4 肋软骨、第 4～8 肋骨及肋间肌构成。右肺断面的前部为前段，呈尖向前内的三角形，与中叶之间有水平裂相隔，在 CT 图像上该处为乏血管区。中叶呈楔形，外大内小，有一横行的肺段静脉段间部，将中叶分成两部分，后外的部分为外侧段，前内的部分为内侧段。下叶与中叶之间有横行的斜裂分隔，下叶可见基底段支气管，外侧部为外侧底段，后部为后底段，斜裂后方为前底段，进入奇静脉食管隐窝的肺嵴为内侧底段。左肺断面前份的小部分为前段，与斜裂之间的大部分为舌叶，舌叶靠近纵隔处有一向外侧横行的静脉，为舌段静脉的段间部。段间部以前为上舌段，以后为下舌段。斜裂后方为下叶断面，可见 4 个基底段支气管断面，自左肺韧带外侧端向外侧横行的一条静脉，将内侧前底段与外侧底段、后底段分开。内侧前底段位于心旁、斜裂后方，后底段位于支气管断面后方，外侧底段位于后底段的外侧。

（3）椎体及其后区：椎体区椎管内有脊髓及其被膜。椎管两侧有肋头关节及肋横突关节。在椎弓板后方及棘突两侧有竖脊肌和斜方肌。

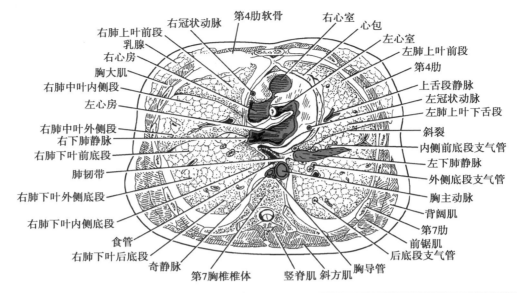

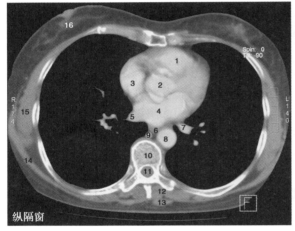 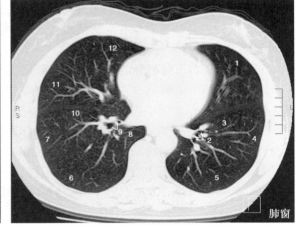

图 3-4-13 经左、右下肺静脉的横断层解剖及 CT 图像

纵隔窗：1. 右心室；2. 升主动脉；3. 右心房；4. 左心房；5. 右下肺静脉；6. 食管；7. 左下肺静脉；8. 胸主动脉；9. 奇静脉；10. 第8胸椎椎体；11. 脊髓；12. 竖脊肌；3. 斜方肌；14. 背阔肌；15. 前锯肌；16. 乳腺。
肺窗：1. 左肺上叶上舌段；2. 左肺下叶基底段支气管；3. 左肺下叶内侧前底段；4. 左肺下叶外侧底段；5. 左肺下叶后底段；6. 右肺下叶后底段；7. 右肺下叶外侧底段；8. 右肺下叶内侧底段；9. 右肺下叶基底段支气管；10. 右肺下叶前底段；11. 右肺中叶外侧段；12. 右肺中叶内侧段。

14. 经四腔心的横断层　此断层显示四腔心的下份（图 3-4-14）。

（1）纵隔区：前纵隔内有淋巴结，中纵隔内四腔心，更明显。右房室口处可见三尖瓣；左房室口处可见二尖瓣。左心室壁和室间隔肌部明显肥厚。后纵隔内的食管、奇静脉、胸主动脉和胸导管的关系与上一断层基本相似，但食管与胸主动脉由左、右关系逐渐变为右前、左后关系。奇静脉食管隐窝变小。

（2）胸壁及胸膜肺区：胸壁由胸骨、第5肋软骨、第5~8肋骨和肋间肌构成。在胸壁前部有胸大肌、乳房和腹直肌，外后方有前锯肌和背阔肌包绕。右肺断面上的斜裂逐渐前移，右肺下叶面积逐层增大。肺嵴及其周围的肺组织为内侧底段，下叶后部为后底段，外侧为外侧底段，斜裂后方的外侧部为前底段。中叶的外侧段和内侧段逐层增大。左肺断面各基底段逐层扩大。左肺下叶断面的后内侧部为后底段，外侧部为外侧底段，斜裂后方、左心室左侧的部分为内侧前底段。在基底段的断面上可见肺段支气管及动、静脉的断面，呈扇形由内向外分布。后底段出现后，舌叶仅剩下舌段，其面积越来越小。左肺内侧前底段与下舌段紧贴左心房和左心室。

（3）椎体及其后区：断层可见椎体两侧的后方有肋头关节，椎管内有脊髓及其被膜，椎弓板后方有竖脊肌和斜方肌。

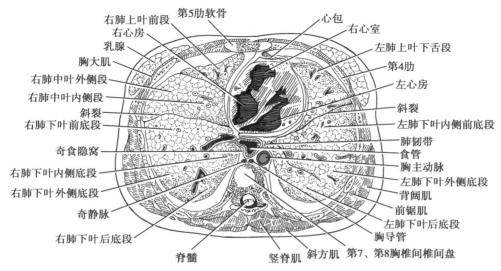

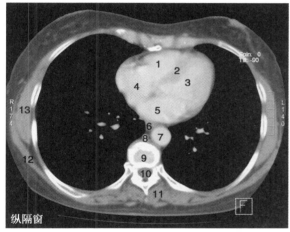
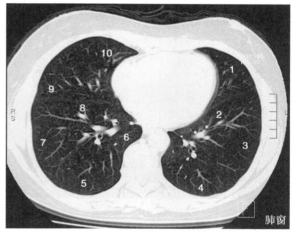

图 3-4-14　经四腔心的横断层解剖及 CT 图像

纵隔窗：1. 右心室；2. 室间隔；3. 左心室；4. 右心房；5. 左心房；6. 食管；7. 胸主动脉；8. 奇静脉；9. 第8、第9胸椎间椎间盘；10. 脊髓；11. 竖脊肌；12. 背阔肌；13. 前锯肌。

肺窗：1. 左肺上叶下舌段；2. 左肺下叶内侧前底段；3. 左肺下叶外侧底段；4. 左肺下叶后底段；5. 右肺下叶后底段；6. 右肺下叶内侧底段；7. 右肺下叶外侧底段；8. 右肺下叶前底段；9. 右肺中叶外侧段；10. 右肺中叶内侧段。

15. 经三腔心的横断层　此断层经第8胸椎椎体中部（图3-4-15）。

（1）纵隔区：前纵隔内组织较少。中纵隔心包内为三腔心，可见右心房、右心室、右房室口及三尖瓣。左心室腔增大，左心房消失。后纵隔内有食管、奇静脉、胸主动脉和胸导管，胸主动脉后方有半奇静脉。

（2）胸壁及胸膜肺区：胸壁由胸骨体、第5~6肋软骨、第5~8肋骨和肋间肌构成。右肺断面上的斜裂进一步前移，水平裂移至右肺断面前份，右肺上叶前段呈三角形，在该断层上所占面积很小。中叶外侧段和内侧段增大。下叶各肺段位置与上一断层基本相同，但面积有所扩大。左肺下叶的后底段、外侧底段、内侧前底段均有所扩大。各肺段支气管及动、静脉的断面更加清晰。舌叶仅为下舌段，其面积越来越小。

（3）椎体及其后区：椎体后区的结构同上一断层。

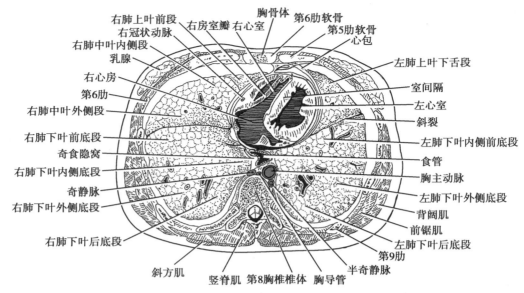

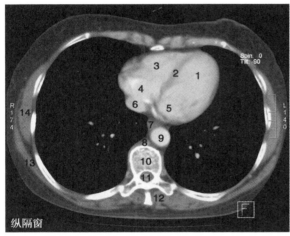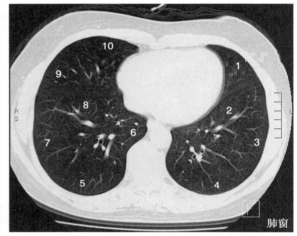

图 3-4-15　经三腔心的横断层解剖及 CT 图像

纵隔窗：1.左心室；2.室间隔；3.右心室；4.右心房；5.左心房；6.下腔静脉；7.食管；8.奇静脉；9.胸主动脉；10.第 9 胸椎椎体；11.脊髓；12.竖脊肌；13.背阔肌；14.前锯肌。

肺窗：1.左肺上叶下舌段；2.左肺下叶内侧前底段；3.左肺下叶外侧底段；4.左肺下叶后底段；5.右肺下叶后底段；6.右肺下叶内侧底段；7.右肺下叶外侧底段；8.右肺下叶前底段；9.右肺中叶外侧段；10.右肺中叶内侧段。

16. 经膈腔静脉孔的横断层　此断层通过第 9 胸椎椎体的上部，恰经过膈的腔静脉孔（图 3-4-16）。

（1）纵隔区：前纵隔内组织更少。中纵隔心包仍为三腔心，右心房变小，其右后方为下腔静脉口。右心室增大，三尖瓣明显突入右心室，左心室腔小于上一断层。后纵隔内食管、奇静脉、胸主动脉和胸导管的位置关系有一定的变化，胸主动脉与食管的位置关系由左、右排列变为食管在前，主动脉在后。食管右前方为下腔静脉。

（2）胸壁及胸膜肺区：胸壁由第 5、第 6 肋软骨和第 5～9 肋骨及肋间肌构成。右肺断面上的右肺上叶消失；中叶的外侧段和内侧段面积增大；下叶各肺段的位置与上一断层基本相同，但面积有所扩大。左肺下叶的后底段、外侧底段、内侧前底段断面位置不变。左肺斜裂前方为下舌段。

（3）椎体及其后区：断层可见第 9 胸椎椎体上部和部分椎间盘，椎体后区的结构同上一断层。

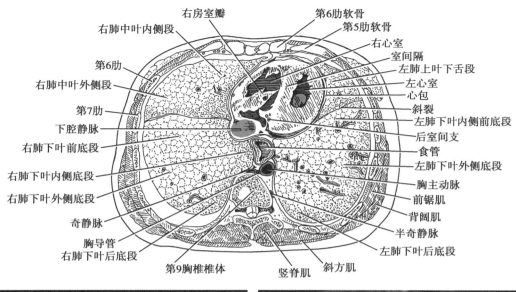

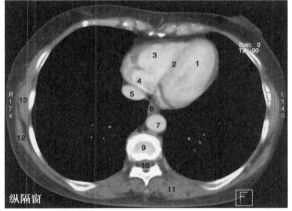 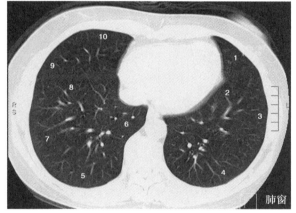

图 3-4-16　经膈腔静脉孔的横断层解剖及 CT 图像

纵隔窗：1. 左心室；2. 室间隔；3. 右心室；4. 右心房；5. 下腔静脉；6. 食管；7. 胸主动脉；8. 奇静脉；9. 第9、第10胸椎间椎间盘；10. 脊髓；11. 竖脊肌；12. 背阔肌；13. 前锯肌。
肺窗：1. 左肺上叶下舌段；2. 左肺下叶内侧前底段；3. 左肺下叶外侧底段；4. 左肺下叶后底段；5. 右肺下叶后底段；6. 右肺下叶内侧底段；7. 右肺下叶外侧底段；8. 右肺下叶前底段；9. 右肺中叶外侧段；10. 右肺中叶内侧段。

17. 经膈食管裂孔的横断层　此断层通过第9、第10胸椎间椎间盘，恰经过膈的食管裂孔（图 3-4-17）。

（1）纵隔区：中纵隔的左、右心房均消失，断层上仅有右心室及左心室下部的断面。下腔静脉与心分离，进入肝的腔静脉沟。后纵隔内食管、奇静脉、胸主动脉和胸导管的关系有所变化，胸主动脉与食管完全呈前、后位关系，位于脊柱左前方。奇静脉、胸导管和胸主动脉自右向左平行排列于脊柱前方。胸主动脉后方有半奇静脉。食管周围有膈围绕，此处为膈的食管裂孔。

（2）胸壁及胸膜肺区：胸壁主要由第5、第6肋软骨和第5～10肋骨及肋间肌构成。右肺断面中央出现了膈和肝右叶。下腔静脉扩大，已接近第二肝门区。右肺下叶的内侧底段、后底段、外侧底段从后外侧包绕膈和肝右叶的断面。左肺下叶的后底段、外侧底段、内侧前底段位置不变。舌叶的下舌段已很小。

（3）椎体及其后区：断层可见第9、第10胸椎间椎间盘，椎体后区结构同上一断层。

125

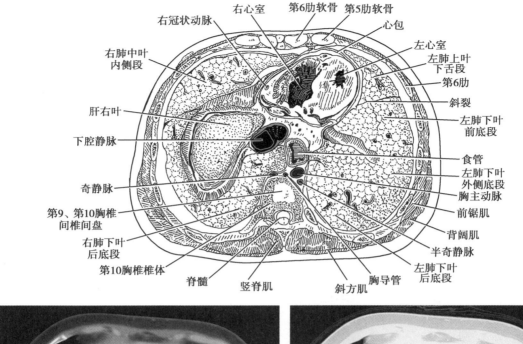

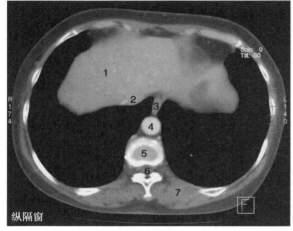 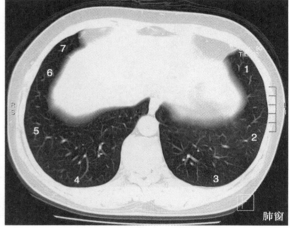

图 3-4-17 经膈食管裂孔的横断层解剖及 CT 图像

纵隔窗：1. 肝；2. 下腔静脉；3. 食管；4. 胸主动脉；5. 第10、第11胸椎间椎间盘；6. 脊髓；7. 竖脊肌。
肺窗：1. 左肺下叶前底段；2. 左肺下叶外侧底段；3. 左肺下叶后底段；4. 右肺下叶后底段；5. 右肺下叶外侧底段；6. 右肺下叶前底段；7. 右肺中叶内侧段。

二、胸部冠状断层影像解剖

胸部的冠状断层以腋中线平面为标准平面，以 20mm 层厚由前向后断层，观察其前表面。每个冠状断层内的结构包括纵隔区、胸壁及胸膜肺区。

1. 经胸骨柄的冠状断层

（1）纵隔区：主要为中纵隔结构，出现左、右心室及其周围的心包和心包腔，左、右心室位于膈中心腱上方，与膈下方的肝左叶相毗邻。

（2）胸壁及胸膜肺区：两侧胸壁由第 2～9 肋、肋间肌及其外侧浅层的胸大肌等构成。第 2 肋软骨与胸骨柄下缘相邻，是胸骨角的标志。右胸膜肺区内可见横行的水平裂，分隔右肺上叶和中叶；右肺上叶与左肺上叶在中线处相邻，仅以纵隔胸膜相隔。左胸膜肺区内可见斜裂分隔左肺上叶和小部分下叶，左肺上叶的舌叶与心包相邻（图 3-4-18）。

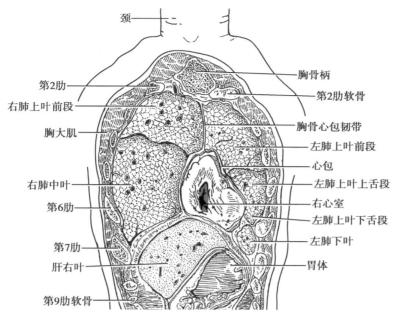

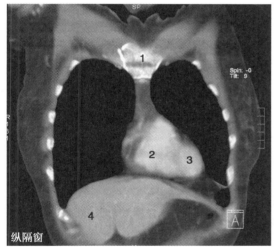
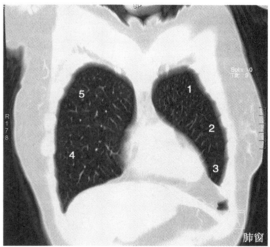

图 3-4-18　经胸骨柄的冠状断层解剖及 CT 图像

纵隔窗：1. 胸骨柄；2. 右心室；3. 左心室；4. 肝。
肺窗：1. 左肺上叶前段；2. 左肺上叶上舌段；3. 左肺上叶下舌段；4. 右肺中叶；5. 右肺上叶前段。

2. 经升主动脉前壁的冠状断层

（1）纵隔区：主要为上纵隔和中纵隔结构。上纵隔内有左头臂静脉横过，其上方两侧可见锁骨胸骨端，下方有胸腺。中纵隔主要是心和出入心的大血管及其周围的心包和心包腔。升主动脉位于断层上部中央，其起始部有右冠状动脉的开口；升主动脉起始部左侧有动脉圆锥及肺动脉口，可见肺动脉瓣及其上方的肺动脉干。心为三腔结构，左、右心室和右心房。左、右心室位于升主动脉起始部下方，左心室腔小、壁厚；右心室腔大、壁薄，可见瓣膜、腱索和乳头肌等；右心室上方为右心房，腔较大，其上方有右心耳；右心室下方为膈中心腱；心和大血管根部周围有心包和心包腔。

（2）胸壁及胸膜肺区：胸壁主要由第 1～9 肋、肋间肌及其上外侧浅层的胸大肌和胸小肌等构成。在第 1 肋骨断面上方有锁骨、胸锁关节、胸锁乳突肌等。右胸膜肺区内可见横行的水平裂，分隔右肺上叶和中叶。右肺中叶位于膈上方，与膈下方的肝右叶相对。左胸膜肺区内可见斜裂,分隔左肺上叶和下叶。左肺上叶与升主动脉、肺动脉干和左心室相邻;左肺下叶与膈下方的胃体相对(图3-4-19)。

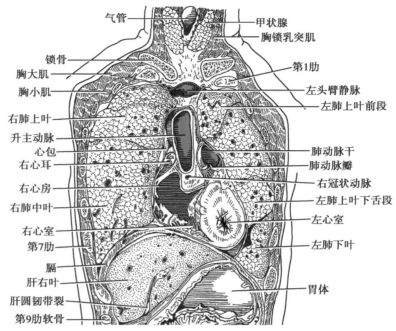
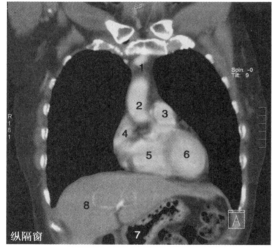
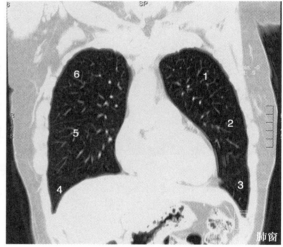

图3-4-19 经升主动脉前壁的冠状断层解剖及CT图像

纵隔窗:1.左头臂静脉;2.升主动脉;3.肺动脉干;4.右心房;5.右心室;6.左心室;7.胃腔;8.肝。
肺窗:1.左肺上叶;2.左肺上叶舌段;3.左肺下叶;4.右肺下叶;5.右肺中叶;6.右肺上叶。

3. 经主动脉口的冠状断层

(1)纵隔区:主要为上纵隔和中纵隔结构。上纵隔内从左到右可见左头臂静脉、主动脉弓、头臂干和右头臂静脉以及上腔静脉起始部。中纵隔主要是心和出入心的大血管及其周围的心包和心包腔。心为三腔结构,右心房和左、右心室位于膈中心腱的上方,并与膈下方的肝左叶和胃底相对。右心室腔仅剩一小部分,左心室腔小而壁厚。右心室右上方的空腔为右心房及上腔静脉,后者于右肺中叶和升主动脉之间上行。左心室上方连接升主动脉的根部,可见主动脉口和主动脉瓣,其左侧有粗大的肺动脉干。心房和心室之间的冠状沟内有冠状血管。主动脉弓上方右侧发出头臂干，头臂干左上方有气管和左头臂静脉，头臂干右侧有右头臂静脉向下注入上腔静脉。右头臂静脉上端由右锁骨下静脉和右颈内静脉合成。头臂干与左头臂静脉上方有气管，气管的两侧有甲状腺侧叶，其外侧有颈内静脉。

（2）胸壁及胸膜肺区：胸壁由第1～10肋、肋间肌及其上部浅层的胸大肌、胸小肌等构成。右胸膜肺区内出现斜裂，由水平裂和斜裂分隔右肺的上、中、下叶。上叶呈三角形，中叶呈长方形，下叶呈横行而扁的断面。左胸膜肺区内的斜裂分隔左肺上叶和下叶。左肺上叶与主动脉弓、肺动脉干及左心室相邻；左肺下叶呈三角形，位于膈上方，与膈下方的胃体毗邻（图3-4-20）。

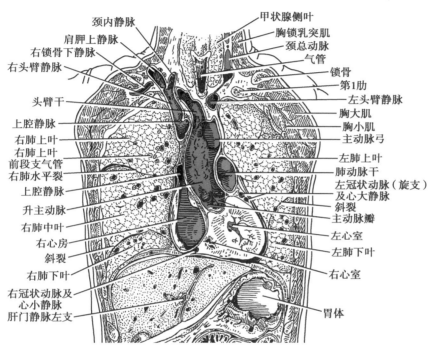

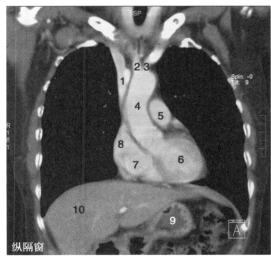
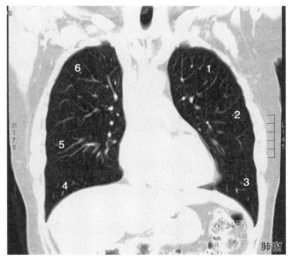

图3-4-20　经主动脉口的冠状断层解剖及CT图像

纵隔窗：1.上腔静脉；2.头臂干；3.左颈总动脉；4.升主动脉；5.肺动脉干；6.左心室；7.右心室；8.右心房；9.胃腔；10.肝。

肺窗：1.左肺上叶；2.左肺上叶舌段；3.左肺下叶；4.右肺下叶；5.右肺中叶；6.右肺上叶。

4．经肺动脉分杈的冠状断层

（1）纵隔区：主要为上纵隔和中纵隔结构。上纵隔内从左到右可见主动脉弓、气管和上腔静脉。中纵隔主要是心和出入心的大血管及其周围的心包、心包腔。心为四腔结构，右心房、左心室、右心室和首次出现的左心房。纵隔下份的右侧为右心房的腔静脉窦，其下壁有下腔静脉口，口的内侧缘有下腔静脉瓣，直达房间隔的卵圆窝前缘。下腔静脉瓣内侧有冠状窦口及冠状窦瓣。腔静脉窦的上壁有上腔静脉口，连通上腔静脉的纵切面。在右肺根上方、上腔静脉后壁有奇静脉弓的开口。腔静脉窦的左侧为左心室和左心房。左心室壁的肌层特别厚，在左房室口处有二尖瓣。左房室口上方为左心房，左心房与肺动脉分杈处之间的腔隙为左心耳，其下方有左冠状动脉旋支与心大静脉相伴行。右心房与膈中心腱相贴，与膈下的肝左叶相对。左心室心尖部隔着心包与左肺下叶纵隔面相邻。肺动脉分杈处上方有主动脉弓的断面，主动脉弓上缘有左锁骨下动脉的开口。主动脉弓与上腔静脉之间有气管的断面，其上后方有食管的断面。

（2）胸壁及胸膜肺区：胸壁主要由第1～10肋、肋间肌及其浅层的胸大肌、胸小肌及前锯肌等构成。胸大肌与锁骨切面相连，锁骨下方有锁骨下肌，该肌下方有锁骨下动、静脉（左侧）或腋动、静脉（右侧）和臂丛的断面。前斜角肌止于第1肋骨。右侧胸膜肺区内的水平裂和斜裂分隔右肺的上、中、下叶。右肺尖突入颈根部；中叶内可见内、外侧段支气管及伴行的内、外侧段动脉。左侧胸膜肺区内的斜裂分隔左肺上叶和下叶。左肺上叶的中部及下部可见前段和舌叶支气管；左肺尖伸入颈根部；左肺下叶呈三棱锥体形，底位于膈上方，与膈下方的胃底相对（图3-4-21）。

5．经气管杈的冠状断层

（1）纵隔区：出现典型的气管杈和肺门结构。气管、气管杈和左、右主支气管位于纵隔中央。气管杈下方、左心房上方可见数个隆嵴下淋巴结。右主支气管较短，进入右肺门立即分出右肺上叶支气管和中间支气管。右肺上叶支气管下方、中间支气管外侧有右肺动脉。左主支气管较长，入左肺门分为左肺上、下叶支气管。左主支气管和左肺上叶支气管上方有左肺动脉。左、右主支气管上方分别有左支气管淋巴结和右气管支气管淋巴结。气管左侧和左上方分别是主动脉弓末端和食管的断面。右主支气管上方有一呈圆形的血管断面为奇静脉弓。心主要显示的是左心房，其两侧有肺静脉的开口；心的左下份可见较小的左心室壁的断面，左心房与左心室之间的冠状沟内有心大静脉及冠状窦的断面。

（2）胸壁及胸膜肺区：胸壁主要由第1～10肋、肋间肌及其浅层的前锯肌等构成。在胸壁上部的外侧可见腋窝，内有腋动脉、腋静脉、臂丛、腋窝淋巴结和脂肪组织等。锁骨和锁骨下肌位于臂丛的上方。右侧胸膜肺区内的右肺被水平裂和斜裂分隔为上、中、下叶。右肺上叶支气管分出尖段支气管及后段支气管，分别进入上叶的尖段及后段。斜裂呈弧形与水平裂相交，中叶变小，仅见外侧段的一小部分。斜裂下方为右肺下叶，内有基底段支气管和基底段动脉。左侧胸膜肺区内的左肺被斜裂分隔为上叶和下叶。左肺上叶支气管分出向上的尖后段支气管，向前下方的前段支气管（图3-4-22）。

6．经胸主动脉前壁的冠状断层

（1）纵隔区：主要是后纵隔结构，心及心包已消失。脊柱左侧有自上而下的胸主动脉冠状断面。脊柱前方、胸主动脉上端的右侧有奇静脉弓的断面。奇静脉弓上方、胸椎右侧与右肺上叶内侧缘之间有一血管断面，为肋间后动脉。在脊柱上端，与肺尖平齐处有脊髓的断面。

（2）胸壁及胸膜肺区：胸壁主要由第1～10肋、肋间肌及其浅层的前锯肌等构成。右侧胸膜肺区内的右肺的斜裂呈水平走向，分隔上叶和下叶，水平裂和中叶已消失。上叶呈三角形；下叶呈四边形，位于膈上方，与膈下方的肝右后叶相对。左侧胸膜肺区内的斜裂分隔左肺的上叶和下叶。左肺上叶仅剩上后部，内侧缘呈弧形，紧贴主动脉弓和胸主动脉。左肺下叶位于膈上方，与膈下方的脾和胰等相对。下叶内上份有上段支气管及上段动脉的断面（图3-4-23）。

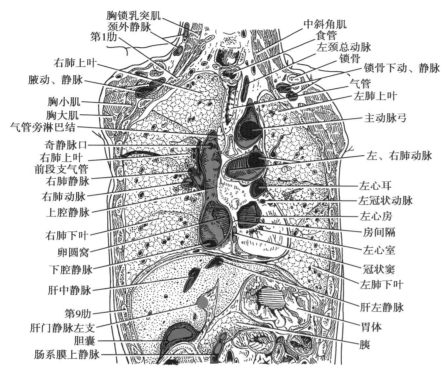

胸锁乳突肌
颈外静脉
第1肋
右肺上叶
腋动、静脉
胸小肌
胸大肌
气管旁淋巴结
奇静脉口
右肺上叶
前段支气管
右肺静脉
右肺动脉
上腔静脉
右肺下叶
卵圆窝
下腔静脉
肝中静脉
第9肋
肝门静脉左支
胆囊
肠系膜上静脉

中斜角肌
食管
左颈总动脉
锁骨
锁骨下动、静脉
气管
左肺上叶
主动脉弓
左、右肺动脉
左心耳
左冠状动脉
左心房
房间隔
左心室
冠状窦
左肺下叶
肝左静脉
胃体
胰

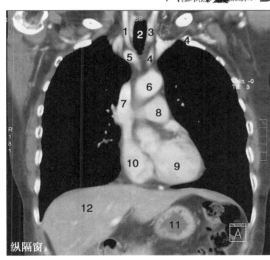
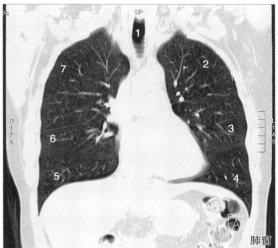

图 3-4-21 经肺动脉杈的冠状断层解剖及 CT 图像

纵隔窗：1. 右颈总动脉；2. 气管；3. 左颈总动脉；4. 左锁骨下动脉；5. 头臂干；6. 主动脉弓；7. 上腔静脉；8. 肺动脉干；9. 左心室；10. 右心房；11. 胃腔；12. 肝。

肺窗：1. 气管；2. 左肺上叶；3. 左肺上叶舌段；4. 左肺下叶；5. 右肺下叶；6. 右肺中叶；7. 右肺上叶。

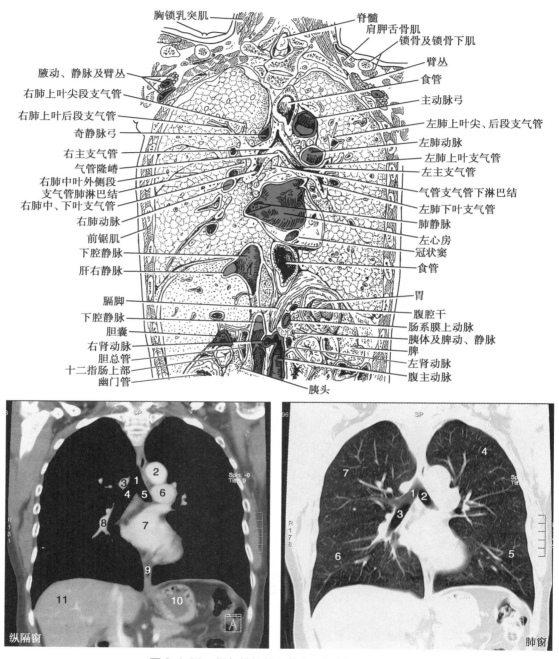

图 3-4-22 经气管杈的冠状断层解剖及 CT 图像

纵隔窗：1. 气管；2. 主动脉弓；3. 奇静脉弓；4. 右主支气管；5. 左主支气管；6. 左肺动脉；7. 左心房；8. 右肺下叶动脉；9. 食管；10. 胃腔；11. 肝。

肺窗：1. 右主支气管；2. 左主支气管；3. 中间支气管；4. 左肺上叶；5. 左肺下叶；6. 右肺下叶；7. 右肺上叶。

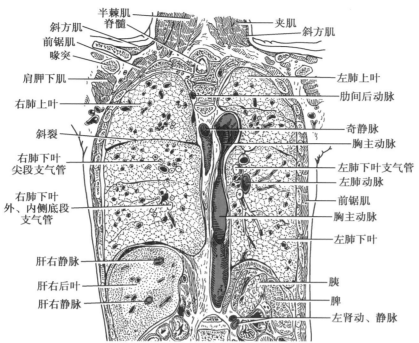

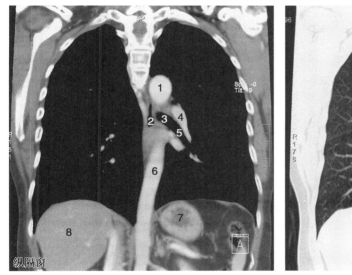
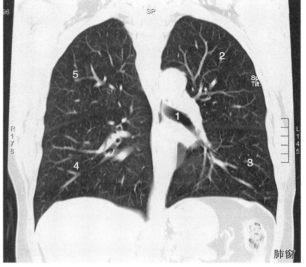

图 3-4-23 经胸主动脉前壁的冠状断层解剖及 CT 图像

纵隔窗：1.主动脉弓；2.食管；3.左主支气管；4.左肺下叶动脉；5.左肺下叶支气管；6.胸主动脉；7.胃腔；8.肝。

肺窗：1.左主支气管；2.左肺上叶；3.左肺下叶；4.右肺下叶；5.右肺上叶。

7. 经胸主动脉后壁的冠状断层

（1）纵隔区：主要是后纵隔的胸主动脉，其右侧可见脊柱，由椎体和椎间盘构成。

（2）胸壁及胸膜肺区：胸壁主要由第 3～10 肋、肋间肌及其浅层的前锯肌、背阔肌和肩胛下肌等构成。肩胛冈上方有冈上肌。右侧胸膜肺区内右肺的斜裂呈水平走向，分隔上叶和下叶。右肺上叶变小，下叶位于膈上方，与膈下方的肝右后叶相对。左侧胸膜肺区内的斜裂呈水平走向，分隔左肺的上叶与下叶。上叶面积很小，下叶底部位于膈上方，与膈下方的左肾相对（图 3-4-24）。

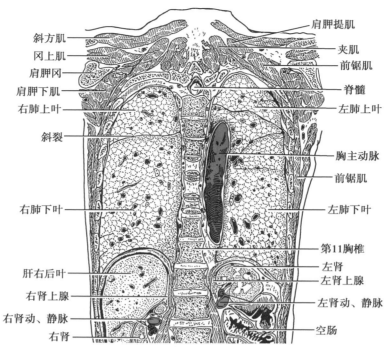

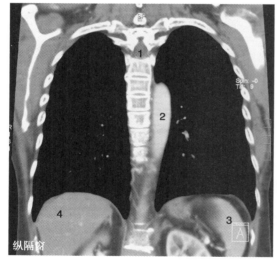
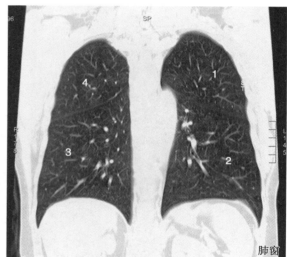

图 3-4-24　经胸主动脉后壁的冠状断层解剖及 CT 图像

纵隔窗：1. 脊髓；2. 胸主动脉；3. 脾；4. 肝。

肺窗：1. 左肺上叶；2. 左肺下叶；3. 右肺下叶；4. 右肺上叶。

8. 经胸椎椎体后部的冠状断层

（1）纵隔区：后纵隔几乎消失，该区被脊柱占据，脊柱由胸椎和椎间盘构成。脊柱的上端可见椎管及其内的脊髓和被膜。

（2）胸壁及胸膜肺区：胸壁由第 4～10 肋、肋间肌及其浅层的背阔肌、肩胛下肌等构成。在肩胛冈的上、下方有冈上肌、斜方肌、冈下肌、小圆肌和大圆肌，脊柱上方有竖脊肌。右侧胸膜肺区内的右肺斜裂消失，主要为右肺下叶，底面位于膈上方，与膈下方的肝右后叶相对。左侧胸膜肺区内的左肺斜裂也消失，主要为左肺下叶，与膈下方的左肾相对（图 3-4-25）。

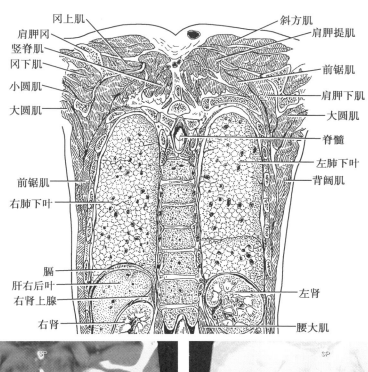

冈上肌　斜方肌
肩胛冈　肩胛提肌
竖脊肌
冈下肌　前锯肌
小圆肌　肩胛下肌
大圆肌　大圆肌
脊髓
左肺下叶
前锯肌　背阔肌
右肺下叶
膈
肝右后叶
右肾上腺　左肾
右肾　腰大肌

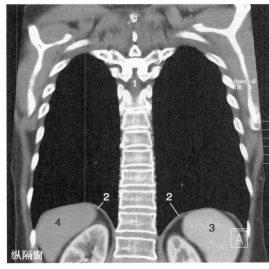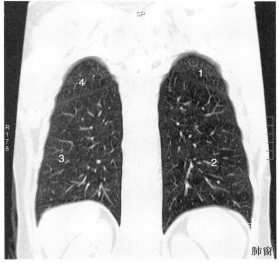

图 3-4-25　经胸椎椎体后部的冠状断层解剖及 CT 图像

纵隔窗：1. 脊髓；2. 膈；3. 脾；4. 肝。
肺窗：1. 左肺上叶；2. 左肺下叶；3. 右肺下叶；4. 右肺上叶。

三、胸部矢状断层影像解剖

　　胸部矢状断层以正中矢状位为标准层面，以层厚 20mm 向左、右侧断层。以下为自左向右逐层的每一个断层（左侧面观）内的结构。

　　1. 经左第 3 肋中份的矢状断层　断层结构包括：胸腔脏器及胸壁、肩胛区。

　　（1）胸腔脏器及胸壁：胸腔内左肺斜裂分隔左肺的上、下叶。左肺上叶位于前上方，呈梯形；左肺下叶位于后下方，呈三角形，位于膈上方，与膈下方的脾和胃底相对。胸腔前壁由第 3～7 肋、肋间肌及其前方浅层的胸大肌、胸小肌等构成。胸腔后壁主要由第 3～10 肋、肋间肌及其后方浅层的前锯肌和背阔肌等构成。

（2）肩胛区：以肩胛骨为中心，肩胛下肌位于肩胛下窝；冈上窝内有冈上肌，其上方浅面有斜方肌和锁骨的断面；冈下窝内有冈下肌、小圆肌和大圆肌等；前锯肌紧贴第 3～9 肋骨。腋窝位于胸大肌、胸小肌与肩胛下肌及第 3 肋骨之间，呈尖向上的三角形腔隙，内有腋动脉及其周围的臂丛、腋静脉（位于腋动脉和臂丛的下方）、脂肪组织和腋淋巴结等（图 3-4-26）。

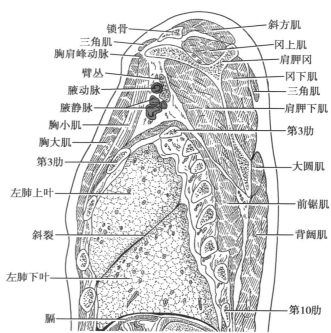

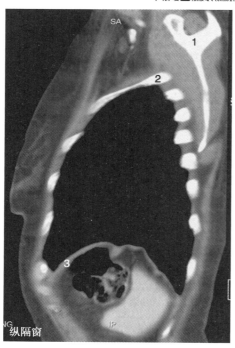
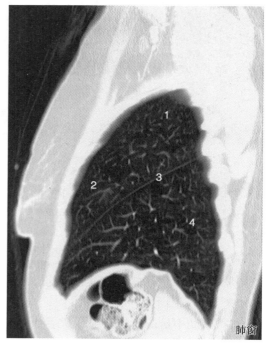

图 3-4-26　经左第 3 肋中份的矢状断层解剖及 CT 图像

纵隔窗：1. 肩胛骨；2. 肋骨；3. 膈。
肺窗：1. 左肺上叶；2. 左肺上叶舌段；3. 斜裂；4. 左肺下叶。

2. 经左第 2 肋中份的矢状断层　断层结构包括：胸腔脏器及胸壁、肩胛区。

（1）胸腔脏器及胸壁：胸腔内左肺的斜裂分隔左肺的上、下叶。左肺上叶位于前上方，略呈锥体形，底向后上，尖向前下达膈；下叶位于后下方，呈三角形，尖朝后上，底位于膈上方，与脾、胃底和肝左外叶相对。胸腔前壁由第 2～6 肋、肋间肌及其前方浅层的胸大肌和胸小肌等构成。胸腔后壁由第 2～11 肋、肋间肌及其后方浅层的前锯肌和背阔肌等构成。

（2）肩胛区：肩胛冈向后上突起。冈上窝内有冈上肌，其浅面有斜方肌。冈下窝内有冈下肌、小圆肌和大圆肌等。肩胛下窝内有肩胛下肌，与前锯肌相贴。前上方是锁骨和锁骨下肌。胸小肌与锁骨下肌之间为胸锁筋膜，有头静脉和胸肩峰动脉穿过。腋窝呈三角形，位于锁骨和锁骨下肌的下方、第 2 肋上方、胸大肌和胸小肌后方、肩胛下肌和前锯肌的前方。内有腋动、静脉及其后方的臂丛、脂肪组织和腋淋巴结等（图 3-4-27）。

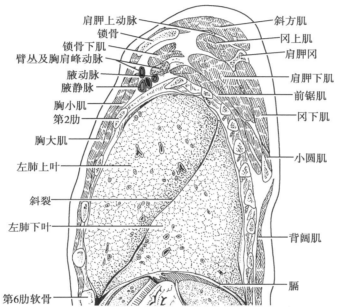

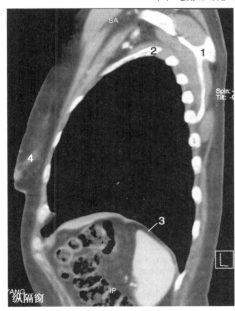
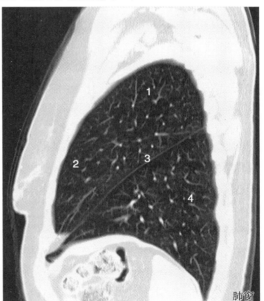

图 3-4-27　经左第 2 肋中份的矢状断层解剖及 CT 图像

纵隔窗：1. 肩胛骨；2. 肋骨；3. 膈；4. 乳腺。
肺窗：1. 左肺上叶；2. 左肺上叶舌段；3. 斜裂；4. 左肺下叶。

3. **经左第1肋外侧份的矢状断层** 断层结构包括：胸腔脏器及胸壁、肩胛区。

（1）胸腔脏器及胸壁：胸腔内首次出现左、右心室和心包、心包腔；斜裂分隔左肺的上、下叶。左肺上叶位于胸腔的前上部，舌叶位于左心室前方。左肺下叶呈三角形，位于胸腔的后下部、膈上方，与膈下方的脾、胃底和肝外左叶相对。左肺的前下方有心包围绕的左、右心室。右心室很小，位于左心室的前下方，室腔呈窄裂状。左心室壁厚，位于膈上方，与膈下方的肝左外叶相对。胸腔前壁由第1肋骨、第2～6肋软骨、肋间肌及其前方浅层的胸大肌等构成。胸腔后壁由第1～11肋骨、肋间肌及其后方浅层的前锯肌等构成。

（2）肩胛区：肩胛骨前方有肩胛下肌、前锯肌；肩胛骨后面的上部有肩胛冈，冈上窝内有冈上肌，其浅面有斜方肌，冈下窝内有冈下肌、小圆肌等。第1肋骨、锁骨、肩胛舌骨肌之间的间隙属于颈根部，与上一断层（左侧）的腋窝相续，沿第1肋骨断面上方，由前下向后上排列锁骨下静脉、动脉和臂丛。锁骨上方的大血管为颈外静脉，锁骨后方的血管为肩胛上动脉（图3-4-28）。

4. **经左肺门的矢状断层** 断层结构包括：胸腔脏器及胸壁、肩胛区。

（1）胸腔脏器及胸壁：在胸腔内，前上部有左肺上叶，舌叶位于心前方。左肺下叶位于斜裂、肺门和心后方。左肺门结构的配布从前至后依次是：上肺静脉、肺动脉和上叶支气管、下叶支气管、下肺静脉。舌叶动脉位于上叶支气管的前下方。上叶支气管与上肺静脉之间有肺淋巴结。左肺的前下方有左、右心室及心包和心包腔。右心室位于前下方，室壁较薄；左心室位于后上方，室壁较厚。左心室上方有左冠状动脉旋支和心大静脉。胸腔前壁由第1～7肋、肋间肌及其前方浅层的胸大肌和腹直肌等构成。胸腔后壁由第1～12肋骨、肋间肌及其后方浅层的菱形肌和斜方肌等构成。

（2）肩胛区：该区较小，断面仅剩肩胛骨脊柱缘，其前面有肩胛下肌与前锯肌紧密相贴；上方有肩胛提肌；后方有斜方肌（图3-4-29）。

5. **经肺动脉干的矢状断层** 该断层的肩胛区消失，断层结构包括：胸腔脏器及胸壁。

胸腔脏器及胸壁：胸腔内左肺被心及大血管分为前、后两小部分。前部为左肺舌叶，位于肺动脉干和右心室前方、胸骨及肋软骨后方，后部位于主动脉的后方，呈新月形。胸腔中的大血管和心的断面最大，位于膈中心腱的上方，心和大血管根部围以心包。右心室位于前下方，与第3～7肋软骨相邻，心室腔较大，壁较薄。右心室上方的粗大管状断面为肺动脉干，斜向前下方，与动脉圆锥相接，连接处为肺动脉口，内有肺动脉瓣。右心室上方、肺动脉口后方，有近似呈三角形的主动脉窦，内有主动脉瓣封闭主动脉口。主动脉窦的后方有左心房，其内可见肺静脉口。肺动脉干断面上端后方有呈半月形的左主支气管横断面，其下方有肺门淋巴结。左心房的后下方有冠状窦。在右心室后壁中部有一小的圆形断面为心中静脉。在肺动脉干上方及心后方有主动脉弓和胸主动脉的断面，呈弓形，弯向后下方，穿过膈的主动脉裂孔。胸腔前壁由胸骨柄、第2～7肋软骨及其前方浅层的胸大肌等构成。胸腔后壁由胸椎横突、肋骨后端及其后部浅层的竖脊肌、菱形肌和斜方肌等构成（图3-4-30）。

6. **经胸部正中的矢状断层** 断层结构包括：胸腔脏器及胸壁、脊柱。

（1）胸腔脏器及胸壁：胸腔内下方有右心房，位于膈中心腱上方，与膈下方的肝左叶相对。上方有胸廓上口，为第1胸椎椎体前缘上端与胸骨柄上端之间的向前下方倾斜的平面，与水平面约呈45°。右心房前部有右房室口，其下方有三尖瓣。右房室口前上方、升主动脉根部前方，三角形的腔隙为右心耳。升主动脉的矢状断面位于右房室口的上方，向上达气管断面的前下方，续于主动脉弓。主动脉弓向上的粗大分支为头臂干，头臂干前方壁薄的大血管为左头臂静脉。位于心及大血管前方、胸骨后方的肺组织为右肺上、中叶的前缘。

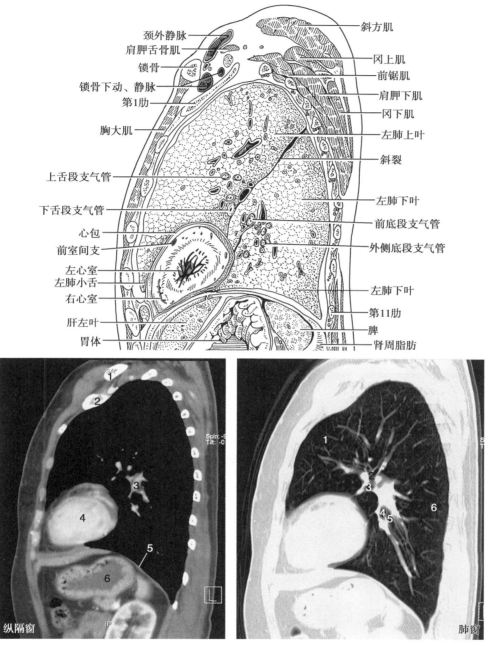

图 3-4-28　经左第 1 肋外侧份的矢状断层解剖及 CT 图像

纵隔窗：1. 锁骨；2. 肋骨；3. 左肺下叶动脉 4. 左心室；5. 膈；6. 胃腔。

肺窗：1. 左肺上叶；2. 左肺上叶尖后段支气管；3. 左肺上叶支气管；4. 左肺下叶支气管；
5. 左肺下叶后底段支气管；6. 左肺下叶。

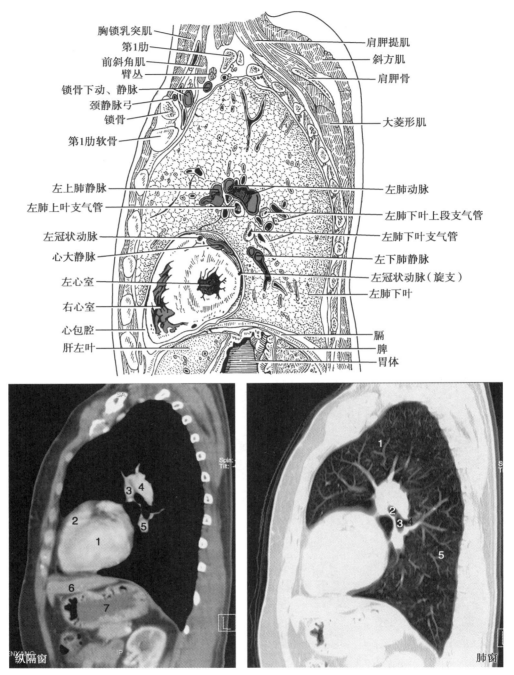

图 3-4-29　经左肺门的矢状断层解剖及 CT 图像

纵隔窗：1. 左心室；2. 右心室；3. 左上肺静脉；4. 左肺动脉；5. 左下肺静脉；6. 肝；7. 胃腔。
肺窗：1. 左肺上叶；2. 左肺上叶支气管；3. 左肺下叶支气管；4. 左肺下叶上段支气管；5. 左肺下叶。

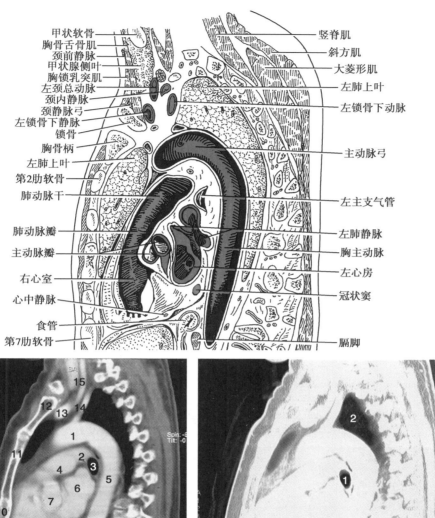

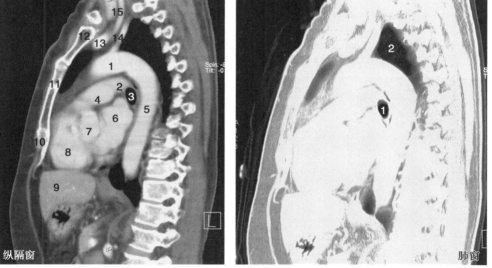

图 3-4-30 经肺动脉干的矢状断层解剖及 CT 图像

纵隔窗: 1. 主动脉弓; 2. 左肺动脉; 3. 左主支气管; 4. 肺动脉干; 5. 胸主动脉; 6. 左心房; 7. 升主动脉; 8. 右心室; 9. 肝; 10. 剑突; 11. 胸骨体; 12. 胸骨柄; 13. 左头臂静脉; 14. 左锁骨下动脉; 15. 左颈总动脉。

肺窗: 1. 左主支气管; 2. 左肺上叶。

气管由前上向后下走行,气管上方有环状软骨的断面,环状软骨弓的前下方为甲状腺峡部,气管的后壁为膜壁断面。气管下端为气管分叉部,显露出气管隆嵴断面。气管下方、升主动脉后方呈圆形的血管为右肺动脉,其下方近似三角形的断面为左心房。气管下方有隆嵴下淋巴结。食管断面自上而下呈弧形,位于气管、右肺动脉、左心房以及右心房的后方和脊柱的前方,经膈的食管裂孔进入腹腔。在食管后方、脊柱前方有奇静脉和右肋间后动脉的断面。

胸腔前壁有胸骨柄、胸骨体的断面,后壁有脊柱的断面。

(2)脊柱:颈椎和胸椎的椎体及椎间盘清晰可见,椎间盘前后窄、中间宽。椎体和椎间盘的前方有前纵韧带,后方有后纵韧带。脊髓位于椎管内,其周围覆以被膜。棘突呈叠瓦状排列,棘突之间有棘间韧带和棘上韧带(图 3-4-31)。

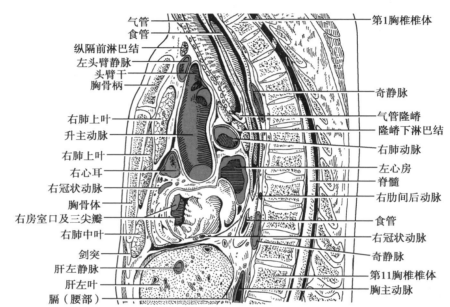

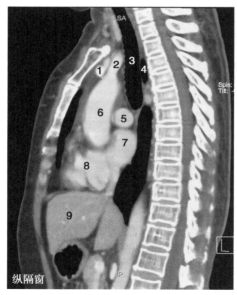
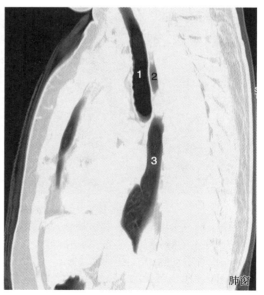

图 3-4-31　经胸部正中的矢状断层解剖及 CT 图像

纵隔窗:1. 左头臂静脉;2. 头臂干;3. 气管;4. 食管;5. 右肺动脉;6. 升主动脉;7. 左心房;8. 右心房;9. 肝。

肺窗:1. 气管;2. 食管;3. 右肺下叶。

7. 经上腔静脉的矢状断层　断层结构包括胸腔脏器及胸壁：胸腔中间为纵隔内的心及大血管，其前、后方分别有右肺前、后份内侧部的断面。右心房位于膈中心腱上方，下腔静脉位于右心房后下方，向下通过膈的腔静脉孔进入腹腔，走行于肝的腔静脉沟内。右心房的腔静脉窦宽大、壁光滑，后上方有上腔静脉口，自该口向上的粗大静脉为上腔静脉，其前方有升主动脉，后方为右肺根结构。右肺根的结构自下而上依次是右肺静脉、右肺动脉和右主支气管。右主支气管上方有奇静脉弓自后向前注入上腔静脉。右心房、升主动脉前方，肋软骨和胸骨柄的后方有右肺上叶和中叶前份的内侧部。在右肺根后方、脊柱前方有右肺上、下叶后份的内侧部。胸壁的构成与经肺动脉干的矢状断层相似（图3-4-32）。

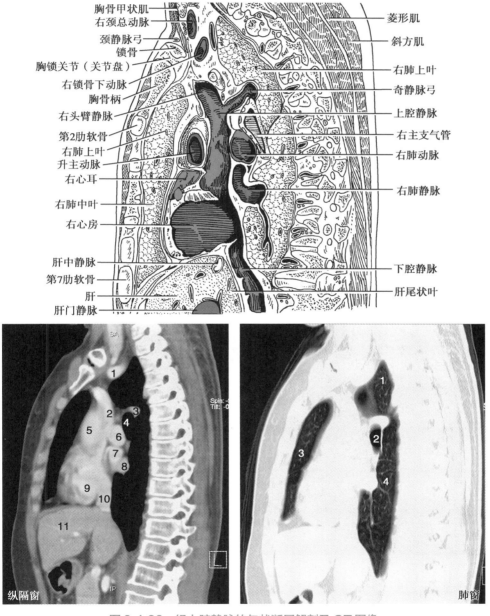

图3-4-32　经上腔静脉的矢状断层解剖及CT图像

纵隔窗：1. 头臂干；2. 上腔静脉；3. 奇静脉；4. 右主支气管；5. 升主动脉；6. 右肺动脉；7. 右上肺静脉；8. 右下肺静脉；9. 右心房；10. 下腔静脉；11. 肝。

肺窗：1. 右肺上叶；2. 右主支气管；3. 右肺上叶前段；4. 右肺下叶。

8.经右肺门的矢状断层 断层结构包括胸腔脏器及胸壁：胸腔内右肺斜裂分隔右肺下叶与上叶、中叶，水平裂不明显，右肺上叶与中叶的分界线不清，肺组织有融合。右肺门结构的配布从前至后依次是上肺静脉、上叶支气管和右肺动脉、下叶支气管、下肺静脉；中叶支气管位于右肺动脉的前下方。胸壁的构成与左肺门矢状断层相似（图 3-4-33）。

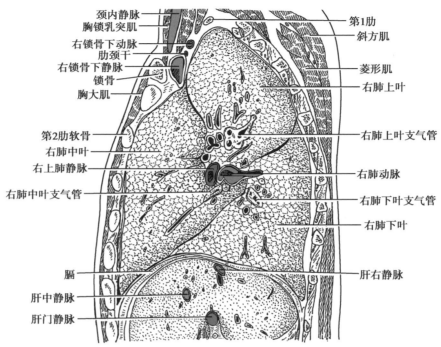

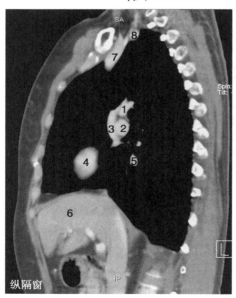

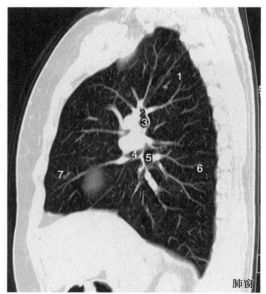

图 3-4-33　经右肺门的矢状断层解剖及 CT 图像

纵隔窗：1.右肺上叶动脉；2.右肺动脉；3.右上肺静脉；4.右心房；5.右下肺静脉；
6.肝；7.右头臂静脉；8.右锁骨下动脉。
肺窗：1.右肺上叶；2.右肺上叶尖段支气管；3.右肺上叶支气管；4.右肺中叶支气管；
5.右肺下叶支气管；6.右肺下叶；7.右肺中叶。

9. 经右第 1 肋外侧份的矢状断层　断层结构包括：胸腔脏器及胸壁、肩胛区。

（1）胸腔脏器及胸壁：胸腔内右肺的水平裂和斜裂分隔右肺上、中、下叶。斜裂由后上向前下方斜行达膈。右肺上叶位于前上部，第 1～3 肋软骨的后方；下叶位于斜裂后方，呈三角形，其内可见各底段支气管及与其伴行的肺段动脉；中叶位于斜裂与水平裂之间，呈楔形，底向前，尖向后，中叶的后上部内有内、外侧段支气管及与其伴行的肺段动脉。胸壁的构成与经左第 1 肋外侧份的矢状断层相似。

（2）肩胛区：肩胛骨仅切到其脊柱缘，肩胛骨前面有肩胛下肌，与前锯肌紧密相贴。肩胛骨后方有斜方肌覆盖。在肩胛骨上方、斜方肌前方有肩胛提肌（图 3-4-34）。

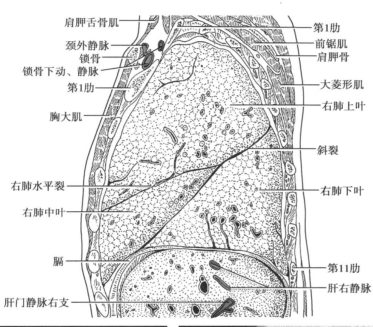

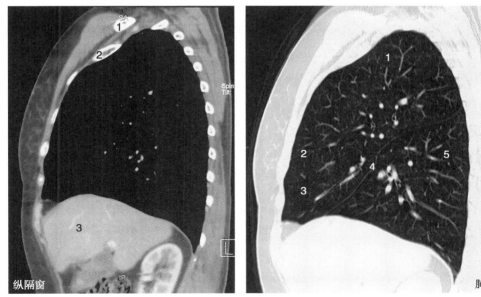

图 3-4-34　经右第 1 肋外侧份的矢状断层解剖及 CT 图像

纵隔窗：1. 锁骨；2. 肋骨；3. 肝。

肺窗：1. 右肺上叶；2. 水平裂；3. 右肺中叶；4. 斜裂；5. 右肺下叶。

10. 经右第2肋中份的矢状断层 断层结构包括：胸腔脏器及胸壁、肩胛区。

（1）胸腔脏器及胸壁：胸腔内右肺水平裂和斜裂，分隔右肺的上、中、下叶。胸壁的构成与经左第2肋中份的矢状断层相似。

（2）肩胛区：肩胛区断面呈长条状，其前面有肩胛下肌，肩胛冈断面清晰，冈上窝内有冈上肌，冈下窝内有冈下肌。冈上肌上方有斜方肌。锁骨断面下方连于胸大肌，胸大肌后方有锁骨下肌和胸小肌，锁骨下肌下方有腋动、静脉和臂丛。锁骨后方的横行肌为肩胛舌骨肌（图3-4-35）。

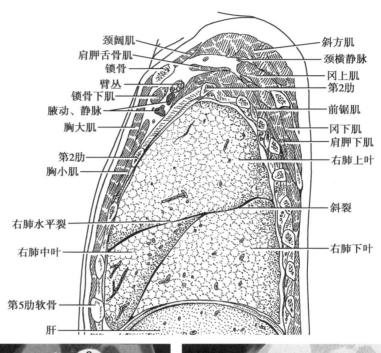

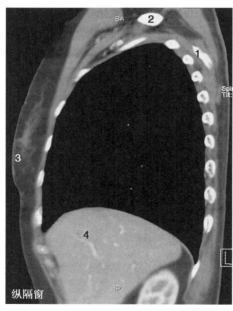
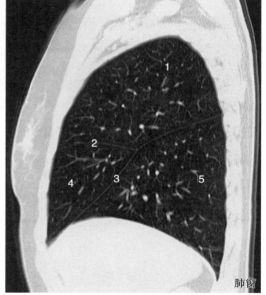

图 3-4-35 经右第2肋中份的矢状断层解剖及 CT 图像

纵隔窗：1. 肩胛骨；2. 锁骨；3. 乳腺；4. 肝。

肺窗：1. 右肺上叶；2. 水平裂；3. 斜裂；4. 右肺中叶；5. 右肺下叶。

11. 经右第3肋中份的矢状断层 断层结构包括：胸腔脏器及胸壁、肩胛区。

（1）胸腔脏器及胸壁：胸腔内右肺水平裂和斜裂分隔右肺的上、中、下叶。右肺上叶位于前上方；中叶位于前下方，呈楔形；下叶位于后下方，呈三角形，尖向上，底位于膈上方，与膈下方的肝右叶相对。胸壁的构成与经左第3肋骨中份的矢状断层相似。

（2）肩胛区：该区的结构与经左第3肋骨中份的矢状断层相似（图3-4-36）。

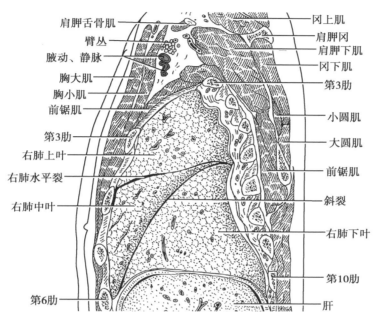

左侧标注（从上到下）：肩胛舌骨肌、臂丛、腋动、静脉、胸大肌、胸小肌、前锯肌、第3肋、右肺上叶、右肺水平裂、右肺中叶、第6肋

右侧标注（从上到下）：冈上肌、肩胛冈、肩胛下肌、冈下肌、第3肋、小圆肌、大圆肌、前锯肌、斜裂、右肺下叶、第10肋、肝

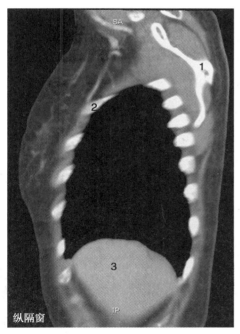

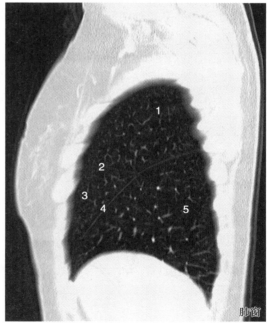

图 3-4-36 经右第3肋中份的矢状断层解剖及 CT 图像

纵隔窗：1. 肩胛骨；2. 肋骨；3. 肝。
肺窗：1. 右肺上叶；2. 水平裂；3. 右肺中叶；4. 斜裂；5. 右肺下叶。

（陈成春 张立娜 王震寰 朴成浩 姜 东）

第五节　心脏超声切面影像解剖

心脏超声检查中最常用的二维切面是心脏长轴前后位切面、心脏长轴水平位切面与心脏短轴切面，相互呈 90° 交叉（图 3-5-1）。实际应用中常常在三个正交位切面间获得众多过渡性切面，以形成对心脏结构的立体性认识。心脏超声切面较多，本节只介绍最常用的标准切面。

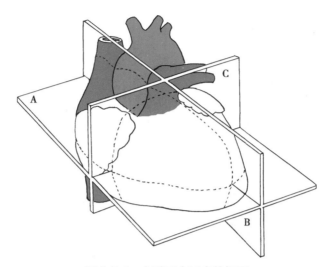

图 3-5-1　心脏三个正交位切面

A. 心脏水平位长轴切面；B. 心脏前后位长轴切面；C. 心脏短轴切面。

1. 经胸骨旁左心室长轴切面　将探头置于胸骨左缘第 3、第 4 肋间，声束平行于右肩至左肋膈角连线方向，可获得经胸骨旁左心室长轴切面。此切面解剖结构显示：右侧为心底部，由前向后依次为右心室前壁、右心室流出道、主动脉根部前壁、主动脉腔、主动脉右冠瓣和无冠瓣、主动脉根部后壁和左心房前壁、左心房、左心房后壁。切面的左侧为心尖部，其结构由前向后依次为右心室前壁、右心室腔、室间隔、左心室腔、左心室后壁。切面中部结构由前向后依次为右心室前壁、右心室腔、室间隔与主动脉根部前壁的移行部、左心室流出道、二尖瓣前瓣、左房室口、二尖瓣后瓣、左心室后壁与左心房后壁的移行部（图 3-5-2）。

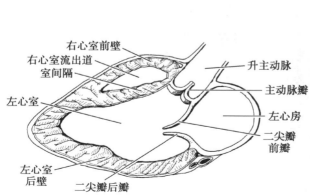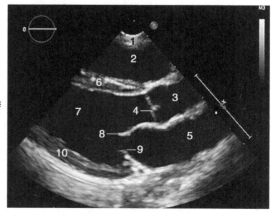

图 3-5-2　经胸骨旁左心室长轴切面及超声图像

1. 右心室前壁；2. 右心室流出道；3. 升主动脉；4. 主动脉瓣；5. 左心房；6. 室间隔；7. 左心室；8. 二尖瓣前瓣；9. 二尖瓣后瓣；10. 左心室后壁。

2. 经胸骨旁右心室流入道长轴切面 将探头置于胸骨左缘第3、第4肋间,稍向右下倾斜,使声束平行于右锁骨上窝与左腹股沟的连线方向,可获得经右心室流入道长轴切面。此切面的解剖结构包括位于左前方的右心室、位于右后方的右心房、位于切面中部的右房室之间的三尖瓣前瓣和后瓣,右心房的后方可见下腔静脉(图3-5-3)。

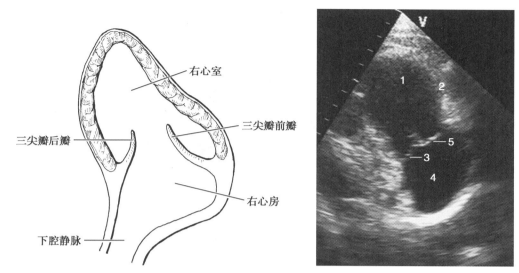

图 3-5-3 经胸骨旁右心室流入道长轴切面及超声图像
1. 右心室;2. 右心室前壁;3. 三尖瓣后瓣;4. 右心房;5. 三尖瓣前瓣。

3. 经胸骨旁主动脉瓣水平(心底)短轴切面 在经胸骨旁左心室长轴切面的基础上,顺时针旋转探头90°,使声束经过主动脉瓣水平,可获得此短轴切面。此切面的解剖结构特征是主动脉口呈圆形位于图像中央,其内部的三个半月瓣关闭时呈Y形。主动脉口前方是右心室流出道,右前方是肺动脉瓣及肺动脉干,左前方是右心室,左侧是三尖瓣,左后方是右心房、正后方是左心房(图3-5-4)。

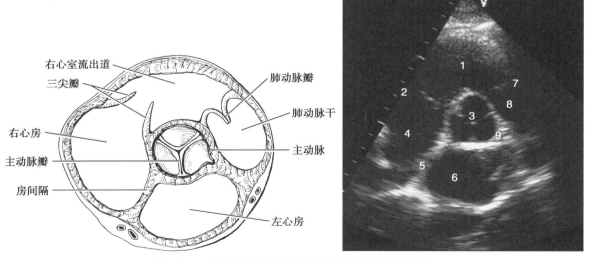

图 3-5-4 经胸骨旁主动脉瓣水平短轴切面及超声图像
1. 右心室;2. 三尖瓣;3. 主动脉瓣;4. 右心房;5. 房间隔;6. 左心房;7. 肺动脉瓣;8. 肺动脉;9. 主动脉根部。

4.经胸骨旁二尖瓣水平左心室短轴切面 在经胸骨旁心底短轴切面的基础上,将探头略向下倾斜,使声束经过二尖瓣水平,可获得此切面。切面解剖结构由前向后依次为右心室前壁、右心室腔、室间隔、左心室腔、左心室后壁,室间隔凸向右心室腔。左心室横断面呈圆形结构,腔内可见前内侧的二尖瓣前瓣和后外侧的二尖瓣后瓣,前后瓣之间为左房室口,舒张期开放呈鱼口状(图3-5-5)。

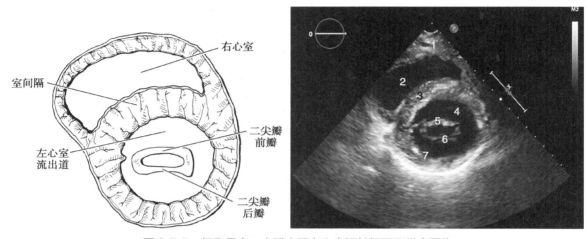

图 3-5-5　经胸骨旁二尖瓣水平左心室短轴切面及超声图像

1.右心室前壁;2.右心室腔;3.室间隔;4.左心室腔;5.二尖瓣前瓣;6.二尖瓣后瓣;7.左心室后壁。

5.经胸骨旁乳头肌水平左心室短轴切面 在经胸骨旁心底短轴切面的基础上,将探头向心尖或平行下移一个肋间,可获得此切面。切面解剖结构由前向后依次为右心室前壁、右心室腔、室间隔、左心室腔、左心室后壁。右心室位于图像的左前方,室间隔凸向右心室,左心室呈圆形位于图像右后方,壁厚,于3点和7~8点处分别可见前外侧乳头肌和后内侧乳头肌(图3-5-6)。

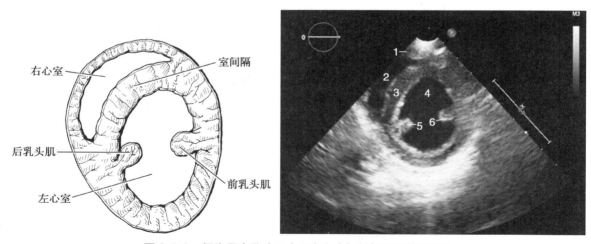

图 3-5-6　经胸骨旁乳头肌水平左心室短轴切面及超声图像

1.右心室前壁;2.右心室;3.室间隔;4.左心室;5.后内侧乳头肌;6.前外侧乳头肌。

6.经心尖四腔心切面 将探头置于心尖部,声束指向右肩胛部心底方向,获得经过左、右房室口中部的冠状切面。此切面解剖结构包括左、右心房和左、右心室4个心腔及房间隔、室间隔、房室瓣、肺静脉等。室间隔和房间隔位于切面的中部,纵向平行于切面方向。心室收缩期关闭的房室瓣基本呈水平方向,与房间隔和室间隔形成十字交叉,其中三尖瓣隔侧瓣的附着点低于二尖瓣前瓣的附着点约 0.5~1.0cm。十字交叉将切面分成四部分：切面的右前方为左心室，呈椭圆形；左前方为右心室，呈三角形；右后方为左心房，顶部有左、右上肺静脉与之相通，呈八字形；左后方为右心房。房间隔中央部为菲薄的卵圆窝。心室舒张期二尖瓣及三尖瓣同时向左、右心室腔内开放（图 3-5-7）。

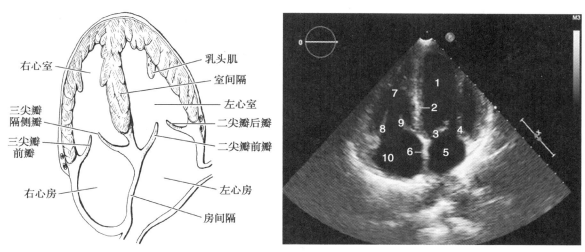

图 3-5-7　经心尖四腔心切面及超声图像

1. 左心室；2. 室间隔；3. 二尖瓣前瓣；4. 二尖瓣后瓣；5. 左心房；6. 房间隔；7. 右心室；8. 三尖瓣前瓣；9. 三尖瓣隔侧瓣；10. 右心房。

7. 经心尖五腔心切面　在心尖四腔心切面的基础上，将探头向上翘动，可显示左心室流出道和主动脉根部管腔，即为经心尖五腔心切面。切面内解剖结构及方位类似于心尖四腔心切面，心尖位于切面顶端，心室位于前方，心房位于后方。但房间隔基本不显示，主动脉根部管腔夹于左、右心房之间，可见主动脉半月瓣。主动脉根部右侧壁与室间隔相延续，邻近部分为左室流出道（图 3-5-8）。

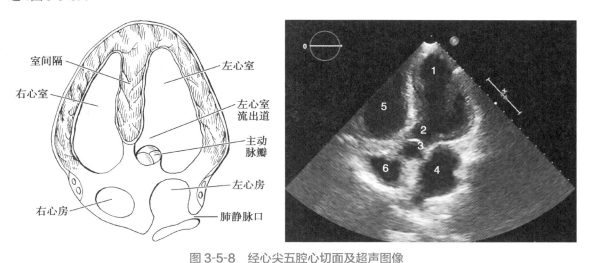

图 3-5-8　经心尖五腔心切面及超声图像

1. 左心室；2. 左室流出道；3. 主动脉瓣；4. 左心房；5. 右心室；6. 右心房。

8. 经心尖二腔心切面　在心尖四腔心切面的基础上，逆时针旋转探头近 90° 获得近似左侧心腔矢状位的经心尖二腔心切面。此切面解剖结构心尖位于切面顶端，左心室与左心房呈前后排列，左心室前壁位于图像右侧，左心室下壁位于图像左侧，心室心房之间可见二尖瓣前、后瓣叶，左侧房室沟后方为冠状静脉窦（图 3-5-9）。

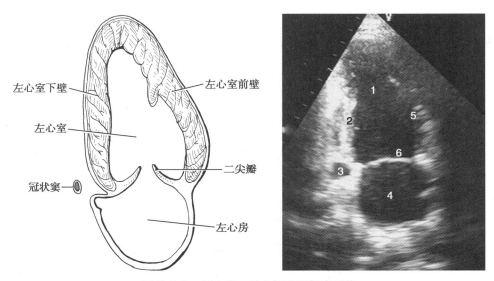

图 3-5-9 经心尖二腔心切面及超声图像

1. 左心室；2. 左室下壁；3. 冠状静脉窦；4. 左心房；5. 左室前壁；6. 二尖瓣。

9. 经心尖左心室长轴(三腔心)切面 在心尖四腔心切面基础上，将探头逆时针旋转 90°～130°，显示左心房、左心室与升主动脉长轴，即可获得该切面。切面心脏解剖结构与胸骨旁左室长轴切面近似，但方位发生变化，左心室在前，左心房在后，右后方为主动脉，可以同时显示二尖瓣及主动脉瓣。室间隔与主动脉前壁延续，二尖瓣前瓣与主动脉后壁延续(图 3-5-10)。

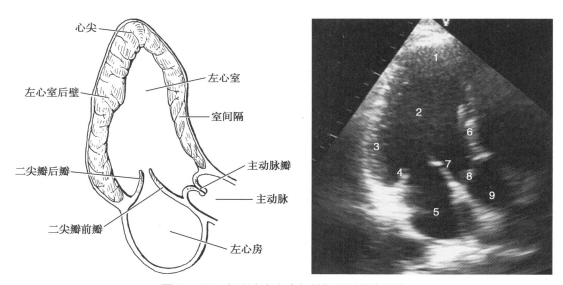

图 3-5-10 经心尖左心室长轴切面及超声图像

1. 左心室心尖部；2. 左心室；3. 左心室后壁；4. 二尖瓣后瓣；5. 左心房；6. 室间隔；7. 二尖瓣前瓣；8. 主动脉瓣；9. 主动脉。

(赵 云 武 俊)

第四章　腹　　部

　　腹部包括腹壁、腹腔和腹腔脏器结构。本章以腹部器官结构为重点,从腹部器官结构的应用解剖学,断层影像解剖学特点,CT、MRI 和超声影像学表现,腹部断层影像解剖以及肝脏超声切面影像解剖五个方面,重点介绍肝、胆、脾、胰、肾、肾上腺及腹膜后间隙等,从整体到断层、从实体到影像、从基础到临床循序渐进,通过腹部不同方位上的断层,阐述腹部器官结构的断层影像解剖。肝为腹部最大且复杂的实质器官,本章在重点介绍肝内血管分布、肝脏分段及血管走行与肝段划分关系的同时,从放射影像和超声影像两个方面对肝脏断层影像解剖学进行了阐述,以期为临床影像应用奠定形态学基础。

第一节　腹部应用解剖

一、境界与分区

(一)境界

　　腹部上方以胸廓下口的边线为标记与胸部分界,下方以耻骨联合上缘、耻骨结节、腹股沟、髂嵴和第 5 腰椎棘突的连线与盆部分界。因腹部结构与胸部、盆部的结构相互重叠与延续,故在断层解剖学中,通常以膈穹窿平面为腹部的上界,以第 5 腰椎与第 1 骶椎间椎间盘平面为腹部的下界。

(二)分区

　　为便于描述腹腔脏器所在的位置,常用两条横线和两条纵线将腹部分为 9 个区。上横线一般采用肋下平面,即左、右侧肋弓最低点的连线;下横线采用结节间平面,即左、右髂结节的连线;两条纵线为通过两侧腹股沟中点的垂直线。上述 4 条线将腹部分成 9 个区:左、右侧自上而下依次为左、右季肋区,左、右腹外侧区(腰区),左、右腹股沟区(髂区);中间自上而下依次为腹上区、脐区、腹下区(耻区)(图 4-1-1)。

　　此外,临床上常用更简便的四分法,即通过脐作水平线与垂直线,将腹部分为左、右上腹和左、右下腹 4 个区。

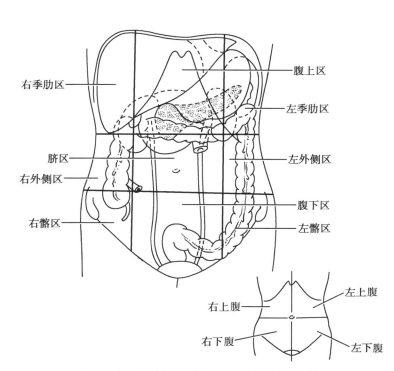

图 4-1-1　腹部分区及腹腔主要脏器的体表投影

二、标志性结构

1. 剑突（xiphoid process） 位于胸骨下端，其后方约平对第 9 胸椎椎体。剑突上接胸骨体，经两者结合处的水平面称为剑胸结合平面。

2. 肋弓（costal arch） 为第 8～10 肋软骨前端，依次连于上位肋软骨形成的弓。通过其最低点的水平面称肋下平面，约平对第 3 腰椎椎体上缘，为十二指肠水平部的标志平面。

3. 脐（umbilicus） 位于腹前正中线上，其后方平对第 3、第 4 腰椎间椎间盘。经脐至剑胸结合连线中点的水平面称为幽门平面，后方平对第 1 腰椎椎体下缘，幽门常位于此平面；幽门的右侧有胆囊和肝门静脉，其左侧后方有胰、肾门和肠系膜上动脉的起始部。脐上方约 2.5cm 平对肠系膜下动脉起始处。

4. 髂嵴（iliac crest） 髂骨翼的弓形上缘。经两侧髂嵴最高点的水平面，称为嵴间平面，约平对第 4 腰椎棘突，为腹主动脉分叉处的标志平面。

5. 髂结节（tubercle of iliac crest） 位于髂前上棘后方 5～7cm 处，髂嵴外侧唇向外的突起。经两侧髂结节的水平面称结节间平面，约平对第 5 腰椎棘突，回盲瓣多位于此平面。

三、腹部结构的配布特点

腹腔上部被胸壁的下部所覆盖，在膈穹窿以下至胸廓下口之间，胸、腹腔脏器相互重叠，故胸壁下部外伤时可造成胸腹联合损伤。腹腔可分为结肠上区、结肠下区和腹膜后间隙，腹腔内器官结构众多，但有一定的配布规律。结肠上区主要以实质性脏器和胃等为主，结肠下区主要是肠管。胰、肾、输尿管、肾上腺以及腹部的大血管、神经、淋巴结等位于腹膜后间隙，紧贴腹后壁。

四、腹部脏器、腹膜及腹部的间隙

（一）肝

1. 肝的外形 肝近似呈楔形，右端粗厚而钝圆，左端扁薄。肝右叶外形较为整齐，而肝左叶变化较大，呈波形弯曲，或有明显切迹，或极度向后上卷翘。肝的尾状叶以其尾状突连于右叶，尾状叶变化大，影像诊断时易将其误认为异常肿块。肝的大小个体差异很大，一般肝的最高径位于腋中线深面的肝右侧边缘，肝的最宽径位于第二肝门稍下方的水平面上，肝的最厚径相当于右锁骨中线的上 1/4 与下 3/4 交界处的前后径。

（1）肝的膈面：前部有矢状位双层腹膜形成的镰状韧带附着，将肝分为厚而大的肝右叶和小而薄的肝左叶（图 4-1-2）。镰状韧带游离缘内有肝圆韧带（ligamentum teres hepatis），是脐静脉闭锁后的遗迹，一端连于脐，另一端嵌入肝的肝圆韧带切迹（又名脐切迹）。在高位扫描时，可见镰状韧带在肝表面形成呈三角形的突起阴影，易误认为肿块。肝圆韧带中有附脐静脉，门静脉高压患者可导致附脐静脉曲张。B 超扫描探头下端对准脐，上端稍偏身体正中线的右侧约 2cm，可显示曲张的附脐静脉，以证实门静脉高压。膈面后部有呈冠状位的冠状韧带（coronary ligament），由膈下面返折至肝膈面的前、后两层腹膜组成，向两侧延续为左、右三角韧带，向前连于镰状韧带。冠状韧带前、后层之间没有腹膜覆盖的肝表面区域为肝裸区。

（2）肝的脏面：凹凸不平，为毗邻脏器的压迹所致，其中部有一呈 H 形的沟，右纵沟前部为胆囊窝，容纳胆囊，其前缘为胆囊切迹；后部为腔静脉沟，容纳下腔静脉，沟的上部有肝左、中、右静脉穿出肝，汇入下腔静脉，这些静脉出肝处称为第二肝门。左纵沟前部为肝圆韧带裂，内有肝圆韧带，其前端为肝圆韧带切迹；后部为静脉韧带裂，内有静脉韧带（ligamentum venosum），是胎儿时期静脉导管闭锁的产物。横沟称第一肝门，有肝左、右管，肝固有动脉左、右支，肝门静脉，以及神经和淋巴管等出入。出入肝门的结构被结缔组织包绕形成肝蒂。H 形沟的前部围成方叶，其脏面基本朝向下方；后部围成尾状叶（caudate lobe），呈上宽下窄的结构。由于腔静脉沟和静脉韧带裂近似上、下位，故肝的脏面一般朝向后下方。尾状叶位于肝门横沟的后上方，其前下部向左侧的突起为乳头突（papillary process），向右侧的突起为尾状突（caudate process），连于肝右叶。有时尾状突较长，且突出于肝下面，影像诊断时易误诊为肿块（图 4-1-3）。

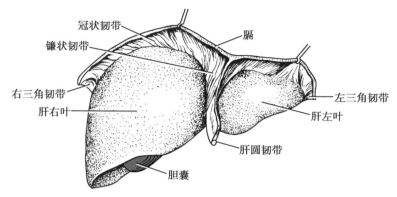

图 4-1-2　肝的膈面

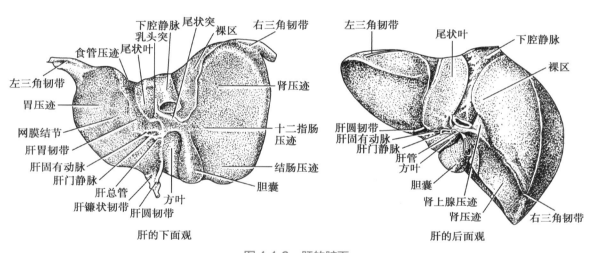

图 4-1-3　肝的脏面

2. 肝的毗邻

（1）肝的膈面：与膈相邻，并以冠状韧带、镰状韧带和三角韧带连于膈。

（2）肝的脏面：左叶的大部分与胃前壁和贲门相接触，在其近后缘处、静脉韧带裂左侧，有食管压迹；方叶靠近肝门的部分与胃幽门相接触；肝右叶的中部与十二指肠上部相接触，前部与结肠右曲及横结肠右端相接触，后上部毗邻右肾和右肾上腺；肝右叶前部左侧与方叶之间的胆囊窝处，与胆囊紧密相邻（图 4-1-4）。

3. 肝的分叶、分段

肝的分叶、分段方法较多，本章节仅介绍两种常用的方法。

（1）国内常用的肝段划分法：肝依据其脏面 H 形沟分为左叶、右叶、方叶和尾状叶。但依据影像诊断和外科手术的需要，按 Glisson 系统和肝静脉的走行，由正中裂分为几乎大小相等的左半肝和右半肝，并根据肝门静脉的分支与分布又将肝分为 5 叶 6 段（图 4-1-5）。

左半肝被左叶间裂分为左内叶和左外叶；左外叶被左段间裂分为左外叶上段和左外叶下段。右半肝被右叶间裂分为右前叶和右后叶；右后叶被右段间裂分为右后叶上段和右后叶下段。尾状叶由正中裂分为左、右段。在断层标本上，通常以下腔静脉左缘作为尾状叶左、右段的分界标志，而下腔静脉的右缘可作为尾状叶与右后叶的分界标志。

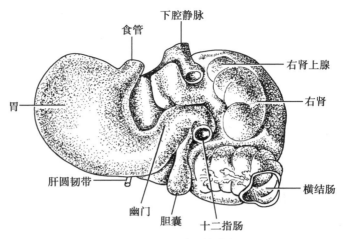

图 4-1-4　肝脏面的毗邻

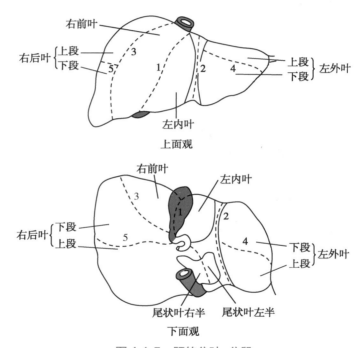

图 4-1-5　肝的分叶、分段

1. 正中裂；2. 左叶间裂；3. 右叶间裂；4. 左段间裂；5. 右段间裂。

（2）Couinaud 肝段划分法：1954 年，Couinaud 根据 Glisson 系统的分布和肝静脉的走行，将肝分为两半肝、5 叶和 8 段，并将此 8 段自尾状叶开始用罗马数字顺时针命名。此肝段划分法在国际上被广泛采用（图 4-1-6）。

1）正中裂：又称主门裂或 Cantlie 线，肝膈面为下腔静脉左壁至胆囊切迹中点的连线，脏面由胆囊切迹经胆囊窝中份，越横沟入腔静脉沟。内有肝中静脉走行，将肝分为左、右半肝，直接分开相邻的右前叶（SⅤ和 SⅧ）和左内叶（SⅣ）。

2）左叶间裂：又称脐裂，位于肝膈面镰状韧带左侧 1cm 处与下腔静脉左壁的连线，脏面则为肝圆韧带裂。将左半肝分为左内叶（SⅣ）和左外叶（SⅡ和 SⅢ）。

3）左段间裂：又称左门裂，在肝膈面为下腔静脉左壁与肝左缘中、上 1/3 交界处的连线，转至脏面再横行至左纵沟，将左外叶分为上段（SⅡ）和下段（SⅢ）。肝左静脉走行于该裂内，故在横断层上该静脉可作为 SⅡ和 SⅢ的分界标志。

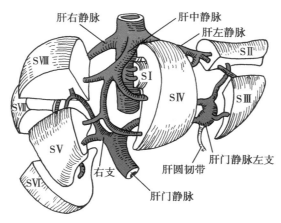

图 4-1-6 Couinaud 肝段划分法

4）背裂：上起自肝左、肝中和肝右静脉注入下腔静脉处，下至肝门的弧形线，即尾状叶的周界，将尾状叶（SⅠ）与右前叶和左内叶分开。

5）右叶间裂：又称右门裂，在肝膈面为下腔静脉右壁与胆囊窝中点右侧的肝下缘中、右 1/3 交点的连线，转至脏面连于横沟右端，内有肝右静脉走行，将右半肝分为右前叶（SⅤ 和 SⅧ）和右后叶（SⅥ 和 SⅦ）。

6）右段间裂：又称横裂，在肝脏面为横沟右端与肝右缘中点的连线，转至膈面连于正中裂。此裂相当于肝门静脉右支的延长线，同时分开右前叶的下段（SⅤ）与上段（SⅧ）和右后叶的下段（SⅥ）与上段（SⅦ）。

肝除尾状叶以外的部分，借肝正中裂、左叶间裂和右叶间裂，以第二肝门为中心，被放射状地分成 4 部分，即左外叶、左内叶、右前叶和右后叶。以此为基础，再以左、右段间裂为界将其分为 7 部分，加之背裂围成的尾状叶，肝可分为 8 部分，Couinaud 将此称为 8 段，并按顺时针方向依次命名：尾状叶为 SⅠ，左外叶上段为 SⅡ，左外叶下段为 SⅢ，左内叶为 SⅣ（肝门静脉左支横部上方为 SⅣa，下方为 SⅣb），右前叶下段为 SⅤ，右后叶下段为 SⅥ，右后叶上段为 SⅦ，右前叶上段为 SⅧ。

4. 肝门静脉及其分支 肝门静脉（hepatic portal vein）是由肠系膜上静脉和脾静脉，或肠系膜上、下静脉和脾静脉三者在第 2 腰椎右侧、胰颈的后方汇合而成，长约 6cm，管径约为 1.3cm。肝门静脉起始后行向右上方与正中线呈 45°，经胰颈和十二指肠上部的后面与下腔静脉前面之间上行进入肝十二指肠韧带，在肝固有动脉和胆总管的后方上行至肝门。肝门静脉一般分为左、右支入肝，在分支前其管径稍膨大，称为肝门静脉窦。肝门静脉本干与右支的夹角约 120°，与左支横部的夹角约 90°。在肝门静脉分叉点右侧的矢状断面上，一般仅能切到右支；在分叉点左侧的矢状断面，能切到横沟内的左支横部和位于肝门下方斜行的肝门静脉本干（图 4-1-7）。

（1）肝门静脉左支及分支：左支较右支细长，自肝门静脉主干分出后，向左横行于肝横沟内，至左纵沟转向前下走行于肝圆韧带裂内，末端成盲端，与肝圆韧带相连。左支依据走行分为四部分，即横部、角部、矢状部（又称为脐部）和囊部，分支分布于左半肝和尾状叶左半。

肝门静脉左支横部自肝门静脉分出后向左前并稍向上行，与右支形成向前开放的 150° 角，其长度约为 22mm，管径约为 9.4mm。左支横部在角部以 90°～120° 角向前转弯移行为矢状部，后者长度约为 21.5mm，管径约为 9.4mm，其方位多数为向下约 15° 角。矢状部近似矢状位，少数偏左，多数偏右，主要与肝在体位上的位置有关，如在横断层上，肝向右后转，则导致矢状部向右偏，同时亦使肝门静脉右支向右后延伸。由于左支横部向左上，而矢状部向前下，故肝门静脉左支以角部为最高点。因而在横断层标本上，稍高的断层可切到角部，而低位的断层可切到左支的起始处和囊部，在肝门平面上有时可同时切到横部、角部和矢状部。左支的主要分支有：

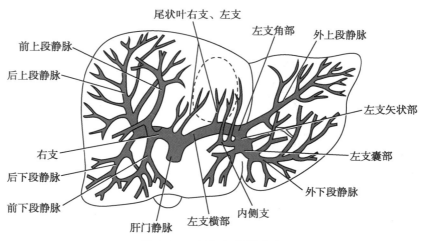

图 4-1-7　肝门静脉的分支

1）外上段静脉：为一粗大分支，从左支角部凸侧发出，向左上行至左外叶的后上方，分布于左外叶上段（SⅡ）。

2）外下段静脉：为一粗大分支，起自囊部的左侧，向左下行至左外叶下段（SⅢ）。

3）内侧支：起自矢状部的右侧壁，又分为内上段静脉和内下段静脉，分布于左内叶（SⅣa 和 SⅣb）。

4）尾状叶左支：一般发自肝门静脉分叉处或左支横部，可有 1～3 支，分布于尾状叶左半。当尾状叶右支细小且仅供应尾状突时，尾状叶左支则分布于尾状叶全部。

（2）肝门静脉右支及分支：右支较左支粗短，分布于右半肝和尾状叶右段。自肝门静脉主干分出后，于肝横沟内向右行，经肝门右切迹后进入肝实质，其末端一般分为两支，即前叶静脉和后叶静脉。两支形成向右并稍向前开放的 75°～90° 夹角。右支的主要分支有：

1）右前支：为一短干，长度约为 13mm，管径约为 8mm。起始后行向前下，随即向前、向上、向下、向内侧和外侧分出数支，分布于右前叶的上段（SⅧ）和下段（SⅤ）。

2）右后支：长度约 12.6mm，管径约 7mm。此静脉自肝门静脉右支发出后向右横行，为肝门静脉右支的延续，随即再分为较粗的后上段静脉和较细的后下段静脉，分布于右后叶的上段（SⅦ）和下段（SⅥ）。

3）尾状叶右支：发自肝门静脉右支的上壁或肝门静脉分叉处，分布于尾状叶右半，有 1～2 支。此静脉如较细小时，则仅供应尾状突。

肝门静脉右支有时缺如（21%），肝门静脉本干直接分出右前支、右后支和左支，呈三叉形，或右前支由左支发出。

5. 肝静脉及其属支　肝静脉（hepatic vein）包括大的和小的肝静脉，均注入下腔静脉。大的肝静脉包括肝左静脉、肝中静脉和肝右静脉，小的肝静脉有肝右后静脉和尾状叶静脉等（图 4-1-8）。

（1）肝左静脉（left hepatic vein）：收集左外叶和部分左内叶的静脉血。主干位于左段间裂内，由上、下根合成。下根较上根粗大，收纳左外叶下段的静脉血。肝左静脉开口于下腔静脉的左前壁，管径约 8mm。肝左静脉约 56.5% 与肝中静脉共干，长度在 10mm 之内，其属支有：

1）左后缘静脉：又称左颅侧肝小静脉，出现率为 65.5%，位于左叶后缘，位置表浅，有的人此静脉仅位于肝被膜下，多数注入肝左静脉接近下腔静脉处，少数直接注入下腔静脉。

2）左叶间静脉：亦称左叶间肝小静脉，位于左叶间裂内，接收左叶间裂附近的静脉血，作为识别左叶间裂的重要标志。

3）内侧静脉：为走行于左外叶的属支，平行于左叶间裂，位于裂左侧 10～15mm 处，收纳左外叶下段静脉血。可与左叶间静脉联合成一干注入肝左静脉。断面上易将其误认为肝左静脉主支。

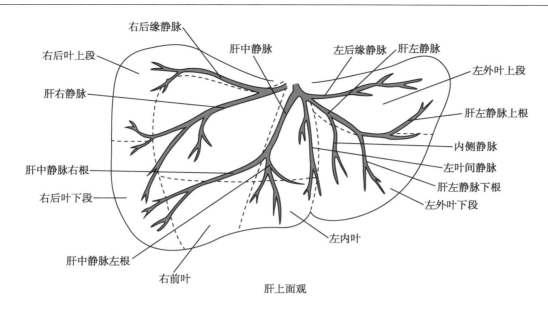

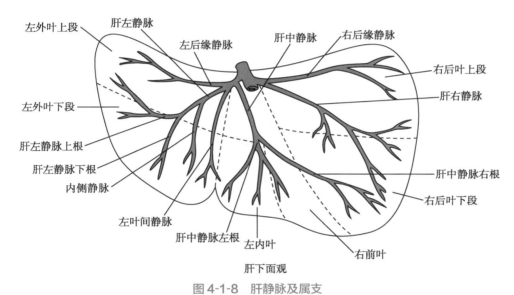

图 4-1-8 肝静脉及属支

（2）肝中静脉（intermediate hepatic vein）：收集左内叶大部分与右前叶左半的静脉血。主干较长，位于正中裂的上半部，由左、右根合成，会合点多数（66.6%）在肝门静脉分叉点的下方 1～2cm 处，61% 在肝门静脉分叉点的左侧 1cm 处。右根较左根略粗，似为肝中静脉的延续，故肝中静脉呈凸向右的弧形弯曲。肝中静脉的前壁及左、右侧壁均有数条属支注入，主干开口于下腔静脉的左前壁或前壁，管径约 9.6mm。

（3）肝右静脉（right hepatic vein）：收集右前叶右半和右后叶的大部分静脉血。以主干型多见，主干位于右叶间裂内，呈向右突出的弧形弯曲。肝右静脉属支的分型、粗细和收集范围与肝中静脉的大小以及有无肝右后静脉有关。当肝中静脉粗大，且主干显著偏右而收纳右后叶下段的静脉血，或肝右后静脉特别粗大时，肝右静脉则较细小，分散型增加，主干型减少。肝右静脉属支越接近肝右静脉的近侧段，属支管径越粗大。因回流血量迅速增加，肝右静脉的管径也迅速增粗，其邻近下腔静脉右壁的汇入处管径较大，约 10.5mm。肝右静脉最高位的属支为右后缘静脉，其平行于右半肝上缘，处于右后缘最突出处，较左后缘静脉稍粗，开口于肝右静脉汇入下腔静脉处，出现率约 55%。

（4）肝右后静脉（right posterior hepatic vein）：收集右后叶上段下部和下段的静脉血。位置常较表浅，出现率为100%。肝右后静脉可有1～5支，大多数细小，约60%有一支的管径可达2mm，注入下腔静脉右后壁，汇入点较三大肝静脉（肝左静脉、肝中静脉和肝右静脉）低，即在腔静脉沟的下部，但较肝门横沟平面稍高。在肝右静脉呈分散型或细小的主干型，只收集一部分右后叶上段静脉血的情况下，常有粗大的肝右后静脉出现。

（二）胰和肝外胆道

1．胰（pancreas） 在第1～2腰椎椎体水平横位，位于腹膜后间隙上部，分为胰头、颈、体、尾四部分。胰头较宽大，位于第2腰椎椎体的右侧，被呈C形的十二指肠凹槽所包绕，其下份向左侧的突出称为钩突，常伸入肠系膜上血管的后方。胰头后方近十二指肠降部有胆总管下行，该段胆总管可能部分或全部被胰实质所包埋。胰头与胰体交界处为胰颈，其后方有肠系膜上静脉与脾静脉汇合成肝门静脉，向右上斜行。胰体占胰中份的大部分，通常位于第1腰椎椎体前面，前面隔网膜囊邻胃后壁，后面自右侧向左侧依次横过下腔静脉、腹主动脉、左肾上腺和左肾上极的前方。胰尾钝圆缩细，向左上伸向脾门，在脾门下方与脾接触，部分人胰尾可距脾门数厘米（图4-1-9）。

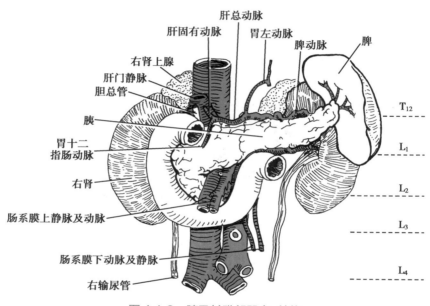

图 4-1-9　胰及其毗邻器官、结构

（1）胰的分型

1）一般型：约占74%，胰头低于胰体，而胰体又低于胰尾；在连续横断层上，每个断层只切到一块胰组织。依据外形可进一步分为斜型，占49%；水平型，占12%；直角型，占13%（图4-1-10）。

2）特殊型：约占26%，胰头、体、尾部在冠状位上的高低顺序反常或胰外形上存在畸形；在横断层上，有可能在一个断层中切到两块胰组织。其中，体高型占16%；头高型占2%；波浪型占6%；突出胰块型占2%，此型不要误认为是肿块（见图4-1-10）。

（2）胰的测量

1）胰上缘与腰椎椎体及其他器官的关系：胰上缘位于第12胸椎与第1腰椎间椎间盘水平占19%；第1腰椎椎体上部水平占59%；第1腰椎椎体中部水平占11%；第1腰椎椎体下部水平占7%；第1、第2腰椎间椎间盘水平占2%；第2腰椎椎体上部占2%。脐到胰上缘的距离为10.6cm；耻骨联合到胰上缘的距离为25.9cm；剑胸结合到胰上缘的距离为8.3cm。胰尾与胰体在同一水平面上占12%，胰尾高于胰体者占70%（胰尾可高于胰体4.5cm），胰尾低于胰体者约占18%（胰尾可低于胰体2.8cm）。

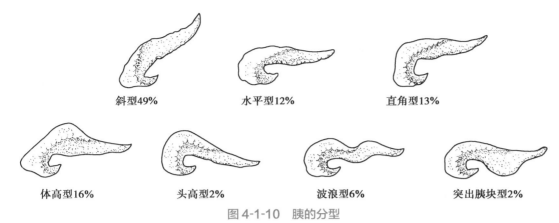

斜型49%   水平型12%   直角型13%

体高型16%   头高型2%   波浪型6%   突出胰块型2%

图 4-1-10 胰的分型

2）胰各部的高度和厚度：胰头的高度为 50.4mm，厚度为 21.7mm。胰颈中部的高度为 24.8mm，厚度为 9.6mm。颈、体交界处的高度为 27.0mm，厚度为 12.1mm。腹主动脉前方的胰体高度为 26.1mm，厚度为 13.2mm。距正中线左侧 40mm 处的胰体高度为 27.5mm，厚度为 13.9mm。距正中线左侧 70mm 处的胰尾高度为 21.8mm，厚度为 13.1mm。

3）主胰管的管径及位置：主胰管接近与胆总管汇合处的管径为 2.7mm，接近胰颈中部的管径为 2.5mm，接近正中线左侧 40mm 处的管径为 2.2mm。主胰管末端管径大于胰颈处管径者占 64%，等于胰颈处管径者占 16%，小于胰颈处管径者占 20%。

2. 肝外胆道 包括肝左管、肝右管、肝总管、胆囊和胆总管（图 4-1-11）。

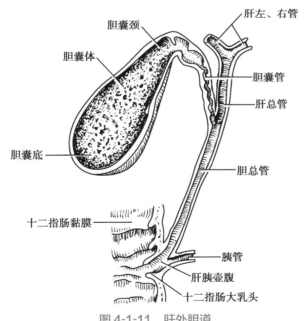

肝左、右管

胆囊颈
胆囊体
胆囊管
肝总管
胆囊底
胆总管
十二指肠黏膜
胰管
肝胰壶腹
十二指肠大乳头

图 4-1-11 肝外胆道

（1）肝总管（common hepatic duct）：由肝左、右管汇合而成，合成处 80% 在肝门下方，20% 在肝门内。肝总管走行于肝十二指肠韧带内，其下端与胆囊管汇合成胆总管。

（2）胆囊（gall bladder）：呈长梨形，位于胆囊窝内，借疏松结缔组织与肝相连。分为胆囊底、体、颈、管四部分。胆囊底突向前下方，体表投影相当于右腹直肌外侧缘与右侧肋弓相交处。胆囊体介于胆囊底与胆囊颈之间，三者间无明显分界。胆囊颈是胆囊体向后的延续部分，细而弯曲，与胆囊管相续。胆囊管为靠近胆囊颈的一段，其黏膜形成螺旋状的皱襞，称为螺旋襞，胆结石常嵌顿于此处。

（3）胆总管（common bile duct）：由肝总管与胆囊管汇合而成，长度4～8cm，管径6～8mm，向下与胰管会合。胆总管起始段位于肝十二指肠韧带内，然后经十二指肠上部后方，向下经胰头与十二指肠降部之间或经胰头后方或被胰实质所包埋，最后斜穿十二指肠降部后内侧壁与胰管汇合，形成略膨大的肝胰壶腹（hepatopancreatic ampulla）[又称法特壶腹（Vater's ampulla）]，开口于十二指肠大乳头。在肝胰壶腹周围有肝胰壶腹括约肌（又称为Oddi括约肌）包绕。

（三）肾、肾上腺和脾

1. 肾（kidney） 形似蚕豆（图4-1-12），表面光滑，女性肾略小于男性。肾的内侧缘中部凹陷，称为肾门（renal hilum），有肾血管、淋巴管、神经和肾盂通过，各结构被结缔组织包裹形成肾蒂。由于下腔静脉靠近右肾，故右肾蒂较短。肾蒂内各结构的排列关系自前向后分别为肾静脉、肾动脉和肾盂；自上向下分别为肾动脉、肾静脉和肾盂。由肾门伸入肾实质的腔隙称为肾窦，容纳肾动脉的分支、肾静脉的属支、肾大盏、肾小盏、肾盂和脂肪组织等。肾外侧缘隆凸。肾前面稍凸，后面平坦，贴近腹后壁。肾上端宽而薄，下端窄而厚。

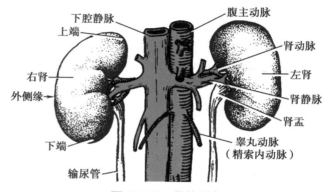

图4-1-12 肾的形态

（1）肾的位置及毗邻：肾位于脊柱的两侧，腹膜后间隙内。肾的位置可随呼吸运动而有轻度的上下移动。左肾在第11胸椎椎体下缘至第2、第3腰椎间椎间盘之间，右肾在第12胸椎椎体上缘至第3腰椎椎体上缘之间。右肾较左肾低1～2cm，女性肾低于男性，儿童低于成人。肾门约平对第1腰椎，距正中线约5cm。左肾前面的上部与胃底后面相邻，中部和内侧与胰和脾血管接触，下部邻近空肠和结肠左曲。右肾前面的上部与肝右叶相邻，下部与结肠右曲接触，内侧缘邻近十二指肠降部。两肾的后方上1/3与膈、肋膈隐窝和第12肋相邻，下2/3自内侧向外侧与腰大肌、腰方肌和腹横肌腱膜相邻（图4-1-13）。

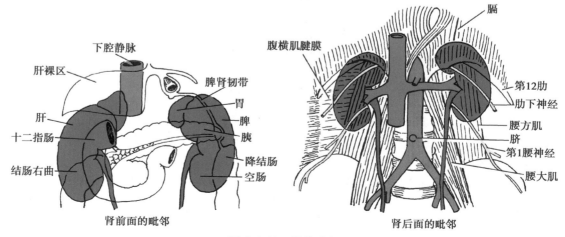

图4-1-13 肾的毗邻

（2）肾血管和肾段：肾动脉在肾门处通常分为前支和后支。前支较粗，分出 4 个分支与后支一起进入肾实质。这些分支在肾内分布于相应的肾段内，故称为肾段动脉（图 4-1-14）。各肾段动脉分支之间缺乏吻合，不存在侧支循环，故肾段之间存在乏血管带。如一支肾段动脉出现血液循环障碍，所供应的肾段可出现坏死。肾静脉及其属支与同名动脉伴行。

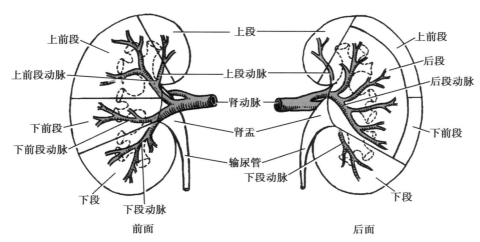

图 4-1-14　肾血管和肾段

此外，尚有不经过肾门直接入肾的额外动脉，称副肾动脉。副肾动脉在肾内的分布相当于正常的肾段动脉，其出现率为 28.7%。

2. 肾上腺（suprarenal gland）　位于腹膜后间隙内，脊柱的两侧，平对第 11 胸椎椎体高度，肾的内上方，与肾共同包裹于肾筋膜内。腺体的前面有不显著的肾上腺门，是血管、神经等出入处。肾上腺外包被膜，其实质可分为皮质和髓质两部分，断层上用肉眼即可分辨。左肾上腺呈半月形，右肾上腺呈三角形；除常见形态外，还可出现纺锤形、蝌蚪形、楔形和半圆形等。

左、右肾上腺的毗邻不同：左肾上腺前面的上部借网膜囊与胃后壁相邻，下部与胰和脾血管相邻，内侧缘接近腹主动脉；右肾上腺前面的外上部直接与肝裸区相邻，内侧部紧邻下腔静脉。左、右肾上腺的后方均为膈（见图 4-1-13）。

3. 脾（spleen）　位于左季肋区，第 9~11 肋的深面，其长轴与第 10 肋方向基本一致。脾呈椭圆形，分为膈、脏面，上、下缘和前、后端（图 4-1-15）。膈面平滑隆凸，与膈相贴；脏面凹陷，近中央处为脾门，是脾血管、神经等出入处。脏面的前上部与胃底相邻，后下部与左肾上腺、左肾相邻，下方与结肠左曲和胰尾相接触。上缘较锐，朝向前上方，有 2~3 个脾切迹；下缘较钝，伸向后下方。前端较宽，朝向前外侧；后端钝圆，朝向后内侧，与膈结肠韧带相接触。脾的大小个体差异较大，在同一个人也可因功能状况不同而有所改变。

副脾是指存在于脾附近的一些结节状脾组织块，大小不等，数目不一，多位于胃脾韧带、大网膜中或脾血管周围，出现率 10%~40%。

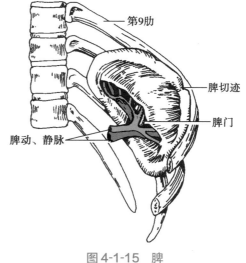

图 4-1-15　脾

（四）腹膜

1. 腹膜形成的结构　腹膜从腹、盆壁内面移行于脏器表面，或从一个脏器移行到另一个脏器的过程中，常形成一些腹膜结构，如网膜、系膜、韧带和皱襞等。

（1）网膜：是连于胃小弯和胃大弯的双层腹膜皱襞，包括大网膜和小网膜。

1）大网膜（greater omentum）：位于胃大弯与横结肠之间，覆盖于横结肠和大部分空、回肠的前面。

2）小网膜（lesser omentum）：位于肝下面至胃小弯和十二指肠上部之间，左侧大部分为肝胃韧带（hepatogastric ligament），内有胃左、右血管，淋巴结和神经等；右侧小部分为肝十二指肠韧带（hepatoduodenal ligament），其内右前方为胆总管、左前方为肝固有动脉，两者后方为肝门静脉，近肝门处韧带内结构为肝固有动脉左、右支，肝总管或肝左、右管和肝门静脉左、右支。肝十二指肠韧带的右缘游离，后方为网膜孔。

3）网膜囊（omental bursa）：是位于小网膜和胃后方的前后扁窄的腹膜间隙（图4-1-16），为一盲囊，其上壁是肝尾状叶及膈下面的腹膜；前方与胃后壁相邻；后方与横结肠、胰、左肾和左肾上腺等相邻；左侧与脾相邻；右侧有网膜孔（omental foramen）。网膜囊向上突入尾状叶周围形成的腹膜间隙称网膜囊上隐窝。

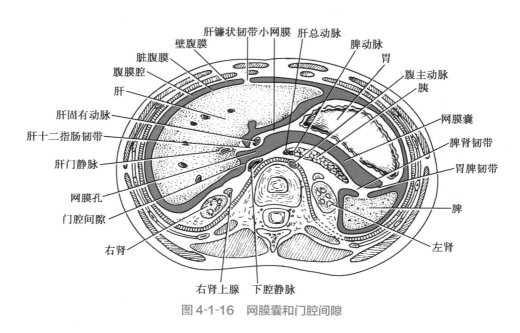

图 4-1-16　网膜囊和门腔间隙

（2）系膜：是将肠管或其他器官连至腹后壁的双层腹膜结构，其间含有血管、淋巴管、淋巴结及神经等。主要有肠系膜、横结肠系膜和乙状结肠系膜等（图4-1-17）。

（3）韧带：是连于腹壁与脏器之间或相邻脏器之间的双层或单层腹膜结构（见图4-1-17）。主要有肝韧带（包括肝胃韧带、肝十二指肠韧带、镰状韧带、冠状韧带和三角韧带）；胃韧带（包括肝胃韧带、胃结肠韧带、胃脾韧带和胃膈韧带）；脾韧带（主要有胃脾韧带、脾肾韧带和膈脾韧带）。

（4）皱襞：位于脏器之间或脏器与腹壁之间，多由血管等结构被腹膜遮盖而形成，主要有胃胰襞，肝胰襞，十二指肠上、下襞。

2. 腹膜隐窝和陷凹　在腹膜皱襞之间或皱襞与腹、盆壁之间的小凹陷称隐窝，较大且恒定的隐窝则称陷凹。肝肾隐窝（hepatorenal recess）位于肝右叶后下方与右肾之间，仰卧时此隐窝为腹膜腔最低处，是液体易于存积的部位。十二指肠升部的左侧有十二指肠上、下隐窝，盲肠的后方有盲肠后隐窝，乙状结肠系膜与腹后壁之间有乙状结肠间隐窝（见图4-1-17）。直肠膀胱陷凹（rectovesical pouch）为男性盆腔内膀胱与直肠之间的腹膜凹陷，躯干直立位或半卧位时为腹膜腔的最低处。直肠子宫陷凹（rectouterine pouch）和膀胱子宫陷凹（vesicouterine pouch）分别为女性盆腔内子宫与直肠、子宫与膀胱之间的腹膜凹陷。前者也称道格拉斯腔（Douglas pouch），较深，与阴道穹后部间仅隔薄层的阴道壁和腹膜，为站立或半卧位时腹膜腔的最低处。

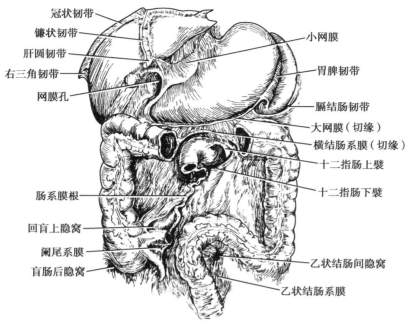

图 4-1-17 腹膜形成的结构

3. 腹膜腔分区和间隙 腹膜腔以横结肠及其系膜为界，可分为结肠上区和结肠下区。结肠上区位于横结肠及其系膜与膈之间，又以肝为界，分为肝上间隙和肝下间隙。结肠下区以升结肠、降结肠和肠系膜根部为界，划分为 4 个间隙：右结肠旁沟、左结肠旁沟、右肠系膜窦和左肠系膜窦。

（五）腹膜后间隙

腹膜后间隙（retroperitoneal space）位于腹后壁腹膜与腹内筋膜之间，上起自膈，下达骶骨岬，两侧连于腹膜下筋膜。此间隙内含有大量的疏松结缔组织，并经腰肋三角与纵隔间隙的结缔组织相连。因此，胸部间隙与腹膜后间隙内的感染可相互蔓延。

腹膜后间隙又以肾前、后筋膜为界分为肾旁前间隙、肾周间隙和肾旁后间隙（图 4-1-18）。

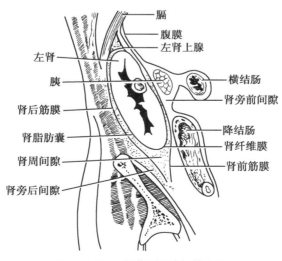

图 4-1-18 腹膜后间隙矢状断面

1. 肾旁前间隙(anterior pararenal space) 位于壁腹膜与肾前筋膜之间,内有十二指肠、胰、升结肠、降结肠、肠系膜血管、淋巴结以及脂肪组织。肾前筋膜左右延续,两侧间隙越中线潜在连通,但有液体、脓或血时,仍多聚积在患侧。积液或积气来自胰者,则可累及双侧肾旁前间隙。在胰水平以下,肾旁前间隙呈底边朝外、近中线处变尖的三角形间隙。

2. 肾周间隙(perirenal space) 位于肾前筋膜与肾后筋膜之间,内有肾、肾上腺、肾血管、肾盂、输尿管和肾脂肪囊等。肾前筋膜在肾前方向内侧经腹主动脉、下腔静脉的前面与对侧肾前筋膜相移行,肾后筋膜与覆盖腰方肌和腰大肌的筋膜融合,两侧肾周间隙是否连通尚存争议。肾前、后筋膜在肾周间隙的头侧合二为一,续于膈下筋膜;在肾的外侧融合,形成侧锥筋膜,后者向外侧经升、降结肠后方附着于结肠旁沟的腹膜返折处;在肾的下方,前、后筋膜互不融合,肾前筋膜向下逐渐消失,肾后筋膜向下至髂嵴与髂筋膜愈着。因此,肾周间隙向下与直肠后隙相通(图4-1-19)。

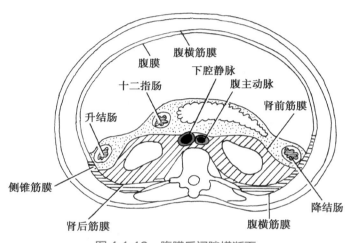

图 4-1-19 腹膜后间隙横断面

3. 肾旁后间隙(posterior pararenal space) 位于肾后筋膜、侧锥筋膜与腹后壁腹内筋膜之间,内无任何器官,仅有脂肪组织、血管和淋巴结等。间隙向外侧续腹膜外脂肪,内侧为腰大肌所限,向上续薄层膈下脂肪,向下至盆腔。

(六)门腔间隙

肝门静脉与下腔静脉之间的腔隙称门腔间隙(portocaval space)(见图4-1-16),其上界为肝门静脉分叉处,下界为肝门静脉起始部。

1. 门腔间隙内的结构 门腔间隙内有许多解剖结构,自上而下依次为肝尾状突、网膜孔、门腔淋巴结和胰钩突等,结构多且常有变异,是影像学诊断上的易误诊之处。

(1)肝尾状突和乳头突:尾状突构成网膜孔的上界,是门腔间隙内最大的解剖结构。乳头突向前下,伸入门腔间隙的内侧缘,并可位于腹腔干起始处前方。

(2)网膜孔:前界为肝十二指肠韧带右缘,后界为覆盖下腔静脉的腹膜,上界为肝尾状叶,下界为十二指肠上部,故该孔位于门腔间隙内。

(3)门腔淋巴结:即网膜孔淋巴结,其上方为肝尾状突,下方为胰头,前方为肝门静脉,后方为下腔静脉。横断层面上呈椭圆形或长条形。

(4)门腔血管:包括肠系膜上动脉、肝固有动脉、副肝右动脉和胰十二指肠血管弓的分支。副肝右动脉发自肠系膜上动脉,常走行于小网膜内,在肝门静脉和胆总管后方进入肝。

(5)肝外胆管:低位与肝总管汇合的胆囊管,在肝十二指肠韧带内可伸向肝门静脉后外侧或后方而位于门腔间隙内。在肝十二指肠韧带内偏左下行的胆总管亦可位于门腔间隙内。

（6）胰钩突：大多数胰钩突的上部可突入门腔间隙内。

2. 门腔间隙的临床意义　正常情况下，门腔间隙内可有肝尾状突和乳头突，在 CT 和 MRI 图像上显示呈孤立的卵圆形结节影，易误认为胰头、门腔淋巴结或肝外病变。在异常情况下，某些解剖结构的病变可引起门腔间隙改变，如尾状突肿瘤、网膜囊积液和门腔淋巴结肿大等，邻近脏器如肝、胰、右肾等的病变也可侵犯到门腔间隙。门腔间隙内结构众多，且常见变异，是影像学诊断中易误诊处。

（黄海辉　赵振美　黄文华）

第二节　腹部结构断层影像解剖学特点

一、肝横断层影像解剖学特点

（一）肝静脉与下腔静脉的方位关系

在肝的高位横断层上，肝静脉的管径较粗，呈圆形或椭圆形，位于下腔静脉的周围。以下腔静脉为中心做相互垂直的冠状轴和矢状轴，以左右方向的冠状轴为参照物，肝左静脉通常位于下腔静脉的左前方约 45° 的位置；肝中静脉通常位于下腔静脉的右前方约 60° 的位置；肝右静脉多数位于下腔静脉的右后方约 15° 的位置。利用各肝静脉与下腔静脉的方位关系，则较容易判断肝裂的位置和进行肝的分叶、分段。

（二）肝静脉与肝门静脉的识别

在横断层标本和 CT、MRI 图像上，肝门静脉及其分支是肝进行分叶、分段的基础，分布于肝段内；肝静脉及其属支走行于肝裂内，是肝段划分的依据，因此正确区分肝门静脉与肝静脉至关重要。

1. 由于肝左、肝中和肝右静脉及其属支逐渐向肝的膈面汇聚，故肝左、肝中和肝右静脉越接近肝的膈面则管径越粗。而肝门静脉自第一肝门处进入肝内，其分支越分越细，故肝门静脉越接近第一肝门处其管径越粗。肝门静脉越接近肝的上部分支越细，接近肝下部也是如此。

2. 肝左、肝中和肝右静脉走行于相邻肝叶或肝段之间，肝门静脉分支则出现于肝叶和肝段内。

3. 肝左、肝中和肝右静脉及其属支与肝门静脉的分支在肝内呈双手十指交叉状。一般在靠近第一肝门横断层上，肝静脉断面呈圆形，肝门静脉断面呈椭圆形；而靠近第二肝门横断层上，肝静脉断面呈椭圆形，肝门静脉呈圆形。

4. 肝左、肝中和肝右静脉及其属支较直，在横断层上多呈圆形或椭圆形，而肝门静脉及其分支多呈弯曲状，故断面也常呈不规则形。

5. 肝静脉壁薄，而肝门静脉的管壁较厚。

6. 在超声图像上，肝静脉看不到管壁回声影，而肝门静脉、胆管、肝固有动脉的分支由于有纤维膜包被在一起，使肝门静脉的管壁回声较强。

（三）肝裂在横断层上的识别

肝裂内的肝静脉系统和肝门静脉左支矢状部是横断层上识别肝裂的标志性结构（图 4-2-1），而在肝的表面不存在肝裂标志，仅能借助其他结构予以确认。

1. 正中裂　在肝的上部横断层上，相当于肝中静脉与下腔静脉左前壁的连线，该线分开左内叶（SⅣ）与右前叶上段（SⅧ）；而在肝的下部横断层上，则相当于下腔静脉左前壁与胆囊窝中点的连线，该线分开左内叶（SⅣ）与右前叶下段（SⅤ）。

2. 左叶间裂　在肝的上部横断层上，相当于肝左静脉主干中点或左叶间静脉与下腔静脉左前壁的连线或镰状韧带附着缘左侧约 1cm 处，该线分开左内叶（SⅣ）与左外叶上段（SⅡ）；在肝的

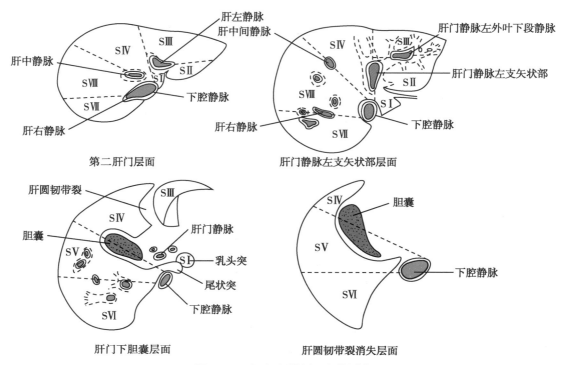

图 4-2-1　肝段在横断层上的划分

中部横断层上,相当于肝门静脉左支矢状部长轴的延长线,该线分开左内叶(SⅣ)与左外叶上段(SⅡ)、左外叶下段(SⅢ);在肝的下部横断层上,则相当于肝圆韧带裂,该裂分开左内叶(SⅣ)与左外叶下段(SⅢ)。

3. 左段间裂　仅在肝的上部横断层内出现,相当于肝左静脉长轴的延长线,该线分开左外叶上段(SⅡ)与左外叶下段(SⅢ)。肝门静脉左支矢状部的出现标志左外叶上段即将消失。

4. 右叶间裂　在肝的横断层上,相当于下腔静脉右前壁与肝右静脉的连线,该线分开上部层面的右后叶上段(SⅦ)与右前叶上段(SⅧ)和下部层面的右前叶下段(SⅤ)与右后叶下段(SⅥ)。

5. 右段间裂　以肝门静脉右支为标志,在肝门静脉右支出现及其以上的横断层上,右半肝为右后叶上段(SⅦ)与右前叶上段(SⅧ),而在此以下的横断层上,则为右前叶下段(SⅤ)与右后叶下段(SⅥ)。

6. 背裂　在肝的上部横断层上,相当于肝左、中静脉注入下腔静脉处与静脉韧带裂右端的连线;中部断层上相当于下腔静脉右前壁与静脉韧带裂右端所做的弧形线;下部断层上相当于下腔静脉右壁与肝门静脉中点的连线。该裂将尾状叶(SⅠ)与其他相邻肝段分开。

7. 左内叶亚段间裂　以肝门静脉左支矢状部为标志,此平面内有肝中静脉的属支。在肝门静脉左支矢状部出现及其以上横断层上,左半肝被分为左内叶上段(SⅣa)、左外叶上段(SⅡ)和左外叶下段(SⅢ),肝门静脉左支矢状部以下的横断层则为左内叶下段(SⅣb)和左外叶下段(SⅢ)。

(四)肝段在横断层上的识别要点

1. 镰状韧带附着缘未出现以前的横断层上,无左外叶(SⅡ和SⅢ);第二肝门出现以前的横断层上,左外叶仅为SⅡ;只有第二肝门至肝门静脉左支矢状部之间的横断层上,可同时出现左外叶的SⅡ和SⅢ;当肝圆韧带裂自横断层上消失时,左外叶的SⅢ也随之消失。

2. 肝门静脉左支矢状部出现以前的横断层上,左内叶为SⅣa;肝门静脉左支矢状部出现以后的横断层上,左内叶为SⅣb;胆囊消失以后的横断层上,无左半肝(SⅡ、SⅢ和SⅣ)。

3. 肝门静脉右支出现及以上的横断层上,右半肝被右叶间裂分为SⅧ和SⅦ;肝门静脉右支出现以下的横断层上右半肝为SⅤ和SⅥ。

4. 第二肝门出现以前的横断层上无尾状叶（SⅠ），胆囊出现以后的横断层上尾状叶（SⅠ）消失，第二肝门至胆囊窝之间的横断层上，尾状叶（SⅠ）借背裂与左内叶（SⅣ）、肝右叶等相分离。

（五）肝门平面在腹部横断层中的标志意义

肝门位于第 11、第 12 胸椎椎体平面，肝门静脉在横沟肝门处分为左、右支，因左支的位置略高于右支，故肝门静脉右支常呈向右横行的管状结构，肝门静脉左支仅显示其横部的起始端。肝门平面在腹部横断层中具有以下标志意义：①腹腔结构配布发生较大变化的转折平面，肝门平面以上的腹腔结构配布相对简单，自右向左主要为肝、胃和脾；肝门平面以下的腹腔结构渐多且配布复杂；②紧邻该平面下方的是胆囊、左肾、胰体和网膜孔等首次出现的断层；③肝的断面逐渐缩小，肝内管道明显变细；④右段间裂出现的平面；⑤第三肝门的标志平面，肝右后静脉多于此平面或其上、下层面出肝注入下腔静脉；⑥识别肝左、右管的重要平面，肝门静脉分叉处的前方可见肝左、右管，常用来判断肝内胆管是否扩张。

二、胰横断层影像解剖学特点

胰各部的横断层形态及识别标志

在连续横断层上，一般自上而下依次出现胰尾、胰体和胰颈，最后出现胰头。横断层的优势是在一个层面上可同时显示胰头、颈、体、尾部，对钩突及其周围毗邻结构的显示较优越，由于左侧胰的存在，超声和 CT 图像对胰的定位最可靠的标志是肠系膜上血管，而不是腹主动脉和下腔静脉。

1. 胰头 为胰右端的膨大部分，多出现于第 1～2 腰椎之间的断层内。横断层上呈圆形或椭圆形，胰头右侧的十二指肠降部及其后方的下腔静脉是确认胰头的标志。

2. 钩突 胰头下部向左后方突出的最低部分，可呈钩形、角形和圆形等形态（图 4-2-2）。其前方的肠系膜上动脉（左侧）、肠系膜上静脉（右侧）及其后方的下腔静脉是确认钩突的解剖标志。正常钩突向左侧延伸部分多不超过肠系膜上动脉横径的一半，如果钩突与肠系膜上动脉之间的脂肪组织线消失，钩突延伸至肠系膜上动脉左侧或肠系膜上动脉移位超过邻近椎体的左缘，均应考虑为病理情况。

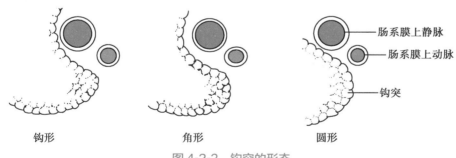

钩形　　　　　　　角形　　　　　　　圆形

肠系膜上静脉
肠系膜上动脉
钩突

图 4-2-2 钩突的形态

3. 胰颈 是胰头、体之间狭窄而扁薄的部分。胰颈位于肝门静脉起始处或肠系膜上静脉的前方，故肝门静脉或肠系膜上静脉右侧壁是区分胰头和胰颈的标志，肝门静脉或肠系膜上静脉左侧壁是区分胰颈与胰体的标志。

4. 胰体 横跨腹主动脉和脊柱前方略向前凸的胰组织，呈长条形。脾静脉或左肾前面可作为胰体后界的标志；左肾血管常位于胰体下方，有助于确定胰体的下界；胃后壁可作为胰体的前界标志。脾动脉位于胰体的上缘或后上方，脾静脉位于胰体后上方或后方。脾静脉的管径较粗且恒定，在 B 超和 CT 图像上是确认胰的重要标志。

5．胰尾　是胰体向左侧缩窄伸向脾门的部分，位于左肾的前方或前外侧，邻近脾门，多被包裹于脾肾韧带内，与脾静脉和左肾上腺可出现于同一层面内。

三、肝外胆道横断层影像解剖学特点

1．胆囊　在 CT 图像上，胆囊呈卵圆形或圆形，密度均匀，横径 2.5～3.5cm，超过 4.5cm 为增大。胆囊壁光滑，薄厚均匀，厚度 1～2mm，超过 3mm 为增厚。

2．胆总管

（1）十二指肠上段：位于肝门或其稍下方的层面上，位于肝门静脉右前方，呈扁圆形管道，管径为肝门静脉主干的 1/3 左右。

（2）十二指肠后段：位于肝门静脉的右侧，其前方为十二指肠上部，后方是下腔静脉，主要依据肝门静脉来识别。

（3）胰段：常见于左肾静脉经腹主动脉与肠系膜上动脉之间汇入下腔静脉的断层上，胆总管走行于胰头与十二指肠降部之间的沟内、下腔静脉的前方。下腔静脉是识别胆总管的标志。胆总管若下 1/3～2/3 埋入腺组织中，为部分包埋型（约占 60.6%）；胆总管若全长均被埋入胰头后份的腺组织中，为完全包埋型（仅占 0.7%）；胆总管未穿入胰组织内，仅被纤维囊覆盖，其后壁紧贴于下腔静脉前壁，为胰后型（约占 38.7%）。

（4）十二指肠壁内段：为十二指肠降部下份左后壁或左侧壁内的圆形管腔，其壁厚、腔小，常可同时出现十二指肠大乳头。

四、肾横断层影像解剖学特点

（一）肾的横断面形态及结构识别

1．肾门以上断层　肾的断层多呈卵圆形（见图 4-4-6），偶见近似呈三角形和圆形等，其前外侧面可有压迹、局部隆凸或脾压迹。断层结构由周围的肾皮质和中央的 3～5 个肾锥体所组成。

2．肾门断层　肾的断层多呈卵圆形，也可呈圆形（见图 4-4-7），其前外侧面可有压迹、隆凸或脾压迹。断层结构由肾皮质、肾髓质、肾窦和肾门等组成，断层前内侧的裂口为肾门，内有肾动脉、肾静脉和 / 或肾盂。肾静脉位于肾动脉的前方，较肾动脉的管腔粗大；肾盂呈窄管状，出现于肾血管的下一断层内。

3．肾门以下断层　肾的断层多呈卵圆形，也可以近似呈圆形（见图 4-4-8）。断层结构由周围的皮质和中央的髓质组成，其前内侧有呈卵圆形的输尿管断面。

（二）肾在横断层上的毗邻结构

1．肾门以上断层　左肾前方有脾静脉、胰和肾上腺，内侧为左膈脚和腹主动脉，外侧是脾。右肾前方和外侧是肝，内侧为下腔静脉、肾上腺和右膈脚（见图 4-4-5）。

2．肾门断层　左肾外侧为脾和降结肠，内侧是左膈脚或腰大肌，前方为横结肠和空肠。右肾前外侧为肝，前内侧是十二指肠降部和升结肠，内侧为右膈脚或腰大肌、下腔静脉等（见图 4-4-6、图 4-4-7）。

3．肾门以下断层　左肾前方为空肠，外侧为降结肠，内侧是腰大肌，前内侧尚有输尿管或肾盂下端。右肾前方为十二指肠降部和下腔静脉，外侧是肝和升结肠，内侧贴近腰大肌，前内侧尚有输尿管或肾盂下端（见图 4-4-8）。

五、肾上腺横断层影像解剖学特点

（一）肾上腺的横断层形态及识别

肾上腺的形态各异、大小不一，即使是同一个体的不同横断层也有差异，根据其分支的多少可分为 4 种类型（图 4-2-3）。

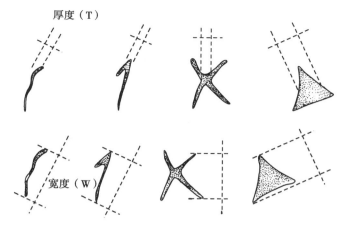

图4-2-3　肾上腺的形态及测量

1. 单肢型　有1个肢,呈I形,其粗细、长短、曲直不等。

2. 双肢型　有2个肢,基本呈V形或∧形。

3. 三肢型　有3个肢,多呈人形,也可呈Y形、K形和三角形等。

4. 环状型　形状大小不等的环状。

肾上腺上、下端的横断层多数呈单肢型,少数为环状型,且形体较小,可呈横位。肾上腺中部的横断层多数为双肢型或三肢型,部分为环状型,形体较大,或呈前后位。

（二）肾上腺在横断层上的毗邻结构

右肾上腺前方为下腔静脉,后方是右肾上极,内侧为右膈脚,外侧是肝右后叶。左肾上腺内侧为左膈脚,外侧是脾,后方为左肾上极,前内侧是腹主动脉,前外侧是胰和脾动、静脉,或者为胃和网膜囊等。

六、脾横断层影像解剖学特点

1. 脾门以上断层　呈新月形,其外侧面沿膈下面形成一平滑的凸面;脏面明显凹陷,且与胃底相邻(见图4-4-4)。

2. 脾门断层　特有的脾门切迹和脾血管为其特征。脏面凹陷,近中央处的切迹或凹陷为脾门,在脾门附近可见数条脾静脉及其属支和脾动脉及其分支。脾门前上方与胃底相邻,后下方与左肾上腺和左肾上极相邻,仅脾门处有小部分与胰尾邻接(见图4-4-5)。

3. 脾门以下断层　脾的断面渐缩小,其内侧与左肾相邻(见图4-4-6)。

（黄文华　赵振美　黄海辉）

第三节　腹部结构断层影像学表现

一、肝

（一）CT 表现

1. 平扫　正常肝实质呈均匀的软组织密度,略高于脾、胰、肾等脏器。肝门静脉和肝静脉密度低于肝实质,表现为管道状或圆点状影。肝动脉较细小,在CT平扫图像上不能显示。

2. 增强扫描　肝实质和肝内血管均有强化,在增强扫描的不同时相表现不同。在肝动脉期,肝动脉内充盈对比剂呈显著高密度影,而肝实质和肝门静脉尚未强化或仅轻度强化,肝静脉仍呈低密度。在肝门静脉期，肝门静脉显著强化呈高密度影，肝实质和肝静脉也开始强化，肝动脉呈等密度或稍高密度影（图4-3-1）；肝实质期或平衡期，肝动脉和肝门静脉密度快速降低，而肝实质强化达到峰值，此时肝静脉的密度与肝实质相当，也可稍高或稍低于后者。

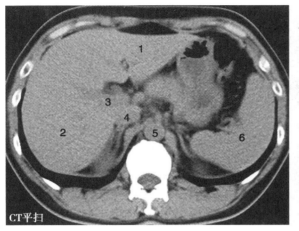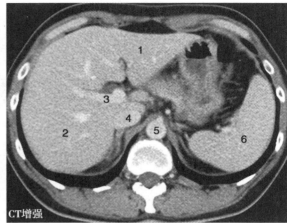

图4-3-1　经肝门的横断层CT平扫及增强（肝实质期）图像
1. 肝左叶；2. 肝右叶；3. 肝门静脉右支；4. 下腔静脉；5. 腹主动脉；6. 脾。

（二）MRI表现

1. 平扫　正常肝实质在T_1WI呈均匀的中等信号，略高于脾信号；在T_2WI上呈较低信号，明显低于脾信号（图4-3-2）。由于流空效应，肝内血管在T_1WI和T_2WI上均为低信号，但在一些特殊的成像序列（如梯度回波T_2^*加权序列，即$GRE-T_2^*WI$），肝内血管呈高信号。

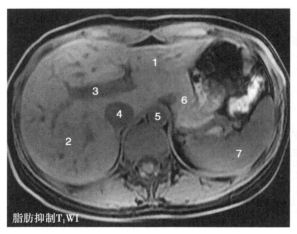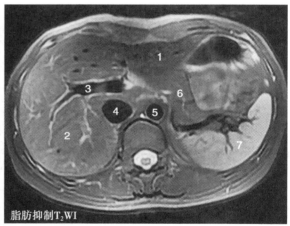

图4-3-2　经肝门静脉右支的横断层MRI平扫图像
1. 肝左叶；2. 肝右叶；3. 肝门静脉右支；4. 下腔静脉；5. 腹主动脉；6. 胰；7. 脾。

2. 增强扫描　肝实质和肝内血管信号增高，血管信号高于肝实质信号，增强的规律与CT增强一致（图4-3-3）。

（三）超声表现

肝超声影像由连续动态扫查的矢状切面、横切面、右肋缘下斜切面及右肋间斜切面等一系列切面组成。扫查过程中要避开肋骨和肺、胃肠道内气体的干扰。正常肝超声图像上显示肝实质呈均匀中等回声，肝静脉、肝门静脉在灰阶超声上显示为管状、圆形无回声区，彩色多普勒超声显示为彩色充填的区域。肝内动脉和胆管通常不能显示，肝外胆管大多可以显示（图4-3-4）。

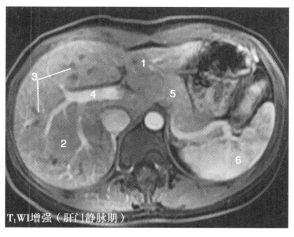 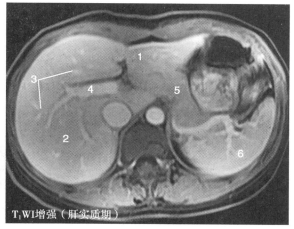

图 4-3-3 经肝门静脉右支的横断层 MRI 增强图像

1. 肝左叶; 2. 肝右叶; 3. 肝静脉属支; 4. 肝门静脉右支; 5. 胰; 6. 脾。

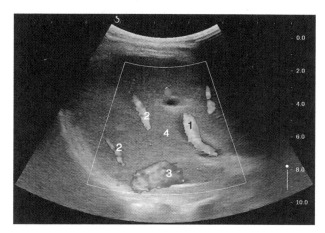

图 4-3-4 经右肋间肝斜切面彩色多普勒超声图像

1. 肝门静脉右前支; 2. 肝静脉; 3. 下腔静脉; 4. 肝实质。

二、胆道系统

胆道系统由胆囊及各级胆管组成，正常情况下整个胆道系统呈树枝状，称为胆道树（biliary tree）。MRI 是显示胆道树的最佳影像手段。

（一）胆囊

1. CT 表现 胆囊呈卵圆形，壁光滑，平扫呈软组织密度影，壁菲薄，厚度不超过 3mm；增强扫描胆囊壁呈均匀强化，密度增高。胆汁的密度因其黏稠度和成分不同而有变化，通常为较低密度。

2. MRI 表现 胆囊壁在 T_1WI 和 T_2WI 上呈等信号，增强扫描均匀强化，信号增高。胆汁在 T_2WI 上呈高信号，在 T_1WI 上根据胆汁成分不同可表现为高信号、等信号或低信号，也可出现胆汁信号分层现象。

（二）胆管

1. CT 表现 一般情况下肝内胆管可以显示肝门部肝总管及肝左、右管，薄层 CT 可显示肝左、右管的 1～2 级分支，肝内胆管呈圆点状或细条状低密度影，增强扫描无强化。肝总管位于肝门静脉的右前方，胆总管下段位于胰头后方及十二指肠降部左侧，表现为圆点状或管状低密度影，肝总管直径 4～6mm，胆总管直径 5～8mm，胆管壁通常不易显示。

2. MRI 表现　一般情况下,肝内胆管可以显示肝门部肝总管及肝左、右管,在薄层 MRI 图像上显示肝左、右管的 1～2 级分支,而磁共振胰胆管成像(magnetic resonance cholangiopancreatography, MRCP)可以显示 3～4 级分支。MRI 上胆管呈圆点状或长条状 T_1WI 低信号、T_2WI 高信号,MRCP 上呈树枝状高信号(图 4-3-5),普通钆对比剂增强扫描后,胆管无强化,肝细胞特异性对比剂增强扫描在延迟期部分由胆道排出,此时可以显示出肝内胆管的 3～4 级分支。

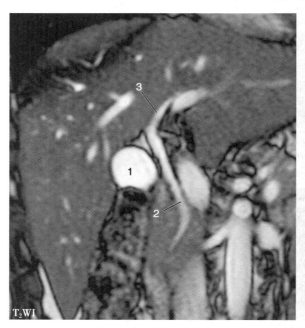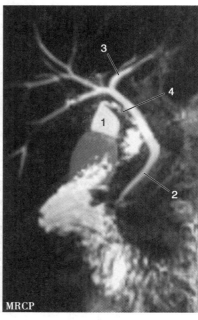

图 4-3-5　经胆总管长轴胆道冠状断层 MRI 及 MRCP 图像

1. 胆囊；2. 胆总管；3. 肝左管；4. 胆囊管。

三、胰

(一)CT 表现

1. 平扫　胰呈不规则的条状软组织密度影,密度略低于脾,在周围较低密度脂肪的衬托下,其轮廓清楚,边缘较光整。当腺体萎缩或脂肪浸润时,胰边缘可呈羽毛状或锯齿样改变。胰管正常情况下不易显示,薄层扫描时,胰管表现为线状低密度影,直径不超过 2mm。胰毗邻的脾动、静脉平扫时不易与胰区分(图 4-3-6)。

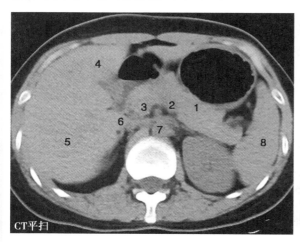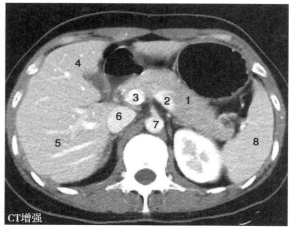

图 4-3-6　经胰体、胰尾横断层 CT 平扫及增强图像

1. 胰体；2. 脾静脉；3. 肝门静脉；4. 肝左叶；5. 肝右叶；6. 下腔静脉；7. 腹主动脉；8. 脾。

2．增强扫描　在动脉期即明显均匀强化，程度高于肝；在肝门静脉期和实质期强化逐渐减退。增强扫描时，胰血管与胰实质强化时相有差别，因此可以清楚地区分开（见图4-3-6）。

（二）MRI表现

1．平扫　胰实质的信号与肝实质基本一致，T_1WI上呈中等信号，T_2WI上呈中低信号（图4-3-7）。正常胰管可在薄层T_2WI和MRCP上显示，表现为细管状高信号影。

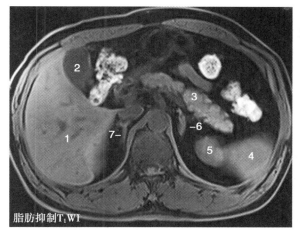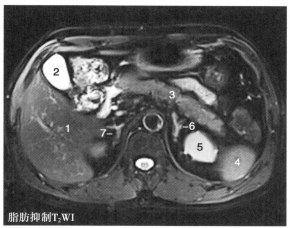

图4-3-7　经胰体、胰尾横断层MRI平扫图像

1．肝右叶；2．胆囊；3．胰体；4．脾；5．左肾上极；6．左侧肾上腺；7．右侧肾上腺。

2．增强扫描　同CT一样，胰实质在动脉期即显著均匀强化，表现为高信号；肝门静脉期和实质期强化逐渐减退。

四、脾

（一）CT表现

1．平扫　脾呈均匀一致的软组织密度，略低于肝，脾内的动、静脉分支细小，而且密度和实质相差不大，因此不易显示（见图4-3-1）。

2．增强扫描　动脉期即开始强化，但强化程度不均匀，周边皮质强化程度高于中央的髓质，呈现特有的豹纹状，称为花斑脾（mottled spleen）；在肝门静脉期和实质期，脾则呈均匀一致强化，其强化程度通常高于肝。实质内的脾动、静脉在增强扫描时也不易显示（见图4-3-1）。

（二）MRI表现

1．平扫　脾实质在T_1WI上表现为中低信号，信号强度低于肝，在T_2WI上呈中等信号，信号强度高于肝及周围的其他器官（见图4-3-2）。

2．增强扫描　强化特点与CT增强扫描相似（见图4-3-3）。

五、肾及输尿管（腹段）

（一）CT表现

1．平扫　肾呈圆形或椭圆形软组织密度影，边缘光滑，皮质和髓质不能区分，肾窦为脂肪密度，肾盂为水样密度。肾动、静脉呈条索状软组织密度影。正常情况下，肾包膜和肾周筋膜不易显示（图4-3-8）。

输尿管在周围脂肪组织较多时可显示，表现为圆点状软组织影，中心可呈低密度，位于腰大肌前缘处。

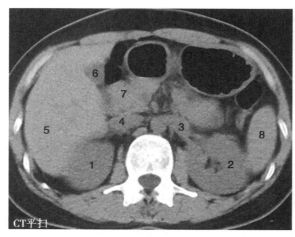
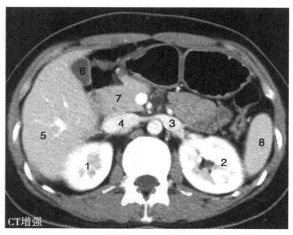

图 4-3-8　经左肾门上缘水平肾横断层 CT 平扫及增强图像
1. 右肾；2. 左肾；3. 左肾静脉；4. 下腔静脉；5. 肝右叶；6. 胆囊；7. 胰头；8. 脾。

2. 增强扫描　①皮质期：相当于肝的动脉期，肾动脉和皮质显著强化，密度增高，而髓质强化不明显，仍呈较低密度，可清晰区分皮、髓质。相邻肾锥体之间的皮质部分，即肾柱，明显强化。②实质期：相当于肝的实质期，此时皮、髓质均匀强化，密度相同而分界不清。③排泄期：肾实质强化程度降低，髓质密度略高于皮质，肾盂、肾盏及输尿管内可见对比剂充填，勾勒出肾盂、肾盏及输尿管的形态，CT 尿路成像（CT urography，CTU）可以显示出肾、输尿管及膀胱的铸型形态。肾动、静脉在增强扫描时可清晰显示（见图 4-3-8）。

在注入对比剂后的延迟增强扫描中，输尿管管腔内充盈对比剂而呈点状致密影。自肾盂向下连续追踪，常能观察输尿管全程，直至输尿管的膀胱入口。

（二）MRI 表现

1. 平扫　肾皮质及髓质呈中等信号，皮质在 T_1WI 上信号略高于髓质，在 T_2WI 上等于或略低于髓质。肾窦脂肪在 T_1WI 和 T_2WI 上均呈高信号，肾盂呈 T_1WI 低信号、T_2WI 高信号，肾血管呈流空信号（图 4-3-9）。正常情况下输尿管在 T_1WI 和 T_2WI 上均呈点状低信号。

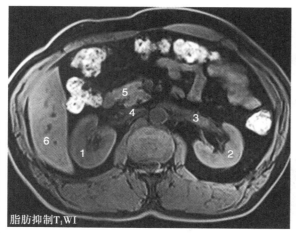
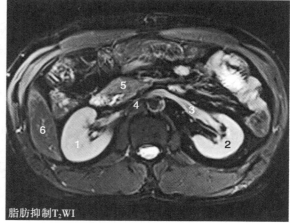

图 4-3-9　经肾门水平肾横断层 MRI 平扫图像
1. 右肾；2. 左肾；3. 左肾静脉；4. 下腔静脉；5. 胰头；6. 肝右叶。

2. 增强扫描　强化特点类似于 CT 增强扫描。

六、肾 上 腺

（一）CT 表现

1. 平扫　肾上腺呈均匀一致软组织密度，在周围低密度脂肪组织的映衬下能够清晰地显示。通常情况下，肾上腺侧支厚度小于 10mm，不超过同侧膈脚的厚度。肾上腺边缘均表现为平直或略凹，如外凸或呈圆形则可能为异常。

2. 增强扫描　肾上腺呈均匀一致强化，平扫和增强扫描均不能区分皮、髓质。

（二）MRI 表现

1. 平扫　肾上腺的信号强度与肝实质相似，呈中等信号（见图 4-3-7）。

2. 增强扫描　肾上腺呈均匀一致强化，MRI 上亦不能区分皮、髓质。

（王希明　武　俊　谭　艳　崔广和）

第四节　腹部断层影像解剖

一、腹部横断层影像解剖

腹部可分上腹部和下腹部。上腹部主要有肝、胆、食管腹部、胃、胰、十二指肠、肾和肾上腺等器官。下腹部主要为肠管等。

1. 经第二肝门的横断层　断层经第 10 胸椎椎体。肝和胃被切开，左、右半肝均显示。下腔静脉位于左、右半肝分界处的后缘，其直径约为 20mm。下腔静脉右缘有肝静脉的右后缘支汇入，直径约为 8mm。下腔静脉前方有从前外侧向后内侧走行、管径较细的肝中静脉。下腔静脉左缘有肝的尾状叶，其左侧有静脉韧带裂。肝断面周围有膈的断面。在肝左叶前方有心尖及心包的断面。在肝左叶后方，有膈的食管裂孔及食管，其直径约为 15mm。在食管后方、第 10 胸椎椎体左前方，有胸主动脉，直径约 15mm，在该动脉右侧、后方分别有奇静脉、半奇静脉。

在肝左叶和心尖左侧有胃底的断面。在该断层周围，膈上方有右肺中叶、下叶及左肺舌叶和下叶的断面。

椎体后方有椎管，内有脊髓。在棘突两侧有竖脊肌，其后有斜方肌。斜方肌外侧有背阔肌，背阔肌深面有前锯肌。肋骨之间有肋间肌。第 10 胸椎横突与第 10 肋骨形成肋横突关节。向外、向前依次为第 9～5 肋骨的断面，在胸廓前部有第 5 肋软骨与第 5 肋骨相接，第 5 肋软骨有较长的断面，其内侧有圆形较粗的第 6 肋软骨，最内侧有较小而圆的第 7 肋软骨断面。在第 7 肋软骨后内侧有胸骨体下端的断面（图 4-4-1）。

2. 经剑突的横断层　该断层经第 10 胸椎椎体下方的椎间盘。断层右侧被肝所占据，左侧被胃所充满，周边残留左、右肺下缘及膈的断面。胸壁由第 5～10 肋骨断面、肋间肌和第 5～7 肋软骨、胸骨体下端断面所围成。椎间盘后方有椎管，内有脊髓及被膜，椎管后壁两侧有关节突关节的断面，显示窄而横行的关节腔。在椎弓板后方、棘突两侧有竖脊肌、斜方肌。胸壁外后方有背阔肌和前锯肌。

肝的断面中部有由前外侧向后内侧斜行的肝中静脉，将肝分为左、右半肝。肝中静脉直径约 5mm，其后内侧有下腔静脉断面，直径约为 22mm，该静脉位于左、右半肝分界处的后缘。下腔静脉左缘与肝中静脉连线为肝正中裂的位置。下腔静脉左侧与静脉韧带裂之间的部分为尾状叶，静脉韧带裂右端与肝前缘的肝镰状韧带的连线可视为肝左叶间裂，将左半肝分为左内叶和左外叶。在右半肝内有肝右静脉末端注入下腔静脉的断面，直径约为 10mm。下腔静脉右缘与肝右静脉断面的连线为右叶间裂，将右半肝分为右前叶上段（SⅧ）和右后叶上段（SⅦ）。

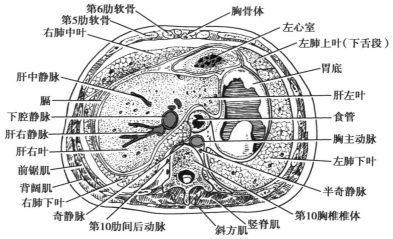

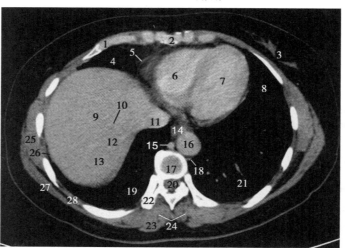

图 4-4-1　经第二肝门的横断层解剖及 CT（增强）图像

1. 第 5 肋软骨；2. 胸骨体下端；3. 左乳腺；4. 右肺中叶；5. 心包；6. 右心室；7. 左心室；8. 左肺舌叶；9. 肝右前叶上段；10. 肝中静脉；11. 下腔静脉；12. 肝右静脉；13. 肝右后叶上段；14. 食管；15. 奇静脉；16. 胸主动脉；17. 第 9、10 胸椎间椎间盘；18. 半奇静脉；19. 右肺下叶；20. 脊髓；21. 左肺下叶；22. 肋横突关节；23. 斜方肌；24. 竖脊肌；25. 前锯肌；26. 膈；27. 背阔肌；28. 肋间肌。

　　胃的断面位于该断面的左半部。在肝尾状叶左侧，胃断面向右突出的部分为贲门的断面。椎间盘左前方的大血管为胸主动脉，直径约为 15mm。在胸主动脉右侧，位于椎间盘前方的是奇静脉，直径约 5mm，胸主动脉与奇静脉之间有胸导管（图 4-4-2）。

　　3. 经右肾上腺的横断层　该断层经第 11 胸椎椎体。断层的右侧半为肝的断面，左侧半为胃的断面。

　　肝断面的左后缘、第 11 胸椎椎体的右前方有下腔静脉，直径约为 15mm。在下腔静脉右前方，肝断面的中部，有肝中静脉主干的断面，直径约为 10mm。下腔静脉的左缘与肝中静脉的连线为肝正中裂。在下腔静脉的右侧有肝右静脉的主干断面，直径约 10mm。下腔静脉右缘与肝右静脉连线为右叶间裂，该裂将右半肝分为右前叶上段（S Ⅷ）（位于肝正中裂与右叶间裂之间）和右后叶上段（S Ⅶ）。肝右后叶与膈之间有一呈窄条状的断面，为右肾上腺断面。下腔静脉左前方与静脉韧带裂之间的部分为肝的尾状叶。静脉韧带与左前方的肝门静脉左支矢状部连线为左叶间裂，将左半肝分为左内叶（左叶间裂与正中裂之间）和左外叶。

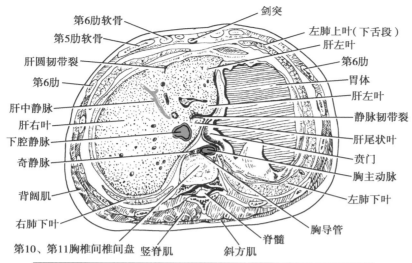

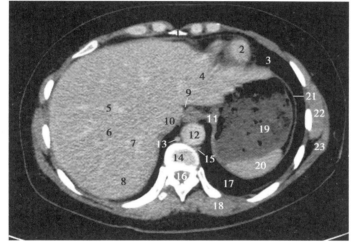

图4-4-2 经剑突的横断层解剖及CT(增强)图像

1. 剑突；2. 左心室；3. 左肺舌叶；4. 肝左外叶；5. 肝中静脉；6. 肝右前叶上段；7. 肝右静脉；8. 肝右后叶上段；9. 静脉韧带裂；10. 下腔静脉；11. 贲门；12. 胸主动脉；13. 奇静脉；14. 第10、第11胸椎间椎间盘；15. 半奇静脉；16. 脊髓；17. 左肺下叶；18. 竖脊肌；19. 胃；20. 脾；21. 膈；22. 前锯肌；23. 背阔肌。

胃的断面较大，与肝左叶、尾状叶相邻，胃贲门消失。肝、胃断面周围为膈的断面，肺下缘的断面已消失。第11胸椎椎体前方左侧有胸主动脉断面，直径约为13mm。该动脉右侧有胸导管和奇静脉，在胸主动脉前方及两侧有膈脚向左、右后方延伸。

椎体两侧的后方有肋椎关节，椎管内有脊髓，管腔较小。棘突两侧及后方有竖脊肌和斜方肌，斜方肌两侧为背阔肌。胸廓由前向后依次可见第6、第7肋软骨和第6~11肋骨。在两侧第7肋软骨之间为剑突与胸骨体下端连结处（图4-4-3）。

4. 经第一肝门的横断层 平第12胸椎椎体，该层面恰好通过第一肝门。肝的断面占该断面的右侧半，胃和脾的断面占左侧半。

下腔静脉位于第12胸椎椎体的右前方与肝的尾状叶之间，管径约为15mm。在下腔静脉前方的裂隙为第一肝门。肝门静脉在该处分为左支和右支。左支进入肝圆韧带裂内，右支进入肝右叶。肝门静脉左、右支构成向前外侧开放的U形，肝门静脉左支进入肝圆韧带裂内，为左支矢状部。在U形内，第一肝门右前方，有肝中静脉的断面，其管径约为6mm。下腔静脉左缘与肝中静脉连线构成了肝的正中裂，把肝分为左、右半肝。

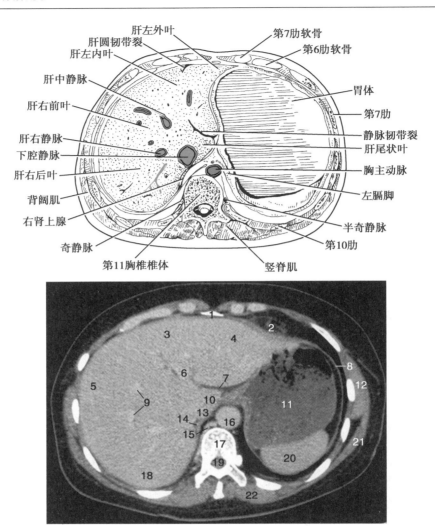

图 4-4-3　经右肾上腺的横断层解剖及 CT（增强）图像
1．剑突；2．心包脂肪；3．肝左内叶；4．肝左外叶；5．肝右前叶；6．肝门静脉左支；7．静脉韧带裂；8．膈；9．肝中静脉；10．肝尾状叶；11．胃；12．前锯肌；13．下腔静脉；14．右肾上腺；15．奇静脉；16．胸主动脉；17．第 11 胸椎椎体；18．肝右后叶；19．脊髓；20．脾；21．背阔肌；22．竖脊肌。

　　在左半肝内，下腔静脉和静脉韧带裂之间有箭头状的肝组织为尾状叶左侧段，该段后方与胸主动脉之间为右膈脚。静脉韧带裂和肝门静脉左支矢状部连线为左叶间裂，将左半肝分为左内叶和左外叶。左外叶与胃壁相邻，呈弯月形。

　　在右半肝内，肝门静脉右支后方有肝右静脉的断面，管径约为 8mm。下腔静脉右缘与肝右静脉连线为右叶间裂，该裂将右半肝分为右前叶上段（S Ⅷ）和右后叶上段（S Ⅶ）。在肝的右后叶与膈之间有一呈长窄条状的断面，为右肾上腺，前方可达下腔静脉右后缘，后方达膈。

　　层面的左半部几乎被胃所占据。在膈和胃后壁之间有脾的断面。

　　第 12 胸椎椎体左前方有胸主动脉，直径约 13mm。胸主动脉前方及两侧为左、右膈脚。在黄韧带两侧有关节突关节。棘突两侧及后外侧有竖脊肌及背阔肌。胸廓由肋骨、肋软骨及肋间肌构成。由后向前依次为第 12～8 肋骨的断面，在胸廓前部有第 7、第 8 肋软骨断面。在两侧第 8 肋软骨之间有腹直肌及白线（图 4-4-4）。

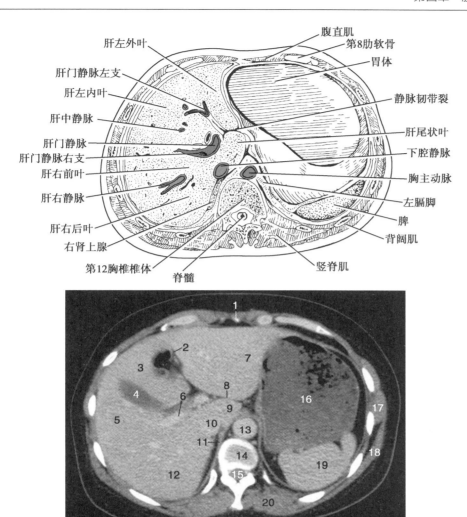

图 4-4-4　经第一肝门的横断层解剖及 CT（增强）图像

1. 剑突尖；2. 肝圆韧带裂；3. 肝左内叶；4. 胆囊；5. 肝右前叶；6. 肝门静脉右支；7. 肝左外叶；8. 静脉韧带裂；9. 肝尾状叶；10. 下腔静脉；11. 膈脚；12. 肝右后叶；13. 胸主动脉；14. 第11、第12胸椎间椎间盘；15. 脊髓；16. 胃；17. 前锯肌；18. 背阔肌；19. 脾；20. 竖脊肌。

5. 经左肾上腺的横断层　平第 12 胸椎与第 1 腰椎间椎间盘。断层的右侧半有肝、胆囊、胰头、十二指肠、右肾和右肾上腺的断面。左侧半有胃、脾、胰、左肾及左肾上腺等的断面（图 4-4-5）。

肝的断面呈半月形，位于层面的右侧半。肝的前方有一裂隙，为肝圆韧带裂，内有肝圆韧带。肝圆韧带裂右后方有胆囊的断面，呈一个大的近似呈圆形的囊腔。在肝断面内侧，椎间盘的右前方有一大血管的断面，为下腔静脉，直径约 15mm，该静脉的前方有肝门静脉，直径约 8mm，其右侧与十二指肠降部之间有胆总管的断面。胰头与胆囊之间的断面为十二指肠降部，可见浅绿色的肠黏膜。下腔静脉左缘与胆囊窝中点的连线为肝的正中裂。左半肝仅剩一小部分，肝圆韧带裂将左半肝分为左内叶及左外叶。右半肝内可见肝右静脉的断面。下腔静脉右缘与肝右静脉的连线为右叶间裂，将右半肝分为右前叶和右后叶。

肝的后方与膈之间有右肾的断面。断面内可见 4～5 个肾锥体的断面。在下腔静脉与右肾之间有一小部分右肾上腺的断面。在椎间盘左前方，下腔静脉左侧有腹主动脉的断面，该处正是膈的主动脉裂孔，在腹主动脉两侧有膈脚向后延伸，一直延续到椎间盘两侧与肾之间，腹主动脉前方无膈肌。

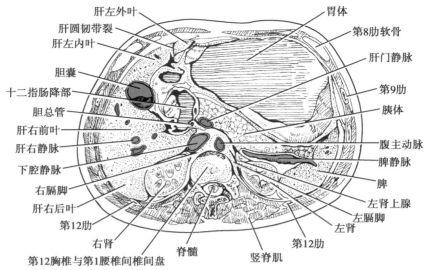

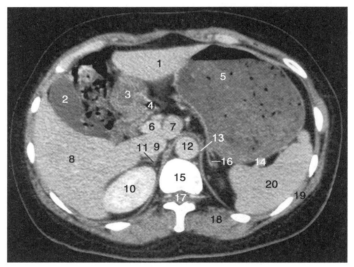

图 4-4-5　经左肾上腺的横断层解剖及 CT（增强）图像

1. 肝左叶；2. 胆囊；3. 胃窦；4. 十二指肠上部；5. 胃体；6. 肝门静脉；
7. 肝尾状叶；8. 肝右叶；9. 下腔静脉；10. 右肾；11. 右肾上腺；12. 腹主
动脉；13. 膈脚；14. 脾静脉；15. 第 12 胸椎椎体；16. 左肾上腺；17. 脊
髓；18. 竖脊肌；19. 背阔肌；20. 脾。

　　椎体及椎间盘左侧，膈前方有左肾上极及左肾上腺的断面。左肾断面呈卵圆形，左肾上腺呈
三角形。

　　左肾前外侧有脾的断面，呈新月形，相当于 5 个肋高度。脾的内侧缘中份凹陷处为脾门。脾
的内侧有胰的断面，由外侧向内侧横行于左肾及左肾上腺的前方。左肾前方、胰体的后方，有一
横行的血管直达脾门为脾静脉。

　　在胰和脾的前方为胃的断面。胰头、胆囊与肝圆韧带裂之间的部分为十二指肠上部和降部。
十二指肠上部与胃的幽门相移行。

　　椎间盘占据椎体部位，其周围由呈同心圆形的纤维环构成，中央为髓核。椎间盘后方为椎
管，内容脊髓等。在棘突两侧为竖脊肌，其后外方为背阔肌。

　　6. 经十二指肠空肠曲的横断层　平第 1 腰椎椎体。断层前部有横行的胃和胆囊，后部右侧
有肝和右肾的断面，左侧有脾和左肾，中间夹有胰和十二指肠（图 4-4-6）。

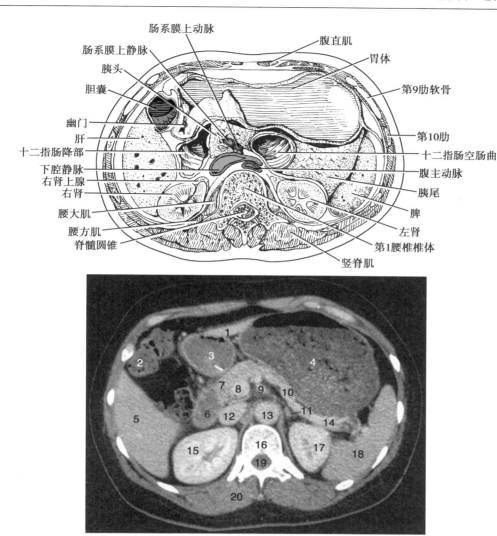

图 4-4-6 经十二指肠空肠曲的横断层解剖及 CT(增强)图像

1. 肝左叶；2. 结肠右曲；3. 胃窦；4. 胃体；5. 肝右叶；6. 十二指肠降部；7. 胰头；8. 肝门静脉；9. 肠系膜上动脉；10. 胰体；11. 左肾上腺；12. 下腔静脉；13. 腹主动脉；14. 脾静脉；15. 右肾；16. 第 1 腰椎椎体；17. 左肾；18. 脾；19. 脊髓；20. 竖脊肌。

　　该断层右侧有肝右叶，位于右肾和胆囊之间，肝右叶分为右前叶下段(SⅤ)和右后叶下段(SⅥ)，右前叶前方有胆囊。右后叶后内侧有右肾，内侧缘有肾门通向肾窦。肾的周围有肾筋膜和脂肪囊。右肾断面前方、肝断面内侧有十二指肠降部的断面，其与胆囊之间有胃的幽门，可见增厚的幽门括约肌。

　　断层后部左侧有左肾的断面，可见肾锥体被皮质包绕。左肾外侧为脾的断面，相当于 5 个肋单元。

　　断层前部为胃的断面，其大小随充盈程度而异。位于胃后方、脾和十二指肠之间，左肾和大血管前方的为胰的断面。胰颈与钩突之间有肠系膜上血管，动脉位于左侧，静脉居右。在肠系膜上动脉左侧、左肾的内前方有十二指肠空肠曲的断面，该断面外侧与脾之间有胰尾。

　　第 1 腰椎椎体前方及两侧有膈脚。在膈脚前方，右侧有下腔静脉，左侧为腹主动脉。

　　在第 1 腰椎椎体与横突之间有腰大肌出现，横突外侧有腰方肌出现。椎管内有脊髓圆锥和马尾。棘突两侧有竖脊肌，其后方有背阔肌。该断层周围自后向前有第 12～10 肋骨的断面、第9～10 肋软骨的断面；腹前部有白线、腹直肌、腹外斜肌、腹内斜肌与腹横肌的断面。

7. 经肾门的横断层 平对第 2 腰椎椎体,第 2 腰椎椎体位于断层中央,其右前方有下腔静脉,直径为 15mm;其左前有腹主动脉,直径为 10mm。椎体两侧有腰大肌,在横突外侧有腰方肌,腰大肌外侧有左、右肾的断面,肾门与腹主动脉、下腔静脉之间有肾血管相连。

右肾的右前方有肝右叶,呈三角形,前内侧为结肠右曲的断面。结肠右曲与结肠左曲之间为胃的断面,其面积变化较大。结肠左曲后方的肠管为降结肠。右肾与胃之间的肠管为十二指肠降部,仅位于右肾的内侧缘。椎体前面的大血管与胃之间有胰头的断面,在钩突的前方有肠系膜上动、静脉。在肠系膜上动脉前方有脾静脉横过。左肾与胃之间有空肠的断面。

椎体的后方为椎管,椎管内有马尾。椎管后方有关节突关节,关节腔呈斜位。在棘突两侧有竖脊肌,其外侧有背阔肌。在竖脊肌前外侧有第 12、第 11 肋骨和第 10 肋软骨。腹前壁正中有白线,两侧有腹直肌、腹外斜肌、腹内斜肌及腹横肌(图 4-4-7)。

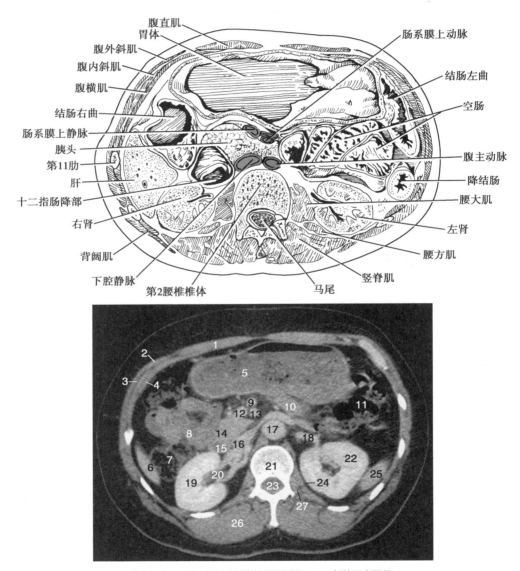

图 4-4-7 经肾门的横断层解剖及 CT(增强)图像

1. 腹直肌;2. 腹外斜肌;3. 腹内斜肌;4. 腹横肌;5. 胃;6. 肝下极;7. 结肠右曲;8. 空肠;9. 脾静脉;10. 胰体;11. 结肠左曲;12. 肠系膜上静脉;13. 肠系膜上动脉;14. 胰头;15. 十二指肠降部;16. 下腔静脉;17. 腹主动脉;18. 左肾静脉;19. 右肾;20. 右肾门;21. 第 2 腰椎椎体;22. 左肾;23. 马尾;24. 膈脚;25. 脾下极;26. 竖脊肌;27. 腰大肌。

8. 经十二指肠水平部上份的横断层 平对第 2 腰椎椎体下方的椎间盘。两侧有腰大肌，横突两侧有腰方肌，在该二肌外侧有左、右肾的断面。在腰大肌中部外缘与肾的前内侧相近处，有输尿管断面。

右肾前外侧有肝右叶下端的断面，肝前方有一大的肠腔为横结肠断面。右肾前内侧有十二指肠降部和水平部连结处，贴附于腰大肌外侧缘，向左横行。在右肾和横结肠之间有回肠的断面，在肝内侧有升结肠的断面。左肾前方与胃之间有空肠。在空肠左侧有降结肠，降结肠的前方有横结肠。

椎体前方有下腔静脉和腹主动脉的断面，下腔静脉直径约 15mm，腹主动脉的直径约 10mm。腹主动脉和下腔静脉前方横行的肠管为十二指肠水平部，其前方有肠系膜根，内有肠系膜上动、静脉及肠系膜淋巴结等。在肠系膜与腹前壁之间有胃的断面。

椎管内有马尾的断面。棘突两侧有竖脊肌，其外侧有背阔肌。腹前壁由腹直肌、白线及两侧的腹外斜肌、腹内斜肌、腹横肌构成（图 4-4-8）。

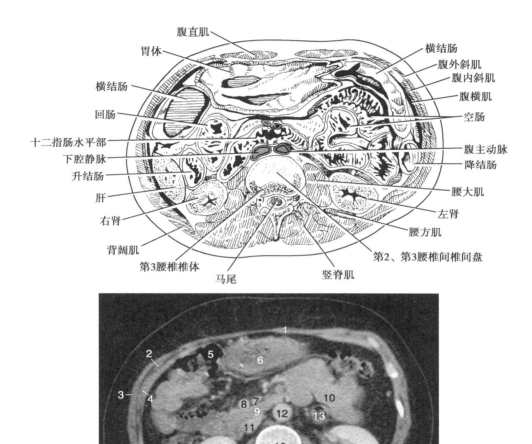

图 4-4-8 经十二指肠水平部上份的横断层解剖及 CT（增强）图像

1. 腹直肌；2. 腹内斜肌；3. 腹外斜肌；4. 腹横肌；5. 横结肠；6. 胃；7. 肠系膜上动脉；8. 肠系膜上静脉；9. 十二指肠水平部；10. 空肠；11. 下腔静脉；12. 腹主动脉；13. 降结肠；14. 升结肠；15. 右肾；16. 第 2 腰椎椎体；17. 腰大肌；18. 左肾；19. 马尾；20. 腰方肌；21. 竖脊肌。

9. 经十二指肠水平部下份的横断层 平对第 3 腰椎椎体。椎体两侧有腰大肌，在腰大肌的前外侧有输尿管的断面。腰大肌与横突之间有第 2 腰神经出现。椎管内有马尾。横突外侧有腰方肌，棘突两侧有竖脊肌，其外侧有背阔肌、腹外斜肌、腹内斜肌及腹横肌。腹前壁有腹直肌和腹白线的断面。

椎体前方有下腔静脉和腹主动脉，在这两条大血管前方有横行的十二指肠水平部的断面，该断面前方有肠系膜根，在其前方及两侧有空肠（左侧）及回肠（右前方）的断面，小肠与腹前壁之间有横结肠的断面。断层右侧半，腰方肌前方有一呈圆形的肠管断面，为升结肠的断面，断层左侧半，空肠与腹壁之间呈圆形的肠管断面为降结肠（图 4-4-9）。

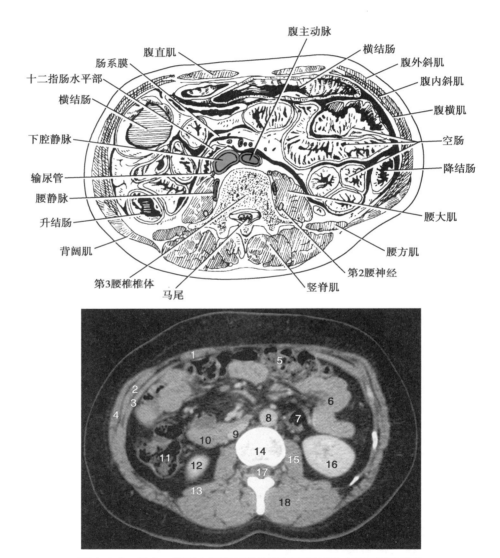

图 4-4-9　经十二指肠水平部下份的横断层解剖及 CT（增强）图像

1. 腹直肌；2. 腹内斜肌；3. 腹横肌；4. 腹外斜肌；5. 横结肠；6. 空肠；7. 降结肠；8. 腹主动脉；9. 下腔静脉；10. 十二指肠水平部；11. 升结肠；12. 右肾下极；13. 腰方肌；14. 第 3 腰椎椎体；15. 腰大肌；16. 左肾；17. 马尾；18. 竖脊肌。

10. 经肠系膜下动脉起始处的横断层　平对第 3、第 4 腰椎间椎间盘。椎间盘前方有腹主动脉和下腔静脉,腹主动脉的直径约 10mm,下腔静脉直径约 15mm。在下腔静脉的右后方有腰淋巴结,在腹主动脉的左侧有肠系膜下动脉。在下腔静脉和腹主动脉的前方有肠系膜,其内有空肠动、静脉和肠系膜淋巴结等。

椎间盘两侧有腰大肌,该肌后内侧有第 3 腰神经。腰大肌前外侧有输尿管的断面。腰大肌外侧有腰方肌,椎管内有马尾,棘突两侧有竖脊肌。腰方肌后外侧有背阔肌一小部分。两侧腹壁由腹外斜肌、腹内斜肌及腹横肌构成,腹前壁由腹直肌和腹白线构成(图 4-4-10)。

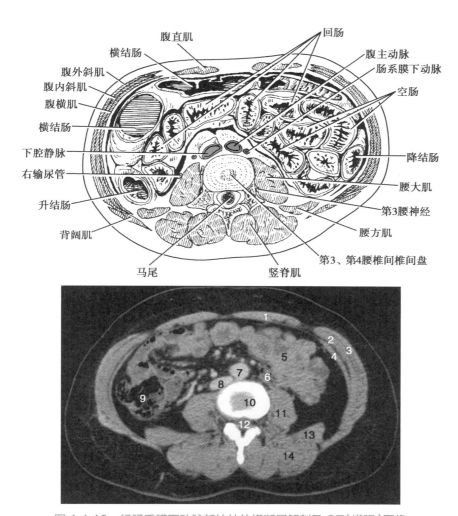

图 4-4-10　经肠系膜下动脉起始处的横断层解剖及 CT(增强)图像

1. 腹直肌;2. 腹内斜肌;3. 腹外斜肌;4. 腹横肌;5. 空肠;6. 降结肠;
7. 腹主动脉;8. 下腔静脉;9. 升结肠;10. 第 3、第 4 腰椎间椎间盘;
11. 腰大肌;12. 马尾;13. 腰方肌;14. 竖脊肌。

11. 经左、右髂总动脉起始处的横断层 平对第 4 腰椎椎体。在椎体前方有左、右髂总动脉和下腔静脉的断面，两侧有腰大肌的断面，腰大肌与横突之间有第 2、第 3 腰神经。腰大肌前方有输尿管断面。右侧腰大肌前面的筋膜连结肠系膜，并向前、向左横越下腔静脉前方。横突外侧有腰方肌，左、右腰方肌的前外侧分别有降结肠和升结肠。降结肠和升结肠的前内侧分别有空肠和回肠。小肠及肠系膜的前方可见横结肠。

　　腰方肌外侧有腹外斜肌、腹内斜肌和腹横肌，腹前壁有腹直肌和腹白线。在椎管内有马尾，在棘突两侧有竖脊肌（图 4-4-11）。

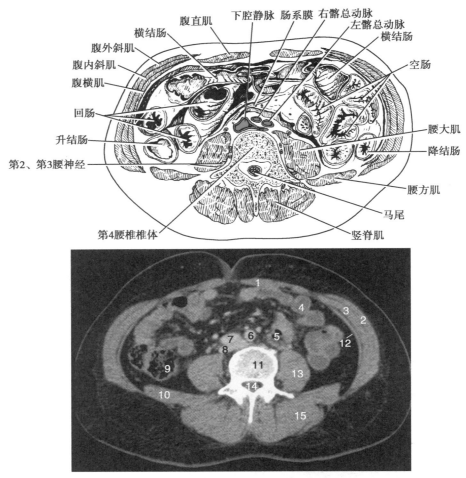

图 4-4-11　经左、右髂总动脉起始处的横断层解剖及 CT（增强）图像
1. 腹直肌；2. 腹外斜肌；3. 腹内斜肌；4. 空肠；5. 降结肠；6. 左髂总动脉；7. 右髂总动脉；8. 下腔静脉；9. 升结肠；10. 腰方肌；11. 第 4 腰椎椎体；12. 腹横肌；13. 腰大肌；14. 马尾；15. 竖脊肌。

12. 经左、右髂总静脉汇合处的横断层 平对第 4、第 5 腰椎间椎间盘。椎间盘前方有左、右髂总静脉及其前方的髂总动脉。椎间盘两侧有腰大肌的断面，其前方有输尿管。腰大肌两侧有升结肠和降结肠，升结肠前方有横结肠。在腹部大血管和腰大肌前方有空、回肠的断面。在右侧腰大肌前方有肠系膜，自右向左前走行，连接空肠、回肠。在腰大肌与横突之间有第 2、第 3 腰神经。

椎管呈尖朝后的三角形，内有马尾。椎管后外侧有关节突关节；横突外侧有髂嵴的断面；棘突两侧为竖脊肌。腹前外侧壁由腹外斜肌、腹内斜肌、腹横肌和腹直肌等构成（图 4-4-12）。

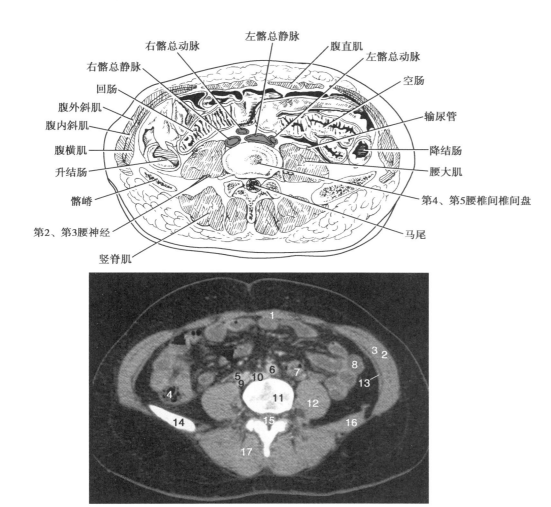

图 4-4-12　经左、右髂总静脉汇合处的横断层解剖及 CT（增强）图像

1. 腹直肌；2. 腹外斜肌；3. 腹内斜肌；4. 升结肠；5. 右髂总动脉；6. 左髂总动脉；7. 降结肠；8. 空肠；9. 右髂总静脉；10. 左髂总静脉；11. 第 4 腰椎椎体下份；12. 腰大肌；13. 腹横肌；14. 右髂嵴；15. 马尾；16. 腰方肌；17. 竖脊肌。

13. 经第5腰椎椎体中上份的横断层　第5腰椎椎体位于断层中央，其前方有左、右髂总静脉及其前方的右髂总动脉和左髂内、髂外动脉。椎体两侧有腰大肌的断面，该肌前方有输尿管，后方有第2、第3腰神经，内侧有第4腰神经。右侧腰大肌的外侧可见升结肠，前方有肠系膜根附着，系膜向左前方延伸，连于小肠。

椎管内有马尾。横突两侧有髂骨翼，髂骨翼前方有髂肌，后方有臀中肌，棘突两侧有竖脊肌。腹前外侧壁由腹外斜肌、腹内斜肌、腹横肌和腹直肌构成（图4-4-13）。

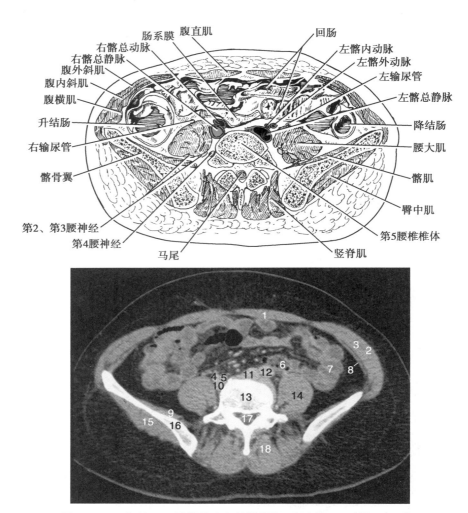

图4-4-13　经第5腰椎椎体中上份的横断层解剖及CT（增强）图像

1. 腹直肌；2. 腹外斜肌；3. 腹内斜肌；4. 右髂外动脉；5. 右髂内动脉；6. 降结肠；7. 空肠；8. 腹横肌；9. 髂肌；10. 右髂总静脉；11. 左髂总静脉；12. 左髂总动脉；13. 第5腰椎椎体；14. 腰大肌；15. 臀中肌；16. 右髂骨；17. 马尾；18. 竖脊肌。

14. 经第5腰椎椎体下份的横断层 第5腰椎椎体位于中央,其前方的两侧分别有右髂总动、静脉和左髂总静脉,左髂内、髂外动脉。腰大肌前方有左、右输尿管断面。腰大肌断面的后方有第2～5腰神经。右侧腰大肌外前方有盲肠的断面,管腔较大;左侧有乙状结肠的断面。在两侧腰大肌和椎体前方有空肠、回肠的断面。盲肠内侧、右侧腰大肌前方,有阑尾的断面。

椎管内有马尾,其外后方有关节突关节。棘突两侧有竖脊肌,横突外侧有髂骨翼,其前方有髂肌,后方有臀中肌,腹前外侧壁由腹外斜肌、腹内斜肌、腹横肌和腹直肌构成(图4-4-14)。

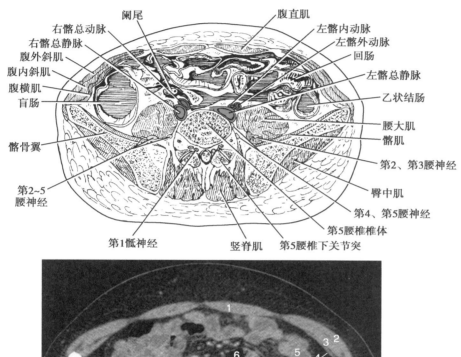

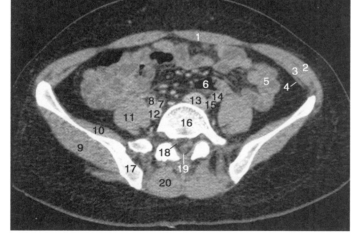

图4-4-14 经第5腰椎椎体下份的横断层解剖及CT(增强)图像

1. 腹直肌;2. 腹外斜肌;3. 腹内斜肌;4. 腹横肌;5. 空肠;6. 降结肠;7. 右髂内动脉;8. 右髂外动脉;9. 臀中肌;10. 髂肌;11. 腰大肌;12. 右髂总静脉;13. 左髂总静脉;14. 左髂外动脉;15. 左髂内动脉;16. 第5腰椎椎体下份;17. 右髂骨;18. 神经根;19. 马尾;20. 竖脊肌。

15. 经第5腰椎与第1骶椎间椎间盘的横断层 断层中央为第5腰椎与第1骶椎之间的椎间盘。椎间盘与腰大肌断面之间有髂总静脉,在该静脉前方有髂内动脉和髂外动脉。腰大肌断面的后方与髂肌之间有第2~5腰神经、腰动脉及腰静脉。右侧腰大肌右前方有盲肠,管腔较大。右侧腰大肌与髂外动脉的前方有阑尾的断面。在左侧腰大肌外侧、髂肌的前方有乙状结肠的断面。阑尾断面前方及内侧有肠系膜及与其连接的小肠断面。

在呈三角形的椎管内有马尾及硬膜外脂肪。椎管两侧有关节突关节,关节面呈内前及外后方向。横突外侧有髂骨翼,其前方有髂肌,后方有臀中肌,棘突两侧有竖脊肌(图4-4-15)。

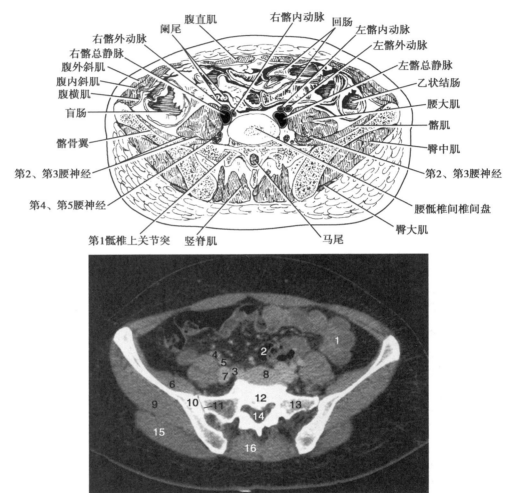

图4-4-15 经第5腰椎与第1骶椎间椎间盘的横断层解剖及CT(增强)图像
1. 空肠;2. 降结肠;3. 右髂内动脉;4. 右髂外动脉;5. 右髂外静脉;6. 髂肌;7. 右髂内静脉;8. 第5腰椎与第1骶椎间椎间盘;9. 臀中肌;10. 右髂骨;11. 右骶髂关节;12. 第1骶椎椎体;13. 骶翼;14. 马尾;15. 臀大肌;16. 竖脊肌。

二、腹部冠状断层影像解剖

腹部冠状断层以经过两侧腋中线的平面为标准平面,以20mm层厚为间距,向前、向后方画线,锯切成冠状断层的标本。冠状断层由前向后共选8个断层,均为前面观。

1. 经肝前部的冠状断层 该冠状断层仅切及肝和胃,以及腹直肌等。

2. 经胃角切迹的冠状断层 膈断面呈弧形,两侧为肌部,中间为膈中心腱,是胸、腹腔的分界线。在膈的断面下方大部分为肝的断面。肝下部有肝圆韧带裂,该裂及延长线将肝分为左内叶和左外叶。左外叶上部有肝左静脉断面。

肝的下面及左侧有胃的断面。胃小弯有角切迹，该处将胃分成两部分，左侧部较大，包括胃底和胃体，占胃断面左侧的 3/4，右侧 1/4 为幽门窦的断面。胃由左向右下斜行，胃的下方为横行的横结肠断面。该断面两侧有大网膜的断面，其余均为空肠和回肠。

两侧腹壁的断层，上部可见第 8～10 肋骨的断面，下面可见腹外斜肌、腹内斜肌和腹横肌的断面（图 4-4-16）。

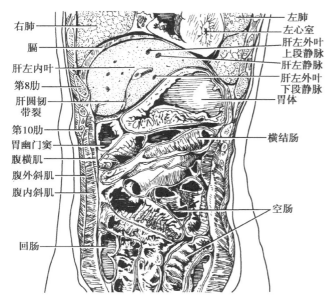
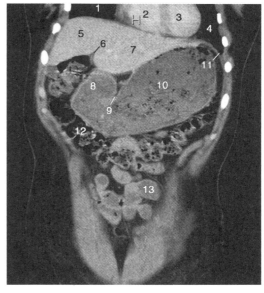

图 4-4-16　经胃角切迹的冠状断层解剖及 CT（增强）图像

1. 右肺中叶；2. 右心室；3. 左心室；4. 左肺下叶；5. 肝左内叶；6. 肝圆韧带裂；7. 肝左外叶；8. 胃窦；9. 角切迹；10. 胃体；11. 膈；12. 横结肠；13. 空肠。

3. 经肝门静脉左支矢状部的冠状断层　膈下面为肝和胃的断面。肝的断面位于右上部，占据大部分空间。肝下缘右侧有胆囊的断面，中部有肝圆韧带裂。肝圆韧带裂上端有肝门静脉左支矢状部的断面，该断面上方有一粗大血管断面，为肝左静脉。肝圆韧带裂与肝左静脉的连线为左叶间裂，分隔左外叶和左内叶。肝门静脉左支矢状部的右侧有肝中静脉断面。胆囊切迹中点与肝中静脉的连线为肝正中裂，分隔左、右半肝及左内叶和右前叶。

肝下方是胃断面，自左至右横行于腹上部。左侧为胃底、胃体，右侧是幽门部，其下方为横结肠。左、右髂窝处分别有乙状结肠和升结肠。该断面中部均为空肠和回肠的断面。腹壁有第 8～10 肋骨的断面及腹外斜肌、腹内斜肌和腹横肌（图 4-4-17）。

4. 经胰的冠状断层　该层面最上方为膈，膈的右下方大部分为肝的断面。肝下缘右侧有胆囊的断面。胆囊的左侧有肝圆韧带裂及肝门静脉左支矢状部的断面，在肝门静脉左支矢状部上方左侧有肝左静脉的断面，右侧有肝中静脉的断面。胆囊切迹中点与肝中静脉的连线为肝正中裂，分隔左、右半肝及右前叶和左内叶。肝圆韧带裂与肝左静脉的连线为左叶间裂，将左半肝分为左内叶和左外叶。

膈下方的左侧为胃体的断面所占据。胆囊下方为幽门窦，胃体与幽门窦的断面之间有胰体、胰颈和胰头的断面，在胰颈下方有肠系膜上静脉及其左侧的肠系膜上动脉，该动脉左下方可见粗大的腹主动脉。腹主动脉与肠系膜上动脉之间有十二指肠水平部及十二指肠空肠曲的断面；幽门窦及胃体下方有横结肠的断面；右髂窝内有升结肠断面，左侧部有降结肠和乙状结肠的断面；其余均为小肠的断面。

腹壁由第 8～10 肋骨的断面及腹外斜肌、腹内斜肌及腹横肌的断面构成。腰大肌外侧为髂肌，自外上向内下走行，与腰大肌汇合构成髂腰肌，髂肌外侧为髂嵴的断面（图 4-4-18）。

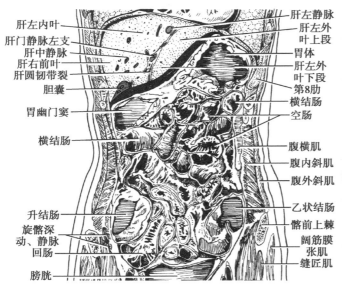
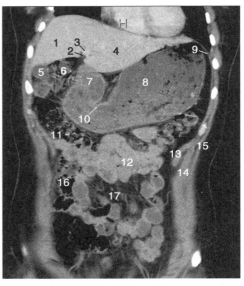

图 4-4-17　经肝门静脉左支矢状部的冠状断层解剖及 CT（增强）图像

1. 肝左内叶；2. 肝圆韧带裂；3. 肝门静脉左支矢状部；4. 肝左外叶；5. 胆囊；6. 结肠肝曲；7. 胃窦；8. 胃体；9. 膈；10. 角切迹；11. 横结肠；12. 空肠；13. 腹横肌；14. 腹内斜肌；15. 腹外斜肌；16. 升结肠；17. 肠系膜。

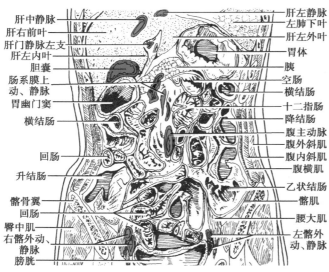
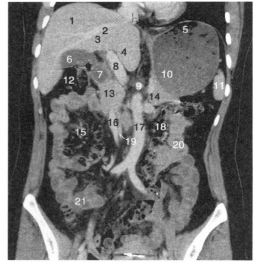

图 4-4-18　经胰的冠状断层解剖及 CT（增强）图像

1. 肝右前叶；2. 肝中静脉；3. 肝左内叶；4. 肝左外叶；5. 胃底；6. 胆囊；7. 十二指肠上部；8. 肝门静脉；9. 腹腔干；10. 胃体；11. 脾；12. 结肠右曲；13. 胰头；14. 胰体；15. 肠系膜；16. 肠系膜上静脉；17. 腹主动脉；18. 降结肠；19. 肠系膜上动脉；20. 空肠；21. 回肠。

5. 经腹主动脉和下腔静脉的冠状断层　上方两侧为膈，中间有向下突入的膈脚，膈脚上方有食管的断面，下方有腹主动脉和下腔静脉的断面。

膈脚右侧为肝的断面。肝左侧缘有腔静脉窝，内有下腔静脉穿行。下腔静脉位于腹主动脉的右侧，直径约 20mm，上端右侧有肝右静脉汇入。肝的中央近下缘处有肝门静脉右支的断面，其下方为胆囊。

肝下方右侧有一呈圆形的空腔，周围环绕厚层平滑肌，为幽门管的断面，其内侧与胆囊之间有一不规则的肠管断面为十二指肠上部。其内下方与下腔静脉之间有胰头的断面。幽门管下方有横结肠及回肠。右髂窝有盲肠的断面，内下方有髂腰肌。

膈脚的左侧有胰体、胃底和脾的断面。胰体紧邻膈脚,略呈三角形,其右侧处自上而下有腹腔干和肠系膜上动脉。膈脚下方、腹主动脉断面上端右侧有右肾动脉,经下腔静脉后方达右肾。与右肾动脉同一水平、腹主动脉左侧与胰体之间有左肾静脉,该静脉的上方、胰的断面内,肠系膜上动脉下方有一呈圆形的血管断面为脾动脉,其下方有脾静脉与其伴行。

胰体与脾之间有胃底的断面,其左下方为脾的断面。脾下方有结肠左曲及降结肠的断面。脾与腹主动脉之间有空肠的断面。腹主动脉下方有第 4 腰椎椎体及其上、下方的椎间盘。腰椎两侧有腰大肌。第 4、第 5 腰椎间椎间盘下方的两侧有左、右髂总动脉(位于前方)和髂总静脉(位于后方)的断面(图 4-4-19)。

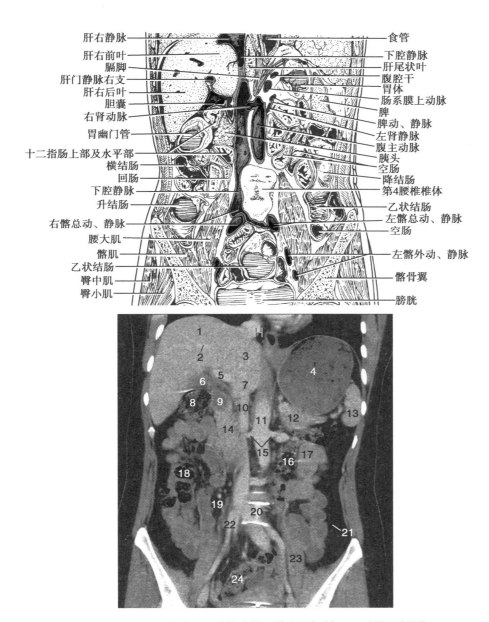

图 4-4-19　经腹主动脉和下腔静脉的冠状断层解剖及 CT(增强)图像

1. 肝右叶;2. 肝中静脉;3. 肝左叶;4. 胃;5. 肝门静脉;6. 胆囊;7. 肝尾状叶;
8. 结肠右曲;9. 十二指肠上部;10. 下腔静脉;11. 腹主动脉;12. 胰体;13. 脾;
14. 胰头;15. 肾动脉;16. 降结肠;17. 空肠;18. 升结肠;19. 肠系膜;20. 第 4
腰椎前缘;21. 壁腹膜;22. 右髂总静脉;23. 左腰大肌;24. 乙状结肠。

6. 经腰椎椎体前份的冠状断层 脊柱腰段纵向位于断层中间，其上方可见左、右膈脚及其间的降主动脉。脊柱腰段将断层腹腔分为左、右侧部，右侧部上方为肝，其内有肝右静脉。肝下方自右向左依次为结肠右曲、幽门管、十二指肠上部和回肠等。十二指肠上部与第1腰椎椎体之间有右肾动、静脉，右侧部下方髂肌和腰大肌之间有盲肠的断面。左侧上部膈下可见胰尾、脾分列内侧和外侧，两者的下方有左肾动、静脉，横结肠，结肠左曲，最下方左腰大肌与左侧腹壁之间有空肠（图4-4-20）。

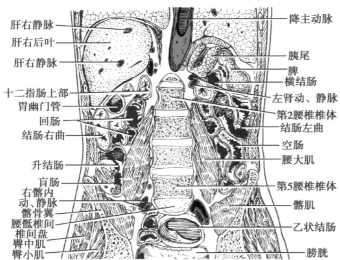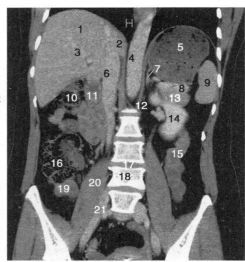

图 4-4-20　经腰椎椎体前份的冠状断层解剖及 CT（增强）图像

1. 肝右后叶；2. 肝尾状叶；3. 肝门静脉右支；4. 降主动脉；5. 胃；6. 下腔静脉；7. 左肾上腺；8. 脾静脉；9. 脾；10. 结肠右曲；11. 十二指肠降部；12. 膈脚；13. 胰尾；14. 左肾；15. 空肠；16. 盲肠；17. 第3、第4腰椎间椎间盘；18. 第4腰椎椎体；19. 回肠末端；20. 右腰大肌；21. 右髂总动脉。

7. 经双肾前份的冠状断层 断层由中间的脊柱及两侧的肝、肾断面组成。

中间部由第1腰椎至第1骶椎及其椎间盘组成。腰椎间椎间盘厚约10mm，纤维环宽约10mm，髓核横径约23mm。腰椎椎体两侧有腰大肌，与椎体之间有腰动、静脉（第5腰椎除外）。第4、第5腰椎椎体两侧可见可第4、第5腰神经。

右侧部膈下有肝的断面，其下方可见右肾的断面，内侧与膈脚之间有纵行的右肾上腺断面。肾窦内有肾动、静脉的分支、属支。肾与肝下方有升结肠断面。

左侧部膈下有左肾、左肾上腺的断面。左肾上缘约平第12胸椎椎体上缘的高度，左肾下缘平第1腰椎椎体下缘的高度。左肾下方为横结肠、降结肠和空肠的断面。腹壁由第10～12肋骨及腹外斜肌、腹内斜肌和腹横肌构成（图4-4-21）。

8. 经双肾门的冠状断层 断层分为中间的脊柱区和两侧的肾区。

（1）脊柱区：腰椎椎体已大部分切除，仅剩第1腰椎椎体上部，椎管和马尾已显露。中线上有腰椎棘突和骶骨的断面，棘突两侧有竖脊肌，竖脊肌外侧有腰方肌，向外下方斜行。腰方肌上方与第1腰椎椎体之间有腰大肌断面。

（2）肾区：右侧膈下有肝的右后叶，仅剩一小部分。肝的内下方为右肾的冠状断面，肾皮质和肾髓质的界限分明。右肾上方及内上方有呈三角形的右肾上腺断面，右肾下方有呈三角形的脂肪垫承托，肾门内侧有腰大肌和腰方肌向外下斜行。

左肾紧贴膈下，呈卵圆形，肾皮质和肾髓质界限分明。肾窦内有肾血管、肾盂及脂肪组织。肾门朝向内下方，与腰大肌和腰方肌相近。左肾上端紧邻膈，下端邻小肠断面，外侧邻膈和腹壁，内侧上部邻长条形的左肾上腺断面（图4-4-22）。

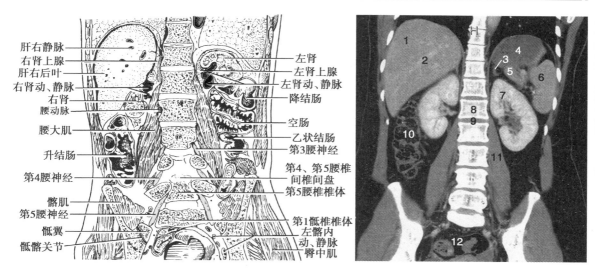

图 4-4-21　经双肾前份的冠状断层解剖及 CT(增强)图像

1. 肝右后叶；2. 肝右静脉；3. 左肾上腺；4. 胃；5. 胰尾；6. 脾；7. 左肾；8. 第 1 腰椎椎体；9. 第 1、第 2 腰椎间椎间盘；10. 升结肠；11. 左腰大肌；12. 乙状结肠。

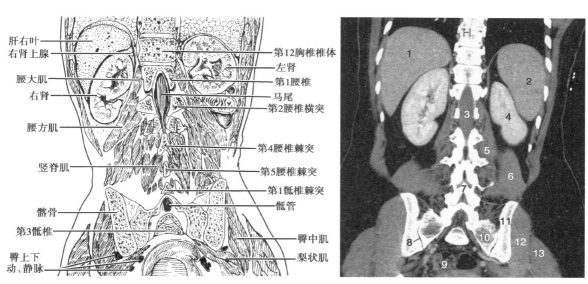

图 4-4-22　经双肾门的冠状断层解剖及 CT(增强)图像

1. 肝右后叶；2. 脾；3. 马尾；4. 左肾；5. 左腰大肌；6. 左腰方肌；7. 第 4 腰椎棘突；8. 右骶髂关节；9. 乙状结肠；10. 左骶翼；11. 左髂骨；12. 左臀中肌；13. 左臀大肌。

三、腹部矢状断层影像解剖

腹部以正中矢状位为标准平面，以层厚 20mm 向左、向右侧做断层，将腹部分为 11 层矢状断层，以下为自左向右每一个断层左侧面观的结构。

1. 经脾的矢状断层　断层上方为膈，下方为髂肌；前方有第 7～10 肋骨、肋间肌、腹外斜肌、腹内斜肌及腹横肌的断面；后方为第 11～12 肋骨、背阔肌、腹内斜肌及腹横肌的断面。

膈下方后部有长方形脾的断面，其前方有胃壁的断面，胃下方有大网膜和结肠左曲的断面。脾断面下方至髂肌之间有空肠及乙状结肠的断面。

2. 经结肠左曲的矢状断层　上为膈，下为髂肌，前方为第 7～10 肋软骨、腹外斜肌、腹内斜肌及腹横肌，后方为第 11、第 12 肋骨及背阔肌、腹内斜肌和腹横肌的断面。

断层上部后方为脾的断面，其前下方有脾血管和胰尾的断面。在胰尾断面前上部与胃断面之间有脾动、静脉的断面，胰尾周围有许多脂肪组织。脾和胰尾前方有胃的断面，显示胃壁的平滑肌和凹凸不平的胃黏膜。胃的前方有肝左叶的断面，近似呈长方形。肝断面上部有左外叶上段静脉，下部有左外叶下段静脉，中部后缘有肝左静脉，该静脉将肝断面分为左外叶下段（SⅢ）和左外叶上段（SⅡ）。肝断面的后上端与膈之间有冠状韧带相连。

在脾、胰和胃下方有结肠左曲和横结肠的断面。在腹前壁后方、胃大弯与横结肠下方有大网膜的断面。在横结肠下方与髂肌之间，多为空肠的断面，肠腔内有高而密的环状黏膜皱襞。在髂肌的前上方有两个乙状结肠的断面，肠腔内皱襞很低（图 4-4-23）。

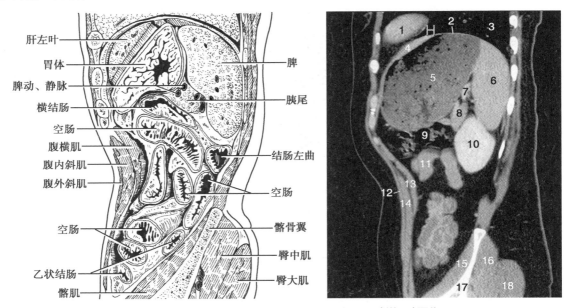

图 4-4-23　经结肠左曲的矢状断层解剖及 CT（增强）图像

1. 左心室；2. 膈；3. 左肺下叶；4. 肝左外叶；5. 胃；6. 脾；7. 脾静脉；8. 胰尾；9. 横结肠；10. 左肾；11. 空肠；12. 腹外斜肌；13. 腹横肌；14. 腹内斜肌；15. 左髂肌；16. 左臀中肌；17. 左髂骨体；18. 左臀大肌。

3. 经左肾外侧部的矢状断层　上方为膈；下方为腰大肌和髂血管；前方为第 6～9 肋软骨、腹外斜肌、腹内斜肌和腹横肌；后方为第 11、第 12 肋骨及腰方肌和竖脊肌。

膈下方后部有脾的断面，面积较小。脾下方为左肾的纵断面，周围为肾皮质，光滑、色浅，其中央部有肾锥体断面，形状各异。肾断面周围有脂肪囊。

膈下方前部有肝左叶断面，肝断面中部后缘有肝左静脉的断面。其上、下方有左外叶上段静脉和左外叶下段静脉。肝左静脉是左外叶上段（SⅡ）、下段（SⅢ）的分界标志。

肝与脾之间是胃的断面，由后上向前下方斜行，面积较大。胃和肾之间有呈三角形的胰体断面，在胰后上部有脾动脉断面。脾静脉断面位于脾动脉的前下方，管径较粗大。脾的前下方与胃壁之间有脾静脉和胃短动脉的断面。左肾下方有降结肠断面，其后方为腰方肌，前下方为腰大肌，在胃大弯下方有大网膜的断面，胰下方为空肠的断面。肠腔内有高而密的环形黏膜皱襞，在该层面中部前方，大网膜后方有一小而圆的肠管断面为横结肠断面，上方有系膜，下方有大网膜相连。

腰大肌断面的前下方有髂外动、静脉及乙状结肠的断面（图 4-4-24）。

4. 经左肾门的矢状断层　膈下方后部有脾的断面，其面积变得很小。脾断面的下方有左肾和左肾上腺的断面。肾断面前缘有肾门，内有肾动、静脉通过。肾门向后凹陷为肾窦，内有脂肪组织和血管。肾周围有脂肪囊。肾的后方紧贴腰方肌，下方有腰大肌。肾门上方与胃后壁之间有左肾上腺的断面，呈长条状。

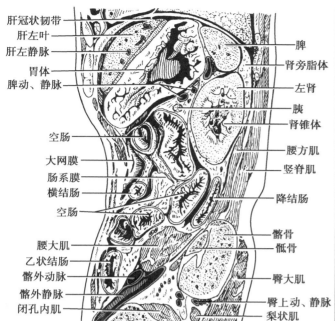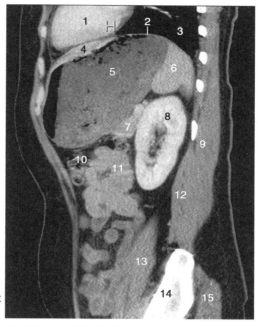

图 4-4-24 经左肾外侧部的矢状断层解剖及 CT(增强)图像

1. 左心室; 2. 膈; 3. 左肺下叶; 4. 肝左外叶; 5. 胃; 6. 脾; 7. 胰尾; 8. 左肾; 9. 竖脊肌; 10. 横结肠; 11. 空肠; 12. 左腰方肌; 13. 左腰大肌; 14. 左髂骨体; 15. 左臀大肌。

　　肾门前方与胃后壁之间有胰体的断面,略呈三角形,底在下方,尖向后上。在胰断面的后上部有脾动、静脉的横切面,脾动脉直径较小,脾静脉位于脾动脉的前下方,管径较粗大。胰体的下方有空肠和腰大肌的断面,肠腔内有高而密的黏膜皱襞。

　　肝左叶位于最前方,紧贴膈下面,有冠状韧带与膈中心腱相连。肝的断面中央有肝左静脉,该静脉将肝分为左外叶上段(SⅡ)和左外叶下段(SⅢ)。

　　胃的断面位于肝与脾、胰断面之间呈长方形。胃大弯下方有横结肠和大网膜的断面,横结肠下方有空肠断面,后方有肠系膜的断面,内有肠系膜血管和淋巴结断面。大网膜断面紧贴腹前壁后面,覆盖在肠管前方。

　　腰大肌断面较宽,其下缘有髂血管的断面,髂外动脉断面位于前方,管径较大。髂内动脉位于髂外动脉的后方,管径较小。髂总静脉位于前两者的后方,管径较粗大,直径约 15mm。髂总静脉与骶骨之间有腰骶干下行。

　　腰大肌后方有第 1～5 腰椎横突的断面,其后方为竖脊肌。左肾断面后方有第 11～12 肋骨的断面。腹前壁上部有第 7～8 肋软骨断面,下部有左侧腹直肌的断面(图 4-4-25)。

　　5. 经食管腹段的矢状断层 膈下前部有肝左叶的矢状断面,面积较大。肝断面中部有肝左静脉,为肝段的分界线。其上方为左外叶上段(SⅡ),内有左外叶上段静脉;下方为左外叶下段(SⅢ),内有左外叶下段静脉。肝断面前方有第 7 肋软骨及腹直肌;后上方有食管腹段的断面;后下方有胰体的断面,略呈圆形。胰体断面的后上部有脾动脉和脾静脉的断面。脾动脉位于脾静脉的上方,脾静脉管径较大。脾静脉后方有左肾动脉和左肾静脉的断面。肾动脉位于肾静脉上方偏后,直径较小;肾静脉位于肾动脉下方,直径较大。肾静脉后方有粗大的第 2 腰静脉,由前向后经过第 2 腰椎椎体的两个断面之间。

　　食管腹段后方有膈脚及腹主动脉的断面。第 3 腰椎椎体前方也有一段腹主动脉的断面。腹主动脉前方、胰体下方有十二指肠水平部的横断面。肝断面下方、十二指肠水平部前方有幽门窦的横断面。十二指肠水平部下方、腹主动脉断面前方,有肠系膜及血管的断面。在肠系膜前方、幽门窦的下方、腹前壁后方有横结肠及大网膜断面。横结肠下方有空肠的断面。

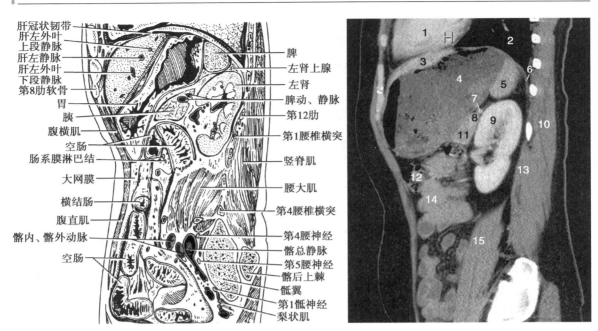

图 4-4-25　经左肾门的矢状断层解剖及 CT（增强）图像

1. 左心室；2. 左肺下叶；3. 肝左外叶；4. 胃；5. 脾；6. 膈；7. 脾动脉；8. 脾静脉；9. 左肾；10. 竖脊肌；11. 胰体；12. 横结肠；13. 左腰方肌；14. 空肠；15. 左腰大肌。

断层后部有第 1～5 腰椎椎体及椎间盘的断面。在腰椎椎体前方可见腰动脉。在第 5 腰椎椎体前方有髂总动脉和髂总静脉的断面。在腰椎椎体后方有腰椎横突的断面，最后方有宽厚的竖脊肌（图 4-4-26）。

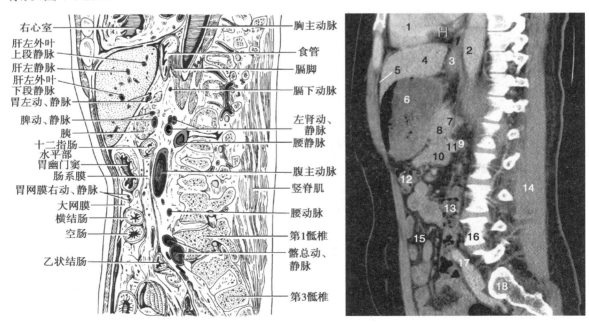

图 4-4-26　经食管腹段的矢状断层解剖及 CT（增强）图像

1. 右心室；2. 降主动脉；3. 食管腹部；4. 肝左外叶；5. 膈；6. 胃；7. 脾静脉；8. 胰体；9. 左肾动脉；10. 空肠；11. 左肾静脉；12. 横结肠；13. 降结肠；14. 竖脊肌；15. 肠系膜；16. 第 4 腰椎椎体；17. 左髂总动脉；18. 骶骨。

6. 经腹部正中的矢状断层　膈下方的空间大部分被肝的断面所占据，肝的断面呈楔形，上宽下窄，静脉韧带裂将肝的断面分为前、后两部分，前部较大为左外叶。肝断面上部有粗大的肝左静脉的断面,管径为 8mm,该静脉后上方有左后缘静脉;后方有左外叶上段静脉;下方有左外叶下段静脉。静脉韧带裂后方为肝尾状叶(SI)。尾状叶后上方有膈的食管裂孔,内有食管。尾状叶后方有腹主动脉。尾状叶下方和肝左外叶后方有胰的断面,在胰断面上方有肝总动脉的断面,胰断面中部后方有肝门静脉的断面。

肝下方有幽门管的断面。幽门管的下方有胃网膜右动、静脉和横结肠的断面。横结肠和幽门管的后方有肠系膜的断面,内有肠系膜上动、静脉的断面,静脉比较粗大。肠系膜上动脉在胰的后方起自腹主动脉,越过十二指肠水平部的前方,在肠系膜上静脉的后方下行,在髂血管与横结肠之间该动脉被剖开。

第 3 腰椎椎体前方有十二指肠水平部的断面,其前方有肠系膜上动、静脉和幽门管,第 4 腰椎椎体前方有左髂总动脉的断面,其前方有横结肠的断面。第 5 腰椎椎体前方有左髂总静脉的断面,其前方有空肠及回肠的断面。

腹前壁由腹白线构成,腹后壁由第 12 胸椎椎体至第 1 骶椎椎体上部及其间的椎间盘组成。腰椎间的椎间盘上下厚度约 10mm,前后宽约 35mm。椎体前方有腹主动脉下行,后方为椎管,内有脊髓圆锥位于第 1 腰椎椎体的后方,第 2 腰椎椎体以下,椎管内有马尾。椎管后方有胸、腰椎棘突的断面(图 4-4-27)。

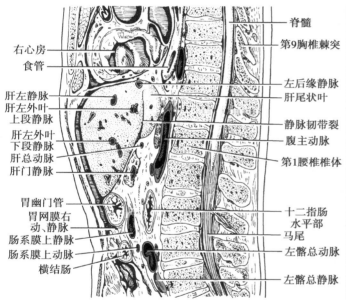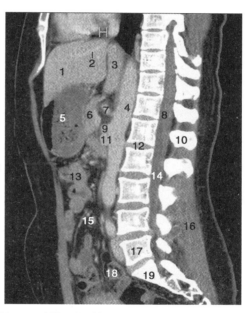

图 4-4-27 经腹部正中的矢状断层解剖及 CT(增强)图像

1. 肝左外叶;2. 肝左静脉;3. 肝尾状叶;4. 腹主动脉;5. 胃;6. 胰体;7. 脾静脉;8. 脊髓末端;9. 腹腔干;10. 第 1 腰椎棘突;11. 左肾静脉;12. 第 1、第 2 腰椎间椎间盘;13. 空肠;14. 马尾;15. 肠系膜;16. 竖脊肌;17. 第 5 腰椎椎体;18. 乙状结肠;19. 骶骨。

7. 经下腔静脉和肝门静脉左支矢状部的矢状断层 膈下大部分为肝的断面,肝断面后方有下腔静脉断面,管径约 15mm,在第 4 腰椎椎体下缘,由左、右髂总静脉汇合而成,沿第 5～1 腰椎椎体右前方上升,呈弧形注入右心房。肝断面后上部有肝中静脉汇入下腔静脉,其管径约 10mm。中部有肝门静脉左支矢状部,其后上端有左外叶上段静脉发出;前下端有左外叶下段静脉发出。肝中静脉起始部与肝门静脉左支矢状部连线并延长,该线为左叶间裂,其前方为左内叶(SIV),后上部为尾状叶(SI)的左侧段,前下部为左外叶下段(SⅢ)。

第 2 腰椎椎体前缘,下腔静脉后方有右肾动脉的断面。在第 1 腰椎椎体前方、肝门下方有肝门静脉主干的断面,管径约 10mm,其前方上部有肝总管的断面,下部有肝固有动脉的断面。中部和上部有肝淋巴结的断面。

　　第 2 腰椎椎体前方、肝门静脉断面下方，有胰头的断面。胰头下部与幽门管之间有胰十二指肠下动、静脉的横断面。幽门管位于肝断面前下方。幽门管下方有胃网膜右动、静脉和大网膜的断面。第 3 腰椎椎体及下腔静脉前方、胰头下方有十二指肠水平部的断面。在第 4 腰椎椎体及下腔静脉的前方，有横结肠的断面。第 5 腰椎椎体前方有右髂总动脉和右髂总静脉的断面。在十二指肠水平部的下方、下腔静脉的前方、横结肠的后方有肠系膜的断面，内有肠系膜上血管。腹前壁有腹直肌断面。腹后壁为第 1～5 腰椎及椎间盘的断面，其后方有横突、棘突及关节突关节的断面，再后方有宽厚的竖脊肌的断面（图 4-4-28）。

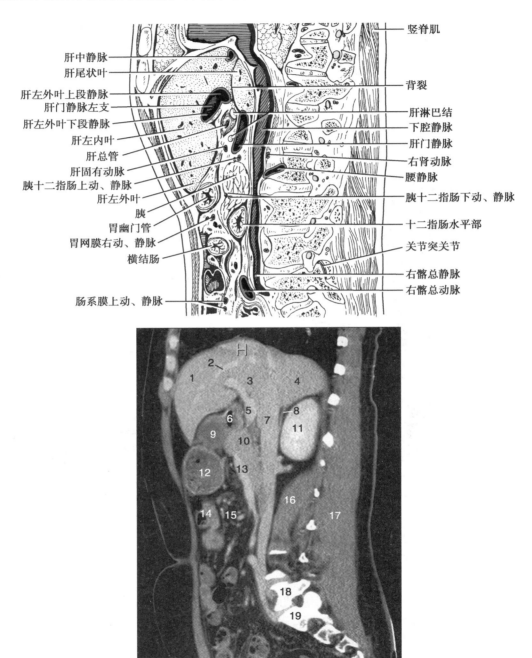

图 4-4-28　经下腔静脉和肝门静脉左支矢状部的矢状断层解剖及 CT（增强）图像

1. 肝右叶；2. 肝中静脉；3. 肝尾状叶；4. 肝右后叶；5. 肝门静脉；6. 十二指肠球部；7. 下腔静脉；8. 右肾上腺；9. 胃幽门部；10. 胰头；11. 右肾；12. 胃窦；13. 肠系膜上静脉；14. 空肠；15. 肠系膜；16. 右腰大肌；17. 竖脊肌；18. 第 5 腰椎椎体；19. 骶骨。

8. 经胰头和右肾上端内侧份的矢状断层 膈下空间全部被肝的断面所占据，肝断面上部中间有肝右静脉，管径约 8mm，其右后方有右后缘支。在肝门处有肝门静脉主干的断面，管径约 15mm。肝门静脉下方有肝固有动脉和胆总管的断面。肝门静脉主干后方、肝实质内有肝右后静脉断面，管径较粗，该静脉收集肝右后叶下部的静脉血，直接注入下腔静脉，注入点位于下腔静脉窝的下部，距第二肝门约 50mm。

肝门静脉主干前上方有肝中静脉的断面，管径较粗，直径约 8mm。肝中静脉是肝正中裂的主要标志，其前下方为左内叶，后上方为右前叶。肝右静脉的断面是右叶间裂的主要标志。该裂与正中裂之间为右前叶；该裂后方为右后叶。

肝门下方及肝左内叶下方有十二指肠上部断面，与其相连的有十二指肠降部的断面，黏膜向腔内突出，呈浅绿色。十二指肠上部与降部断面呈反 C 形，中间夹有胰头。胰头前方、十二指肠下方有胰十二指肠上动、静脉的断面。

肝右后叶下方有右肾和右肾上腺的断面。右肾上腺断面位于右肾与右肝断面之间，呈长条形。右肾的前下方有相互伴行的右肾动、静脉，部分人存在副肾动、静脉，此种情况下，肾动、静脉通常位于上方，副肾动、静脉则位于下方，肾静脉和副肾静脉分别汇入下腔静脉。右肾的上、下极周围有脂肪囊，右肾下方有腰大肌的断面，面积较大，其前方有十二指肠降部、横结肠及肠系膜的断面。在横结肠与腹前壁之间有自幽门下垂的大网膜断面。

在腰大肌下方、骶翼前方有右髂总动、静脉的断面，髂总动脉位于髂总静脉的前方，直径约 8mm。髂总静脉位于第 5 腰椎横突与骶翼前方，管径约 14mm。右髂总动脉的前上方、腰大肌的前下方有阑尾的断面（盆位阑尾）。

腹前壁由腹直肌构成，腹后壁有第 1～5 腰椎横突及竖脊肌的断面（图 4-4-29）。

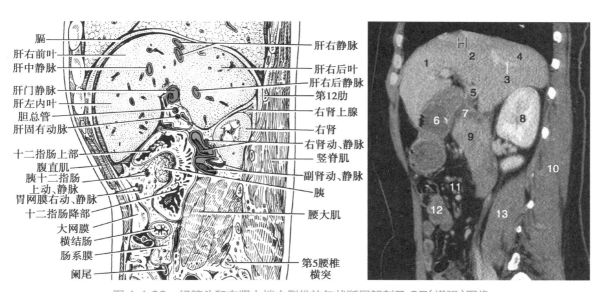

图 4-4-29 经胰头和右肾上端内侧份的矢状断层解剖及 CT（增强）图像
1. 肝左内叶；2. 肝中静脉；3. 肝右静脉；4. 肝右后叶；5. 肝门静脉；6. 胃窦；7. 十二指肠上部；8. 右肾；9. 胰头；10. 竖脊肌；11. 肠系膜；12. 空肠；13. 右腰大肌。

9. 经胆囊和右肾中份的矢状断层 膈下空间全部被肝断面所占据。肝门处有肝门静脉右支，斜行向后上方，管径约 8mm。血管腔不规则，腔外有被膜。右支前方有肝门静脉的左支横部，管径规则，呈圆形，外有被膜。肝门静脉右支下方有呈圆形、内腔规则光滑、外无被膜的肝右后静脉，直径约 7mm。肝门静脉左支横部的前方，有肝中静脉的断面，内腔光滑规则，外无被膜，直径约 5mm。肝中静脉与胆囊中点的连线，即为肝的正中裂，其前方为左内叶，后方为右前叶。

肝门静脉右支上方有两个大的血管断面，均为肝右静脉的属支，管径较粗，直径约7mm。

肝门的前下方有胆囊的断面。胆囊的后方、右肾前方有十二指肠降部断面。右肾断面位于肝断面的后下方，腰方肌前方，面积最大。右肾断面上、下端周围脂肪组织较多。肾上端与肝之间有右肾上腺断面。

在肾下方，有腰大肌断面，在后者下部前方，有阑尾的断面，直径约4mm，为小而圆、壁较厚的管状断面。腰大肌前方与腹前壁之间有横结肠、回肠及肠系膜的断面。横结肠位于十二指肠降部前下方、胆囊的后下方。

腹前壁由第6～9肋软骨、腹直肌等构成。腹后壁由第12肋骨、腰方肌等构成。腰方肌后方有宽厚的竖脊肌。腰大肌后下方有骶骨和髂嵴等（图4-4-30）。

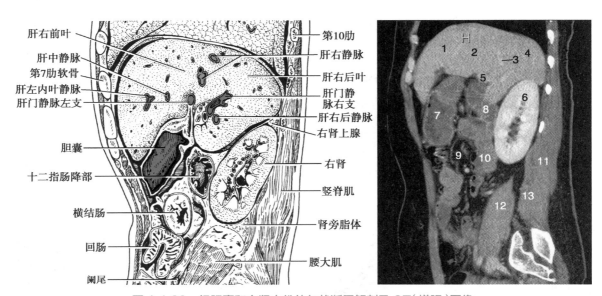

图4-4-30　经胆囊和右肾中份的矢状断层解剖及CT（增强）图像
1. 肝左内叶；2. 肝中静脉；3. 肝右静脉；4. 肝右后叶；5. 肝门静脉；6. 右肾；7. 胃窦；8. 十二指肠降部；9. 肠系膜；10. 空肠；11. 竖脊肌；12. 右腰大肌；13. 右腰方肌。

10. 经右肾下端外侧份的矢状断层　上界为膈，下界为髂肌，前界有第7～10肋软骨断面，下部为腹外斜肌、腹内斜肌和腹横肌，后界上部有第11、第12肋骨和背阔肌断面，下部为腹内斜肌及腹横肌断面。

膈下方为肝的断面所占据。肝断面中上部有肝右静脉，中下部有肝右后静脉，肝断面后部中央的血管贫乏区，为右后叶的段间裂，其上方为右后叶上段（SⅦ），下为右后叶下段（SⅥ）。

肝下方前部有胆囊的断面，呈尖朝下的三角形；下方后部有肾的断面，呈卵圆形。肾周围有脂肪囊，右肾上极与肝之间有右肾上腺断面。胆囊和右肾断面之间有结肠右曲断面。右肾下方有升结肠断面。腹前壁后方有肠系膜及回肠的断面（图4-4-31）。

11. 经盲肠和肝右叶外侧部的矢状断层　上界为膈；下界为髂肌；前界上部为第7～10肋骨及肋软骨的断面，下部为腹外斜肌、腹内斜肌和腹横肌的断面；后界上部有第11、第12肋骨的断面，下部为腹外斜肌、腹内斜肌和腹横肌的断面。

膈下空间全为肝的断面所占据。肝断面上部有肝右静脉的属支，断面中央有肝右后静脉，其后方的血管贫乏区为右后叶的段间裂，其上部为右后叶上段（SⅦ），下部为右后叶下段（SⅥ）。

肝断面下方有横行的结肠断面，为结肠右曲及横结肠，其下方为升结肠、盲肠及回肠的断面（图4-4-32）。

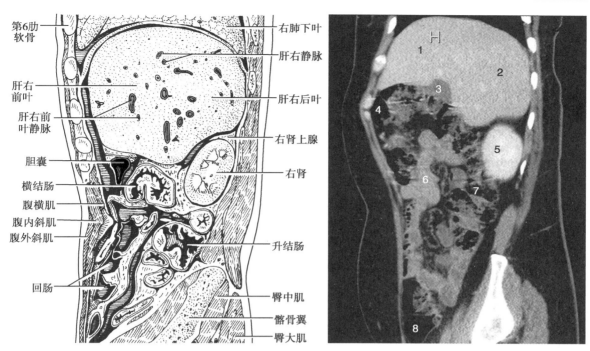

图 4-4-31　经右肾下端外侧份的矢状断层解剖及 CT（增强）图像
1. 肝右前叶；2. 肝右后叶；3. 胆囊；4. 结肠右曲；5. 右肾；6. 空肠；7. 升结肠；8. 盲肠。

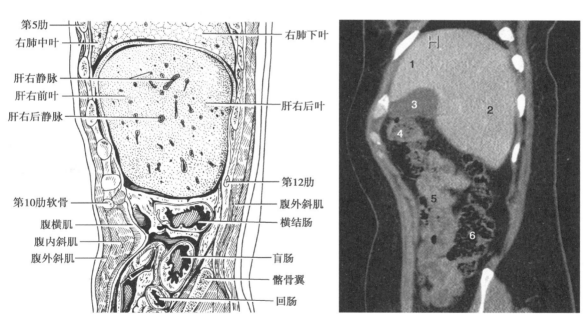

图 4-4-32　经盲肠和肝右叶外侧部的矢状断层解剖及 CT（增强）图像
1. 肝右前叶；2. 肝右后叶；3. 胆囊；4. 结肠右曲；5. 空肠；6. 盲肠。

（黄文华　王希明　赵振美　谭　艳　黄海辉）

第五节　肝超声切面影像解剖

肝超声切面主要分横切面、纵切面、右肋缘下斜切面、右肋间斜切面,重要的切面如下。

一、上腹部肝横切面

(一)经第二肝门肝横切面

将探头横向置于剑突下略偏右,声束指向后上方,嘱患者深吸气,当肝位置下移时进行扫查。此切面经过第二肝门稍下方水平,显示肝静脉的近侧端横断面,三支肝静脉向下腔静脉汇集,呈放射状排列,肝左静脉在左前,肝中静脉在中部,肝右静脉在右侧,排列比较恒定。肝静脉管腔内为无回声,管壁回声不明显。

此切面中,下腔静脉左缘与肝中静脉的连线及其延长线即为肝正中裂,将肝脏分为左、右两半肝,此标志线也是肝右前叶和左内叶的分界。镰状韧带与静脉韧带的连线为左叶间裂,将肝左叶分为左内叶和左外叶。下腔静脉右缘与肝右静脉的连线及其延长线为右叶间裂,是肝右前叶上段(SⅧ)和右后叶上段(SⅦ)的分界。下腔静脉与肝中静脉、肝左静脉、静脉韧带之间的区域为尾状叶(SⅠ)上部(图4-5-1)。

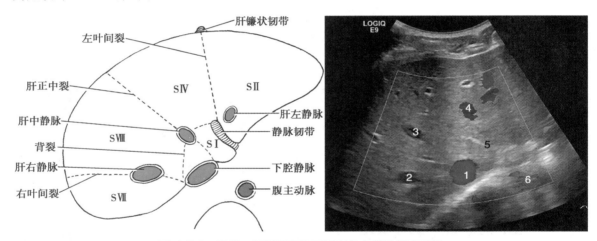

图4-5-1　经第二肝门肝横切面及彩色多普勒超声图像

1. 下腔静脉;2. 肝右静脉;3. 肝中静脉;4. 肝左静脉;5. 静脉韧带;6. 腹主动脉。

(二)经第一肝门肝横切面

将探头横向置于剑突下略偏右,声束指向后上方,经过肝门横沟水平获得此切面。在肝门横沟右侧显示肝门静脉主干及其粗大的左、右分支,其分叉点一般位于肝门静脉右支和左支横部全长的右2/5和左3/5交界处。肝门静脉左支向左前延伸为左支横部,而后向前延续为矢状部。

此切面中,肝中静脉位于肝门静脉右支前方,其与下腔静脉左缘连线相当于正中裂,在横沟前方,为肝右前叶和左内叶的分界线,在横沟后方,将尾状叶分为左、右两半。肝门静脉矢状部与肝圆韧带的连线为左叶间裂,是肝左内叶与左外叶的分界,矢状部中点与肝左静脉的连线为左段间裂,将肝左外叶分为左外叶上段(SⅡ)和左外叶下段(SⅢ)。肝门静脉右支分为右前支和右后支,分叉点与肝右静脉的连线及其延长线为右叶间裂,是肝右前叶和右后叶的分界线。

在此切面基础上侧动探头,还可在肝门部肝门静脉腹侧显示肝左、右管及其汇合处,肝左、右管下一级分支与同名肝门静脉分支伴行,内径较细,约相当于伴行肝门静脉分支的1/3,故难以显示(图4-5-2)。

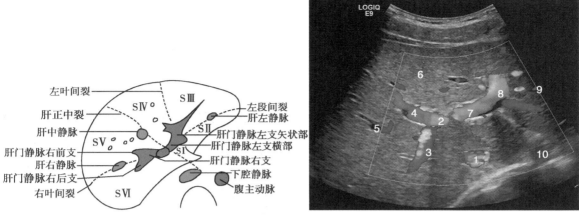

图4-5-2 经第一肝门肝横切面及彩色多普勒超声图像

1. 下腔静脉；2. 肝门静脉右支；3. 肝门静脉右后支；4. 肝门静脉右前支；5. 肝右静脉；6. 肝中静脉；7. 肝门静脉左支横部；8. 肝门静脉左支矢状部；9. 肝左静脉；10. 腹主动脉。

二、上腹部肝纵切面

（一）经腹主动脉肝左外叶纵切面

将探头纵向置于腹正中线左侧约1cm处，声束指向后方，可获得肝左外叶与腹主动脉的纵切面。肝左外叶中部可显示一椭圆形无回声结构，是肝左静脉主干的斜切面。经过肝左静脉划一由后上向前下至肝脏边缘的弧形连线，相当于左段间裂，将肝左外叶分为后上方的左外叶上段（SⅡ）和前下方的左外叶下段（SⅢ）。此切面内有肝门静脉左支的分支，即肝门静脉外上段静脉和外下段静脉的横断面，分别位于肝左静脉的后上方和前下方。

此切面还可显示肝后方的食管末段、下方的胰体短轴断面，横结肠、胃窦、脾静脉及左肾静脉的短轴切面，腹腔干、肠系膜上动脉的长轴切面（图4-5-3）。

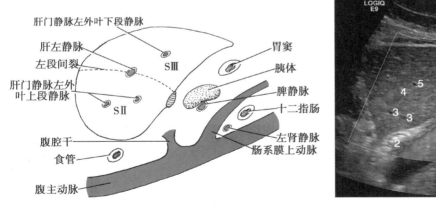
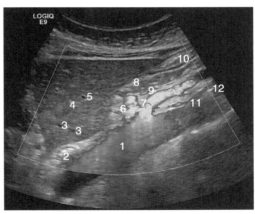

图4-5-3 经腹主动脉肝左外叶纵切面及彩色多普勒超声图像

1. 腹主动脉；2. 食管下段；3. 肝门静脉左外叶上段静脉；4. 肝左静脉；5. 肝门静脉左外叶下段静脉；6. 腹腔干；7. 肠系膜上动脉；8. 胰体；9. 脾静脉；10. 胃窦；11. 左肾静脉；12. 十二指肠水平部。

（二）经下腔静脉肝左内叶纵切面

将探头纵向置于腹正中线右侧2cm，声束指向后方，可获得肝左内叶与下腔静脉的纵切面。肝左内叶后上部显示椭圆形无回声管状结构，是肝中静脉的斜切面，在此切面基础上侧动探头，可显示肝中静脉汇入下腔静脉的汇入口。此切面下部边缘可显示肝门静脉左支和肝门静脉主干的斜切面，为壁较厚的管状无回声区。肝门静脉左支横部与肝中静脉的弧形连线及延长线为肝背裂，将这一切面分成前方较大的左内叶（SⅣ）和后方较小的尾状叶（SⅠ）。

此切面可显示下腔静脉长轴，呈现为随呼吸和心跳搏动的管状无回声结构，其背侧可见右肾动脉穿过，呈搏动的小圆形无回声。肝门静脉主干腹侧显示的管状无回声结构为胆总管，向下走行至胰头背侧与下腔静脉之间。此切面还可显示十二指肠、横结肠、胰头、肠系膜上静脉的斜切面及横切面（图4-5-4）。

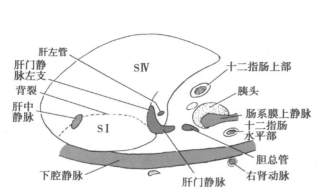
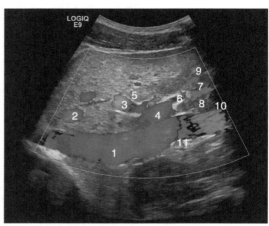

图4-5-4　经下腔静脉肝左内叶纵切面及彩色多普勒超声图像

1. 下腔静脉；2. 肝中静脉；3. 肝门静脉左支；4. 肝门静脉；5. 肝左管；6. 胆总管；7. 胰头；8. 肠系膜上静脉；9. 十二指肠上部；10. 十二指肠水平部；11. 右肾动脉。

三、右上腹部肝斜切面

（一）经第二肝门肋缘下肝斜切面

将探头置于剑突与肋弓之间，声束向右后上方倾斜，显示肝静脉汇入下腔静脉处，即第二肝门。超声切面通常很难同时显示肝左、肝中、肝右三支肝静脉，但容易显示其中的两支静脉。肝右静脉和肝中静脉之间的圆形厚壁管状结构为肝门静脉右前支，肝中静脉左侧的厚壁管状结构为肝门静脉左支的内侧支。肝中静脉位于肝正中裂内，为肝左叶和肝右叶的分界。肝右静脉位于右叶间裂内，为肝右前叶和右后叶的分界标志。肝右静脉全程中点向右侧边缘的连线将肝右后叶分为右后上段（SⅦ）和右后下段（SⅥ）。肝左静脉近端位于左叶间裂内，之后走行于肝左外叶的上、下段之间。肝静脉常有变异，所以通过此切面确定肝静脉分支并进行肝脏分叶分段，必须小心谨慎（图4-5-5）。

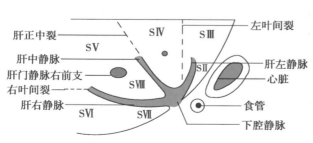
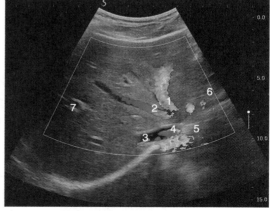

图4-5-5　经第二肝门肋缘下肝斜切面及彩色多普勒超声图像

1. 肝左静脉；2. 肝中静脉；3. 肝右静脉；4. 下腔静脉；5. 食管；6. 心脏；7. 肝门静脉右前支。

（二）经第一肝门肋缘下肝斜切面

将探头置于右肋缘下，声束指向右后上方的第一肝门，可以显示肝的脏面 H 形沟。此切面接近肝的最大断面，肝脏的各叶、段几乎都可以显示。

肝脏面 H 形沟的左侧、右侧（图像中为右侧、左侧）和中部分别为左纵沟、右纵沟和横沟。左纵沟的前部为肝圆韧带裂，内有肝圆韧带；后部为静脉韧带裂，内有静脉韧带。肝圆韧带和静脉韧带均为略高回声带，静脉韧带较细。右纵沟前部为胆囊窝，容纳胆囊，后部为腔静脉沟，容纳下腔静脉。横沟为第一肝门，有肝左、右管，肝固有动脉左、右支，肝门静脉，内脏神经和淋巴管等出入。超声图像中第一肝门处最容易显示的结构为肝门静脉。在横沟内肝门静脉右支行向右稍偏后方向，左支横部先向左前，转而向前延续为矢状部。通常肝门静脉右支较短，左支较长。在此切面基础上稍微侧动探头常可以显示位于肝门静脉腹侧管径较细的肝左、右管及其汇合处，管径通常小于 3mm。

此切面中，胆囊窝中线与下腔静脉左缘的连线为肝正中裂，为左、右半肝的分界标志，同时也是肝右前叶下段（SⅤ）与左内叶（SⅣ）及尾状叶左段与右段的分界标志。横沟与静脉韧带裂、腔静脉沟围绕肝尾状叶（SⅠ）。肝门静脉左支矢状部、肝圆韧带和静脉韧带为左叶间裂的分界标志，将左半肝分为左内叶（SⅣ）和左外叶。肝门静脉左支矢状部中点与肝左静脉断面的连线为肝左外叶段间裂的标志，将肝左外叶分为左外叶上段（SⅡ）和左外叶下段（SⅢ）。在右半肝，肝门静脉右支分叉点与肝右静脉断面的连线相当于右前叶下段（SⅤ）和右后叶下段（SⅥ）的分界。由肝门静脉右后支起始点向肝右缘引线，将肝右后叶分为右后叶下段（SⅥ）和右后叶上段（SⅦ）。在这一切面上，以第一肝门为中心，由其后上方的尾状叶开始，SⅠ～SⅦ肝段逆时针方向顺次排列，即为 Couinaud 分段法的 SⅠ～SⅦ肝段。唯有右前叶上段（SⅧ）在此切面不能显示（图 4-5-6）。

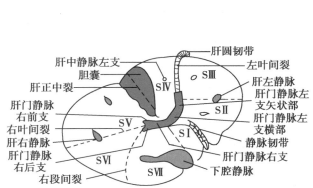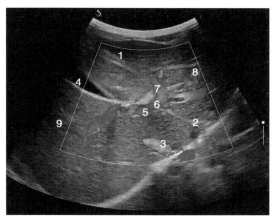

图 4-5-6　经第一肝门肋缘下肝斜切面及彩色多普勒超声图像

1. 肝圆韧带；2. 静脉韧带；3. 下腔静脉；4. 胆囊；5. 肝门静脉右支；6. 肝门静脉左支横部；7. 肝门静脉左支矢状部；8. 肝左静脉；9. 肝右静脉。

四、经右肋间肝斜切面

（一）经肝门静脉右前支和胆囊颈右肋间肝斜切面

将探头置于右侧第 7 肋间，声束指向左内下方，此切面可以显示肝门静脉右前支及其分支前上、下段静脉，胆囊颈和胆囊体也可以同时显示，颈部指向肝门。这一切面是界定肝右前叶上、下段的理想切面。自肝门静脉右前支分叉处向前上方的延长线为右前叶上段（SⅧ）和右前叶下段（SⅤ）的分界（图 4-5-7）。

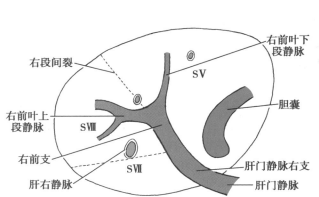
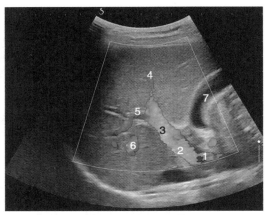

图 4-5-7　经肝门静脉右前支和胆囊颈右肋间肝斜切面及彩色多普勒超声图像

1.肝门静脉；2.肝门静脉右支；3.肝门静脉右前支；4.肝门静脉右前叶下段静脉；5.肝门静脉右前叶上段静脉；6.肝右静脉；7.胆囊。

（二）经胆总管长轴肝斜切面

将探头置于第 7 肋间，声束略偏左前，此切面可以显示肝门静脉长轴，为粗管状结构。其右前方并行的细管状结构为肝外胆管（因为超声不能显示正常胆囊管，所以一般以肝固有动脉右支为大致的界标，该动脉上方的肝外胆管为肝总管，下方的部分为胆总管），肝右动脉的断面在肝门静脉主干和肝外胆管间可以见到，为内径纤细的圆形结构。此切面显示的是肝外胆管的中上段，如果将探头移动至右上腹，调整探头角度，接近纵切面，可以追踪显示胆总管中下段，其长轴基本与下腔静脉平行（图 4-5-8）。

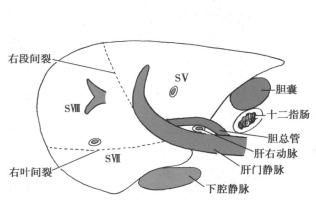
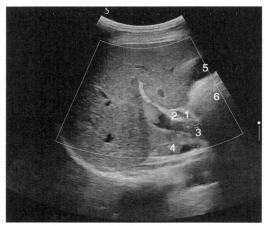

图 4-5-8　经胆总管长轴肝斜切面及彩色多普勒超声图像

1.胆总管；2.肝右动脉；3.肝门静脉；4.下腔静脉；5.胆囊；6.十二指肠。

此切面是追踪肝外胆管走行及其病变位置的最常用切面，但在胆总管前方有十二指肠，需要排除其内气体干扰才可以在超声上显示胆总管全程。

（崔广和　武　俊）

第五章　盆部与会阴

盆部（pelvis）与会阴（perineum）位于躯干下部，连接腹部和下肢。盆腔上部主要容纳空肠、回肠和乙状结肠；盆腔下部自前向后依次容纳有泌尿系统、生殖系统和消化系统器官；耻骨联合下缘以下为会阴结构。本章从盆部与会阴应用解剖、盆部与会阴结构的断层影像解剖学特点、盆部与会阴结构的断层影像学表现及盆部与会阴的断层影像解剖四个方面，分别对男性和女性盆部与会阴的结构及断层影像解剖进行了系统地阐述。在完整介绍盆部与会阴断层影像解剖学知识的同时，对重点和难点的男性前列腺和女性子宫等的横断层特点及表现做了重点阐述，以强化学习要点，服务临床应用。

第一节　盆部与会阴应用解剖

一、境界与分区

盆部前面以耻骨联合上缘、耻骨结节、腹股沟至髂嵴前份的连线与腹部分界；后面以髂嵴后份、髂后上棘至尾骨尖的连线与脊柱区分界。会阴周界与骨盆下口基本一致，会阴前端为耻骨联合下缘；后端为尾骨尖。两侧为坐骨结节，前外侧为耻骨支和坐骨支，体表以股沟与股部分界；后外侧为骶结节韧带，体表以臀大肌下缘和臀部分界。女性骨盆下口由于较男性大，故会阴也较大。在断层解剖学中，男、女性盆部的上界均为第 5 腰椎与第 1 骶椎间椎间盘平面，而盆部和会阴的下界男性为阴囊消失平面、女性为女阴消失平面。

二、标志性结构

1. 髂嵴（iliac crest）　髂骨翼的游离缘，两侧髂嵴最高点的连线经第 4 腰椎棘突，约平第 4、第 5 腰椎间椎间盘，经此处所作的横断层称为嵴间平面，是腹主动脉分叉的标志平面。

2. 髂前／髂后上棘（anterior & posterior superior iliac spine）　髂嵴前、后端的突起，经两侧髂后上棘的连线，平对第 2 骶椎棘突，是蛛网膜下隙终止的标志。

3. 耻骨联合上缘　左、右耻骨联合面之间借助耻骨间盘相连，形成耻骨联合，其上缘为骨盆入口的界标之一。直立时，尾骨尖与耻骨联合上缘在同一水平面上，经此处所做的横断层是显示精囊的最佳平面。

4. 坐骨结节（ischial tuberosity）　坐骨最低部的粗糙隆起，其内侧缘的深面有阴部管（pudendal canal），阴部神经和阴部内动、静脉等结构穿过阴部管。坐骨结节向前延续为坐骨支，经坐骨结节的盆部横断层，其内可见耻骨联合与耻骨间盘。

5. 尾骨（coccyx）　位于肛门稍后方的正中线上，稍有活动性，在髋关节上份与耻骨联合上缘之间的横断层上可见尾骨断面。

三、盆部与会阴结构的配布特点

盆部由盆壁、盆腔及盆腔脏器组成。盆壁以骨盆为基础，覆以肌、筋膜、血管和神经等软组织而构成；盆底由盆底肌及其筋膜形成盆膈而封闭骨盆下口。盆壁、盆底围成盆腔，容纳消化、泌尿器官的下段和内生殖器等。男、女性盆腔脏器虽有差异，但排列基本一致，即自前向后形成前、中、后列。前列包括膀胱、尿道和男性前列腺；中列为生殖器官，包括男性的输精管壶腹和精囊，女性的子宫、阴道、输卵管和卵巢；后列为消化器官，包括直肠和肛管，此外还有沿盆壁下降的输尿管。

会阴构成体腔的下壁，由肌、筋膜等形成的板层样结构，以及其间的腔隙和泌尿器官、生殖器官、消化管末端开口的括约装置等构成，有承托、保护盆腔脏器和控制管道的开闭等功能。

四、盆　部

（一）盆壁

盆壁以骨盆为基础，覆以盆壁肌、盆膈和盆筋膜而构成，盆壁围成盆腔。盆壁肌包括闭孔内肌和梨状肌。盆膈（pelvic diaphragm）由肛提肌和尾骨肌及覆盖于其上、下面的盆膈上、下筋膜组成，又称为盆底，有肛管通过。盆膈的前部有盆膈裂孔，男性有尿道通过，女性有尿道和阴道通过。会阴深横肌和尿道括约肌及其筋膜构成的尿生殖膈从盆膈裂孔下方封闭加固。盆筋膜可分为盆壁筋膜和盆脏筋膜两部分。盆壁筋膜覆盖盆腔前、后及两侧的盆面，依其覆盖部位不同，分为闭孔筋膜、梨状筋膜、骶前筋膜和盆膈筋膜等，而在耻骨联合后面至坐骨棘之间的闭孔筋膜增厚，形成肛提肌腱弓。盆脏筋膜为盆腔脏器穿过盆膈和尿生殖膈时，盆壁筋膜在盆底处向上的返折，包裹盆腔内各脏器及血管、神经的表面，形成脏器的鞘、隔或韧带等，包括前列腺筋膜鞘、直肠筋膜鞘、耻骨前列腺韧带、子宫主韧带、骶子宫韧带、直肠阴道隔、直肠膀胱隔、膀胱阴道隔等。盆筋膜间隙为盆筋膜与腹膜之间的疏松结缔组织构成的潜在性间隙，内有血管、神经等通过。重要的间隙有：①耻骨后间隙（retropubic space）：又称雷丘斯间隙、膀胱前间隙，位于耻骨联合、耻骨上支、闭孔内肌筋膜与膀胱和前列腺之间，上达腹膜返折至膀胱上面处，下至盆膈和耻骨前列腺韧带（男性）或耻骨膀胱韧带（女性），内有丰富的疏松结缔组织。②直肠旁间隙（pararectal space）：又称骨盆直肠间隙，位于直肠筋膜鞘与髂内血管鞘及盆侧壁之间，上界为腹膜，下界为盆膈，前界为直肠膀胱隔（男性）或直肠阴道隔（女性），后界为直肠和直肠侧韧带，其内充满脂肪组织。③直肠后间隙（retrorectal space）：或称为骶前间隙，位于骶前筋膜与直肠筋膜鞘之间，两侧借直肠侧韧带与直肠旁间隙分开，上达腹膜返折处，下至盆膈上筋膜，其内充满疏松结缔组织。

（二）盆腔脏器

盆腔脏器的位置排列：在男性，膀胱位于盆腔前下部，耻骨联合后方；直肠在正中线上，沿骶、尾骨凹面下行，穿盆膈与肛管相延续；膀胱与盆底之间有前列腺，输精管从输尿管前方跨过，输精管壶腹和精囊紧贴膀胱底后面。在女性，膀胱与直肠之间有子宫和阴道上部，子宫两侧有子宫阔韧带包裹输卵管和卵巢；在盆外侧部输尿管越过髂血管进入盆腔。

1．膀胱（urinary bladder）　位于盆腔前部，耻骨联合的后方（图 5-1-1），空虚的膀胱似锥形，分为膀胱尖、体、底和颈四部分。膀胱的下部借膀胱颈与前列腺底（男性）或盆膈（女性）相接。男性膀胱底的上部借直肠膀胱陷凹与直肠相邻，下部与精囊和输精管壶腹相贴。女性膀胱底与子宫颈和阴道前壁相贴。

2．前列腺（prostate）　前列腺位于膀胱颈与尿生殖膈之间，呈栗子状，分为前列腺底、体和尖三部分。前列腺体的后面中间有一纵行浅沟，为前列腺沟。临床上可经肛门指诊在肛门上方约 4cm 处触及前列腺和前列腺沟。前列腺底上邻膀胱颈，尖下邻尿生殖膈。前列腺体的前面有耻骨前列腺韧带连接前列腺鞘与耻骨盆面，后面借直肠膀胱隔与直肠壶腹相分隔。前列腺后上方有输精管和精囊。精囊的排泄管与输精管壶腹末端汇合成射精管，斜穿前列腺，开口于尿道前列腺部。传统的前列腺分区法将其分为 5 叶，即前、中、后和左、右侧叶（图 5-1-2）。前叶较小，位于尿道前方和左、右侧叶之间；中叶呈楔形，位于尿道与射精管之间；左、右侧叶分别位于尿道、中叶和前叶的两侧；后叶位于中叶和左、右侧叶的后方。

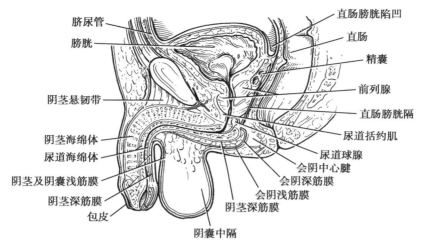

图 5-1-1　男性盆部的正中矢状断面

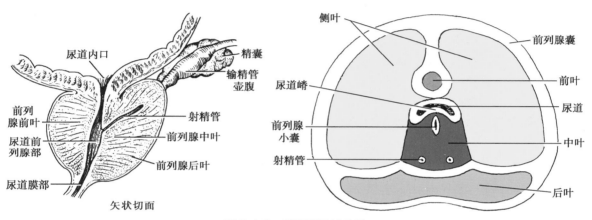

图 5-1-2　前列腺及其分叶

多年来病理学和临床工作者通常采用 Franks 的内、外腺分区法,此方法将前列腺分为内腺和外腺,两腺之间借纤维肌组织分开(图 5-1-3)。外腺又称为固有前列腺,较厚,约占前列腺的75%,含有长而分支的主腺,相当于左、右侧叶和后叶,是前列腺的主要部分;内腺又称为尿道周围腺,较小,约占前列腺的25%,由较长的黏膜下腺和位于黏膜层较小的黏膜腺组成,相当于中叶和前叶,占前列腺的小部分。内腺对雄、雌性激素均敏感,是良性前列腺增生的好发部位;外腺对雄性激素敏感,是前列腺癌和炎症的好发部位。

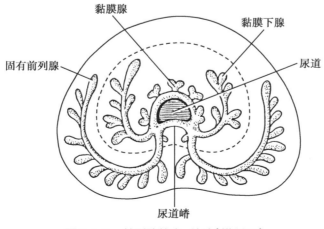

图 5-1-3　前列腺的内、外腺(横断面)

　　McNeal 于 1968 年提出了前列腺带区解剖分区法，并将前列腺分为前区、中央区、周缘区和前纤维肌肉基质区。前区相当于内腺，包括尿道周围组织和移行区；中央区相当于外腺的内侧部分，呈锥形，位于前列腺底部和膀胱颈的下方，为两侧射精管与尿道内口至精阜之间的前列腺组织；周缘区相当于外腺的外侧部，约占前列腺腺性组织的 70%，位于前列腺的后方、两侧及尖部，似蛋卷包绕中央区、移行区和尿道前列腺部的远段。前纤维肌肉基质区位于尿道的前部，腺体之前，呈盾形薄板状，约占前列腺重量的 1/3。

　　前列腺表面有两层被膜。内层由较致密的纤维结缔组织和少量平滑肌纤维构成，称为前列腺囊；外层由盆脏筋膜包裹，称为前列腺筋膜，又称为前列腺鞘。前列腺的静脉丛、神经和动脉位于两层被膜之间。

　　3. 输精管盆部、精囊和射精管　　输精管（ductus deferens）盆部自腹股沟管深环进入腹腔，在腹膜深面向后下，继而沿盆腔侧壁行向后下，在膀胱外侧越过输尿管前内侧转折向下到达膀胱底与直肠之间。输精管末端膨大成输精管壶腹，走行于精囊的内侧，并与精囊的排泄管汇合成射精管（ejaculatory duct），开口于尿道前列腺部的精阜上（见图 5-1-2）。精囊（seminal vesicle）是一对呈长椭圆形的囊状器官，位于膀胱底后方，输精管壶腹的外侧，前贴膀胱，后邻直肠（见图 5-1-2）。

　　4. 输尿管盆部及壁内部　　左、右输尿管（ureter）在骨盆上口处分别越过左髂总动脉末段和右髂外动脉起始段进入盆腔，即为输尿管盆部。其在腹膜深面沿盆腔侧壁下行，男性输尿管到达膀胱外上角之前有输精管在其前上方由外侧向内侧越过，此后输尿管经输精管壶腹与精囊之间到达膀胱底。女性输尿管则走行于子宫阔韧带底部，在子宫颈外侧约 2cm 处经子宫动脉后下方到达膀胱底。输尿管行至膀胱底外上角处，向内下斜穿膀胱壁，开口于膀胱三角的输尿管口，此段称为壁内部。

　　5. 子宫　　成人未孕子宫（uterus）为呈前后稍扁、倒置梨形的肌性器官，可分为子宫底、体、颈三部分（图 5-1-4）。子宫底为两侧输卵管子宫口以上的宽而圆、凸出部分。子宫颈为下端较窄而呈圆柱状的部分，在成人长为 2.5～3.0cm，又分为突入阴道的子宫颈阴道部和阴道以上的子宫颈阴道上部。

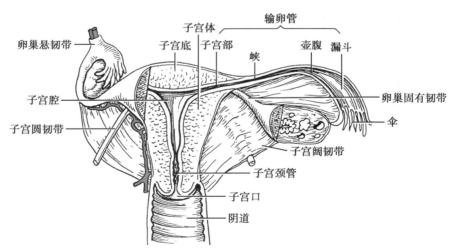

图 5-1-4　子宫的分部和输卵管

　　子宫位于盆腔中部，膀胱与直肠之间，两侧与输卵管和卵巢相邻，上方与小肠袢相邻，下方接阴道，其前面隔膀胱子宫陷凹与膀胱上面相邻，子宫颈阴道上部的前方借膀胱阴道隔与膀胱底相邻，子宫后面隔直肠子宫陷凹及直肠阴道隔与直肠相邻（图 5-1-5）。直立时，子宫体近似与地面平行，子宫底伏于膀胱的后上方，子宫颈在坐骨棘平面以上。成人子宫呈轻度前倾前屈位。前倾是指子宫长轴与阴道长轴相交，形成向前开放的夹角，近似于直角；前屈为子宫颈与子宫体之间形成向前开放的钝角（约 170°角）。子宫的位置可受周围器官的影响，如膀胱或直肠充盈、体位变化等均可造成子宫的位置发生生理性改变。子宫能保持正常位置除依靠盆底肌、尿生殖膈、阴道等子宫周围结构的承托外，子宫阔韧带、子宫主韧带、子宫圆韧带和骶子宫韧带的固定也起了重要作用（见图 5-1-4）。

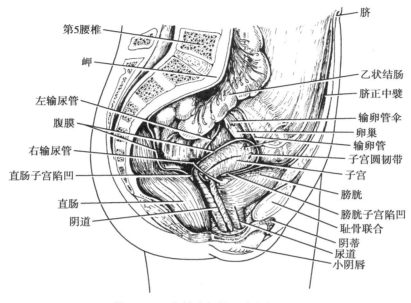

图 5-1-5　女性盆部的正中矢状断面

6. 卵巢（ovary）　呈扁卵圆形，分为内、外侧面，上、下端和前、后缘，位于骨盆侧壁的髂内动脉与髂外动脉夹角的卵巢窝内（见图 5-1-4、图 5-1-5）。卵巢上端借卵巢悬韧带（内有卵巢的血管、淋巴和神经等）连于盆腔侧壁；下端有卵巢固有韧带与子宫角相连；卵巢前缘有卵巢系膜附于子宫阔韧带后层，其中部为卵巢血管、神经出入之处，称为卵巢门；卵巢后缘游离。

7. 输卵管（uterine tube）　位于子宫阔韧带上缘内，自子宫底两侧向外侧至卵巢下端附近，沿卵巢系膜缘上升达其上端，然后急向内下方弯曲，呈环抱卵巢之势。输卵管由内侧向外侧分为子宫部、峡部、壶腹部、漏斗部四部分（见图 5-1-4、图 5-1-5）。

8. 阴道（vagina）　上接子宫颈，下端穿过尿生殖膈以阴道口开口于阴道前庭，为紧贴子宫下端的肌性管道（见图 5-1-5）。阴道位于膀胱、尿道与直肠之间，全长 8～10cm。子宫颈与阴道壁之间形成的环状间隙称为阴道穹（fornix of vagina），可分为前部、后部和侧部，以后部最深，其与直肠子宫陷凹相邻。

9. 直肠（rectum）　在第 3 骶椎平面续于乙状结肠，向下穿盆膈移行为肛管。直肠在矢状面上有两个弯曲，即上部的骶曲和下部的会阴曲（见图 5-1-1、图 5-1-5）。直肠下部较为膨大称为直肠壶腹，其内黏膜常有 3 条横行的直肠横襞。直肠后方的骶前筋膜覆盖脂肪组织、骶静脉丛和淋巴管等，其后与骶尾骨、梨状肌、尾骨肌、肛提肌相邻。

五、会　　阴

会阴位于两侧股部上端之间，站立时呈一矢状位的窄沟，截石位时则呈菱形。自两侧坐骨结节之间做一连线，可将菱形的会阴分成前、后两个三角形区。前者有尿道和阴道（女性）通过，被外生殖器所占据，为尿生殖区，又称为尿生殖三角；后者有肛管通过，为肛区，又称为肛三角。尿生殖三角内会阴浅筋膜与尿生殖膈下筋膜之间和尿生殖膈上、下筋膜之间分别形成会阴浅隙和会阴深隙。会阴浅隙内有会阴浅横肌、坐骨海绵体肌、球海绵体肌和会阴的血管及神经的分支，男性还有阴茎脚、尿道球，女性还有阴蒂脚、前庭球和前庭大腺。会阴深隙内有会阴深横肌、尿道（阴道）括约肌和会阴的血管及神经的分支，男性还有尿道球腺和尿道膜部，女性还有阴道和尿道通过。肛三角内主要有肛管、坐骨肛门窝和经过的血管、神经及其分支。

1. 肛管（anal canal） 上起自肛柱上端的肛直肠线，下至肛门（见图 5-1-1）。肛管后方是密集的纤维结缔组织，称为肛尾韧带，将肛管与尾骨分开；前方是会阴中心腱，借此与尿道膜部、尿道球和阴道下部相邻；侧面是坐骨肛门窝。肛管全长的周围由括约肌围绕。

2. 坐骨肛门窝（ischioanal fossa） 位于肛管的两侧，是肛区皮肤与肛提肌之间的结缔组织间隙，形似尖朝上、底朝下的楔形。窝的外侧壁由坐骨结节、坐骨支、耻骨下支、闭孔内肌及其筋膜等构成；内侧壁为肛门外括约肌、肛提肌、尾骨肌和盆膈下筋膜等；顶为内、外侧壁相交处；底为皮肤；前壁为会阴浅横肌和尿生殖膈；后壁为臀大肌及其筋膜和骶结节韧带。在坐骨肛门窝外侧壁，坐骨结节下缘的上方 2～4cm 处有由闭孔内肌筋膜形成的筋膜鞘，称为阴部管，该管包绕阴部内血管和阴部神经。

第二节　盆部与会阴结构断层影像解剖学特点

一、男性盆部与会阴断层影像解剖学特点

在横断层上，男性盆腔脏器和会阴结构自上而下可分为 3 段：①第 5 腰椎与第 1 骶椎间椎间盘至髋臼上缘平面：主要为下腹部的器官结构，可显示腹膜腔下份、肠管、输尿管、髂血管及淋巴结、腰丛、骶丛以及腹壁下部、盆壁等。②髋臼上缘至耻骨联合下缘平面：主要为盆腔器官结构，可显示盆壁结构、泌尿生殖器官、直肠和精索及其血管、神经等。③耻骨联合下缘以下平面：主要为会阴结构，可显示会阴肌、阴茎、睾丸、肛管和尿道等。

二、前列腺在横断层上的形态及结构

前列腺位于膀胱颈与尿生殖膈之间，在横断层上，前列腺底通常与耻骨联合上份的断层同时出现，前列腺尖在耻骨弓以下的断层消失，自上而下分为上、中、下三个典型横断面。上份横断层（为经耻骨联合上份至耻骨联合中份之间的平面），前列腺呈半球形，前外侧面略呈弧形凸起，后壁较为平坦，边界清楚，表面光滑，左、右侧对称。尿道穿经前列腺的位置偏前。中份横断层（为经耻骨联合中份至耻骨联合下缘之间的平面）前列腺形态同上份横断层，体积稍变小，尿道前列腺部的后壁上可见突入腔内的尿道嵴，其后方有前列腺小囊，囊的两侧可见射精管斜穿前列腺实质。下份横断层（为经耻骨联合下缘至耻骨弓之间的平面），前列腺呈三角形或新月形，两侧稍凸，紧贴肛提肌，后面正中可见凹陷的前列腺沟。前列腺在其上份的断层主要由前叶、中叶和侧叶构成；在中份断层由前叶、中叶、侧叶和后叶组成；在下份断层主要由左、右侧叶组成。

三、女性盆部与会阴断层影像解剖学特点

在横断层上，女性盆腔脏器和会阴结构自上而下可分为五段：①第 5 腰椎与第 1 骶椎间椎间盘至骶髂关节平面：主要有盲肠、阑尾、回肠和乙状结肠。②骶髂关节消失平面至髋臼上缘平面：为腹腔、盆腔脏器混合存在，前部有回肠和乙状结肠；后部有输卵管、卵巢、子宫和直肠。③髋臼上缘至耻骨联合上缘平面：自前向后为膀胱、子宫颈、阴道上部和直肠。④经耻骨联合和耻骨弓的断层：自前向后为尿道及前庭球、阴道和肛管。⑤耻骨弓以下断层：主要为女阴结构，包括大阴唇、小阴唇、阴蒂和阴道前庭。

四、子宫在横断层上的形态及结构

在横断层上，子宫可呈圆形、近似圆形或纺锤形，其壁明显分为两层，即外层的肌层和内层的子宫内膜。子宫前缘较短而稍平；后缘较长，光滑并明显后凸；子宫的左、右侧向外侧分别延伸为子宫阔韧带。

当横断层上，子宫未出现子宫内腔时，此部分即为子宫底；在髋关节平面以上的子宫断面中，出现有狭窄的横行裂隙即子宫腔，此部分的子宫为子宫体；在髋关节平面以下的子宫则明显变细，即子宫颈，其中央的狭小腔隙为子宫颈管。当子宫颈后方出现阴道穹后部时，该平面的子宫为子宫颈阴道部；而该平面以上的子宫颈，则为子宫颈阴道上部。

五、会阴结构在横断层上的识别

肛提肌为会阴结构的标记性结构。在横断层上，呈 U 形的肛提肌及其筋膜形成盆膈，与外侧的闭孔内肌、后方的臀大肌围成三角形的坐骨肛门窝。此三角形区域向下逐渐增大，至肛区皮肤出现时消失。两侧肛提肌的内侧为泌尿器官、生殖器官和消化管的末端，自前向后女性依次为尿道、阴道和肛管，男性为前列腺、尿道和肛管。呈 U 形的肛提肌消失后，依次出现尿生殖膈及会阴深隙、尿道球（男性）或前庭球（女性）及会阴浅隙。在肛门消失以下的断层上，男性仅有外生殖器、睾丸、附睾；女性仅有女阴结构。

（王　慧　邹智荣　黄明玉）

第三节　盆部与会阴结构断层影像学表现

一、盆腔内的泌尿器官

（一）膀胱

膀胱位于盆腔的前下方，耻骨联合后方。膀胱底两侧的输尿管入口及尿道内口连线围成的膀胱三角，其位置、大小、形态因膀胱的充盈程度而不同。

1. CT 表现　充盈较好的膀胱呈圆形、椭圆形或类方形，膀胱壁呈薄而均匀的软组织密度影，膀胱腔内为均匀水样低密度的尿液。增强扫描膀胱壁均匀强化，排泄期对比剂由肾排泄入膀胱，因此膀胱腔内呈均匀高密度影，内壁光滑。

2. MRI 表现　膀胱壁信号与盆壁肌信号相似，T_1WI 上为中等信号；T_2WI 上膀胱壁致密的内层平滑肌为低信号，疏松的外层平滑肌为中等信号。膀胱腔内尿液在 T_1WI 上呈均匀低信号，T_2WI 上呈高信号。T_1WI 增强扫描膀胱壁均匀强化，延迟期膀胱腔内长 T_1 低信号的尿液由于对比剂的进入而呈短 T_1 高信号。

（二）输尿管盆段及壁内段

输尿管盆段位于腰大肌前内方，输尿管进入盆腔后，沿髂腰肌内后方下行，至膀胱水平位于膀胱后外方。

1. CT 表现　平扫呈点状软组织密度影，但输尿管盆部一般难以辨认。增强扫描后输尿管壁可以强化，排泄期输尿管内充满对比剂而呈点状致密影。

2. MRI 表现　输尿管管壁为致密平滑肌，在 T_1WI 及 T_2WI 上均呈低信号影，但输尿管盆段一般难以辨认。T_1WI 增强扫描输尿管壁可见强化，于增强排泄期，输尿管内因充满对比剂而呈点状高信号影。

二、男性盆腔内的生殖器官

（一）前列腺

前列腺呈栗子形或倒锥形，位于耻骨后、直肠前，上邻膀胱底、精囊，下为盆底尿生殖膈，两侧是肛提肌，中部有尿道及射精管通过。

1. CT 表现　平扫前列腺呈均匀软组织密度影，老年人可见钙化灶。增强扫描呈中度强化。CT 图像不能清晰地区分前列腺各解剖带区，也不能分辨出前列腺被膜（图 5-3-1）。

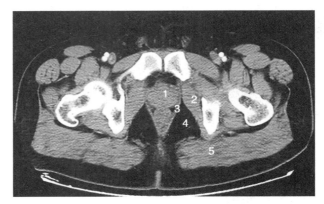

图 5-3-1　前列腺横断层增强 CT 图像
1. 前列腺；2. 闭孔内肌；3. 肛提肌；4. 坐骨肛门窝；5. 臀大肌。

2. MRI 表现　T_1WI 上呈均匀低信号，平扫和增强扫描都不能区分前列腺各解剖带区，只能显示前列腺的轮廓。T_2WI 上由于组织结构和含水量的差异，前列腺各解剖带区呈不同信号强度，前列腺内腺即移行带呈低信号；前列腺外腺分为中央带和周围带，中央带呈低信号，周围带呈高信号，移行带与中央带的信号相当，只能依靠解剖位置区分；前列腺纤维基质带位于腺体前方，T_1WI 及 T_2WI 上信号均较低；前列腺包膜呈环形细线状低信号影。MRI 横断位显示周围带与移行带、前列腺与尿道膜部的关系最好，对于基底部中央带的显示则不理想。冠状位显示中央带与周围带关系最好。矢状位显示前列腺与精囊、前列腺与直肠、前列腺与膀胱底部的关系最好（图 5-3-2）。

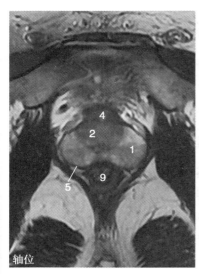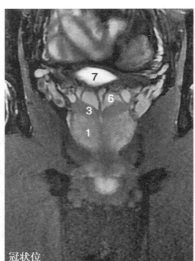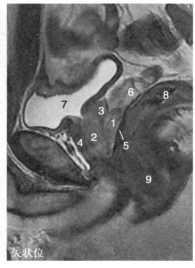

轴位　　　　冠状位　　　　矢状位

图 5-3-2　前列腺高分辨 MRI（T_2WI）图像
1. 周围带；2. 移行带；3. 中央带；4. 纤维基质带；5. 前列腺包膜；6. 精囊；7. 膀胱；8. 直肠；9. 肛管。

（二）精囊

精囊位于前列腺上方,膀胱之后,呈对称卵圆形,与膀胱后下壁之间有脂肪组织间隔。

1. CT 表现 平扫精囊呈八字形均匀软组织密度影,在周围低密度脂肪组织的衬托下显示清楚。精囊周围的静脉丛显示为点、条索状的软组织影,增强扫描呈中度强化。精囊前缘与膀胱后壁之间的精囊角(seminal vesicle angle)为脂肪间隙,CT 上为较低脂肪密度影。

2. MRI 表现 平扫 T_1WI 图像精囊呈均匀低信号,T_2WI 呈高信号。增强扫描,精囊的细导管壁有强化。

（三）睾丸、附睾、输精管和精索

1. CT 表现 平扫阴囊内脂肪组织呈低密度影,睾丸位于阴囊内,呈卵圆形的均质软组织密度影,边缘光整。附睾位于睾丸后方,表现为条状或逗号状软组织密度影。CT 上两者难以区分。

2. MRI 表现 阴囊在 T_1WI 上表现为高信号,睾丸及精索的被膜为薄层不连续的中、低信号带。睾丸在 T_1WI 上呈等信号或稍低于肌肉组织的信号,在 T_2WI 上为高信号。睾丸被膜在 T_2WI 上表现为睾丸周围的线状低信号影,正常厚度不超过 1mm。睾丸纵隔及睾丸小隔在 T_1WI 及 T_2WI 上均呈低信号。附睾在 T_1WI 上呈等信号或稍低信号,在 T_2WI 上呈中等信号。由于 T_2WI 上睾丸信号高于附睾,且两者之间有低信号带环绕,因此较容易区分睾丸与附睾(图 5-3-3)。

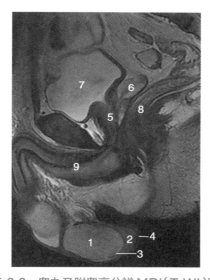

图 5-3-3 睾丸及附睾高分辨 MRI(T_2WI)图像
1. 睾丸;2. 附睾;3. 睾丸被膜;4. 阴囊;5. 前列腺;
6. 精囊;7. 膀胱;8. 直肠;9. 阴茎。

3. 输精管 呈管状结构,在 CT 上难以显示,MRI 上信号与睾丸类似。

4. 精索 CT 上为稍低软组织密度条索影,MRI 上呈向腹股沟管延伸的扭曲管状影。

三、女性盆腔内的生殖器官

（一）子宫

1. CT 表现 横断层扫描,子宫体约在耻骨联合上 5～7cm 断层显示,呈横置的梭形或椭圆形软组织密度影,边缘光滑,密度均匀,增强扫描强化明显,密度高于盆壁肌。子宫体中心的子宫腔及分泌液为较小的类圆形或 T 形低密度影,增强扫描无强化(图 5-3-4)。子宫颈在耻骨上方 3cm 层显示,横断层为扁圆形,矢状断层为长柱形,增强扫描时与子宫体强化基本一致或稍弱于子宫体。

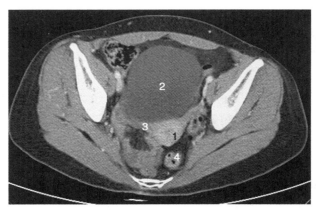

图 5-3-4　子宫横断层增强 CT 图像
1. 子宫体；2. 膀胱；3. 子宫阔韧带；4. 直肠。

2. MRI 表现　T_1WI 上子宫体及子宫颈呈均匀稍低信号影，T_2WI 上子宫体及子宫颈由内到外呈分层表现（表 5-3-1，图 5-3-5）。

表 5-3-1　子宫体和子宫颈在 T_2WI 上的分层信号表现

	组成结构	信号特点
子宫体	子宫内膜和子宫腔内分泌物	高信号
	结合带	低信号
	子宫肌层	中等信号
子宫颈	子宫颈管内黏液	高信号
	子宫颈黏膜皱襞	中等信号
	子宫颈纤维基质	低信号
	子宫颈肌层	中等信号

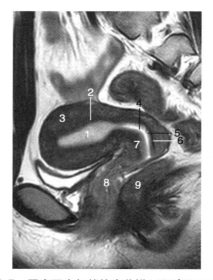

图 5-3-5　子宫正中矢状位高分辨 MRI（T_2WI）图像
1. 子宫内膜；2. 结合带；3. 子宫肌层；4. 子宫颈管黏液；5. 子宫颈黏膜；6. 子宫颈纤维基质；7. 子宫颈肌层；8. 阴道；9. 直肠。

子宫内膜修复期最薄，厚度为 1～3mm；分泌期最厚，厚度为 4～6mm，不超过 10mm。子宫内膜至子宫外缘厚度为 1～3cm。子宫峡部位于子宫体与子宫颈的交界处，在 T_2WI 上显示清楚。MRI 增强扫描，子宫体、子宫颈各层强化表现随时间变化而改变。

子宫旁组织在 CT 上为低密度脂肪区域，MRI 上为高信号，其内的静脉丛、神经、淋巴结和纤维结缔组织 CT 平扫呈条索状、结节状软组织密度，MRI 呈等信号或低信号影；增强扫描子宫旁血管与邻近血管强化程度一致。

（二）卵巢

正常卵巢位于子宫体两侧或略靠上，髂内、外动脉夹角之间的陷窝内。

1. CT 表现 平扫呈软组织密度影，与盆腔内肠道影有时不易区分，卵泡成熟期由于卵巢内有滤泡形成，CT 平扫密度可不均匀。增强扫描强化不明显。

2. MRI 表现 卵巢在 T_1WI 上不易显示，一般呈均匀低信号，与子宫肌层信号相近，与盆腔内肠管影不易区分。T_2WI 上纤维基质为偏低信号影，卵泡为高信号影，卵泡初期的卵巢在 T_2WI 上以低信号影的纤维基质为主，卵泡成熟期的卵巢内可见高信号的卵泡影（图 5-3-6）。

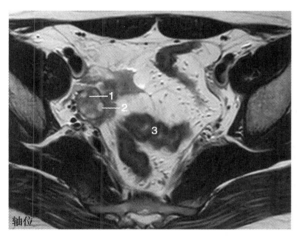
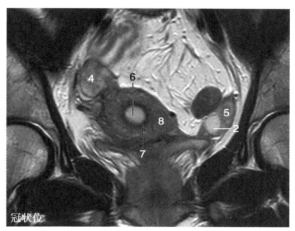

图 5-3-6 卵巢高分辨 MRI（T_2WI）图像

1. 卵巢纤维基质；2. 卵泡；3. 乙状结肠；4. 右侧卵巢；5. 左侧卵巢；6. 子宫内膜；7. 子宫结合带；8. 子宫肌层。

（三）输卵管

输卵管在 CT 及 MRI 上不易显示。CT 和 MRI 输卵管造影断层显示为弯曲走行的细条状高密度影或高信号影。由于输卵管结构细小，无论哪种放射学检查手段，都不足以清晰显示输卵管管壁的情况。

（四）阴道

1. CT 表现 横断层上阴道为类圆形软组织密度影，其内偶可见低密度影，为阴道腔隙和分泌液。CT 冠状位及矢状位重建可以较清楚地显示阴道，以矢状位较好，增强扫描强化均匀。

2. MRI 表现 阴道壁在平扫序列上其信号低于子宫肌层，与横纹肌相似。T_2WI 矢状位显示阴道与周围结构关系较佳，阴道壁为低信号，阴道上皮组织及黏液为高信号，阴道周围脂肪组织为高信号。T_1WI 上不能区分阴道壁与中心区，但阴道周围脂肪组织为高信号，因此可以与周围结构区分。增强扫描后阴道壁强化均匀，强化程度弱于子宫体。

（谭 艳 王希明）

第四节　盆部与会阴断层影像解剖

一、盆部与会阴横断层影像解剖

盆部与会阴的横断层从骶岬平面开始以 10mm 层厚向下方切至会阴部最低点处。

（一）女性盆部与会阴横断层影像解剖

1. 经骶岬的横断层　腹前外侧壁由位于中线两侧的腹直肌及其外侧的腹外斜肌、腹内斜肌和腹横肌等构成。腹腔的右侧有盲肠，其内侧可见阑尾断面；左侧为乙状结肠，两者之间有回肠及肠系膜。

骶椎椎体前外侧有腰大肌，两者之间的结构由前向后依次为髂外动脉、髂内动脉和髂总静脉。左、右输尿管位于髂血管的前方。骶椎外侧为髂骨翼，其前方为髂肌，后方为臀中肌和臀大肌。腰大肌和髂肌之间有股神经，其内侧有闭孔神经和腰骶干。第 1 骶椎椎体上份断面位于盆腔后壁中央，其前缘向前突为骶骨岬，椎体后方为呈三角形的骶管，其内可见骶神经。骶骨和髂骨的耳状面形成骶髂关节。骶骨后面的骶正中嵴两侧有竖脊肌（图 5-4-1）。

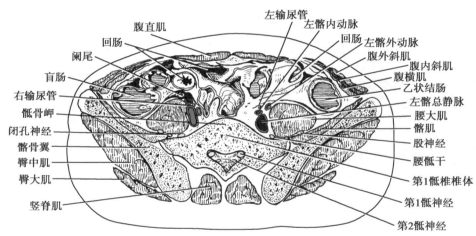

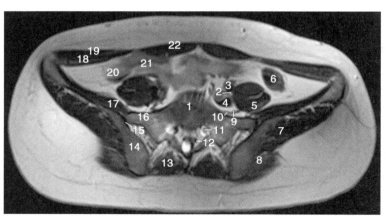

图 5-4-1　女性经骶岬的横断层解剖及 MRI（T$_2$WI）图像

1. 第 1 骶椎椎体；2. 左输尿管；3. 左髂总动脉；4. 左髂总静脉；5. 腰大肌；6. 乙状结肠；7. 臀中肌；8. 臀大肌；9. 左闭孔神经；10. 左腰骶干；11. 第 1 骶神经；12. 第 2 骶神经；13. 竖脊肌；14. 髂骨翼；15. 右骶髂关节；16. 股神经；17. 髂肌；18. 腹横肌；19. 腹外斜肌和腹内斜肌；20. 盲肠；21. 回肠；22. 腹直肌。

2. 经骶髂关节上份的横断层　腹前外侧壁仍由腹直肌及其外侧的腹外斜肌、腹内斜肌和腹横肌等构成。右髂窝处有盲肠，其内侧壁处仍可见阑尾的断面。左髂窝处有乙状结肠。在盲肠和乙状结肠之间有回肠及肠系膜。

腰大肌与髂肌之间有股神经，腰大肌的内侧由前向后依次为髂外血管、输尿管、髂内血管、闭孔神经及腰骶干。骶骨两侧与髂骨形成骶髂关节，关节的断面较小。髂骨翼前方有髂肌，后外侧有臀中肌和臀大肌。第 1～2 骶椎椎体之间有椎间盘，其两侧有骶前孔，内有第 1 骶神经前支。第 2 骶椎椎体后方为骶管，其内可见骶神经。在骶正中嵴的两侧为竖脊肌（图 5-4-2）。

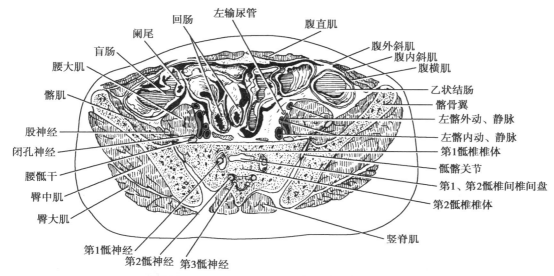

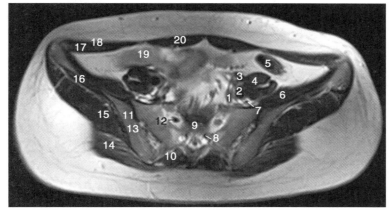

图 5-4-2　女性经骶髂关节上份的横断层解剖及 MRI（T_2WI）图像

1. 左髂内静脉；2. 左髂外静脉；3. 左髂外动脉；4. 腰大肌；5. 乙状结肠；6. 髂肌；7. 左腰骶干；8. 第 2 骶神经；9. 第 2 骶椎椎体；10. 竖脊肌；11. 右骶髂关节；12. 第 1 骶神经；13. 髂骨翼；14. 臀大肌；15. 臀中肌；16. 臀小肌；17. 腹横肌；18. 腹外斜肌和腹内斜肌；19. 回肠；20. 腹直肌。

3. 经骶髂关节中份的横断层　腹前外侧壁仍由腹直肌及其外侧的腹外斜肌、腹内斜肌和腹横肌等构成。腹腔内右髂窝处为盲肠，左髂窝处为乙状结肠，其余为回肠断面。在盲肠内侧可见右卵巢断面，在左髂内、外动脉之间有左卵巢断面。

髂骨翼的前方有髂肌和腰大肌的断面，二肌之间的外侧有股神经，内侧有闭孔神经。腰大肌内侧自前向后依次为髂外血管、输尿管和髂内动、静脉。髂骨翼的后方有臀小肌、臀中肌和臀大肌。骶骨两侧与髂骨构成骶髂关节，关节的断面明显增大，为骶髂关节断面最大的断层。第 2 骶椎椎体前方的两侧有第 1 骶神经，其外侧有腰骶干，后方为骶管，内可见骶神经。骶正中嵴两侧为竖脊肌（图 5-4-3）。

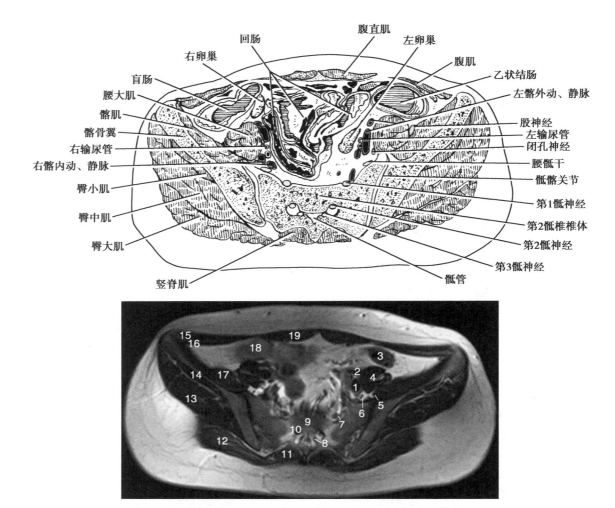

图 5-4-3　女性经骶髂关节中份的横断层解剖及 MRI(T₂WI)图像

1. 左髂外静脉；2. 左髂外动脉；3. 乙状结肠；4. 腰大肌；5. 左闭孔神经；6. 左腰骶干；7. 第 1 骶神经；8. 第 3 骶神经；9. 第 2 骶椎椎体；10. 第 2 骶神经；11. 竖脊肌；12. 臀大肌；13. 臀中肌；14. 臀小肌；15. 腹内斜肌；16. 腹横肌；17. 髂肌；18. 回肠；19. 腹直肌。

4. 经骶髂关节下份的横断层　骶髂关节断面明显变小，呈 S 形弯曲的乙状结肠被切为两个断面，一个呈椭圆形位于左髂窝处，一个位于骶骨前方。盲肠位于右髂窝处，其余肠管为回肠。

髂骨翼前方为髂肌和腰大肌，两肌已部分融合，其交界的外侧有股神经。髂肌的后内侧可见闭孔神经。腰大肌内侧有髂外动、静脉和输尿管。两侧髂外静脉的内侧有左、右卵巢的断面。第 3 骶椎骶前孔外侧可见梨状肌。骶髂关节断面前方从前外侧向后内侧依次为髂内动、静脉及腰骶干，第 1、第 2 骶神经和交感干。髂骨翼后方有臀小肌、臀中肌和臀大肌。骶椎椎体后方可见骶管及骶正中嵴两侧的竖脊肌（图 5-4-4）。

5. 经坐骨大孔上份的横断层　盆腔内可见盲肠位于右髂腰肌前方，乙状结肠在此断层被切成前、后两个断面，一个位于左髂腰肌的内前方，一个位于骶骨前方，并与直肠相延续，其他的肠管为回肠。腰大肌外侧有股神经，内侧有髂外动、静脉和闭孔神经。腰大肌与髂肌合为髂腰肌，位于髂骨翼前方。

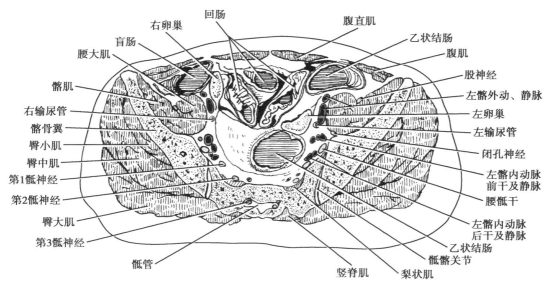

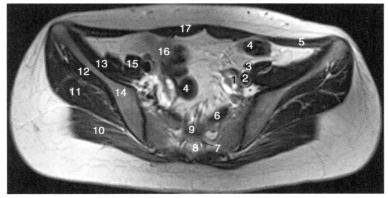

图 5-4-4　女性经骶髂关节下份的横断层解剖及 MRI（T_2WI）图像

1. 左卵巢；2. 左髂外静脉；3. 左髂外动脉；4. 乙状结肠；5. 腹内斜肌和腹横肌；6. 梨状肌；
7. 第 3 骶神经；8. 骶管；9. 第 3 骶椎椎体；10. 臀大肌；11. 臀中肌；12. 臀小肌；13. 髂肌；
14. 髂骨翼；15. 腰大肌；16. 回肠；17. 腹直肌。

　　髂骨翼后端内侧有输尿管、髂内血管和腰骶干。第 1～3 骶神经由前外侧向后内侧依次位于梨状肌的前缘。骶骨与髂骨翼之间为坐骨大孔，内有梨状肌穿过。梨状肌与骶骨之间为梨状肌上孔，内有臀上动、静脉和臀上神经通过。髂骨翼后方有臀小肌、臀中肌和臀大肌。骶管呈扁管状，其后壁已开放，为骶管裂孔（图 5-4-5）。

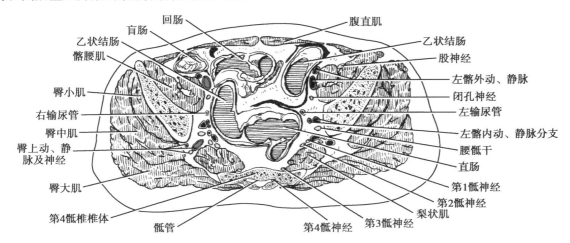

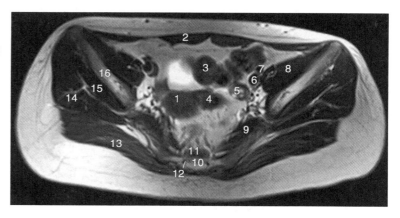

图 5-4-5 女性经坐骨大孔上份的横断层解剖及 MRI（T₂WI）图像
1. 子宫；2. 腹直肌；3. 回肠；4. 乙状结肠；5. 左卵巢；6. 左髂外静脉；7. 左髂外动脉；8. 髂腰肌；9. 梨状肌；10. 骶管；11. 第4骶椎椎体；12. 第4骶神经；13. 臀大肌；14. 臀中肌；15. 臀小肌；16. 髂骨翼。

6. 经髂骨体的横断层 腹直肌内侧的前方有锥状肌断面，盆腔内脏器前为膀胱尖、回肠、乙状结肠，中为子宫底，后为直肠。子宫底两侧与输卵管相连，后方与直肠之间可见由腹膜形成的直肠子宫陷凹的断面。

髂骨体呈宽厚的三角形，其内侧有闭孔内肌，该肌内侧有闭孔血管、闭孔神经和输尿管。髂骨体前方有髂腰肌，该肌的内前方由外侧至内侧有股神经和髂外动、静脉。髂腰肌外侧有缝匠肌，该肌后外侧有阔筋膜张肌。髂骨体后外侧有臀小肌、臀中肌和臀大肌。骶椎椎体与髂骨体之间为坐骨大孔。梨状肌已穿出坐骨大孔，位于髂骨体与臀大肌之间。梨状肌的前方有臀下动、静脉和骶丛各分支的断面（图 5-4-6）。

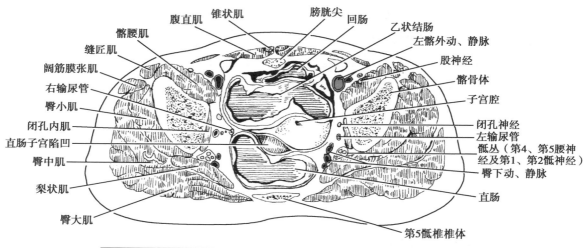

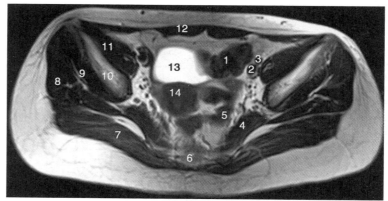

图 5-4-6 女性经髂骨体的横断层解剖及 MRI（T₂WI）图像
1. 回肠；2. 左髂外静脉；3. 左髂外动脉；4. 梨状肌；5. 乙状结肠；6. 第5骶椎椎体；7. 臀大肌；8. 臀中肌；9. 臀小肌；10. 髂骨体；11. 髂腰肌；12. 腹直肌；13. 膀胱；14. 子宫。

7. 经髋关节上份的横断层 锥状肌和腹直肌后方有膀胱。子宫体位于盆腔中央,其内可见子宫腔,子宫两侧为输尿管断面,膀胱与子宫体之间有膨大的乙状结肠。骶尾联合前方有直肠。直肠与子宫体之间隔以直肠子宫陷凹,膀胱与子宫之间有膀胱子宫陷凹。

髂骨体前方有髂腰肌,该肌前方可见股神经,髂外动、静脉和腹壁下动、静脉,外侧有缝匠肌和阔筋膜张肌。髋臼的内侧有闭孔内肌,该肌前端的内侧有闭孔动、静脉和闭孔神经。髋臼与其内的股骨头构成髋关节,股骨头断面较小。坐骨体的后外侧有臀小肌、臀中肌和臀大肌。坐骨体与臀大肌之间有坐骨神经和梨状肌断面,坐骨神经内侧有阴部内动、静脉和阴部神经。尾骨两侧可见细条状的尾骨肌,向前外侧伸至臀大肌前方,两肌之间有臀下动、静脉(图5-4-7)。

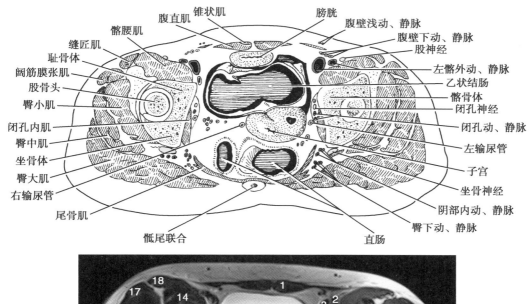

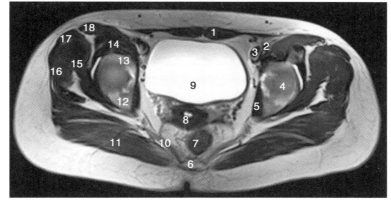

图5-4-7 女性经髋关节上份的横断层解剖及 MRI(T₂WI)图像

1.腹直肌;2.左髂外动脉;3.左髂外静脉;4.股骨头上缘;5.闭孔内肌;6.骶尾联合;7.直肠;
8.子宫;9.膀胱;10.尾骨肌;11.臀大肌;12.坐骨体;13.髂骨体;14.髂腰肌;15.臀小肌;
16.臀中肌;17.阔筋膜张肌;18.缝匠肌。

8. 经髋关节中上份的横断层 锥状肌和腹直肌后方有膀胱体,其后方仍可见乙状结肠。尾骨的前方有直肠,直肠前方为子宫颈,其内可见子宫颈管。子宫颈的两侧与闭孔内肌之间有输尿管和子宫阴道静脉丛的断面。直肠与闭孔内肌之间为直肠旁间隙,其间充满脂肪组织。在尾椎两侧有向外侧走行的尾骨肌。

髋臼由前部的耻骨体和后部的坐骨体构成,髋臼内的股骨头断面较大,其内可见股骨头韧带。耻骨体前方有髂腰肌,前内侧出现耻骨肌。髂腰肌前方由外侧向内侧有股神经、股动脉和股静脉。髂腰肌外侧有缝匠肌、股直肌和阔筋膜张肌。坐骨内侧的闭孔内肌前方有闭孔动、静脉和

闭孔神经。在股骨头与坐骨体的外后方有臀小肌、臀中肌和臀大肌。坐骨体后方有一横行上孖
肌,上孖肌与臀大肌之间有坐骨神经和臀下动、静脉(图5-4-8)。

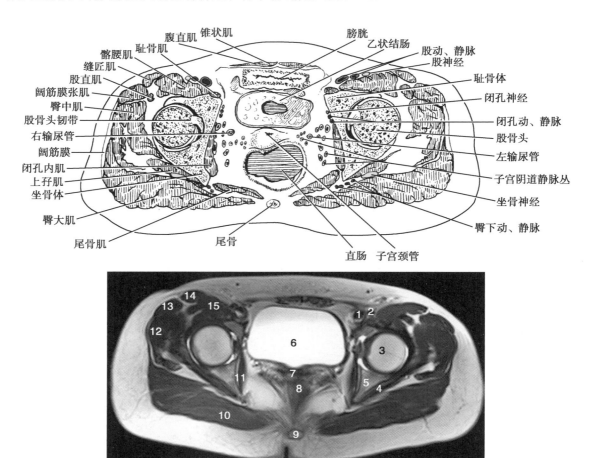

图5-4-8　女性经髋关节中上份的横断层解剖及 MRI(T₂WI)图像

1. 左股静脉;2. 左股动脉;3. 股骨头;4. 上孖肌;5. 坐骨体;6. 膀胱;7. 阴道;8. 直肠;9. 尾骨;10. 臀
大肌;11. 闭孔内肌;12. 臀中肌;13. 阔筋膜张肌;14. 缝匠肌;15. 髂腰肌。

9. 经髋关节中下份的横断层　盆腔内的器官由前向后依次为膀胱、阴道和直肠的断面。阴
道内有子宫颈阴道部。在阴道两侧有阴道静脉丛。直肠后方为尾骨,直肠两侧可见呈条带状的
肛提肌。肛提肌与闭孔内肌之间呈三角形的间隙为坐骨肛门窝,窝内有阴部神经、阴部内血管和
脂肪组织。髋骨内侧有闭孔内肌,其前方可见即将穿闭膜管的闭孔神经和闭孔动、静脉,该肌的
后端移行为肌腱,绕过坐骨小切迹至臀区,止于转子窝。

　　盆腔两侧为髋臼与股骨头构成的髋关节,股骨头断面较大,股骨头韧带附着于股骨头凹。髋
臼的前部为耻骨体,后部为坐骨体。耻骨体的前方自外侧向内侧依次有缝匠肌、髂腰肌和耻骨
肌,髂腰肌的内前方有股神经和股动、静脉。股骨头外侧有阔筋膜张肌和臀中肌,坐骨体的后方
有闭孔内肌肌腱、下孖肌和臀大肌。臀大肌深面有坐骨神经和臀下动、静脉(图5-4-9)。

10. 经髋关节下份的横断层　盆腔内主要结构从前向后依次为膀胱颈、阴道和直肠。膀胱
位于两侧耻骨上支之间。直肠的后方及两侧有肛提肌。耻骨和坐骨内侧有闭孔内肌,该肌前部
外侧与闭孔沟之间为闭膜管,内有闭孔神经和闭孔动、静脉穿过。在臀大肌前方,肛提肌与闭孔
内肌之间为坐骨肛门窝,窝的外侧壁有包绕阴部内血管和阴部神经的阴部管,内有阴部神经和阴
部内动、静脉通过。

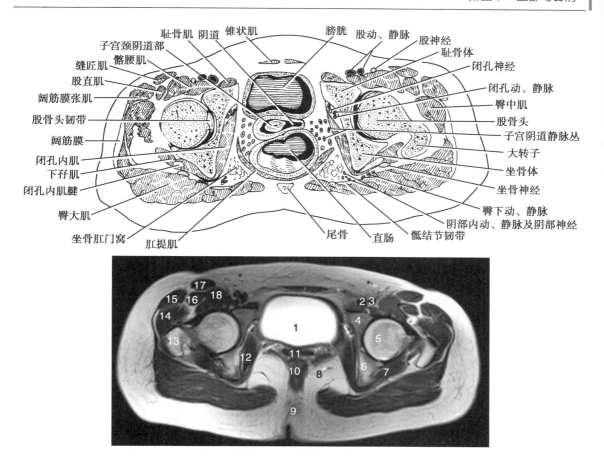

图 5-4-9 女性经髋关节中下份的横断层解剖及 MRI(T$_2$WI)图像

1. 膀胱; 2. 左股静脉; 3. 左股动脉; 4. 耻骨体; 5. 股骨头; 6. 坐骨体; 7. 下孖肌; 8. 坐骨肛门窝;
9. 尾骨; 10. 直肠; 11. 阴道; 12. 闭孔内肌; 13. 大转子; 14. 臀中肌; 15. 阔筋膜张肌; 16. 股直肌;
17. 缝匠肌; 18. 髂腰肌。

　　髋臼的前部为耻骨上支和耻骨体,后部为坐骨体。髋臼内的股骨头断面变小,其特点是股骨头向后外侧借股骨颈连于大转子。在耻骨上支前外侧有耻骨肌,股骨头前方有髂腰肌,两肌之间的前方有股神经和股动、静脉。髂腰肌前外侧有缝匠肌、股直肌和阔筋膜张肌。在坐骨体后方有闭孔内肌肌腱及其伴行的下孖肌,该肌与臀大肌之间有坐骨神经。大转子后外侧有臀中肌和臀大肌(图 5-4-10)。

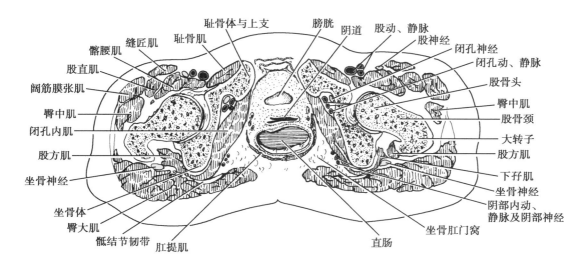

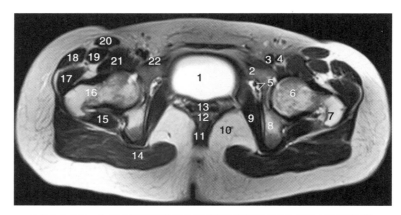

图 5-4-10　女性经髋关节下份的横断层解剖及 MRI(T_2WI)图像

1. 膀胱；2. 耻骨上支；3. 左股静脉；4. 左股动脉；5. 左闭孔动、静脉；6. 股骨头；7. 大转子；8. 坐骨体；9. 闭孔内肌；10. 坐骨肛门窝；11. 肛提肌；12. 肛管；13. 阴道；14. 臀大肌；15. 股方肌；16. 股骨颈；17. 臀中肌；18. 阔筋膜张肌；19. 股直肌；20. 缝匠肌；21. 髂腰肌；22. 耻骨肌。

11. 经耻骨联合上份的横断层　此断层髋关节消失，前部有耻骨联合及耻骨上支，后部两侧为臀大肌、闭孔内肌。耻骨联合后方有尿道、阴道和直肠。直肠后方及两侧呈 U 形的肛提肌越过阴道、尿道的两侧，向前止于耻骨。闭孔内肌、肛提肌与臀大肌之间为坐骨肛门窝。闭孔内肌的内侧有阴部内动、静脉和阴部神经。

耻骨上支与坐骨结节之间为闭孔，有闭孔膜封闭，其内、外侧分别有闭孔内、外肌。闭孔外肌的前有耻骨肌，股骨颈前方有髂腰肌、缝匠肌、股直肌和阔筋膜张肌。耻骨肌和髂腰肌前方有股神经和股动、静脉。大转子与坐骨结节之间有股方肌，股方肌与后方的臀大肌之间可见坐骨神经及臀下动、静脉和臀下神经的分支（图 5-4-11）。

12. 经耻骨联合下份的横断层　断层的中间部呈三角形，其前方为耻骨联合及耻骨下支，两侧有闭孔内肌和坐骨结节，后方为臀大肌内侧缘。耻骨联合前方为凸向前的阴阜。两侧耻骨下支伸向后外侧，其后方的间隙为耻骨后隙。耻骨后隙后方从前向后依次为尿道、阴道和肛管的断面。肛提肌断面呈条带状，位于前述 3 个脏器的两侧。闭孔内肌内侧缘有阴部内动、静脉和阴部神经。闭孔内肌、肛提肌与臀大肌之间为坐骨肛门窝。

断层外侧部中份可见大转子及其前方的股骨颈断面。在耻骨和坐骨的外侧，由前外侧向后内侧依次为耻骨肌、短收肌和大收肌。在股骨断面前方有缝匠肌、股直肌、阔筋膜张肌、髂腰肌和股外侧肌。在耻骨肌、缝匠肌与髂腰肌之间有大隐静脉、股静脉、股动脉、股深动脉、股深静脉和股神经。大转子和坐骨结节之间有横行的股方肌，其后方有宽厚的臀大肌，两肌之间有坐骨神经及臀下动、静脉和臀下神经的分支（图 5-4-12）。

13. 经坐骨支的横断层　前方为大阴唇和阴蒂，两侧为坐骨海绵体肌、坐骨支及坐骨结节下份的断面。断层中央区为会阴，该区从前向后可见尿道、阴道和肛管。尿道和阴道周围有球海绵体肌及其深面的前庭球。肛管周围有肛门外括约肌，肛管两侧有呈三角形的坐骨肛门窝，窝内有分布于肛管的血管、神经。

断层外侧部以大转子下部为中心，其内前方有长收肌、短收肌和大收肌。耻骨肌位于短收肌外侧。股骨体内前方可见髂腰肌肌腱止于小转子。股骨体前方及外侧有缝匠肌、阔筋膜张肌和股四头肌。在长收肌、耻骨肌与缝匠肌之间有股动、静脉，股深动脉、股深静脉和股神经等。在股静脉前方有大隐静脉。坐骨结节与转子间嵴之间有横行的股方肌。股方肌与臀大肌之间有股二头肌长头腱、半腱肌和半膜肌肌腱，其外侧有坐骨神经（图 5-4-13）。

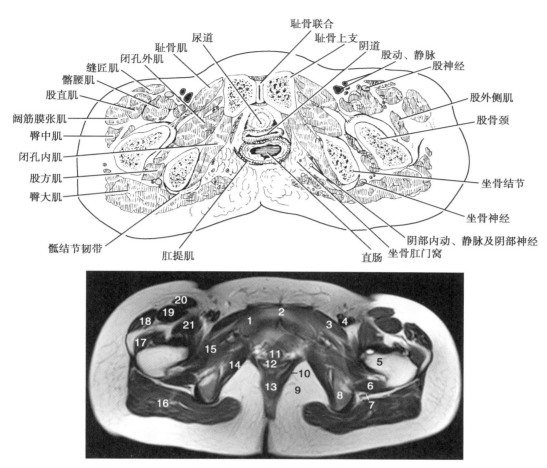

图 5-4-11　女性经耻骨联合上份的横断层解剖及 MRI(T₂WI)图像

1. 耻骨上支；2. 耻骨联合；3. 耻骨肌；4. 左股动、静脉；5. 股骨颈；6. 股方肌；7. 坐骨神经；8. 坐骨结节；9. 坐骨肛门窝；10. 肛提肌；11. 尿道；12. 阴道；13. 肛管；14. 闭孔内肌；15. 闭孔外肌；16. 臀大肌；17. 臀中肌；18. 阔筋膜张肌；19. 股直肌；20. 缝匠肌；21. 髂腰肌。

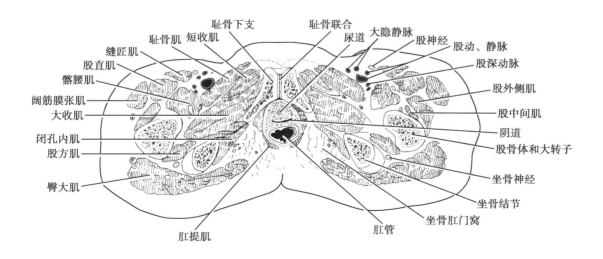

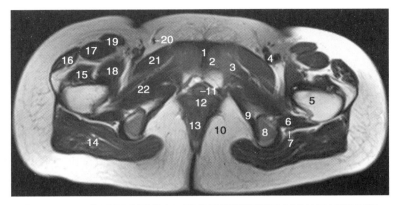

图 5-4-12　女性经耻骨联合下份的横断层解剖及 MRI(T$_2$WI)图像

1. 耻骨联合；2. 耻骨下支；3. 短收肌；4. 左股动、静脉；5. 股骨体和大转子；6. 股方肌；7. 坐骨神经；8. 坐骨结节；9. 闭孔内肌；10. 坐骨肛门窝；11. 尿道；12. 阴道；13. 肛管；14. 臀大肌；15. 股外侧肌和股中间肌；16. 阔筋膜张肌；17. 股直肌；18. 髂腰肌；19. 缝匠肌；20. 大隐静脉；21. 耻骨肌；22. 闭孔外肌。

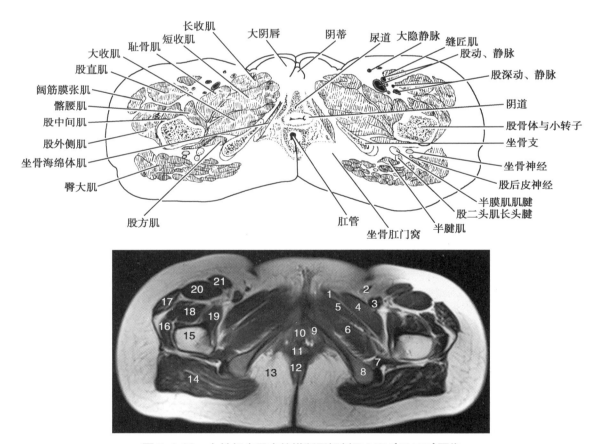

图 5-4-13　女性经坐骨支的横断层解剖及 MRI(T$_2$WI)图像

1. 长收肌；2. 大隐静脉；3. 左股动、静脉；4. 耻骨肌；5. 短收肌；6. 大收肌；7. 股方肌；8. 坐骨结节；9. 坐骨海绵体肌；10. 尿道；11. 阴道；12. 肛门；13. 坐骨肛门窝；14. 臀大肌；15. 股骨体和小转子；16. 股外侧肌；17. 阔筋膜张肌；18. 股中间肌；19. 髂腰肌；20. 股直肌；21. 缝匠肌。

14．经阴道前庭和肛门的横断层　断层中份为会阴，其前部有大阴唇和阴蒂。阴蒂后方为阴道前庭，最后为肛门及其周围的肛门外括约肌。

断层外侧部可见股骨体及其向内侧突起的小转子，该断层的肌、血管和神经的配布与上一断层相似。股骨前内侧为大腿内侧肌群，股薄肌位于最内侧。股骨前方和外侧有大腿前群肌配布，大腿后肌群分布在大收肌和臀大肌之间，肌群外侧为坐骨神经（图5-4-14）。

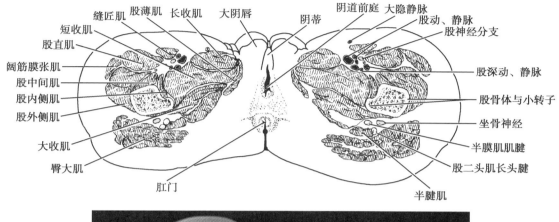

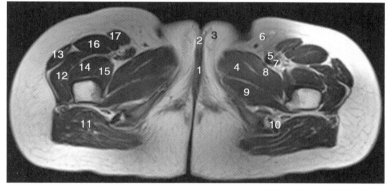

图5-4-14　女性经阴道前庭和肛门的横断层解剖及 MRI（T₂WI）图像

1．阴道；2．阴蒂；3．大阴唇；4．短收肌；5．左股动、静脉；6．大隐静脉；7．左股深动、静脉；8．长收肌；9．大收肌；10．半腱肌；11．臀大肌；12．股外侧肌；13．阔筋膜张肌；14．股中间肌；15．股内侧肌；16．股直肌；17．缝匠肌。

（二）男性盆部与会阴横断层影像解剖

男性盆部髋关节以上各断层的结构和髋关节以下各断层外侧部的结构与女性盆部相似，以下仅选则8个断层并对每个断层中间部的结构进行描述。

1．经髋关节上份的横断层　膀胱位于盆腔前部，其左前方为乙状结肠，右前方有回肠；膀胱后方的两侧可见输尿管和输精管断面；直肠位于尾骨前方。盆腔的两侧壁为髋骨，其外侧面的髋臼与股骨头构成髋关节（图5-4-15）。

2．经髋关节中上份的横断层　盆腔位于断层的中间部，其前壁可见腹直肌、锥状肌及其外侧的腹内斜肌，后壁有尾骨及尾骨肌，两侧为髋骨及其内侧的闭孔内肌。盆腔前部有宽大的膀胱，其左侧有乙状结肠，右侧仍有回肠。膀胱后方的两侧有输尿管和输精管。直肠位于膀胱与尾骨之间。尾骨两侧为向前外侧斜行的尾骨肌。闭孔内肌的前内侧有闭孔神经、血管（图5-4-16）。

3．经髋关节中份的横断层　盆腔位于断层的中间部，其前界有腹直肌、锥状肌及其两侧的腹股沟管，管内有精索穿行；后界有尾骨及其两侧向前外侧斜行的尾骨肌；两侧为髋骨及其内侧的闭孔内肌。盆腔大部分为膀胱占据，膀胱后方有输精管壶腹及其外侧的输尿管断面。尾骨的前方为直肠。闭孔内肌前方的内侧有闭孔神经和闭孔血管的断面（图5-4-17）。

233

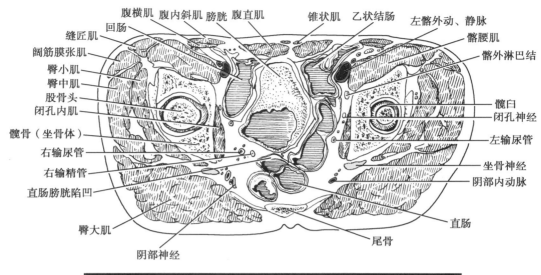

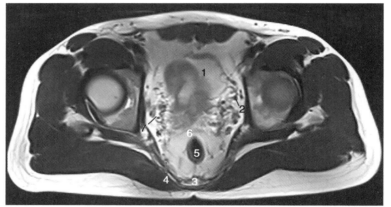

图 5-4-15　男性经髋关节上份的横断层解剖及 MRI(T$_2$WI)图像

1. 膀胱；2. 左输尿管；3. 尾骨；4. 阴部神经；5. 直肠；6. 直肠膀胱陷凹；7. 右输尿管。

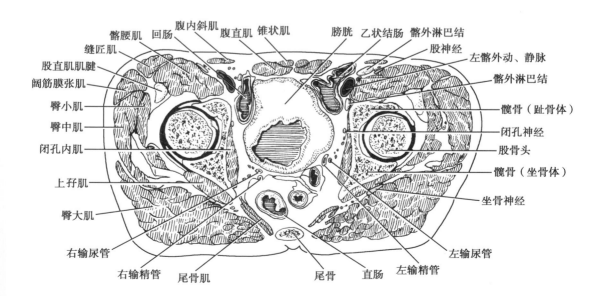

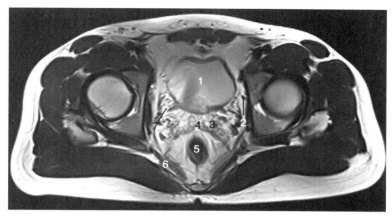

图 5-4-16　男性经髋关节中上份的横断层解剖及 MRI（T$_2$WI）图像

1. 膀胱；2. 左输尿管；3. 左精囊；4. 输精管壶腹；5. 直肠；6. 尾骨肌；7. 右输尿管。

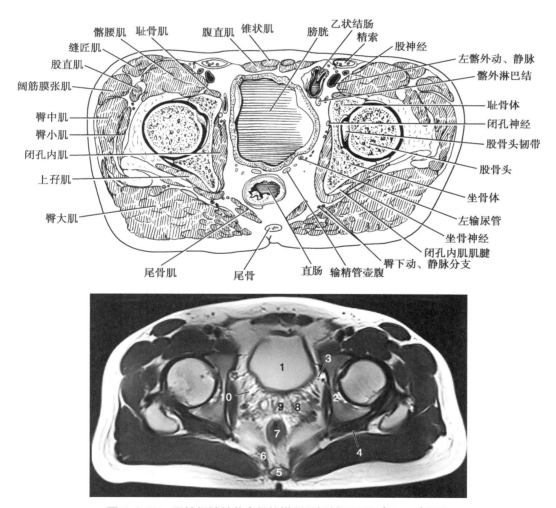

图 5-4-17　男性经髋关节中份的横断层解剖及 MRI（T$_2$WI）图像

1. 膀胱；2. 闭孔神经；3. 左输尿管；4. 坐骨神经；5. 尾骨；6. 尾骨肌；7. 直肠；8. 精囊；9. 输精管壶腹；10. 右输尿管。

4. 经髋关节中下份的横断层 盆腔前界为腹直肌、锥状肌及两侧的腹股沟管,管内有精索穿行;后界为肛提肌、尾骨及臀大肌;两侧界为耻骨体、坐骨体及其内侧的闭孔内肌,该肌前部与耻骨体之间的闭膜管内有闭孔动、静脉和闭孔神经。盆腔前半部有膀胱断面,其后壁紧邻输精管壶腹及其外侧的精囊。肛提肌由尾骨两侧向外斜行经直肠两侧,前端附着于闭孔内肌内侧面的肛提肌腱弓。臀大肌与肛提肌、闭孔内肌之间呈三角形的间隙为坐骨肛门窝,其间充满脂肪组织(图5-4-18)。

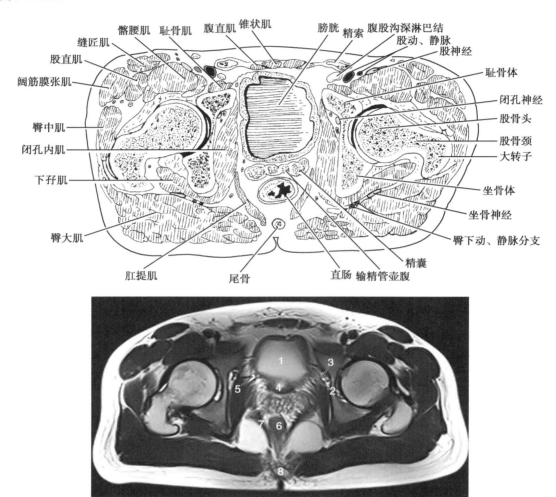

图5-4-18 男性经髋关节中下份的横断层解剖及 MRI(T₂WI)图像
1. 膀胱;2. 闭孔神经;3. 左输尿管;4. 前列腺;5. 右输尿管;6. 直肠;7. 肛提肌;8. 尾骨。

5. 经髋关节下份的横断层 该断层中间部的盆腔缩窄,其前界仅见腹直肌和锥状肌;后界为尾骨、肛提肌及臀大肌;两侧界为耻骨上支、坐骨体及其内侧的闭孔内肌,该肌前部与耻骨上支之间有闭膜管,内有闭孔动、静脉和闭孔神经。盆腔的前半部由膀胱占据,膀胱后壁紧邻输精管壶腹和精囊。直肠位于精囊与尾骨、肛提肌之间。臀大肌与肛提肌、闭孔内肌之间为坐骨肛门窝,窝内充满脂肪组织,其外侧壁有穿行于阴部管的阴部内动、静脉和阴部神经通过(图5-4-19)。

6. 经耻骨联合上份的横断层 该断层盆腔的前界为锥状肌及其后方的耻骨联合;后界为肛提肌和臀大肌;两侧界为闭孔内肌。耻骨上支与坐骨结节之间为闭孔,其间有闭孔膜封闭,膜的内侧有闭孔内肌,外侧有闭孔外肌。盆腔脏器从前至后依次为膀胱、前列腺底和直肠的断面。前列腺断面内中央偏前的位置有尿道,后部有射精管的断面。直肠的后方及两侧有肛提肌,肛提肌的外侧为坐骨肛门窝(图5-4-20)。

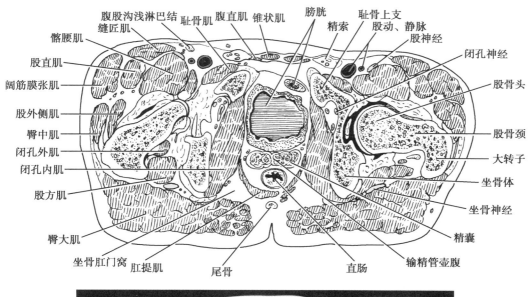

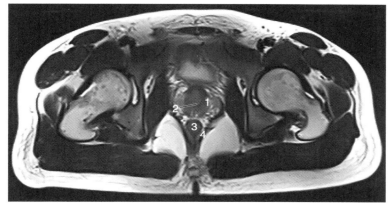

图 5-4-19　男性经髋关节下份的横断层解剖及 MRI（T₂WI）图像
1. 前列腺；2. 射精管；3. 直肠；4. 肛提肌。

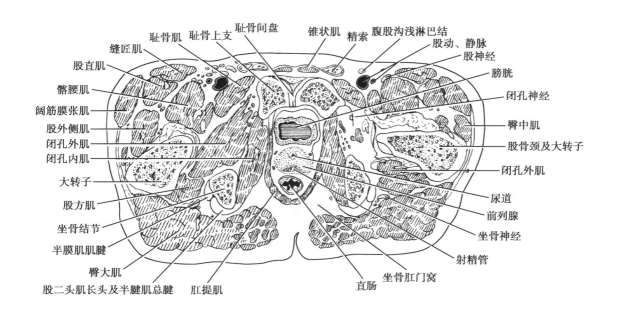

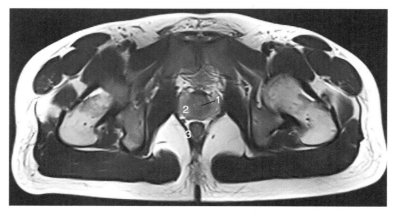

图 5-4-20　男性经耻骨联合上份的横断层解剖及 MRI（T₂WI）图像
1. 尿道；2. 前列腺；3. 肛提肌。

7. 经耻骨联合下份的横断层　该断层盆腔的前界为耻骨联合；后界为肛提肌和臀大肌；两侧界为闭孔内肌。耻骨联合后方有前列腺尖的断面，其中央有尿道通过。耻骨联合与前列腺之间的空隙为耻骨后隙。前列腺后面紧邻肛管。肛管后方及两侧有肛提肌和坐骨肛门窝（图 5-4-21）。

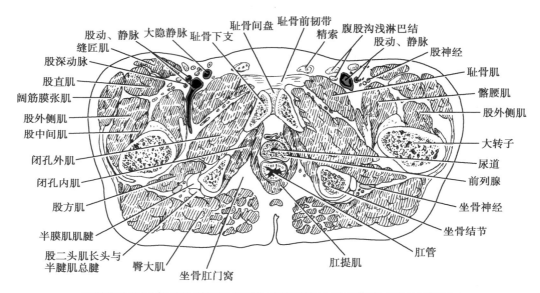

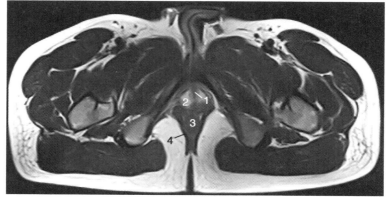

图 5-4-21　男性经耻骨联合下份的横断层解剖及 MRI（T₂WI）图像
1. 尿道；2. 前列腺；3. 肛管；4. 肛提肌。

8. 经坐骨支的横断层　该断层的中间部主要为会阴的结构。前方可见阴茎、阴囊及左、右睾丸的断面。两侧为坐骨支,后方可见肛管。肛管前方可见尿道球及穿经的尿道,肛管周围有肛门外括约肌围绕。坐骨支内侧可见坐骨海绵体肌,其深面有附于坐骨支的阴茎脚。肛门外括约肌两侧为坐骨肛门窝,坐骨肛门窝内有分布于肛管的血管、神经(图5-4-22)。

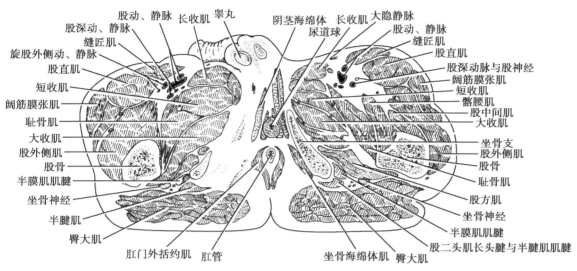

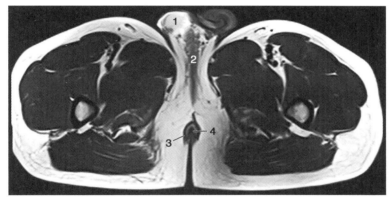

图 5-4-22　男性经坐骨支的横断层解剖及 MRI(T₂WI)图像
1. 睾丸；2. 阴茎海绵体；3. 肛门外括约肌；4. 肛管。

二、盆部与会阴冠状断层影像解剖

盆部冠状断层以腋中线平面为标准平面,层厚 20mm,向前、向后方连续冠状切,以下为对每个断层的前面观进行描述。

(一)女性盆部与会阴冠状断层影像解剖

1. 经耻骨联合的冠状断层　该断层可见到髂骨翼、耻骨上支和耻骨联合的断面。髂骨翼内侧有髂肌,外侧有臀中肌及其下方的阔筋膜张肌。盆腔内可见膀胱,小肠位于膀胱的上方,其右侧有盲肠,左侧有乙状结肠。膀胱的外侧有髂外动脉。耻骨联合下方有阴蒂海绵体及大阴唇。耻骨上支外下有闭孔外肌、短收肌和长收肌。在短收肌外侧依次可见耻骨肌、股血管和髂腰肌(图5-4-23)。

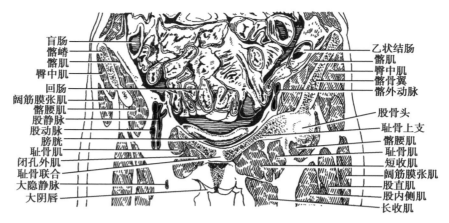

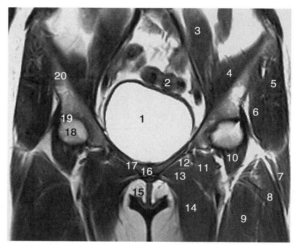

图 5-4-23　女性经耻骨联合的冠状断层解剖及 MRI(T₂WI)图像

1. 膀胱；2. 回肠；3. 腰大肌；4. 髂肌；5. 臀中肌；6. 臀小肌；7. 阔筋膜张肌；8. 股直肌；9. 股内侧肌；10. 髂腰肌；11. 耻骨肌；12. 闭孔外肌；13. 短收肌；14. 长收肌；15. 大阴唇；16. 耻骨联合；17. 耻骨上支；18. 股骨头；19. 髋关节；20. 髂骨翼。

2. 经髋关节前份的冠状断层　该断层中间下份可见耻骨下支的断面。盆腔内可见膀胱的断面，位于闭孔内肌和耻骨下支上方。膀胱上方为回肠及肠系膜。耻骨下支下方可见阴道、小阴唇和大阴唇。

该断层外侧可见髂骨翼、髂骨体、耻骨体和股骨的断面。盆壁的中份髂骨体和耻骨体的外侧面凹陷形成髋臼，髋臼与股骨头构成髋关节，该断层显示髋关节的前份。髋臼的外上方为髂骨翼，其外侧面有臀中肌、臀小肌紧贴骨面；内侧面紧邻髂肌和腰大肌，左侧此两肌之间有降结肠和乙状结肠，右侧两肌之间有盲肠。腰大肌的内侧可见髂外动、静脉。盆壁的下外侧份可见耻骨体与耻骨下支分离，二者之间为闭孔，有闭孔膜封闭，膜的内侧有闭孔内肌，外侧有闭孔外肌，闭孔外肌下方有大腿内收肌群（图 5-4-24）。

3. 经髋关节中份的冠状断层　该断层中间可见第 5 腰椎和耻骨下支的断面，第 5 腰椎椎体两侧有髂总动、静脉。盆腔中仍可见到膀胱、小肠和乙状结肠，其间有子宫底的断面。膀胱的两侧有闭孔内肌，下方有阴道前庭、阴道和大阴唇的断面。

该断层外侧可见髂骨翼、髋关节中份及股骨颈。髂骨翼内侧有髂肌，外侧有臀中肌和臀小肌。耻骨体与耻骨下支之间为闭孔，有闭孔膜封闭，其外侧有闭孔外肌。闭孔外肌的下方有短收肌和长收肌（图 5-4-25）。

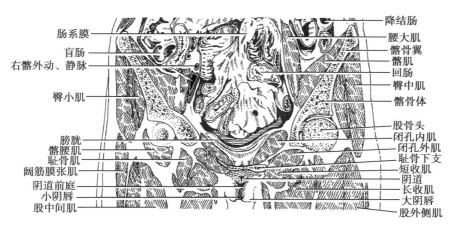

降结肠
肠系膜
盲肠
右髂外动、静脉
臀小肌
膀胱
髂腰肌
耻骨肌
阔筋膜张肌
阴道前庭
小阴唇
股中间肌

腰大肌
髂骨翼
髂肌
回肠
臀中肌
髂骨体
股骨头
闭孔内肌
闭孔外肌
耻骨下支
短收肌
阴道
长收肌
大阴唇
股外侧肌

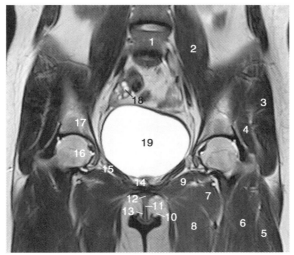

图 5-4-24　女性经髋关节前份的冠状断层解剖及 MRI（T$_2$WI）图像

1. 腰椎椎体；2. 腰大肌；3. 臀中肌；4. 臀小肌；5. 股外侧肌；6. 股中间肌；
7. 耻骨肌；8. 长收肌；9. 闭孔外肌；10. 大阴唇；11. 阴道前庭；12. 阴道；
13. 小阴唇；14. 耻骨下支；15. 闭孔内肌；16. 股骨头；17. 髂骨体；18. 右
卵巢；19. 膀胱。

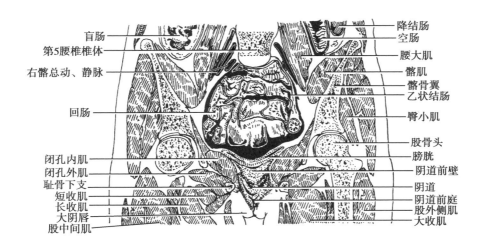

盲肠
第5腰椎椎体
右髂总动、静脉
回肠
闭孔内肌
闭孔外肌
耻骨下支
短收肌
长收肌
大阴唇
股中间肌

降结肠
空肠
腰大肌
髂肌
髂骨翼
乙状结肠
臀小肌
股骨头
膀胱
阴道前壁
阴道
阴道前庭
股外侧肌
大收肌

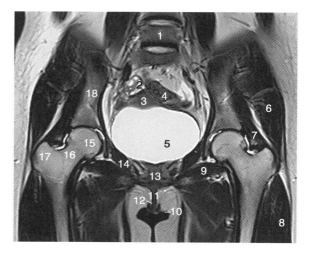

图 5-4-25　女性经髋关节中份的冠状断层解剖及 MRI（T₂WI）图像

1. 腰椎椎体；2. 右卵巢；3. 子宫底；4. 回肠；5. 膀胱；6. 臀中肌；7. 臀小肌；8. 股外侧肌；9. 闭孔外肌；10. 大阴唇；11. 阴道前庭；12. 小阴唇；13. 阴道；14. 闭孔内肌；15. 股骨头；16. 股骨颈；17. 大转子；18. 髂骨。

4. 经髋关节后份的冠状断层　该断层中间上份有第 1 骶椎椎体，盆腔中可见子宫体的断面，子宫的外上方有输卵管和卵巢，子宫的上方有回肠和乙状结肠，下方可见直肠断面。直肠两侧有肛提肌和闭孔内肌，两肌之间为坐骨肛门窝。

该断层的外侧自上而下可见髂骨翼、坐骨、髋关节后份和股骨的断面，并可见骶椎与髂骨翼构成的骶髂关节。髂骨翼外侧有臀中肌和臀小肌，髂骨体和坐骨体形成髋臼，容纳股骨头并构成髋关节。坐骨体和坐骨支之间为闭孔的后下份，两骨面之间的内侧为闭孔内肌，外侧为闭孔外肌，肌纤维向外止于转子窝。闭孔外肌的下方为短收肌、大收肌和股薄肌（图 5-4-26）。

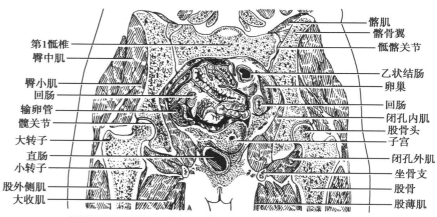

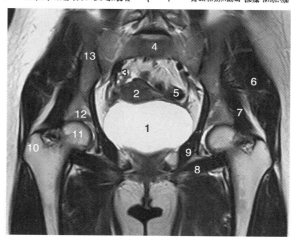

图 5-4-26　女性经髋关节后份的冠状断层解剖及 MRI（T₂WI）图像

1. 膀胱；2. 子宫体；3. 右卵巢；4. 骶骨；5. 回肠；6. 臀中肌；7. 臀小肌；8. 闭孔外肌；9. 闭孔内肌；10. 大转子；11. 股骨头；12. 髂骨体；13. 髂骨翼。

5. 经坐骨大孔的冠状断层　该断层上部的中间区可见骶骨断面，其两侧与骶翼之间有骶前孔，内有骶神经的前支和血管通过。在骶骨下方可见位于盆腔下份的子宫体，壁肥厚，子宫腔呈横向的裂隙。子宫的外上方可见卵巢断面；上方有回肠和宽大的乙状结肠断面；下方可见直肠和肛管的断面。

该断层的外侧可见髂骨翼和坐骨的断面。髂骨翼与内侧的骶翼形成骶髂关节，其内侧有髂内血管。髂骨翼的外侧有臀中肌及外下方的臀大肌。髂骨翼与坐骨断面之间为坐骨大孔，梨状肌由该孔穿出，将该孔分为梨状肌上孔和梨状肌下孔。梨状肌上孔有臀上血管、神经自盆腔穿出，梨状肌下孔有臀下血管、神经和阴部内血管、阴部神经及坐骨神经穿出。坐骨的内侧有闭孔内肌，外侧从上到下依次为上孖肌、闭孔内肌肌腱、下孖肌和股方肌（图5-4-27）。

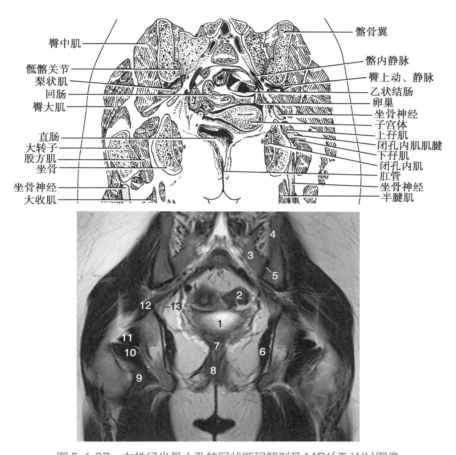

图5-4-27　女性经坐骨大孔的冠状断层解剖及 MRI（T_2WI）图像

1. 膀胱；2. 乙状结肠；3. 骶翼；4. 髂骨翼；5. 左骶髂关节；6. 闭孔内肌；7. 直肠；
8. 肛管；9. 股方肌；10. 下孖肌；11. 上孖肌；12. 梨状肌；13. 坐骨神经。

（二）男性盆部与会阴冠状断层影像解剖

1. 经髂前上棘的冠状断层　盆腔内可见膀胱断面，左、右髂窝处分别有乙状结肠和盲肠，两者之间为回肠及肠系膜占据。膀胱下方有左、右耻骨上支及其中间的耻骨间盘。耻骨上支的外侧有耻骨肌。耻骨联合下方有阴茎海绵体、尿道海绵体、睾丸和阴囊。断层的外侧部可见髂前上棘的断面，其外下方为阔筋膜张肌和缝匠肌，内下方与耻骨上支之间的肌腔隙有髂腰肌、股神经，血管腔隙有股动、静脉，最内侧有股管（图5-4-28）。

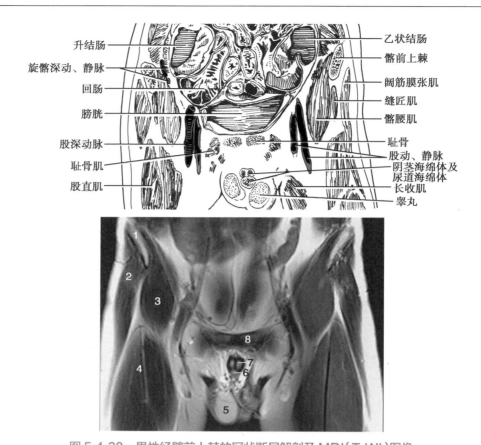

升结肠
旋髂深动、静脉
回肠
膀胱
股深动脉
耻骨肌
股直肌

乙状结肠
髂前上棘
阔筋膜张肌
缝匠肌
髂腰肌
耻骨
股动、静脉
阴茎海绵体及尿道海绵体
长收肌
睾丸

图 5-4-28　男性经髂前上棘的冠状断层解剖及 MRI(T$_2$WI)图像
1. 髂前上棘；2. 臀中肌；3. 髂腰肌；4. 股直肌；5. 阴囊；6. 尿道海绵体；7. 阴茎海绵体；8. 耻骨上支。

2. 经耻骨联合的冠状断层　该断层可见髂骨翼、耻骨上支和耻骨间盘的断面。在耻骨上支和耻骨间盘上方有膀胱断面，膀胱的外侧可见髂外动、静脉，上方有多个回肠断面。耻骨联合下方有阴茎海绵体、尿道海绵体、睾丸及阴囊。髂骨翼内侧有髂肌和腰大肌，左侧髂肌上方有乙状结肠，右侧髂肌上方有升结肠。髂骨翼外侧有臀中肌，其内下方有髂腰肌。两肌的下方有阔筋膜张肌和股四头肌。耻骨上支下方紧贴有闭孔外肌，其下方有大腿内收肌肌群及股血管和股深血管等（图 5-4-29）。

3. 经前列腺前份的冠状断层　该断层中间部上份可见第 5 腰椎与第 1 骶椎间椎间盘，其外下有髂总动、静脉，下方有回肠和乙状结肠；盆腔内较大的囊腔为膀胱，膀胱的外上方有髂外动、静脉；下方有前列腺前份的断面，前列腺的两侧为闭孔内肌和耻骨下支。耻骨下支的下方有阴茎脚、尿道球及尿道。

该断层外侧部有髂骨翼和髋关节的断面。髂骨翼内侧有髂肌和腰大肌，左侧两肌之间有乙状结肠，右侧两肌之间有升结肠。髂骨翼外侧有臀小肌和臀中肌。髂骨翼下方的髋关节断面可见髋臼、股骨头和股骨头韧带。髋臼内侧部分为耻骨体，耻骨体与耻骨下支之间为闭孔，有闭孔膜封闭，该膜内侧有闭孔内肌，外侧为闭孔外肌。闭孔外肌下方有大腿内收肌肌群及股深血管等（图 5-4-30）。

4. 经前列腺后份的冠状断层　该断层中间上份可见第 5 腰椎椎体及椎间盘，其两侧与腰大肌之间有髂内动、静脉，下方有乙状结肠和回肠，肠管下方有膀胱底，膀胱底的下方为前列腺后份。膀胱底显示其内面，该面可见输尿管间襞。在前列腺的下方、两侧耻骨下支之间为尿生殖膈，中间有尿道膜部通过，尿生殖膈的下方有尿道海绵体。前列腺的外侧有闭孔内肌、闭孔外肌，两肌之间为闭孔膜。闭孔外肌横行向外侧止于转子窝，其下方为大腿内收肌肌群。

　　该断层的外侧部可见髂骨翼、髋臼及股骨头的断面，髂骨翼内侧有髂肌，右髂肌的上方有盲肠和升结肠，左髂肌的上方有降结肠和空肠。髂骨翼外侧有臀小肌及臀中肌。其下方可见股骨颈、大转子及股骨干（图5-4-31）。

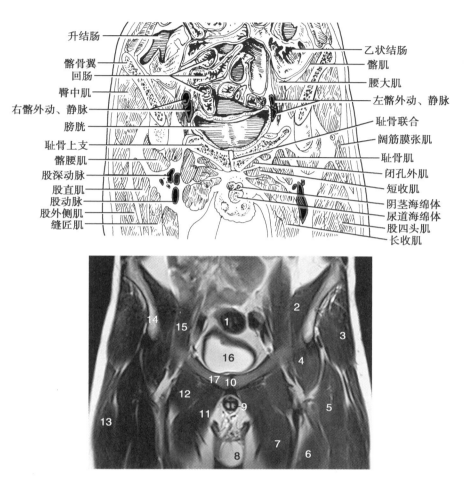

图5-4-29　男性经耻骨联合的冠状断层解剖及MRI(T$_2$WI)图像

1. 乙状结肠；2. 髂肌；3. 臀中肌；4. 髂腰肌；5. 股直肌；6. 股内侧肌；7. 长收肌；
8. 阴囊；9. 阴茎海绵体；10. 耻骨间盘；11. 短收肌；12. 耻骨肌；13. 阔筋膜张肌；
14. 髂骨；15. 腰大肌；16. 膀胱；17. 耻骨上支。

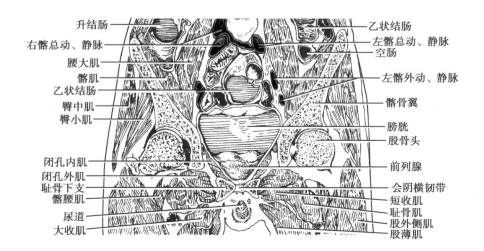

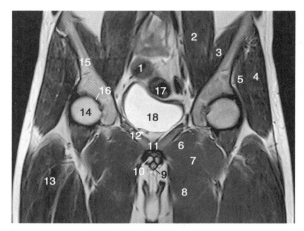

图 5-4-30　男性经前列腺前份的冠状断层解剖及 MRI（T₂WI）图像

1. 回肠；2. 腰大肌；3. 髂肌；4. 臀中肌；5. 臀小肌；6. 闭孔外肌；7. 短收肌；8. 大收肌；
9. 尿道海绵体；10. 阴茎海绵体；11. 耻骨联合；12. 耻骨下支；13. 股外侧肌；14. 股骨
头；15. 髂骨翼；16. 髋关节；17. 乙状结肠；18. 膀胱。

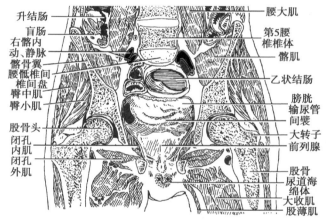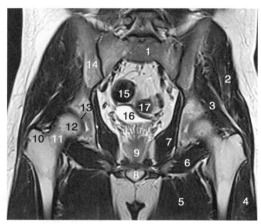

图 5-4-31　男性经前列腺后份的冠状断层解剖及 MRI（T₂WI）图像

1. 骶骨；2. 臀中肌；3. 臀小肌；4. 股外侧肌；5. 大收肌；6. 闭孔外肌；7. 闭孔内肌；8. 尿道球；9. 前列腺；
10. 大转子；11. 股骨颈；12. 股骨头；13. 髋关节；14. 髂骨；15. 回肠；16. 膀胱；17. 乙状结肠。

5. 经坐骨结节中份的冠状断层　该断层中间可见第 5 腰椎椎体及其下方的椎间盘、第 1 骶椎椎体。第 5 腰椎椎体两侧有第 5 腰神经下行，骶骨的两侧与髂骨形成骶髂关节。盆腔中央可见直肠壶腹及向肠腔内突入的直肠横襞。直肠与骶髂关节之间有髂内动、静脉的分支及属支。

该断层的外侧部可见髂骨翼、髂骨体和坐骨体、坐骨结节。在髂骨翼内侧有髂肌，外侧有臀小肌、臀中肌和臀大肌。坐骨内侧为闭孔内肌和肛提肌，外侧有股方肌，其下方为大收肌（图 5-4-32）。

6. 经坐骨大孔的冠状断层　该断层中间可见第 3 骶椎椎体和骶管，第 3 骶椎椎体与骶骨外侧部之间有骶前孔直通骶管，孔内有骶神经前支及血管通过。骶骨外侧部与髂骨翼形成骶髂关节，在骶骨下方可见位于盆腔中央的直肠壶腹的断面。直肠下端为肛管及肛门，其两侧有肛提肌和肛门外括约肌。肛提肌外侧与坐骨和闭孔内肌之间呈三角形的间隙为坐骨肛门窝，窝内充满脂肪组织，内有分布于肛管的血管、神经。

该断层的外侧部可见髂骨翼和坐骨的断面，两者之间为坐骨大孔，梨状肌由该孔穿出，将该孔分为梨状肌上孔和梨状肌下孔。梨状肌上孔有臀上动、静脉和臀上神经自盆腔穿出，梨状肌下孔有臀下动、静脉，臀下神经，坐骨神经，阴部内血管，阴部神经自盆腔穿出。髂骨翼外侧有臀中肌及外下方的臀大肌。坐骨内侧有闭孔内肌，外侧有上孖肌、闭孔内肌肌腱、下孖肌及下行的坐骨神经。坐骨神经外侧有横行的股方肌断面（图 5-4-33）。

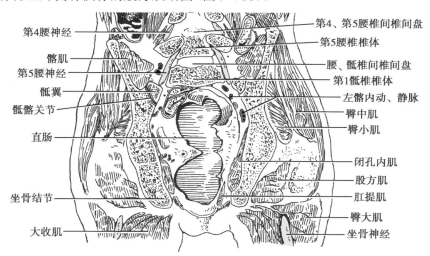

图 5-4-32　男性经坐骨结节中份的冠状断层解剖及 MRI（ T_2WI ）图像

1. 骶骨；2. 臀中肌；3. 臀小肌；4. 大收肌；5. 直肠；6. 膀胱；7. 闭孔内肌；8. 闭孔外肌；9. 小转子；10. 大转子；11. 髋臼；12. 髂骨。

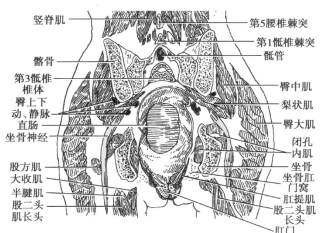
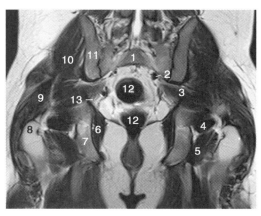

图 5-4-33　男性经坐骨大孔的冠状断层解剖及 MRI（ T_2WI ）图像

1. 第 3 骶椎椎体；2. 髂内动、静脉；3. 梨状肌；4. 下孖肌；5. 股方肌；6. 闭孔内肌；7. 坐骨；8. 大转子；9. 臀大肌；10. 臀中肌；11. 髂骨；12. 直肠；13. 坐骨神经。

三、盆部与会阴矢状断层影像解剖

盆部的断层影像学检查以横断层和冠状断层为主，矢状断层较少。鉴于盆腔与会阴的一些重要脏器主要集中在中央区，故盆部矢状断层选取男、女性盆部与会阴的正中矢状断层和旁正中矢状断层为代表，予以叙述。旁正中矢状断层分为左、右侧旁正中矢状断层，左、右侧略有不同，以下选取经右侧耻骨结节的矢状断层。

（一）女性盆部与会阴矢状断层影像解剖

1. 经右耻骨结节的矢状断层　该断层前下部经右侧耻骨结节，断层后部有第5腰椎、骶骨和尾骨的断面。以耻骨结节上缘为界，将断层分为上半部和下半部。断层上半部，第5腰椎前方可见纵行的下腔静脉和髂总静脉的断面，其前方的腹腔内充填小肠、肠系膜和乙状结肠等结构。断层下半部，盆腔内由前向后可见膀胱、子宫及直肠，腹膜在三者之间返折，分别形成前方的膀胱子宫陷凹和后方的直肠子宫陷凹。膀胱位于耻骨后方，两者之间有耻骨后隙。子宫显示上端圆突的子宫底及壁厚腔小的子宫体，在子宫下方有子宫阴道静脉丛。有时可见卵巢断面，位于子宫后上方，卵巢与髂内静脉相邻。盆壁结构可见后上方的骶骨、梨状肌，前下方的耻骨、肛提肌和闭孔内肌（图5-4-34）。

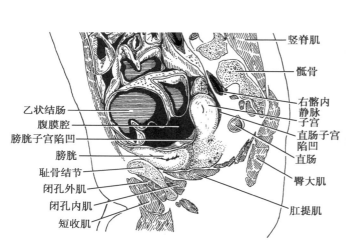
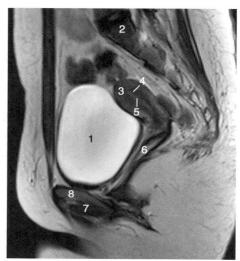

图5-4-34　女性经右侧耻骨结节的矢状断层解剖及MRI（T₂WI）图像
1. 膀胱；2. 第1骶椎；3. 子宫肌层；4. 子宫连接带；5. 子宫内膜；6. 阴道；7. 闭孔外肌；8. 耻骨。

2. 经盆部正中的矢状断层　断层上半部结构同上一断层相近似。断层下半部，可见膀胱、子宫、阴道和直肠。膀胱位于耻骨联合后方，两者之间有耻骨后隙。尿道自膀胱颈部的尿道内口向下开口于阴道前庭。子宫底朝上，子宫颈向下伸入阴道。阴道上端包绕子宫颈阴道部，两者之间形成阴道穹，阴道下行于尿道后方，也开口于阴道前庭。直肠位于骶、尾骨前方，两者之间有骶前间隙。直肠上部凸向后形成骶曲，下部凸向前形成会阴曲。直肠下段膨大为直肠壶腹，可见直肠横襞突入腔内。在平肛提肌处，直肠向下移行为肛管。在肛管前、后方分别有肛提肌和肛门外括约肌（图5-4-35）。

（二）男性盆部与会阴矢状断层影像解剖

1. 经右耻骨结节的矢状断层　该断层前下部经过右侧耻骨结节，断层后部有第5腰椎、骶骨和尾骨的断面。以耻骨结节上缘为界，将断层分为上半部和下半部。断层上半部，第5腰椎前

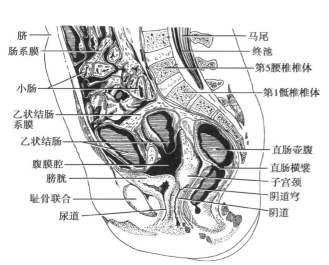
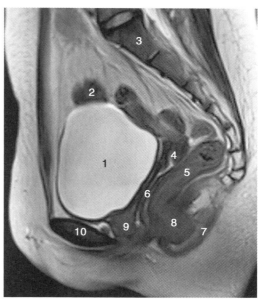

图 5-4-35　女性经盆部正中的矢状断层解剖及 MRI(T₂WI)图像

1. 膀胱；2. 乙状结肠；3. 第 1 骶椎椎体；4. 子宫颈；5. 直肠；6. 阴道；7. 肛门外括约肌；8. 肛管；9. 尿道；10. 耻骨。

方可见下腔静脉和髂总动、静脉。在骶骨前方依次可见小肠、肠系膜和乙状结肠的多个断面。骶骨后方有竖脊肌，下方有臀大肌。腹前壁由腹直肌及其下端的锥状肌构成，其后方可见小肠及肠系膜的断面。

断层下半部可见耻骨上支和耻骨下支的断面。耻骨上支后方有膀胱壁的断面，膀胱的下方有前列腺，后下方有精囊和输精管壶腹的断面。耻骨后方有闭孔内肌和肛提肌，肛提肌下方可见球海绵体肌的断面。耻骨前下方由后上向前下依次为闭孔外肌、短收肌、长收肌和股薄肌，下方有阴囊、附睾和睾丸的断面（图 5-4-36）。

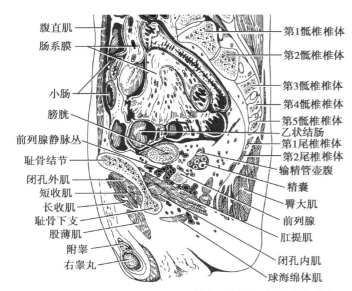
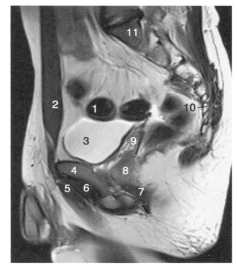

图 5-4-36　男性经右侧耻骨结节的矢状断层解剖及 MRI(T₂WI)图像

1. 乙状结肠；2. 腹直肌；3. 膀胱；4. 耻骨结节；5. 短收肌；6. 闭孔外肌；7. 肛提肌；8. 前列腺；9. 精囊；10. 第 1 尾椎椎体；11. 第 1 骶椎椎体。

2. 经盆部正中的矢状断层 该断层前下部经过耻骨联合，断层后部有第 5 腰椎、第 1～5 骶椎、第 1～4 尾椎的椎体及椎间盘的断面。断层上半部，椎体后方为椎管和骶管，内有马尾和硬脊膜。椎管和骶管后方为腰椎棘突和骶正中嵴。腹前壁后方依次可见小肠及肠系膜、乙状结肠的断面，在第 3 骶椎前方可见乙状结肠移行为直肠，直肠上段在第 4 骶椎椎体前方形成突向后方的直肠骶曲。在骶骨与肠壁之间为骶前间隙，内有骶前静脉丛。

断层下半部，耻骨联合后方由前向后可见耻骨后隙、膀胱、精囊、输精管壶腹和直肠。膀胱下方为前列腺，内有尿道通过。前列腺下方为会阴深横肌，有尿道膜部通过。直肠下段膨大为直肠壶腹部并折向前下，在平肛提肌处与肛管相接，相接处凸向前，形成直肠会阴曲。在肛管前、后方分别有肛提肌和肛门外括约肌。耻骨联合的下方及前方可见尿道海绵体及其内的尿道、阴茎海绵体、阴囊和睾丸的断面。尿道海绵体近端膨大成尿道球，尿道球下方有球海绵体肌断面（图 5-4-37）。

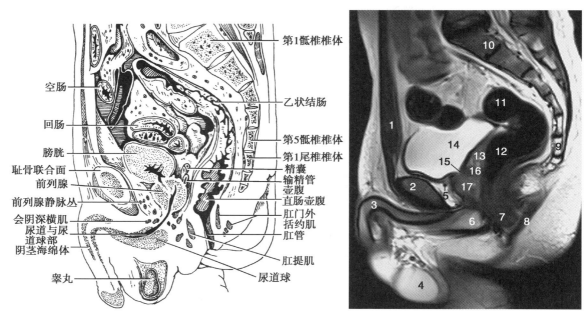

图 5-4-37　男性经盆部正中的矢状断层解剖及 MRI（T$_2$WI）图像

1. 腹直肌；2. 耻骨联合；3. 阴茎；4. 阴囊；5. 前列腺静脉丛；6. 尿道球；7. 肛管；8. 肛门外括约肌；9. 第 1 尾椎椎体；10. 第 1 骶椎椎体；11. 乙状结肠；12. 直肠；13. 精囊；14. 膀胱；15. 尿道内口；16. 输精管壶腹；17. 前列腺。

（黄明玉　谭　艳　邹智荣　王希明　王　慧）

第六章 四   肢

四肢关节是运动系统中相对复杂的部分,作为运动的枢纽极易损伤,是四肢影像医学应用中最重要的内容,本章以四肢的肩关节、肘关节、腕关节、髋关节、膝关节、踝关节六大关节为主轴进行阐述。从骨、关节囊、韧带、关节盘、滑膜囊及关节周围的骨骼肌、血管、神经等四肢关节的应用解剖;四肢关节结构、关节周围结构的形态和配布特点;关节在不同方位的断层影像表现及不同关节结构在断层影像的表现特点;断层影像解剖四个方面系统阐述了四肢关节结构的断层影像解剖。内容导向坚持由整体到断层,从解剖结构到影像循序渐进,遵循基础为临床应用服务的原则,以期为四肢关节的断层影像提供正常形态学基础。

第一节 四肢关节区应用解剖

一、境界与分区

上肢借肩部与颈部、胸部和脊柱区相连。以锁骨上缘外侧 1/3 段和肩峰至第 7 颈椎棘突的连线与颈部分界,以三角肌的前、后缘上份和腋前、后襞下缘中点的连线与胸部、背部分界。按照部位,上肢可分为肩部、臂部、肘部、前臂部、腕部和手部。

下肢前面以腹股沟与腹部分界,外侧及后面以髂嵴与腰部、骶尾部分界,内侧与会阴相连。按照部位,下肢可分为髋部、股部、膝部、小腿部、踝部和足部。

二、标志性结构

1. **肩峰(acromion)** 为肩部最高的骨性标志,其向后内侧延续于肩胛冈,向前内侧与锁骨相连接,肩峰、喙突和肱骨大结节三者连线呈等腰三角形。

2. **喙突(coracoid process)** 位于锁骨外侧 1/3 段下方的锁骨下窝内,向深部按压可扪及,其下方有腋血管和臂丛通过。

3. **肱骨内上髁(medial epicondyle of humerus)和肱骨外上髁(lateral epicondyle of humerus)** 为肘部内、外侧最突出的骨性标志点,外上髁的下方可扪及桡骨头。

4. **鹰嘴(olecranon)** 为尺骨上端的滑车切迹向后上方的突起,位于肘关节的后部。伸肘时,与肱骨内、外上髁的连线呈一条直线;屈肘 90° 时,此 3 点呈等腰三角形。

5. **桡骨茎突(styloid process of radius)和尺骨茎突(styloid process of ulna)** 分别为桡、尺骨下端向前下与后下的突起,桡骨茎突低于尺骨茎突约 1cm。

6. **大转子(greater trochanter)** 股骨颈与股骨体连接处外上方的隆起,位于同侧髂前上棘与坐骨结节连线的中点处。

7. **股骨内侧髁(medial condyle of femur)和股骨外侧髁(lateral condyle of femur)** 位于膝部,为股骨下端的两个膨大,外侧髁较内侧髁明显。

8. **髌骨(patella)** 位于膝关节的前方,在直立位时可见其突出于膝关节的前上方,屈膝时陷入两侧股骨髁之间,可在体表扪及。

9. 胫骨粗隆（tibial tuberosity） 胫骨上端前面的隆起，位于髌骨下方3横指处。

10. 内踝（medial malleolus）和外踝（lateral malleolus） 内踝为胫骨下端向内侧下方的突起，外踝为腓骨下端的膨大部分，分别位于踝关节的内、外侧。

三、四肢关节结构的配布特点

四肢以骨、关节和骨骼肌为主，骨、关节位于中央，周围被骨骼肌、筋膜等层层包绕，由浅入深依次为皮肤、浅筋膜、深筋膜、肌层及血管神经束、骨和关节。上、下肢均分为近侧部（臂和大腿）、中部（前臂和小腿）和远侧部（手部和足部）。肢体与躯干之间，肢体各部分之间借关节相连，肢体远端的手、足部的骨较小，骨与骨之间的关节小而复杂。

四肢的关节结构差别较大，在肢体各部相连处关节较大，关节结构较复杂，周围有滑膜囊、腱鞘和骨骼肌等结构，四肢肌的肌腱常越过关节。肢体以肩关节和髋关节与躯干相连，关节呈球窝状，关节窝周缘有关节唇；关节囊有韧带或肌腱袖等加强，肩关节的关节囊内有肱二头肌长头腱穿行，而髋关节囊内有股骨头韧带。四肢中份的肘关节和膝关节都是由3块骨构成，其关节囊的内、外侧分别有侧副韧带加强。其中膝关节较为复杂，除侧副韧带外，关节前方尚有髌韧带和髌内、外侧支持带，关节囊内有膝交叉韧带；关节腔内股骨内、外侧髁与胫骨内、外侧髁之间有半月板；髌韧带深面与骨之间有丰富的髌下脂体。四肢远侧的腕关节和踝关节均由多块骨构成，关节的内、外侧同样有侧副韧带加强，踝关节内侧的三角韧带及外侧的距腓前、后韧带和跟腓韧带强大，损伤较为常见。四肢肢端部位的关节相对较小且繁多。

上肢与下肢相比，上肢骨关节相对细小，关节囊薄而松弛，周围骨骼肌数目多、肌较小而细长；下肢骨关节较上肢粗大、复杂，关节囊厚而坚韧，骨骼肌发达但数目较上肢少。

四、四肢关节区结构

依据断层影像解剖学的需求，本节将重点介绍四肢6大关节区，即肩部、肘部、腕部、髋部、膝部和踝部的应用解剖。

（一）肩部

1. 肩关节（shoulder joint） 由肱骨头和肩胛骨的关节盂构成，两关节面均覆盖有一薄层软骨。肱骨头呈球形，较大；关节盂浅小，呈椭圆形，其周围有纤维软骨形成的盂唇，加深关节盂，但也仅能容纳肱骨头的1/4~1/3。关节囊薄而松弛，附着于关节盂唇周缘和肱骨解剖颈，内有肱二头肌长头腱通过。关节囊上部有喙肱韧带，前部有盂肱上、中、下韧带加固，囊的下部相对薄弱，肩关节脱位时，肱骨头易从下份滑脱。肩关节周围的滑膜囊较多，几乎所有止于肩关节周围的肌腱均可见到滑膜囊，如肩峰下与冈上肌肌腱之间的肩峰下囊等（图6-1-1，图6-1-2）。

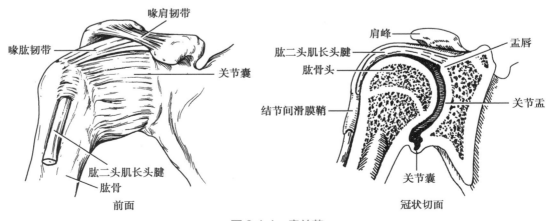

图 6-1-1　肩关节

2. 肌腱袖（musculo tendinous cuff） 又称为肩袖，由止于肱骨大、小结节的冈上肌、冈下肌、小圆肌和肩胛下肌的肌腱彼此连成腱板，包绕肩关节的上、后和前方，并与关节囊相愈着，对肩关节起稳固作用。当肩关节扭伤或脱位时，可导致肌腱袖撕裂或肱骨大结节骨折等（图6-1-2）。

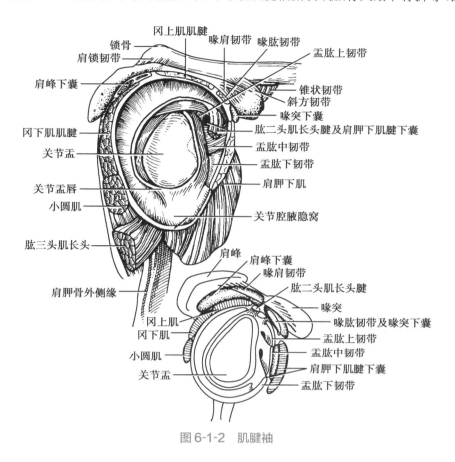

图 6-1-2　肌腱袖

3. 腋区 位于肩关节下方，臂部与胸上部之间。当上肢外展时，此区呈底在下，顶向上的四棱锥形腔隙，称为腋窝（axillary fossa），是颈部、胸部与上肢之间血管、神经等结构的通路。腋窝的顶由锁骨中1/3、第1肋外侧缘和肩胛骨上缘围成，向上与颈根部相通；底为皮肤、浅筋膜和腋筋膜；前、后壁及内、外侧壁主要由肩部、胸背部、臂部的肌和肱骨上份、上位肋骨等构成；腋窝内有腋动脉（axillary artery）、腋静脉（axillary vein）和臂丛（brachial plexus），这些结构被深筋膜形成的腋鞘所包绕，经腋窝顶出入颈根部。上肢下垂时，腋动脉、腋静脉分别位于前外侧和前内侧，两者后方为臂丛及其分支；上肢外展时，腋静脉、腋动脉和臂丛依次由前向后排列。腋淋巴结位于腋窝的脂肪组织中（图6-1-3）。

（二）肘部

1. 肘关节（elbow joint） 由肱骨下端和桡、尺骨上端构成。肱骨滑车与尺骨滑车切迹构成肱尺关节（humeroulnar joint），肱骨小头与桡骨头关节凹构成肱桡关节（humeroradial joint），桡骨头环状关节面与尺骨桡切迹构成桡尺近侧关节（proximal radioulnar joint）。三个关节共同包裹于一个关节囊内。关节囊的前、后壁薄而松弛，两侧分别有桡侧副韧带和尺侧副韧带加固。桡骨环状韧带和尺骨桡切迹共同环绕桡骨头的环状关节面（图6-1-4）。

2. 肘后区 指通过肱骨内、外上髁冠状面以后的部分。

（1）肘后三角：是指正常屈肘呈直角时，肱骨内、外上髁与尺骨鹰嘴三点形成的尖伸向远侧的等腰三角形；伸肘时三点呈一直线。

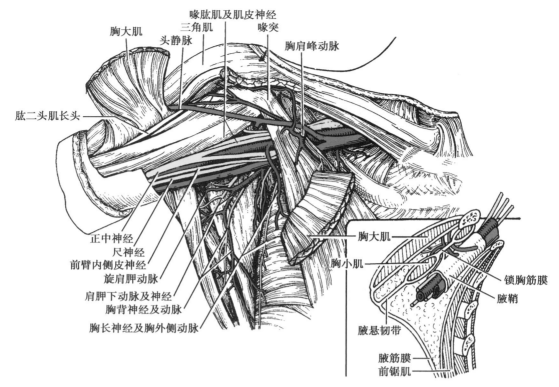

图 6-1-3　腋窝的构成及内容

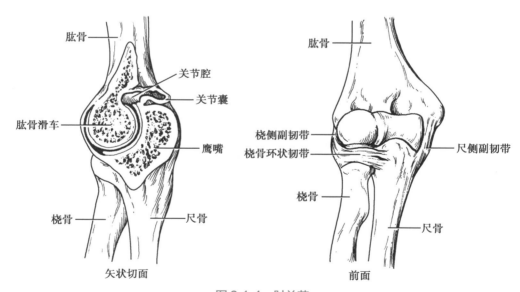

图 6-1-4　肘关节

（2）肘外侧三角：是指正常屈肘呈直角时，肱骨外上髁、桡骨头与尺骨鹰嘴三点形成尖端向前的三角形；伸肘时三点间形成的凹陷为肘后窝，其深面适对肱桡关节，并可触及桡骨头。

3. 肘窝（cubital fossa）　为肘前区尖端朝向远侧呈三角形的凹陷。肘窝的上界为肱骨内、外上髁的连线，下外侧界为肱桡肌，下内侧界为旋前圆肌；窝顶有深筋膜和肱二头肌腱膜，窝底为肱肌、旋后肌和肘关节囊。肘窝内结构以肱二头肌肌腱为标志，其内侧部有肱动脉（brachial artery）、肱静脉（brachial vein）和正中神经（median nerve）；外侧肱肌与肱桡肌之间有桡神经（radial nerve）及伴行的桡侧副动脉。在肱动脉分支处有肘深淋巴结（图 6-1-5）。

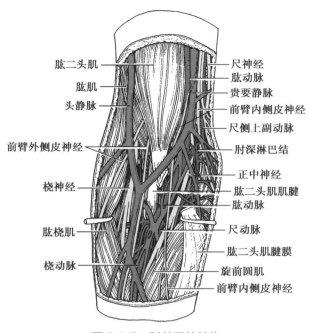

肱二头肌
肱肌
头静脉
前臂外侧皮神经
桡神经
肱桡肌
桡动脉

尺神经
肱动脉
贵要静脉
前臂内侧皮神经
尺侧上副动脉
肘深淋巴结
正中神经
肱二头肌肌腱
肱动脉
尺动脉
肱二头肌腱膜
旋前圆肌
前臂内侧皮神经

图 6-1-5　肘前区的结构

（三）腕部

1. 腕关节（wrist joint）　又称为桡腕关节，由桡骨的腕关节面和尺骨头下方的关节盘形成关节窝，手舟骨、月骨和三角骨的近侧关节面形成关节头共同构成。关节囊松弛，关节的前、后及两侧均有韧带加固。其中掌侧韧带较坚韧，分别为桡舟头韧带、桡月韧带、桡舟月韧带、尺月韧带和尺三角韧带；背侧韧带有桡三角韧带和桡尺三角韧带；两侧分别是桡、尺侧副韧带。

2. 腕管（carpal canal）　腕前区的深筋膜增厚形成屈肌支持带，又称为腕横韧带，屈肌支持带与腕骨沟共同围成腕管，内有指浅、深屈肌肌腱和拇长屈肌肌腱等 9 条肌腱通过，分别被屈肌总腱鞘（尺侧）和拇长屈肌腱鞘（桡侧）包绕，两者之间有正中神经通过，进入手掌。屈肌支持带的桡侧端分为两层，分别附着于手舟骨结节和大多角骨结节，其间形成腕桡侧管，内有桡侧腕屈肌肌腱通过。屈肌支持带的尺侧端附于豌豆骨和钩骨钩，与其浅面的腕掌侧韧带形成腕尺侧管，内有尺神经（ulnar nerve）和尺动、静脉通过（图 6-1-6）。

（四）髋部

髋部是指以髋关节为中心的局部区域，髋关节周围被髋肌和大腿肌的起始部包裹。髋部的后面为臀区，上起自髂嵴，下至臀沟；前面为腹股沟周围的区域，包括腹股沟区、腹股沟下区和转子区；内侧借阴股沟与会阴区分隔。

1. 髋关节（hip joint）　由髋臼和股骨头组成。髋臼呈倒杯环状，髋臼底的中心区为粗糙的髋臼窝，无关节软骨覆盖，窝内有纤维脂肪组织充填，股骨头韧带埋于其中。窝周围为月状面和髋臼切迹，切迹处有髋臼横韧带弥补缺损。髋臼周缘附着有纤维软骨性的髋臼唇。股骨头呈球状，相当于直径 4～5cm 圆球的 2/3。股骨头中央稍下有股骨头凹，股骨头韧带连接股骨头凹与髋臼横韧带。股骨头表面的关节软骨中央处较厚，周边部较薄（图 6-1-7）。

髋关节囊呈圆筒状，厚而坚韧，周围被众多强大的韧带增强。囊的前面有呈人字形的髂股韧带，前下部有耻股韧带，后面有坐股韧带，关节囊在股骨颈的中部增厚形成环状的轮匝带（图 6-1-8）。

2. 髋关节周围的重要血管和神经　髋关节被周围的髋肌和大腿肌的起始段所包裹，下肢的血管、神经走行于肌与肌之间，经髋关节的前、后方向下至股部。髋关节前方有内、外侧排列的股静脉（femoral vein）、股动脉（femoral artery）和股神经（femoral nerve），与髋关节之间借髂腰肌和耻骨肌分隔。坐骨神经（sciatic nerve）走行于髋关节的后内侧、臀大肌深面的臀大肌下间隙，与髋关节之间隔以上、下孖肌和闭孔内肌肌腱。

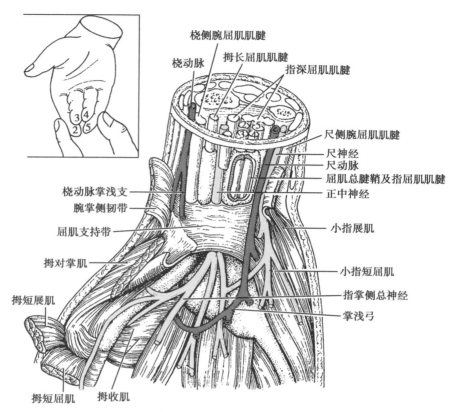

图 6-1-6　腕前区的深层结构
2. 示指；3. 中指；4. 环指；5. 小指。

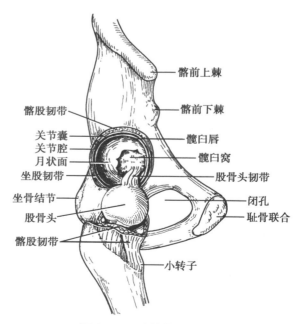

图 6-1-7　髋关节及其韧带

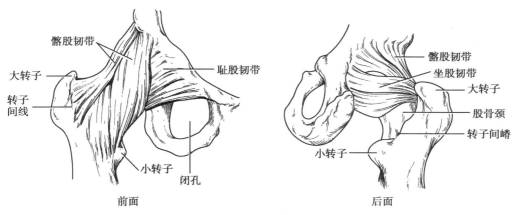

前面　　　　　　　　　　　　　后面

图 6-1-8　髋关节周围的韧带

（五）膝部

膝部是指以膝关节为中心的区域，上起自髌底近侧两横指平面，下至胫骨粗隆水平。膝部的前份为膝关节，后份为腘窝。

1. 膝关节（knee joint） 由股骨（femur）下端、胫骨（tibia）上端和髌骨（patella）构成。关节囊壁薄而松弛，周围有韧带和肌腱等增强，关节腔内股骨与胫骨之间有半月板。

（1）半月板：为半月形的纤维软骨板，介于胫骨和股骨相对的关节面之间，分为内侧半月板（medial meniscus）和外侧半月板（lateral meniscus）。半月板外缘肥厚而凸隆，内缘锐薄。内侧半月板呈 C 形，前窄后宽，外缘与关节囊纤维层和胫侧副韧带相愈合。外侧半月板近似戒环，中部宽，前、后角较窄，外缘与腓侧副韧带之间隔以腘肌肌腱（图 6-1-9）。

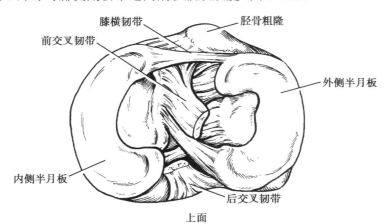

图 6-1-9　膝关节内韧带和软骨

（2）韧带：膝关节的韧带形成韧带网，限制并参与关节的运动，增强关节稳定性。

1）交叉韧带（cruciate ligament）：分为前、后交叉韧带。前交叉韧带起自胫骨髁间隆起的前方，向后外上止于股骨外侧髁内侧面后部；后交叉韧带粗壮，起自胫骨髁间隆起后方，向前内上止于股骨内侧髁外侧面后部，膝关节矢状断层影像常取平行于前交叉韧带的方位为标准平面（见图 6-1-9，图 6-1-10）。

2）侧副韧带（collateral ligament）：位于膝关节的内、外侧，包括胫侧副韧带和腓侧副韧带。分别起自股骨内、外上髁，止于胫骨内侧髁和腓骨头（见图 6-1-10）。

3）髌韧带（patellar ligament）：上端起自髌骨下缘及后面下部，向下止于胫骨粗隆，股四头肌肌腱的浅部纤维越过髌骨与髌韧带延续。髌韧带借髌下脂体与关节滑膜层相隔，借髌下深囊与胫骨相分隔（见图 6-1-10）。

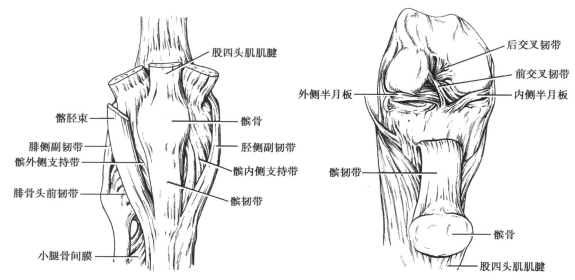

图 6-1-10　膝关节的韧带

4）髌支持带（patellar retinaculum）：位于髌骨和髌韧带的两侧，分为髌内、外侧支持带，上端分别起自股四头肌肌腱的内、外侧，向下止于胫骨内、外侧面（见图 6-1-10）。

上述韧带为膝关节断层影像学检查的重要观察指标。此外，膝关节内尚有连接内、外侧半月板前角的膝横韧带，在后交叉韧带前、后方有板股韧带等。

（3）滑膜囊：膝关节承载负荷大，运动多，滑膜囊丰富。髌上囊（suprapatellar bursa）为膝部最大的滑膜囊，位于髌底上方和股四头肌肌腱深面，与关节腔相通，向上可高出髌底 6～7cm。另外，在膝关节前面还有髌前皮下囊、髌下皮下囊和髌下深囊等（图 6-1-11）。

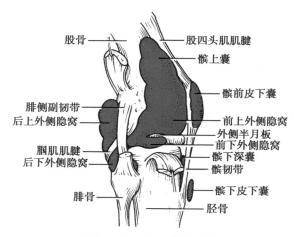

图 6-1-11　膝关节滑膜囊

（4）脂肪垫和滑膜襞：脂肪垫为膝关节囊滑膜层与纤维层之间的脂肪组织，充填多余空间，最主要的是髌下脂体（infrapatellar fat pad）。滑膜覆盖髌下脂体向关节腔内突出形成翼状襞（alar fold）和髌下滑膜襞。翼状襞位于髌骨下部和髌韧带深面，呈翼状向两侧突起，充填关节腔前部间隙。髌下滑膜襞位于髌骨下缘至股骨髁间窝之间。

2. 腘窝（popliteal fossa）　位于膝关节后方，为半膜肌、股二头肌短头与腓肠肌内、外侧头之间的菱形窝；窝底为关节囊和腘肌。腘窝内充填脂肪组织及血管、神经和淋巴结等。其中央的胫神经（tibial nerve）、腘静脉（popliteal vein）和腘动脉（popliteal artery）由浅入深依次排列，腓总神经沿股二头肌长头行向外下方（图 6-1-12）。

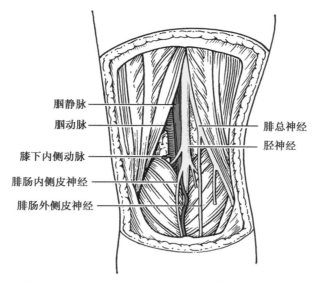

图 6-1-12 腘窝及其内容

标注：腘静脉、腘动脉、膝下内侧动脉、腓肠内侧皮神经、腓肠外侧皮神经、腓总神经、胫神经

（六）踝足部

踝部上界平内、外踝基底的环线，下界至内、外踝尖的连线。主要结构为踝关节，其前、后方有肌腱、血管和神经等通行。

1. 距小腿关节（talocrural joint） 又称为踝关节（ankle joint），由胫、腓骨下端和距骨滑车构成。胫骨下关节面和内、外踝构成踝穴，距骨滑车为关节头。踝关节的关节囊前、后薄弱，内、外侧被强大的韧带加强（图 6-1-13）。

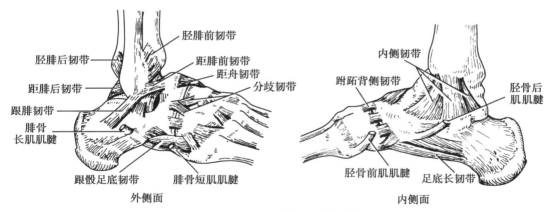

图 6-1-13 踝关节周围的韧带

（1）内侧韧带（medial ligament）：又称为三角韧带（triangular ligament），上端起自内踝，呈扇形向下止于距骨、足舟骨和跟骨。根据其止点分为胫距前部、胫舟部、胫跟部和胫距后部四部分。

（2）外侧韧带（lateral ligament）：为自外踝连于距骨和跟骨的距腓前韧带、距腓后韧带和跟腓韧带 3 部分组成。

2. 踝管（tarsal tunnel） 为踝关节内侧的纤维骨性隧道。位于内踝后下方的屈肌支持带、内踝、跟骨、距骨和三角韧带等之间，是小腿后部深层肌的肌腱、血管和神经至足底的通道，踝管内结构由前向后依次为胫骨后肌肌腱、趾长屈肌肌腱、胫后血管和胫神经及踇长屈肌肌腱（图 6-1-14）。

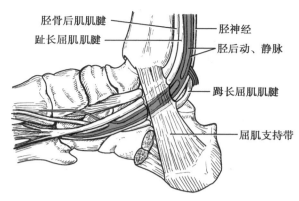

图 6-1-14　踝管

3. 足部的关节、韧带　足部位于内、外踝尖连线以下，以跗跖关节和跗横关节为界，分为前足、中足和后足。前足的关节主要有趾骨间关节、跖趾关节和跗跖关节，中足的关节有距跟舟关节、跟骰关节、楔舟关节、楔骰关节、舟骰关节等，后足的关节为距下关节（距跟关节）。

（1）距跟舟关节（talocalcaneonavicular joint）：为跟骨、足舟骨、跟舟足底韧带与距骨头、颈间的关节。支持该关节的韧带主要有 2 条，其一为跟舟足底韧带（plantar calcaneonavicular ligament），连于跟骨载距突与舟骨下面，由纤维软骨构成，坚韧而肥厚；另一个为分歧韧带，位于足背，自跟骨向前连于足舟骨和骰骨。

（2）跗横关节（transverse tarsal joint）：又称肖帕尔关节（Chopart joint），由距跟舟关节和跟骰关节共同构成，关节腔呈 S 形曲线，内侧部凸向前，外侧部凸向后，参与足的内收与外展。

（3）跗跖关节（tarsometatarsal joint）：又称 Lisfranc 关节，为 3 块楔骨和骰骨与 5 块跖骨底之间的关节，总体排列近似呈弧形线，但第 2 跗跖关节处第二跖骨底嵌入内、外侧楔骨之间。

足的运动复杂，关节繁多，并承载体重及运动的负荷，关节借周围的韧带强化连接（见图 6-1-13）。足部除了上述的跟舟足底韧带、分歧韧带以外，较重要的韧带尚有足底长韧带，连接跟结节与第 3～5 跖骨底之间；跟骰足底韧带，位于足底长韧带深部，跟骨与骰骨下面之间，两者对维持足的外侧纵弓有重要作用。

（陈忠恒　王　莹　胡光强　张　慧　李　健　王振宇）

第二节　四肢关节结构断层影像解剖学特点

肩关节和髋关节均为球窝关节，其关节呈矢状位，在基本方位的横断层和最佳方位的冠状断层上，均可同时显示呈圆形的关节头和呈半月形的关节窝，关节窝周缘有软骨形成的关节唇，且在横断层和冠状断层上均表现为经过中心的断层，关节头和关节窝显示最大面积，而远离中心的断层，两者面积均逐渐缩小。两关节的关节囊或有韧带，或有韧带和肌腱袖加入。在肩关节肱骨头前外侧的关节囊内有肱二头肌肌腱经过；在髋关节中下份的横断层和前份的冠状断层，股骨头与髋臼之间有股骨头韧带。

肘关节和膝关节均为多骨、多关节，在基本方位的横断层上，肘关节常出现肱骨、尺骨或尺骨、桡骨两块骨构成关节，膝关节常出现髌骨、股骨两块骨构成关节，内、外侧分别有侧副韧带加固。在最佳方位的冠状断层上，肘关节可同时显示肱尺关节、肱桡关节和桡尺近侧关节；膝关节可显示髌骨或股骨、胫骨及其构成的关节，适宜观察关节两侧的胫、腓侧副韧带，内、外侧半月板呈楔形常同时出现，前、后交叉韧带分别呈椭圆形位于髁间窝与胫骨之间，内、外侧半月板与前、后交叉韧带可同时出现在一个断层上。矢状断层上的肘关节常仅出现肱尺关节或肱桡关节，桡尺近侧关节不易显示；膝关节常出现股骨、髌骨和胫骨 3 块骨构成关节，该断层适宜观察交叉韧带和半月板，前、后交叉韧带呈斜行长条状且同时出现，内、外侧半月板依次出现并可分为前、后部，交叉韧带与半月板常不能同时显示。

腕关节和踝关节结构相似，在基本方位的横断层上，腕关节先出现桡骨和尺骨头下方的关节盘，手舟骨、月骨、三角骨形成关节头横行排列；踝关节先出现胫骨和腓骨，距骨形成关节头位于内踝与外踝之间，关节囊周围有较多肌腱经过。在腕关节最佳方位的冠状断层上，桡骨和尺骨下方的关节盘形成半月形的关节窝与手舟骨、月骨和三角骨构成的椭圆形关节头形成腕关节；在踝关节最佳方位的斜冠状断层上，胫骨下关节面、内踝和外踝构成踝穴与距骨滑车形成踝关节。

（胡光强　张　慧　陈忠恒　李　健　王　莹　王振宇）

第三节　四肢关节结构断层影像学表现

四肢长骨间的关节由相邻骨骺借关节囊包裹连接而成。关节囊的滑膜层与关节面的关节软骨围成的关节腔内有少量滑液。构成关节的骨之间有许多韧带固定关节，部分关节还有关节盘或关节唇，以适应关节的活动功能，如肩关节的盂唇、膝关节的半月板等。

四肢关节的特点是肢体各部彼此连接处的关节较粗大，韧带等辅助装置较多，结构复杂，断层的层数较多；肢端部位关节相对较小而复杂。断层影像检查为更好地显示四肢关节结构，通常采用不同的方位观察不同的结构。为更好地观察和对关节形成整体概念，根据影像学的需要，在以横断层为基本方位的基础上，针对不同的关节选用不同的最佳显示方位。上肢的肩关节常采用冠状断层、肘关节采用冠状断层及矢状断层、手关节采用冠状断层，下肢的髋关节常采用冠状断层、膝关节常采用冠状断层及矢状断层、足关节常采用斜冠状断层及矢状断层的方法显示。四肢关节的横断层为其基本方位，是 CT 图像的常规显示方位，但不易直观观察关节的构成及关节腔，MRI 在各关节的最佳方位上能够整体显示关节及其软骨、韧带和关节囊等结构。

一、CT 表现

四肢关节的 CT 图像更适于显示骨结构，骨皮质呈明显高密度，骨骺、干骺端的骨松质可见高密度的骨小梁和低密度的小梁间隙。

儿童期骨皮质相对较薄，干骺端和骨骺主要为骨松质结构，骺软骨和髋骨 Y 形软骨呈不平整的薄片状，在横断层上，软骨处混有不同程度的骨质成分（图 6-3-1），CT 冠状或矢状位重建图像上可清楚显示（图 6-3-2）。

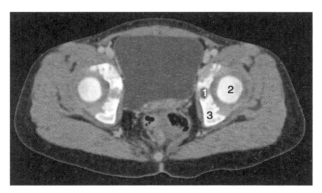

图 6-3-1　儿童期髋关节横断层 CT 图像
1. Y 形软骨；2. 股骨头；3. 髋骨。

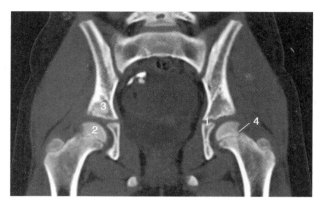

图 6-3-2　儿童期髋关节经 Y 形软骨板冠状断层 CT 重建图像
1. Y 形软骨；2. 股骨头；3. 髂骨；4. 骺软骨。

关节结构在 CT 冠状或矢状位重建图像上观察其位置关系容易确认，骨质为高密度，骨性关节面为清晰的高密度线，关节软骨、半月板和关节腔常不能分辨清楚，共同作为关节腔间隙存在。关节的细小韧带等软组织结构 CT 也不易分辨。关节周围的肌腹、肌腱、滑膜等结构同为软组织密度，但皮下脂肪组织密度较低，易与其他软组织区分。

二、MRI 表现

四肢 MRI 检查适于显示关节的各种结构，在 T_1WI、T_2WI 和 PDWI 上，骨性关节面表现为清晰的线状低信号；关节软骨呈中等或略高信号，表面光滑；骨髓和皮下脂肪组织均为高信号；关节内纤维软骨（关节盘、关节唇）、韧带、关节囊均为低信号；关节滑液在 T_2WI 上为明显的高信号，其他序列不易显示。骨皮质因氢质子稀少，故 T_1WI、T_2WI 和 PDWI 均为无信号。邻近的肌腱、韧带中氢质子的含量也较低，均表现为低信号。骨髓、皮下、肌间结缔组织内的脂肪组织在 T_1WI 和 T_2WI 均为高信号（图 6-3-3）。

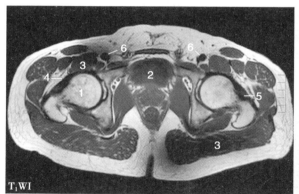
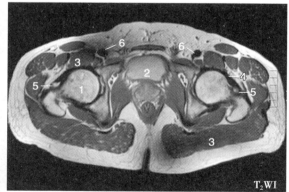

图 6-3-3　髋关节横断层 MRI 图像
1. 骨质；2. 膀胱；3. 肌；4. 韧带；5. 关节腔滑液；6. 股动脉。

（朴成浩　高万春　赵　建）

第四节　四肢关节区断层影像解剖

一、肩部断层影像解剖

（一）肩部横断层影像解剖

1. 经肩关节上份的横断层　断层经肱骨头、关节盂的上份和肩胛冈。肱骨头与关节盂构成肩关节；三角肌包绕于肩关节的前、后及外侧，肩关节前方与三角肌之间有肱二头肌长头腱（外侧）和肩胛下肌肌腱（内侧）。肩关节后方与三角肌之间有冈下肌及其肌腱。形成肌腱袖结构的有肩胛下肌肌腱和冈下肌肌腱，在肩关节的前、后方与关节囊相愈合，使关节囊增厚。肩胛冈处的肩胛骨游离，呈 Y 形，位于肩关节的后内侧；其前方为肩胛下肌和冈上肌，后方有冈下肌。关节盂内侧伸向前方的突起为喙突，有喙锁韧带附着；喙突内侧可见肩胛上血管和臂丛，臂丛由此处移行向腋窝（图 6-4-1）。

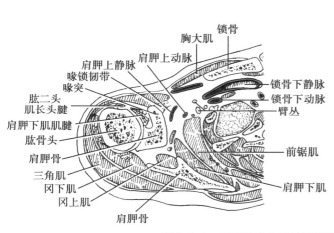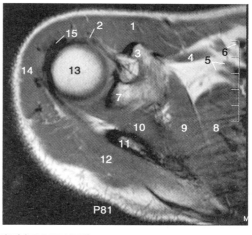

图 6-4-1　经肩关节上份的横断层解剖及 MRI 图像

1. 胸大肌；2. 肱二头肌长头腱；3. 喙突；4. 胸小肌；5. 锁骨下动脉和臂丛；6. 锁骨下静脉；7. 关节盂；8. 前锯肌；9. 肩胛下肌；10. 冈上肌；11. 肩胛冈；12. 冈下肌；13. 肱骨头；14. 三角肌；15. 冈上肌肌腱。

2. 经肩关节下份的横断层　断层中腋窝、肩胛骨连成一体，列于断层中部；肩胛骨前外侧膨大处有凹陷的关节盂及关节唇，与肱骨头构成肩关节。三角肌呈 C 形包绕于肩关节的前、后及外侧；肱二头肌长头腱走行于肱骨前方的结节间沟与三角肌之间。肩胛下肌肌腱越过肩关节前方并附着于肱骨小结节；小圆肌经肩关节后方与三角肌之间向外侧止于肱骨大结节；喙肱肌和肱二头肌短头经三角肌与肩胛下肌肌腱之间。肩关节与内侧的胸壁之间为腋窝，其前壁是胸大肌和胸小肌，后壁为肩胛下肌和肩胛骨，内侧壁为前锯肌和胸壁，外侧壁为肱骨、喙肱肌和肱二头肌短头。腋窝内有臂丛及其分支、腋淋巴结和腋血管等。关节囊的滑膜层在肩胛下肌肌腱深面形成肩胛下肌腱下囊，在经结节间沟处的肱二头肌长头腱周围形成结节间滑膜鞘（图 6-4-2）。

（二）肩部冠状断层影像解剖

1. 经肩关节前份的冠状断层　肱骨头居断层上份，锁骨位于断层的内上部，两者之间可见喙突前份断面。肱骨头外侧有隆起的肱骨大结节，后者的内下方为结节间沟，内有肱二头肌长头腱，肱骨大结节外侧有纵行的三角肌；肱骨头上方可见喙肱韧带，喙肱韧带位于肱骨大结节与喙突之间并覆盖于肩关节囊外面，喙肱韧带上方、锁骨外侧有三角肌，与肱骨大结节外侧的三角肌相延续，从上方和外侧包绕肩关节；肱骨头内侧可见肩胛下肌及其肌腱，覆盖于肩关节囊，且肩胛下肌肌腱与肩关节囊纤维层交织在一起，融入肩关节囊的纤维层；在肱骨头下方，由外侧向内侧依次可见三角肌、胸大肌、肱二头肌和喙肱肌。锁骨下方有锁骨下肌附着其下面。在该冠状断层上，腋窝位于喙突、肩胛下肌、喙肱肌和肱二头肌内侧与锁骨下肌外下方之间的区域，其内充填有脂肪组织，腋淋巴结清晰可见（图6-4-3）。

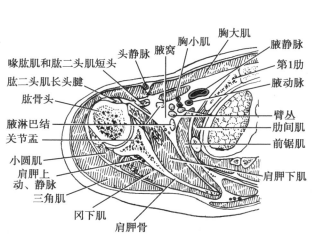
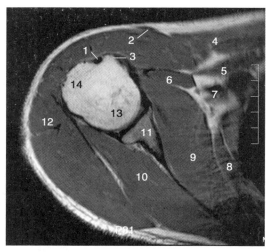

图6-4-2 经肩关节下份的横断层解剖及MRI图像

1.肱二头肌长头腱；2.头静脉；3.小结节；4.胸大肌；5.胸小肌；6.肱二头肌短头和喙肱肌；7.腋动、静脉和臂丛；8.前锯肌；9.肩胛下肌；10.冈下肌；11.关节盂；12.三角肌；13.肱骨头；14.大结节。

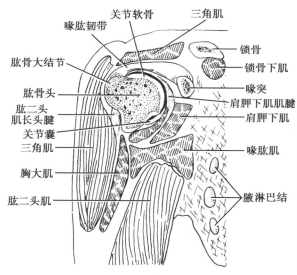
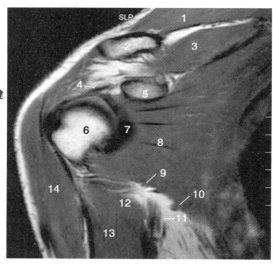

图6-4-3 经肩关节前份的冠状断层解剖及MRI图像

1.斜方肌；2.锁骨；3.冈上肌；4.喙肱韧带；5.喙突；6.肱骨头；7.肩胛下肌肌腱；8.肩胛下肌；9.旋肱后动脉；10.肩胛下动脉；11.腋动、静脉；12.肱二头肌短头和喙肱肌；13.肱二头肌长头；14.三角肌。

2. 经肩关节中份的冠状断层 断层经肩胛骨的关节盂、肩峰、锁骨的外侧份及肩锁关节。肱骨头位于断层上份中央，与内侧的关节盂相对，关节盂上、下缘有关节唇附着；肩关节囊的肱骨端、关节上方的部分向外侧附着于肱骨解剖颈，下方的部分附着于外科颈；肩关节囊的肩胛骨端附着于关节盂唇。肱骨头外侧有肱骨大结节，三角肌仍位于肱骨大结节外侧。肱骨头上方出现了冈上肌，其向外侧延续为冈上肌肌腱，与喙肱韧带交织在一起，融入肩关节囊的纤维层，并附着于肱骨大结节；冈上肌的上方可见由肩峰和锁骨的肩峰端构成的肩锁关节，此断层显示其关节的前份。肩关节内侧可见肩胛下肌，其下方为背阔肌。腋窝基本消失（图6-4-4）。

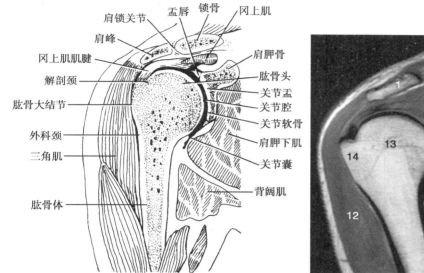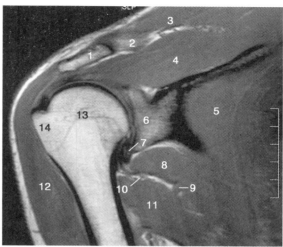

图 6-4-4　经肩关节中份的冠状断层解剖及 MRI 图像

1. 肩峰；2. 锁骨；3. 斜方肌；4. 冈上肌；5. 肩胛下肌；6. 关节盂；7. 关节囊；8. 大圆肌；9. 肩胛下动脉；10. 旋肱后动脉；11. 背阔肌；12. 三角肌；13. 肱骨头；14. 肱骨大结节。

3. 经肩关节后份的冠状断层　肱骨头明显变小，肱骨头与关节盂相对，关节盂上、下缘有关节盂唇附着，该断层显示肩关节囊下壁较薄而松弛。肱骨头外侧的肱骨大结节上有致密的冈上肌肌腱附着；肱骨外科颈基本消失，显露出其后方的小圆肌，越过肩关节后方，附着于肱骨大结节的下部。在该断层上，三角肌较厚而大，位于肱骨大结节外侧，其内侧与小圆肌外下缘之间可见腋神经和旋肱后血管。肱骨头上方的冈上肌断面较前一断层变大，向外侧延续为冈上肌肌腱；冈上肌的上方可见肩锁关节，此断层显示其关节的后份。肩关节内侧可见肩胛下肌，肩胛下肌下方为背阔肌，腋窝消失（图6-4-5）。

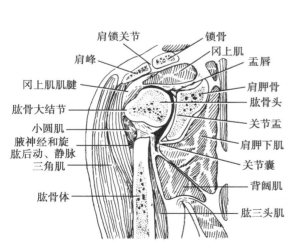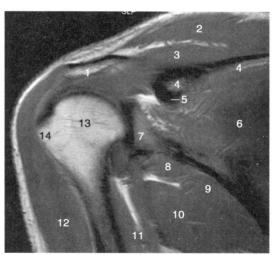

图 6-4-5　经肩关节后份的冠状断层解剖及 MRI 图像

1. 肩峰；2. 斜方肌；3. 冈上肌；4. 肩胛冈；5. 肩胛切迹；6. 冈下肌；7. 关节盂；8. 小圆肌；9. 大圆肌；10. 背阔肌；11. 肱三头肌；12. 三角肌；13. 肱骨头；14. 肱骨大结节。

二、肘部断层影像解剖

（一）肘部横断层影像解剖

1. 经肱骨内、外上髁的横断层 断层经肘关节上份,肱骨硕大略为扁平,其内、外侧端的嵴状突起分别为内、外上髁。肱骨内上髁的后面为尺神经沟,沟内有尺神经,位于浅筋膜的深面。肱骨后面的凹陷为鹰嘴窝,与后方的尺骨鹰嘴构成肱尺关节。肱三头肌肌腱附着于鹰嘴的后面,该肌腱外侧可见肘肌。肱骨前面为肱肌,两者之间有肘关节腔。肱肌的内侧有旋前圆肌,外侧有前后排列的肱桡肌和桡侧腕长、短伸肌。在肱肌前面,旋前圆肌与肱桡肌之间为肘窝,其内有前臂外侧皮神经、肱二头肌肌腱、肱动脉、肱静脉和正中神经等,自外侧向内侧依次排列。桡神经和桡侧返动、静脉仍位于肱桡肌与肱肌之间。头静脉和肘正中静脉的头正中静脉属支、贵要静脉和肘正中静脉的贵要正中静脉属支分别位于断层前外侧和前内侧的浅筋膜内(图6-4-6)。

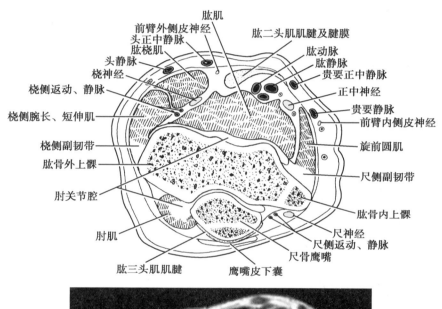

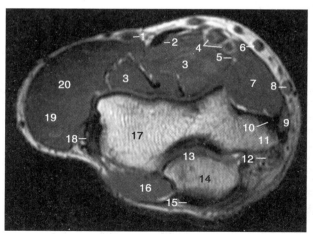

图 6-4-6　经肱骨内、外上髁的横断层解剖及 MRI 图像

1. 头静脉;2. 肱二头肌肌腱;3. 肱肌;4. 肱动、静脉;5. 正中神经;6. 肘正中静脉;7. 旋前圆肌;8. 贵要静脉;9. 桡侧腕屈肌;10. 尺侧副韧带;11. 肱骨内上髁;12. 尺神经和尺侧上副动、静脉;13. 关节软骨;14. 鹰嘴;15. 肱三头肌肌腱;16. 肘肌;17. 肱骨;18. 指伸肌肌腱;19. 桡侧腕长、短伸肌;20. 肱桡肌。

2.经桡尺近侧关节的横断层 尺骨的桡切迹与桡骨头构成桡尺近侧关节。桡骨环状韧带环绕桡骨头周围。关节的前方有肱肌,内侧有旋前圆肌,外侧有肱桡肌和桡侧腕长、短伸肌。肱肌与桡侧腕长、短伸肌之间有旋后肌。肘窝内的结构自外侧向内侧依次为肱二头肌肌腱、肱动脉、两条肱静脉和正中神经。此断层桡神经已分成深、浅支,位于肱桡肌、桡侧腕长伸肌、桡侧腕短伸肌与肱肌之间。肘关节的后方主要为肘肌。尺骨的内侧由前向后依次为指浅屈肌、尺侧腕屈肌和指深屈肌,其与尺骨之间有尺神经和尺侧返动、静脉等通行(图 6-4-7)。

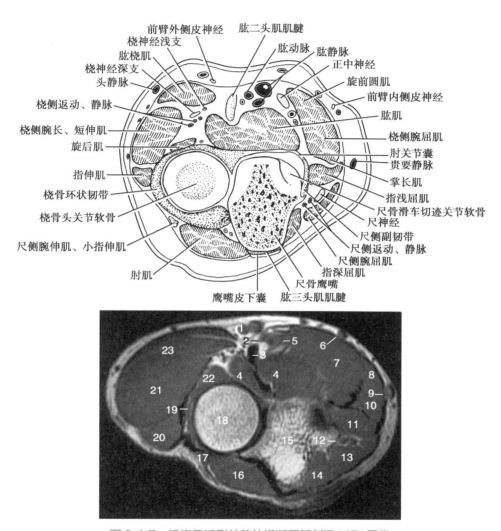

图 6-4-7 经桡尺近侧关节的横断层解剖及 MRI 图像

1.头静脉;2.肱动、静脉;3.肱二头肌肌腱;4.肱肌;5.正中神经;6.肘正中静脉;7.旋前圆肌;8.桡侧腕屈肌;9.贵要静脉;10.掌长肌;11.指浅屈肌;12.尺神经和尺侧上副动、静脉;13.尺侧腕屈肌;14.指深屈肌;15.尺骨;16.肘肌;17.尺侧腕伸肌;18.桡骨头;19.桡骨环状韧带;20.指伸肌;21.桡侧腕长、短伸肌;22.旋后肌;23.肱桡肌。

(二)肘部冠状断层影像解剖

经肱骨内、外上髁的冠状断层 断层的中央为肘关节,由肱骨小头与桡骨头关节凹形成的肱桡关节,肱骨滑车与尺骨滑车切迹形成的肱尺关节,以及桡骨头环状关节面与尺骨桡切迹形成的桡尺近侧关节构成。肱骨滑车上方可见鹰嘴,其尺侧有肱骨内上髁,紧贴内上髁的下面有尺神经走行,尺侧副韧带自内上髁向下至滑车切迹内侧缘;尺骨鹰嘴的桡侧、肱骨小头上方的突起为肱骨外上髁,桡侧副韧带附着于其上,并向下止于桡骨头外周的桡骨环状韧带。

　　肘关节上方，由桡侧向尺侧依次可见肱肌、肱骨体和肱三头肌等；肘关节下方，由桡侧向尺侧依次可见桡侧腕长伸肌、旋后肌、桡骨、尺骨、指深屈肌和尺侧腕屈肌等（图6-4-8）。

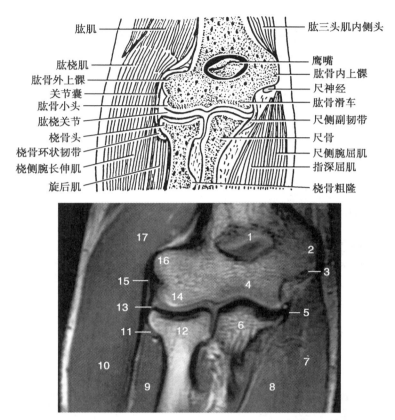

图6-4-8　经肱骨内、外上髁的冠状断层解剖及MRI图像

1. 鹰嘴；2. 肱骨内上髁；3. 尺神经；4. 肱骨滑车；5. 尺侧副韧带；6. 尺骨；7. 尺侧腕屈肌；8. 指深屈肌；9. 旋后肌；10. 桡侧腕长伸肌；11. 桡骨环状韧带；12. 桡骨头；13. 肱桡关节；14. 肱骨小头；15. 关节囊；16. 肱骨外上髁；17. 肱桡肌。

（三）肘部矢状断层影像解剖

1. 经肱尺关节中份的矢状断层　在断层的中央，呈圆形的肱骨滑车与其后方呈鸟嘴张开状的尺骨滑车切迹构成肱尺关节，关节囊附着于关节面周围的骨面，关节腔清晰可见，在关节腔的后上方可见一滑膜囊。肘关节前方的浅筋膜内可见肘正中静脉的断面，其深面依次有肱二头肌和肱肌，肱肌上端附着于肱骨前面，向下经过肘关节的前面，附着于冠突下方的尺骨前面；肘关节的前方有桡侧腕屈肌，两者之间有肱动脉分支的断面，桡侧腕屈肌的下后方可见旋前圆肌，两者间有桡动脉穿行。在肘关节的后上方有肱三头肌及穿行其间的桡神经，肱三头肌向下附着于尺骨鹰嘴，其下方可见尺侧腕屈肌位于尺骨的后方（图6-4-9）。

2. 经肱桡关节的矢状断层　断层清晰显示由肱骨小头和桡骨头关节凹构成的肱桡关节，在其后方可见肱尺关节和桡尺近侧关节，肘关节的关节囊附着在上述3个关节周围的骨面，桡骨环状韧带与桡骨头的下份相贴。肘关节的前方，浅层为肱桡肌，深层为肱肌和旋前圆肌，此3块骨骼肌均跨过肘关节。在肘关节前上方，肱桡肌和肱肌之间可见肱动脉分支。在肘关节的后上方，有肱三头肌向下附着于尺骨鹰嘴；在桡尺近侧关节下方，桡骨和尺骨之间有旋后肌（图6-4-10）。

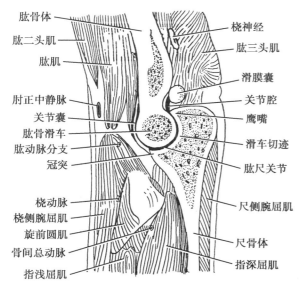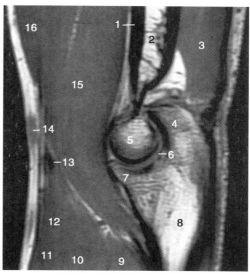

图 6-4-9 经肱尺关节中份的矢状断层解剖及 MRI 图像

1. 肱骨皮质；2. 肱骨骨松质；3. 肱三头肌；4. 鹰嘴；5. 肱骨滑车；6. 关节软骨；7. 冠突；8. 尺骨；9. 指深屈肌；10. 指浅屈肌；11. 桡侧腕屈肌；12. 旋前圆肌；13. 肱动、静脉；14. 肘正中静脉；15. 肱肌；16. 肱二头肌。

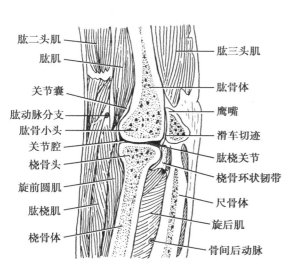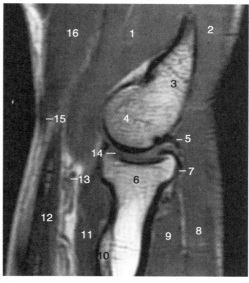

图 6-4-10 经肱桡关节的矢状断层解剖及 MRI 图像

1. 肱肌；2. 肱三头肌；3. 肱骨；4. 肱骨小头；5. 关节囊；6. 桡骨头；7. 桡骨环状韧带；8. 指伸肌；9. 旋后肌；10. 桡骨粗隆；11. 旋前圆肌；12. 肱桡肌；13. 肱动、静脉；14. 关节软骨；15. 肘正中静脉；16. 肱二头肌。

三、腕部断层影像解剖

（一）腕部横断层影像解剖

1. 经近侧列腕骨的横断层 断层经手舟骨、月骨和三角骨，相邻腕骨之间形成腕骨间关节，且有腕骨间掌侧韧带和腕骨间背侧韧带相连。前者包括连于手舟骨与月骨之间掌侧的舟月骨间掌侧韧带和连于月骨与三角骨之间掌侧的月三角掌侧韧带；后者包括连于手舟骨与月骨之间背侧的舟月骨间背侧韧带和连于月骨与三角骨之间背侧的月三角背侧韧带。在腕骨间掌侧韧带前方可见桡月韧带，桡月韧带的桡侧借韧带间沟与桡骨前方的桡舟头韧带相隔。在腕骨间背侧韧带和月骨的后方可见背侧桡三角韧带和背侧尺三角韧带，前者属于桡腕背侧韧带的一部分，后者属于腕尺侧副韧带的一部分，两者合成背侧桡尺三角韧带。

该断层内的前臂肌分为前、后群，前群屈肌的肌腱列于腕骨的掌侧份，由桡侧向尺侧依次为桡侧腕屈肌肌腱、掌长肌肌腱、9条屈指肌肌腱和尺侧腕屈肌肌腱；后群伸肌的肌腱排列于腕骨的外侧和背侧，自桡侧向尺侧依次为拇长展肌肌腱、拇短伸肌肌腱、桡侧腕长伸肌肌腱、拇长伸肌肌腱、桡侧腕短伸肌肌腱、指伸肌肌腱和示指伸肌肌腱、小指伸肌肌腱及尺侧腕伸肌肌腱。断层内的主要血管、神经显示桡神经浅支和桡动、静脉位于拇长展肌肌腱的后方和内侧，掌浅支位于桡动脉的前方；正中神经位于掌长肌肌腱深部；尺动、静脉和尺神经位于尺侧腕屈肌肌腱深部（图6-4-11）。

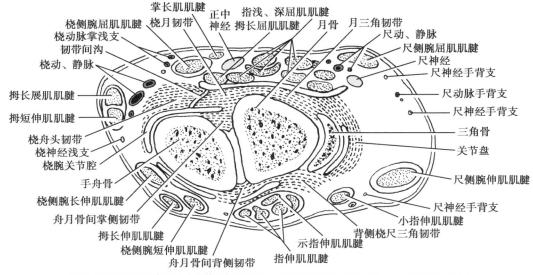

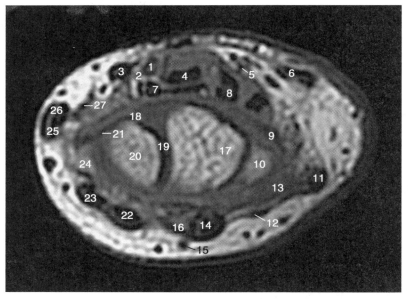

图6-4-11　经近侧列腕骨的横断层解剖及MRI图像

1.掌长肌肌腱；2.正中神经；3.桡侧腕屈肌肌腱；4.指浅屈肌肌腱；5.尺动、静脉；6.尺侧腕屈肌肌腱；7.拇长屈肌肌腱；8.指深屈肌肌腱；9.半月板（三角软骨）；10.三角骨；11.尺侧腕伸肌肌腱；12.小指伸肌肌腱；13.桡腕背侧韧带；14.指伸肌肌腱；15.手背静脉；16.示指伸肌肌腱；17.月骨；18.桡月韧带；19.舟月骨间韧带；20.手舟骨；21.桡舟头韧带；22.桡侧腕短伸肌肌腱；23.桡侧腕长伸肌肌腱；24.桡骨茎突；25.拇短伸肌肌腱；26.拇长展肌肌腱；27.桡动、静脉。

2. 经远侧列腕骨的横断层 断层经远侧列诸腕骨，由桡侧向尺侧依次为大多角骨、小多角骨、头状骨和钩骨。

腕骨背侧前臂伸肌肌腱的排列变化不明显，仅见拇长伸肌肌腱移至桡侧腕长伸肌肌腱的桡侧。腕骨的掌侧结构变化较明显，尺、桡侧分别出现小鱼际肌、鱼际肌。中部屈肌支持带与腕骨掌侧面的腕骨间掌侧韧带连接围成腕管。腕管的外侧份有拇长屈肌肌腱走行于其腱鞘中，内侧份有指浅、深屈肌的 8 条肌腱走行于屈肌总腱鞘内，正中神经走行于两鞘之间。在腕管的浅面，掌长肌肌腱移行为掌腱膜。腕管尺侧的浅面可见小指展肌，该肌后面与钩骨之间为豌豆骨关节（豌豆骨与三角骨之间）的豆钩韧带和豆掌韧带，尺神经和尺动、静脉位于小指展肌桡侧；腕管桡侧浅面，大多角骨的前方有拇对掌肌、拇短展肌和拇短屈肌。桡动、静脉位于腕背面桡侧，拇长伸肌肌腱和拇长展肌肌腱之间（图 6-4-12）。

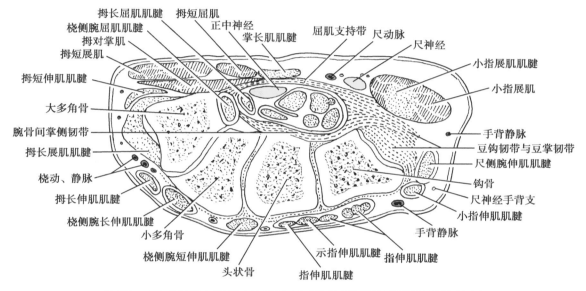

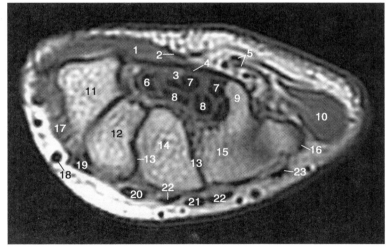

图 6-4-12 经远侧列腕骨的横断层解剖及 MRI 图像

1. 拇短屈肌；2. 掌长肌肌腱；3. 正中神经；4. 屈肌支持带；5. 尺动、静脉；6. 拇长屈肌肌腱；7. 指浅屈肌肌腱；8. 指深屈肌肌腱；9. 钩骨钩；10. 小指展肌；11. 大多角骨；12. 小多角骨；13. 腕骨间韧带；14. 头状骨；15. 钩骨；16. 尺侧腕伸肌肌腱；17. 桡动、静脉；18. 手背静脉；19. 桡侧腕长伸肌肌腱；20. 桡侧腕短伸肌肌腱；21. 示指伸肌肌腱；22. 指伸肌肌腱；23. 小指伸肌肌腱。

（二）腕部和手冠状断层影像解剖

经腕部和手的冠状断层 腕骨、掌骨和指骨依次由近侧向远侧排列。由桡侧向尺侧，近侧列腕骨依次为手舟骨、月骨和三角骨，远侧列依次为大多角骨、小多角骨、头状骨和钩骨。相邻腕骨之间形成腕骨间关节，且有腕骨间韧带相连。近侧列的 3 块腕骨与桡骨下端及尺骨头远侧的关节盘构成桡腕关节，该关节的近侧可见桡尺远侧关节。远侧列腕骨与掌骨底构成腕掌关节，掌骨底之间形成掌骨间关节。第 2～5 掌骨间隙内可见骨间掌侧肌、骨间背侧肌，第 1 掌骨间隙内有骨间背侧肌和拇收肌。掌骨头与近节指骨底构成掌指关节，近节、中节和远节指骨彼此之间借指骨间关节相连。指浅、深屈肌肌腱均位于指骨的掌面（图 6-4-13）。

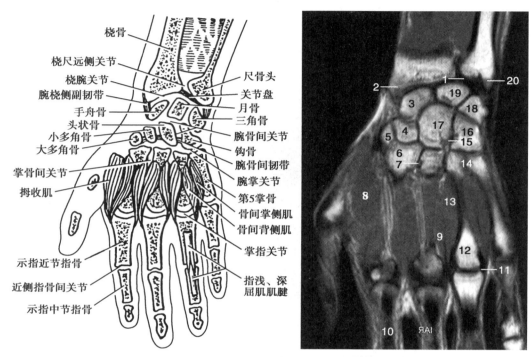

图 6-4-13 经腕部和手冠状断层解剖及 MRI 图像

1. 关节盘；2. 桡骨茎突；3. 手舟骨；4. 小多角骨；5. 大多角骨；6. 第 2 掌骨底；7. 掌骨底骨间韧带；8. 拇收肌；9. 第 3 骨间背侧肌；10. 示指近节指骨；11. 掌指关节；12. 掌骨头；13. 第 2 骨间掌侧肌；14. 掌骨间关节；15. 腕骨间韧带；16. 钩骨；17. 头状骨；18. 三角骨；19. 月骨；20. 尺骨茎突。

四、髋部断层影像解剖

（一）髋部横断层影像解剖

1. 经股骨头上份的横断层 髋关节位于断层中心，髋骨居于内侧，其外面为近似杯环状的髋臼，杯口朝向前外侧，边缘有髋臼唇。圆形的股骨头嵌于髋臼内，股骨头内侧约 2/3 被髋臼环抱，外侧约 1/3 被关节囊包被，关节囊前外侧份有髂股韧带增强。关节周围被诸多肌包围，关节前方有腰大肌和髂肌，两肌之间有股神经，髂外动、静脉位于腰大肌内侧，髂肌前外侧有缝匠肌、股直肌肌腱和阔筋膜张肌。关节外侧有臀中肌和臀小肌。关节后方的深层有较小的梨状肌肌腱和上孖肌，浅层为粗大的臀大肌，臀大肌与深层肌之间为臀大肌下间隙，内有坐骨神经及其内侧的臀下血管、神经（图 6-4-14）。

2. 经股骨头中份的横断层 与股骨头上份断层相比，关节结构明显增大，股骨头后外侧可见大转子尖，髋臼形似向外侧或前外侧开口的浅槽，容纳股骨头内侧份，髋臼中央底部为髋臼窝，无关节软骨覆盖，髋臼窝与股骨头之间充填以结缔组织和股骨头韧带。关节囊的前部和前外侧部有髂股韧带和耻股韧带加强，后部有坐骨韧带加强。关节周围结构与上一断层相比臀肌缩小，大腿前群肌增大，髂外血管已移行为股血管，关节后方臀大肌下间隙内的坐骨神经外移（图6-4-15）。

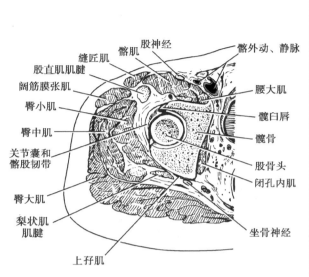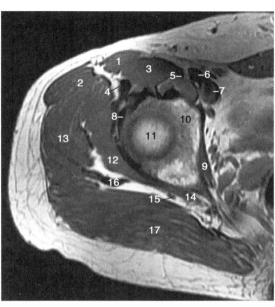

图 6-4-14　经股骨头上份的横断层解剖及 MRI 图像

1．缝匠肌；2．阔筋膜张肌；3．髂腰肌；4．股直肌肌腱；5．股神经；6．髂外动脉；7．髂外静脉；8．关节囊及髂股韧带；9．闭孔内肌；10．髋骨；11．股骨头；12．臀小肌；13．臀中肌；14．上孖肌；15．坐骨神经；16．梨状肌肌腱；17．臀大肌。

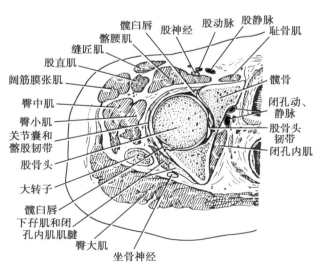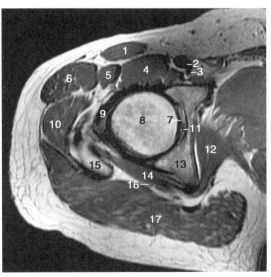

图 6-4-15　经股骨头中份的横断层解剖及 MRI 图像

1．缝匠肌；2．股动脉；3．股静脉；4．髂腰肌；5．股直肌；6．阔筋膜张肌；7．股骨头韧带；8．股骨头；9．关节囊及髂股韧带；10．臀中肌和臀小肌；11．髋臼窝；12．闭孔内肌；13．髋骨；14．下孖肌；15．大转子；16．坐骨神经；17．臀大肌。

3．经股骨头下份的横断层　股骨头明显变小，借向后外侧延伸的股骨颈连于大转子。髋臼位于髋骨中部的外侧面，小而浅，其前部缺少关节软骨，为髋臼切迹，后部为有关节软骨覆盖的月状面。关节囊于股骨头和股骨颈的前、后方连于髋臼缘与股骨颈或大转子之间，关节囊的前部有髂股韧带和耻股韧带加强，后部有坐股韧带加强。髋骨的前部为耻骨上支，后部为坐骨结节上端。关节周围的臀肌进一步缩小，髋骨内侧的闭孔内肌明显增大，坐骨结节与大转子之间有股方肌。坐骨神经位于臀大肌与股方肌之间，股血管、神经位于髂腰肌和耻骨肌前方（图6-4-16）。

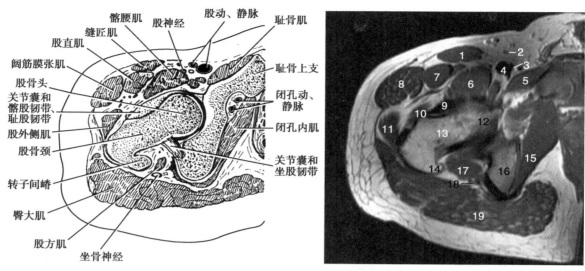

图6-4-16　经股骨头下份的横断层解剖及MRI图像

1. 缝匠肌；2. 大隐静脉；3. 股静脉；4. 股动脉；5. 耻骨肌；6. 髂腰肌；7. 股直肌；8. 阔筋膜张肌；9. 关节囊及髂股韧带；10. 股外侧肌；11. 臀中肌；12. 股骨头；13. 股骨颈；14. 转子间嵴；15. 闭孔内肌；16. 坐骨结节；17. 股方肌；18. 坐骨神经；19. 臀大肌。

（二）髋部冠状断层影像解剖

1. 经髋关节前份的冠状断层　断层经股骨头前份、耻骨上支和耻骨联合。断层借斜行的髋骨分为内上的髂窝、盆腔和外下的髋部。髋关节位于断层的中心，由股骨头、髋臼前份构成。股骨头小而圆，位于外下，与其相对的髋臼前份位于内上，髋臼唇附着于髋臼缘。股骨头外侧被关节囊包裹，关节囊的外侧份有厚而致密的髂股韧带加强，内下部较为薄弱。髋关节被骨骼肌包绕，外侧有臀中、小肌；下方有髂腰肌和大腿前、内侧群肌。髋骨的内上方为髂窝和盆腔，髂窝处髂肌和腰大肌紧贴骨面，两肌之间有股神经，腰大肌内侧有髂外血管；盆腔内有膀胱、肠管等（图6-4-17）。

2. 经髋臼窝中央的冠状断层　断层经髋臼窝中央和股骨颈前份。股骨头明显增大，呈半球形，其向外下的缩细部分为股骨颈。髋臼朝向外下方，包绕股骨头，髋臼的上份的月状面有关节软骨附着，下份由偏上的髋臼窝和偏下的髋臼切迹构成，缺少关节软骨。髋臼窝与股骨头之间有脂肪组织和股骨头韧带，后者向下连于髋臼横韧带。关节囊包绕股骨头和股骨颈的周围，关节囊的外上部有厚而致密的髂股韧带加强，内下部较薄弱，闭孔外肌肌腱紧贴关节囊内侧部行向后。髋臼内下较小的骨断面为耻骨下支（或坐骨支），髋臼与耻骨下支之间为闭孔，有闭孔膜封闭，闭孔膜的内、外侧分别有闭孔内、外肌，上缘有闭膜管穿过，闭孔血管神经等行经闭膜管。关节周围其他结构与髋关节前份断层相似（图6-4-18）。

3. 经髋关节后份的冠状断层　断层经股骨头的后份和小转子。髋臼位于髋骨外侧面中下份，其上、下端呈三角形的软骨结构为髋臼唇。半球形的股骨头断面明显变小，向内上方嵌于髋臼与髋臼唇形成的关节窝内。股骨颈上缘较短，外侧端连接大转子，二者的移行处为转子窝，下缘较长，向下连于小转子。关节囊连于髋臼缘与股骨颈之间，股骨颈上方的关节囊部分因坐股韧带的加入厚而致密，股骨颈下方的关节囊部分则较薄弱，可见闭孔外肌紧贴关节囊，关节周围其他结构与髋关节中份断层相似（图6-4-19）。

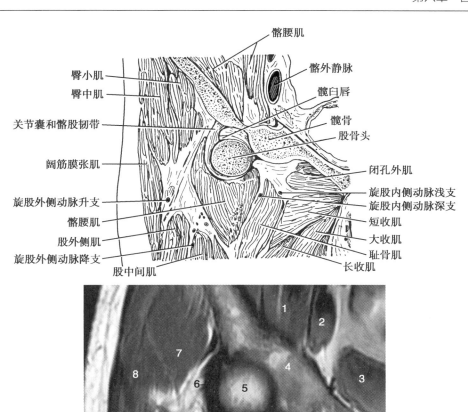

图 6-4-17 经髋关节前份的冠状断层解剖及 MRI 图像

1. 腰大肌；2. 髂外静脉；3. 膀胱；4. 髋骨；5. 股骨头；6. 关节囊及髂股韧带；7. 臀小肌；8. 臀中肌；9. 闭孔外肌；10. 旋股内侧动脉；11. 髂腰肌；12. 旋股外侧动脉；13. 耻骨肌；14. 短收肌；15. 股中间肌；16. 股外侧肌。

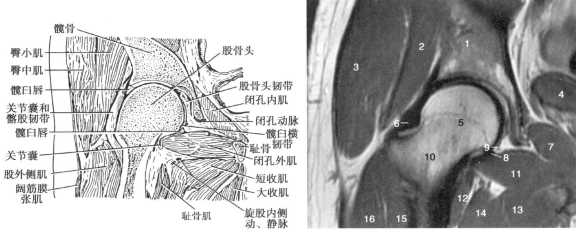

图 6-4-18 经髋臼窝中央的冠状断层解剖及 MRI 图像

1. 髋骨；2. 臀小肌；3. 臀中肌；4. 膀胱；5. 股骨头；6. 关节囊及髂股韧带；7. 闭孔内肌；8. 髋臼唇；9. 髋臼横韧带；10. 股骨颈；11. 闭孔外肌；12. 髂腰肌；13. 短收肌；14. 耻骨肌；15. 股中间肌；16. 股外侧肌。

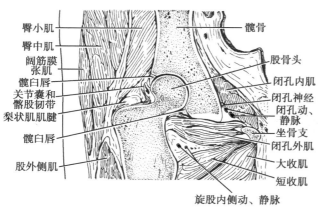
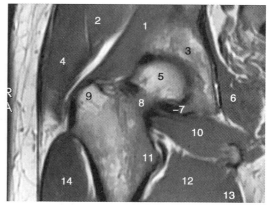

图 6-4-19　经髋关节后份的冠状断层解剖及 MRI 图像

1. 臀小肌；2. 臀中肌；3. 髋骨；4. 臀大肌；5. 股骨头；6. 闭孔内肌；7. 坐股韧带；8. 股骨颈；9. 大转子；10. 闭孔外肌；11. 小转子；12. 短收肌；13. 大收肌；14. 股外侧肌。

五、膝部断层影像解剖

（一）膝部横断层影像解剖

1. 经髌骨中份的横断层　断层经股骨内、外上髁上方约 2cm。股骨断面较大，位于中央，其前面略凹为髌面，后面较平坦为腘平面。股骨前方为髌骨，髌骨后面略凸，与股骨髌面构成髌股关节，关节腔向后延至股骨前份的两侧，在髌骨内、外侧缘的深面可见富含髌下脂体的翼状襞突入关节腔。髌骨的前面较平，与股四头肌肌腱紧密相贴，股四头肌肌腱由髌骨的侧缘向后与髌内、外侧支持带相连，髌内侧支持带向后连于股内侧肌，髌外侧支持带向后与髂胫束相连。股骨后方为腘窝，富含脂肪组织，腘动、静脉和胫神经行经其间。腘窝的外侧壁为股二头肌，腓总神经位于其后内侧缘深面；内侧壁为半膜肌和半腱肌肌腱，其内侧有股薄肌肌腱和缝匠肌，缝匠肌浅面的皮下组织内可见大隐静脉（图 6-4-20）。

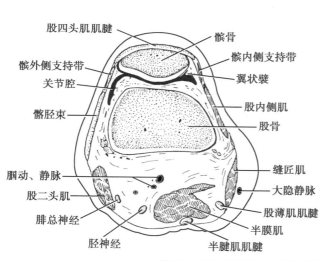
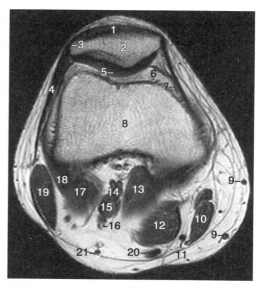

图 6-4-20　经髌骨中份的横断层解剖及 MRI 图像

1. 股四头肌肌腱；2. 髌骨；3. 髌外侧支持带；4. 髂胫束；5. 关节软骨；6. 翼状襞；7. 髌内侧支持带；8. 股骨；9. 大隐静脉；10. 缝匠肌；11. 股薄肌肌腱；12. 半膜肌；13. 腓肠肌内侧头；14. 腘动脉；15. 腘静脉；16. 胫神经；17. 跖肌；18. 腓肠肌外侧头；19. 股二头肌；20. 半腱肌肌腱；21. 小隐静脉。

2. 经髌尖的横断层 硕大的股骨位于中央，占据断层的大部分。股骨由向后突隆的股骨内、外侧髁构成，两髁的前面借微凹的髌面相连，髌尖位于髌面的前方，与其相对。髌骨的前面紧贴有髌韧带，髌韧带的内、外侧有髌内、外侧支持带。髌骨、髌韧带和髌支持带的深部可见富含髌下脂体的翼状襞突入关节腔。股骨后部两髁之间的凹陷为髁间窝，窝内前、后交叉韧带分别附着于股骨的外侧髁和内侧髁。股骨内、外侧最突出处为股骨内、外上髁，髂胫束位于外上髁前外侧。股骨外侧髁的后方有腓肠肌外侧头、跖肌和股二头肌，股二头肌后部深面有腓总神经；股骨内侧髁的后方有腓肠肌内侧头、半膜肌和半腱肌肌腱，后内侧有缝匠肌和股薄肌肌腱，缝匠肌表层的浅筋膜内有大隐静脉。腓肠肌内侧头、半膜肌与腓肠肌外侧头、股二头肌之间为腘窝，内有腘动、静脉和胫神经等（图 6-4-21）。

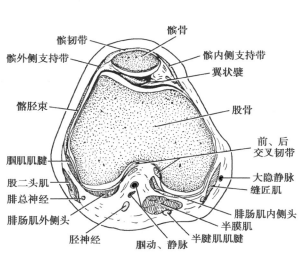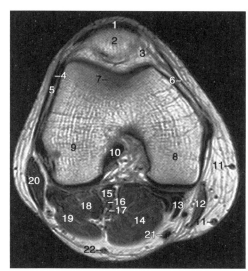

图 6-4-21 经髌尖的横断层解剖及 MRI 图像

1. 股四头肌肌腱；2. 髌尖；3. 翼状襞；4. 髌外侧支持带；5. 髂胫束；6. 髌内侧支持带；7. 关节软骨；8. 股骨内侧髁；9. 股骨外侧髁；10. 前交叉韧带；11. 大隐静脉；12. 缝匠肌；13. 半膜肌肌腱；14. 腓肠肌内侧头；15. 腘动脉；16. 腘静脉；17. 胫神经；18. 跖肌；19. 腓肠肌外侧头；20. 股二头肌；21. 半腱肌肌腱；22. 小隐静脉。

3. 经半月板的横断层 断层前部为膝关节结构，后部主要为腘窝结构。断层中央可见胫骨髁间隆起，其前、后方分别有前、后交叉韧带，内、外侧分别有股骨内、外侧髁。内侧半月板包绕股骨内侧髁的前方、内侧和后方，半月板前角与前交叉韧带相连，后内侧与扁带状的胫侧副韧带的后份紧密相连。外侧半月板呈戒环状，围绕股骨外侧髁的前方、外侧和后方。关节内侧的浅层可见扁带状的髂胫束和圆索状的腓侧副韧带，后者与外侧半月板间隔以腘肌肌腱。关节前方为强大的髌韧带及髌内、外侧支持带，韧带和支持带深面与半月板和髁间隆起之间为翼状襞。关节后方，腓肠肌内、外侧头之间为腘窝，内有腘动、静脉和胫神经，其浅层中部的皮下组织内可见小隐静脉（图 6-4-22）。

（二）膝部冠状断层影像解剖

膝关节的冠状断层以其侧面的正中线为基线，向前后间隔 10mm 做连续断层，均为前面观。

1. 经髌骨的冠状断层 髌骨近似呈圆形，位于断层中部，其上缘周围的腔隙为关节腔，上方有髌上囊和股四头肌肌腱。髌骨的下方为髌下脂体，再下方为髌韧带，后者向下附于胫骨粗隆。髌骨、髌下脂体和髌韧带的内、外侧分别有纵行的髌内、外侧支持带（图 6-4-23）。

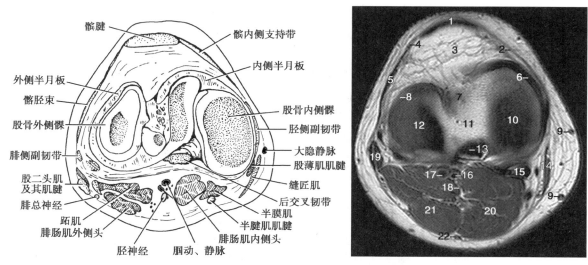

图 6-4-22　经半月板的横断层解剖及 MRI 图像

1. 髌韧带；2. 髌内侧支持带；3. 髌下脂体（翼状襞）；4. 髌外侧支持带；5. 髂胫束；6. 内侧半月板；7. 前交叉韧带；8. 外侧半月板；9. 大隐静脉；10. 胫骨内侧髁；11. 胫骨髁间隆起；12. 胫骨外侧髁；13. 后交叉韧带；14. 缝匠肌；15. 半膜肌肌腱；16. 腘动脉；17. 腘静脉；18. 胫神经；19. 股二头肌肌腱；20. 腓肠肌内侧头；21. 腓肠肌外侧头；22. 小隐静脉。

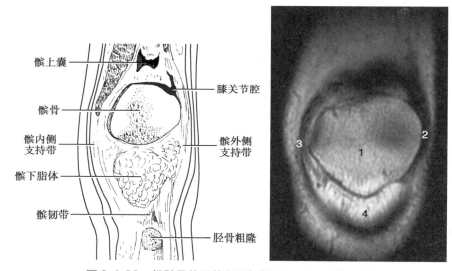

图 6-4-23　经髌骨的冠状断层解剖及 MRI 图像（左侧）

1. 髌骨；2. 髌外侧支持带；3. 髌内侧支持带；4. 髌下脂体。

2. 经股骨髌面的冠状断层　关节结构主要显示股骨内、外侧髁和胫骨内侧髁的前份。股骨下端似哑铃形，两侧的膨大分别为股骨内、外侧髁，中间狭细部分为髌面，髌面上方可见髌上囊。胫骨显示内侧髁，与股骨之间充填有富含髌下脂体的翼状襞（图 6-4-24）。

3. 经外侧半月板前缘的冠状断层　断层经股骨内、外侧髁前 1/5。股骨内、外侧髁和胫骨内、外侧髁粗大，彼此相对。股骨内、外侧髁的下面和胫骨内侧髁的上面覆盖有关节软骨，而胫骨外侧髁的上面无关节软骨覆盖。两骨的内侧髁关节面之间在靠近关节的内侧缘处可见楔形的内侧半月板断面，两骨的外侧髁关节面之间有膝横韧带、外侧半月板和翼状襞（图 6-4-25）。

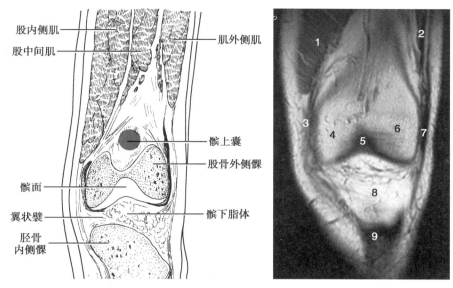

图 6-4-24　经股骨髌面的冠状断层解剖及 MRI 图像（左侧）

1. 股内侧肌；2. 股外侧肌；3. 髌内侧支持带；4. 股骨内侧髁；5. 髌面；6. 股骨外侧髁；
7. 髂胫束；8. 髌下脂体；9. 胫骨粗隆。

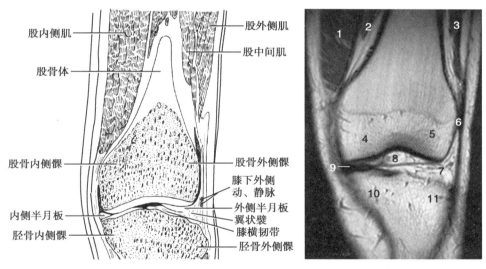

图 6-4-25　经外侧半月板前缘的冠状断层解剖及 MRI 图像（左侧）

1. 股内侧肌；2. 股中间肌；3. 股外侧肌；4. 股骨内侧髁；5. 股骨外侧髁；6. 髂胫束；7. 髌下
脂体（翼状襞）；8. 髌下脂体（髌下滑膜襞）；9. 内侧半月板；10. 胫骨内侧髁；11. 胫骨外侧髁。

4. 经髁间隆起前缘的冠状断层　断层经过前交叉韧带的胫骨起点。股骨内、外侧髁与胫骨内、外侧髁相对，关节腔内可见内、外侧半月板。内侧半月板呈楔状，位于股骨内侧髁与胫骨内侧髁的内侧之间，与胫侧副韧带紧密连接；外侧半月板位于股骨外侧髁与胫骨外侧髁之间，内侧端毗邻前交叉韧带，外侧缘附着于关节囊（图 6-4-26）。

5. 经髁间隆起的冠状断层　断层经股骨髁间窝前份和胫骨髁间隆起。胫骨内、外侧髁之间为髁间隆起。股骨内、外侧髁之间为髁间窝，窝内可见前、后交叉韧带。前交叉韧带呈乳头状，位于外侧，附着于胫骨髁间隆起的前方；后交叉韧带位于内上方，附着于股骨内侧髁的外侧面。股骨与胫骨关节面之间，靠近内、外侧髁边缘处分别可见楔形的内、外侧半月板嵌入关节面之间。关节内侧的胫侧副韧带附着于内侧半月板（图 6-4-27）。

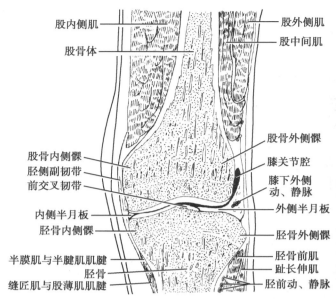

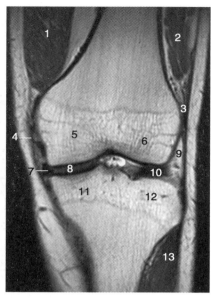

图 6-4-26　经髁间隆起前缘的冠状断层解剖及 MRI 图像（左侧）

1. 股内侧肌；2. 股外侧肌；3. 髂胫束；4. 髌内侧支持带；5. 股骨内侧髁；6. 股骨外侧髁；7. 内侧半月板；8. 关节软骨；9. 髌下脂体（翼状襞）；10. 外侧半月板；11. 胫骨内侧髁；12. 胫骨外侧髁；13. 胫骨前肌。

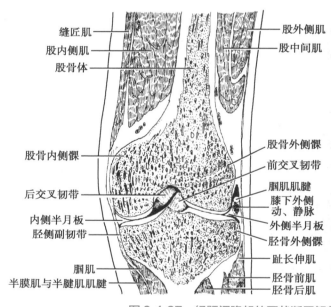

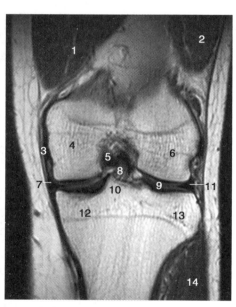

图 6-4-27　经髁间隆起的冠状断层解剖及 MRI 图像（左侧）

1. 股内侧肌；2. 股外侧肌；3. 胫侧副韧带；4. 股骨内侧髁；5. 后交叉韧带；6. 股骨外侧髁；7. 内侧半月板；8. 前交叉韧带；9. 关节软骨；10. 髁间隆起；11. 外侧半月板；12. 胫骨内侧髁；13. 胫骨外侧髁；14. 胫骨前肌。

　　6. 经髁间隆起后缘的冠状断层　断层经股骨髁间窝中份，股骨内、外侧髁明显缩小且分离，两髁之间为髁间窝，髁间窝内侧份有后交叉韧带，外侧份有前交叉韧带。胫骨内、外侧髁与股骨内、外侧髁之间分别有内、外侧半月板。外侧半月板外侧份厚，其外侧有腓侧副韧带，两者分离；外侧半月板的内侧份薄，附于胫骨的髁间后窝。内侧半月板较厚，外侧端附于髁间后窝，内侧缘附着于胫侧副韧带。胫骨外侧髁的下方可见腓骨头，二者形成胫腓关节（图 6-4-28）。

　　7. 经股骨内、外侧髁后缘的冠状断层　断层经髁间窝后份，股骨内、外侧髁明显缩小，胫骨仅残留小部分的外侧髁，完整的关节结构已不存在。断层主要显示腘窝结构，股骨内、外侧髁之间可见自股部下行的腘血管和膝上外侧血管等，胫骨外侧髁下方可见腓骨头（图 6-4-29）。

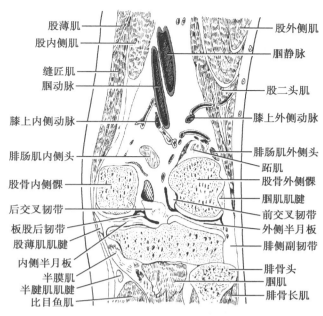
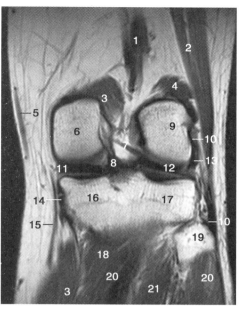

图6-4-28 经髁间隆起后缘的冠状断层解剖及 MRI 图像（左侧）

1. 腘动、静脉；2. 股二头肌；3. 腓肠肌内侧头；4. 跖肌；5. 大隐静脉；6. 股骨内侧髁；7. 板股后韧带；8. 后交叉韧带；9. 股骨外侧髁；10. 腓侧副韧带；11. 内侧半月板；12. 外侧半月板；13. 腘肌肌腱；14. 胫侧副韧带；15. 缝匠肌肌腱；16. 胫骨内侧髁；17. 胫骨外侧髁；18. 腘肌；19. 腓骨头；20. 比目鱼肌；21. 胫骨后肌。

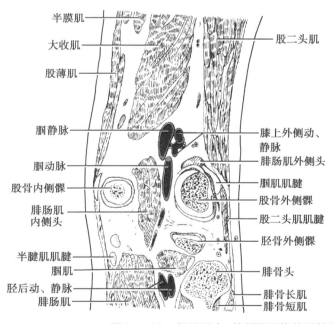
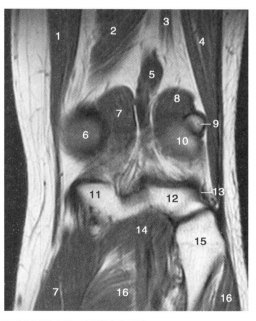

图6-4-29 经股骨内、外侧髁后缘的冠状断层解剖及 MRI 图像（左侧）

1. 缝匠肌；2. 半膜肌；3. 坐骨神经；4. 股二头肌；5. 腘动、静脉；6. 股骨内侧髁；7. 腓肠肌内侧头；8. 跖肌；9. 小豆骨；10. 股骨外侧髁；11. 胫骨内侧髁；12. 胫骨外侧髁；13. 腘肌肌腱；14. 腘肌；15. 腓骨头；16. 比目鱼肌。

（三）膝部矢状断层影像解剖

膝部的矢状断层以正中矢状面为标准层面，向两侧间隔 10mm 连续做断层，将膝部切割成 7 个矢状断层，均为断层的左侧面观。

1. 经内侧半月板内侧份的矢状断层 断层经股骨、胫骨内侧髁和内侧半月板的内侧份。膝关节断层显示股骨内侧髁肥大，近似呈圆形，其下面和后面覆盖有关节软骨。胫骨内侧髁较小，其上面覆盖有关节软骨。两骨关节面之间夹有内侧半月板，半月板中间薄，前、后端较厚。关节囊的后方有半膜肌肌腱；关节的前面有髌内侧支持带。股骨内侧髁后方的腘窝内充填脂肪组织，腘窝的深部有膝上内侧血管（图 6-4-30）。

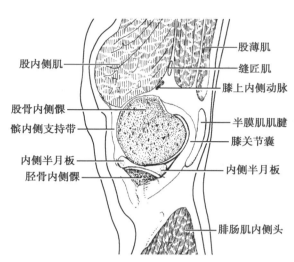
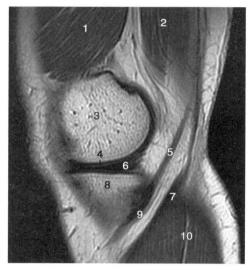

图 6-4-30　经内侧半月板内侧份的矢状断层解剖及 MRI 图像

1. 股内侧肌；2. 缝匠肌；3. 股骨内侧髁；4. 关节软骨；5. 股薄肌肌腱；6. 内侧半月板；7. 半腱肌肌腱；8. 胫骨内侧髁；9. 半膜肌肌腱；10. 腓肠肌内侧头。

2. 经髌骨内侧缘的矢状断层 断层经股骨、胫骨内侧髁中份和髌骨内侧缘。股骨内侧髁近似圆锥状，其下面和后面覆盖有关节软骨。胫骨内侧髁呈向下的三角形，上面覆盖有关节软骨。股骨与胫骨关节面的中部相贴，前、后部两关节面之间充填有楔形的内侧半月板的前、后角。关节前方可见髌韧带和髌内侧支持带连于髌骨与胫骨之间；关节后方可见半膜肌、半腱肌肌腱和腓肠肌内侧头（图 6-4-31）。

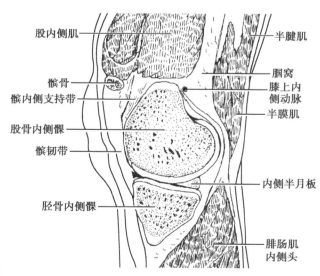
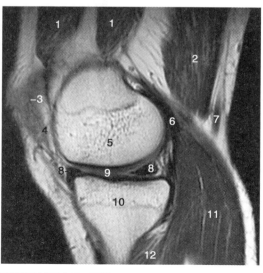

图 6-4-31　经髌骨内侧缘的矢状断层解剖及 MRI 图像

1. 股内侧肌；2. 半膜肌；3. 髌骨内侧缘；4. 髌下脂体；5. 股骨内侧髁；6. 腓肠肌内侧头肌腱；7. 半腱肌肌腱；8. 内侧半月板；9. 关节软骨；10. 胫骨内侧髁；11. 腓肠肌内侧头；12. 腘肌。

3. 经膝关节内侧旁正中的矢状断层 断层经股骨、胫骨内侧髁外侧份和内侧半月板后角。胫骨和股骨的内侧髁进一步增大，两骨关节面的面积差缩小。股骨内侧髁的下面、后面和胫骨的上面均覆盖有关节软骨。两骨关节面后份之间有楔形的内侧半月板后角嵌入。股骨内侧髁的前方为髌面，与髌骨相对，二者构成髌股关节。髌骨向上连于股四头肌肌腱，下续髌韧带，后者向下附着于胫骨粗隆。髌韧带深面有三角形的翼状襞突入关节腔。关节后方的腓肠肌内侧头紧贴关节囊后面（图6-4-32）。

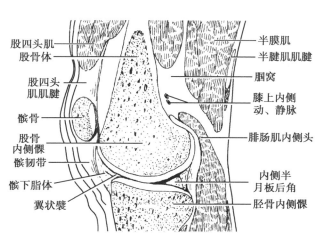
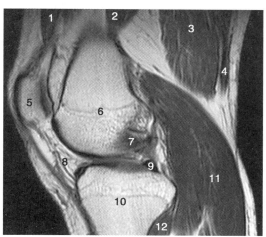

图6-4-32 经膝关节内侧旁正中的矢状断层解剖及MRI图像

1. 股直肌；2. 股内侧肌；3. 半膜肌；4. 半腱肌肌腱；5. 髌骨；6. 股骨内侧髁；7. 后交叉韧带；8. 髌下脂体（翼状襞）；9. 内侧半月板后角韧带；10. 胫骨内侧髁；11. 腓肠肌内侧头；12. 腘肌。

4. 经膝关节正中的矢状断层 断层经过股骨髁间窝和胫骨髁间隆起。胫骨上面中份的凸起为髁间隆起，前交叉韧带起自髁间隆起的前方，向后上连于股骨；髁间隆起的后方可见后交叉韧带和板股后韧带。股骨下端呈半圆形，其前面与髌骨构成髌股关节。髌骨上连于股四头肌肌腱，下连髌韧带，后者向下附着于胫骨粗隆。髌韧带与股骨、胫骨之间可见三角形的翼状襞突入关节腔。髌骨上方的股四头肌肌腱与股骨之间可见髌上囊，向下与关节腔相通，向上可高出髌底6~7cm；髌骨、髌韧带与皮肤之间有髌前皮下囊；髌韧带下端的深面与胫骨粗隆之间尚有髌下深囊。关节的后方为腘窝，其内可见纵行的腘动、静脉（图6-4-33）。

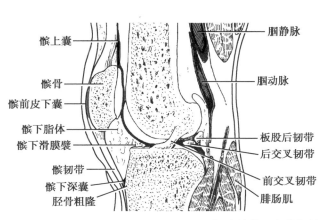
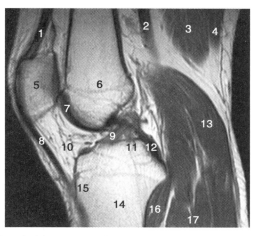

图6-4-33 经膝关节正中的矢状断层解剖及MRI图像

1. 股四头肌肌腱；2. 腘动脉；3. 半膜肌；4. 半腱肌肌腱；5. 髌骨；6. 股骨；7. 关节软骨；8. 髌韧带；9. 前交叉韧带；10. 髌下脂体（翼状襞）；11. 髁间隆起；12. 后交叉韧带；13. 腓肠肌内侧头；14. 胫骨体；15. 胫骨粗隆；16. 腘肌；17. 比目鱼肌。

5. 经膝关节外侧旁正中的矢状断层 断层经股骨、胫骨外侧髁的内侧份。股骨外侧髁呈半月状，表面覆盖有关节软骨。胫骨外侧髁上面的前半无关节软骨，与股骨外侧髁之间隔以翼状襞和前交叉韧带；后半覆盖有关节软骨，与股骨外侧髁之间有外侧半月板后角。股骨外侧髁前面的髌面与髌骨构成髌股关节。股骨和胫骨前方自上而下依次为股四头肌肌腱、髌骨、髌韧带。股骨及膝关节后方的腘窝内可见自上而下的坐骨神经和胫神经及腘动、静脉（图6-4-34）。

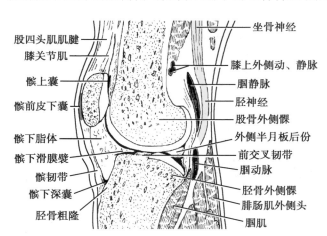
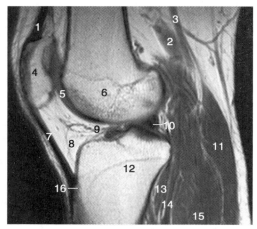

图 6-4-34　经膝关节外侧旁正中的矢状断层解剖及 MRI 图像

1. 股四头肌肌腱；2. 腘静脉；3. 坐骨神经；4. 髌骨；5. 关节软骨；6. 股骨外侧髁；7. 髌韧带；8. 髌下脂体（翼状襞）；9. 髌下滑膜襞；10. 外侧半月板后角韧带；11. 腓肠肌外侧头；12. 胫骨外侧髁；13. 腘肌；14. 胫后血管；15. 比目鱼肌；16. 胫骨粗隆。

6. 经髌骨外侧缘的矢状断层 断层经股骨和胫骨外侧髁中份。股骨外侧髁相对较大，胫骨外侧髁相对较小，两骨关节面的中份接触，前、后份被外侧半月板的前角和后角分开。关节的前方自上而下为相互连续的股四头肌肌腱、髌骨和髌韧带。髌韧带与股骨外侧髁、胫骨外侧髁之间充填有三角状的翼状襞。关节的后方腓肠肌外侧头紧贴关节囊后面，在胫骨外侧髁后下方可见腓骨头，两骨构成胫腓关节（tibiofibular joint）（图6-4-35）。

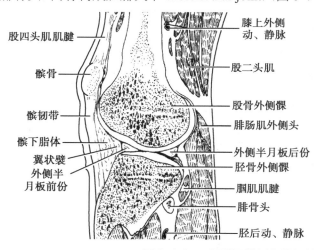
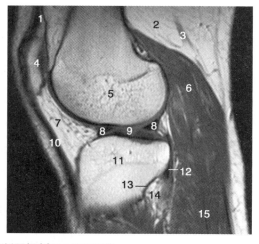

图 6-4-35　经髌骨外侧缘的矢状断层解剖及 MRI 图像

1. 股四头肌肌腱；2. 腘窝；3. 腓总神经；4. 髌骨外侧缘；5. 股骨外侧髁；6. 跖肌；7. 髌下脂体（翼状襞）；8. 外侧半月板；9. 关节软骨；10. 髌韧带；11. 胫骨外侧髁；12. 腘肌肌腱；13. 胫腓关节；14. 腓骨头；15. 腓肠肌外侧头。

7. 经外侧半月板外侧份的矢状断层 断层经外侧半月板、股骨和胫骨外侧髁的外侧份。胫骨和股骨均明显变小，两骨关节面间隔以外侧半月板。关节前方为髌外侧支持带，支持带与胫骨、股骨的外侧髁及外侧半月板之间有翼状襞充填关节腔。关节后方可见腘肌肌腱和腓肠肌外侧头，腓肠肌肌腱深面与股骨外侧髁之间部分人可见腓肠肌外侧头籽骨，称为小豆骨（fabella）。胫骨外侧髁下方可见腓骨头，胫骨与腓骨头连接形成胫腓关节（图6-4-36）。

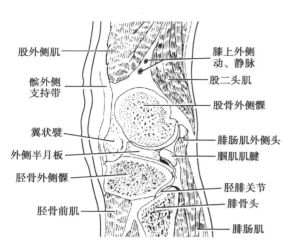
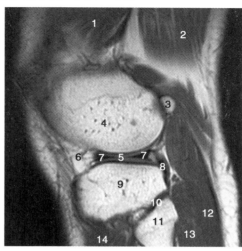

图 6-4-36　经外侧半月板外侧份的矢状断层解剖及 MRI 图像

1. 股外侧肌；2. 股二头肌；3. 小豆骨；4. 股骨外侧髁；5. 关节软骨；6. 髌下脂体（翼状襞）；7. 外侧半月板；8. 腘肌肌腱；9. 胫骨外侧髁；10. 胫腓关节；11. 腓骨头；12. 腓肠肌外侧头；13. 比目鱼肌；14. 胫骨前肌。

六、踝足部断层影像解剖

（一）踝关节横断层影像解剖

1. 经内踝上方的横断层　断层显示肥大的胫骨远端位于前内侧，占据层面中份大部，较小的腓骨下端位居其后外侧，两骨连接形成胫腓连结。胫骨前方可见胫骨前肌肌腱、踇长伸肌肌腱和趾长伸肌自内侧向外侧依次排列，胫前血管和腓深神经位于踇长伸肌肌腱与趾长伸肌之间的深面。胫骨后方胫骨后肌肌腱和趾长屈肌肌腱、胫后血管和胫神经、踇长屈肌由内侧向外侧依次排列；踇长屈肌外侧、腓骨后方可见腓骨短肌和腓骨长肌肌腱，踇长屈肌浅面有跟腱。断层的前内侧和后外侧的皮下组织内可见大隐静脉和小隐静脉（图6-4-37）。

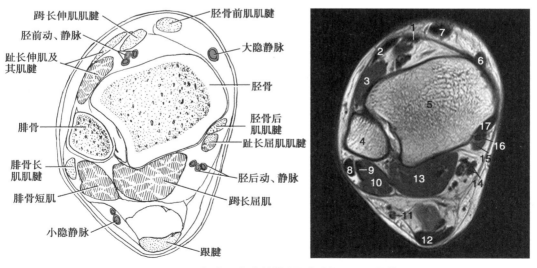

图 6-4-37　经内踝上方的横断层解剖及 MRI 图像

1. 踇长伸肌肌腱；2. 趾长伸肌肌腱；3. 趾长伸肌；4. 外踝；5. 胫骨；6. 大隐静脉；7. 胫骨前肌肌腱；8. 腓骨长肌肌腱；9. 腓骨短肌肌腱；10. 腓骨短肌；11. 小隐静脉；12. 跟腱；13. 踇长屈肌；14. 胫后动、静脉；15. 趾长屈肌；16. 趾长屈肌肌腱；17. 胫骨后肌肌腱。

2. 经踝关节中份的横断层 断层中央为矩形肥大的距骨体，其内、外侧面分别与内、外踝相关节。踝关节囊周围有强大的韧带辅助加强关节稳定性，距骨内侧与内踝之间的前、后方有内侧韧带相连；距骨外侧与外踝之间的前、后方分别有距腓前、后韧带相连。在骨、关节的前方可见胫骨前肌肌腱、蹞长伸肌肌腱、趾长伸肌肌腱和第三腓骨肌肌腱自内侧向外侧依次排列，趾长伸肌肌腱和蹞长伸肌肌腱之间的深部可见胫前动、静脉和腓深神经；内踝前方的浅筋膜内可见大隐静脉。在骨关节的后面，内踝与距骨内侧份后方有踝管，为小腿后部与足底的通道，其内可见胫骨后肌肌腱、趾长屈肌肌腱、胫神经、蹞长屈肌肌腱及胫后血管自前向后依次排列；在外踝的后方可见腓骨长、短肌肌腱紧贴腓骨后面；踝关节后方中央的皮下组织深面可见跟骨及其后方粗大的跟腱。此外，在内踝前方和外踝后方的皮下组织内分别可见大、小隐静脉（图6-4-38）。

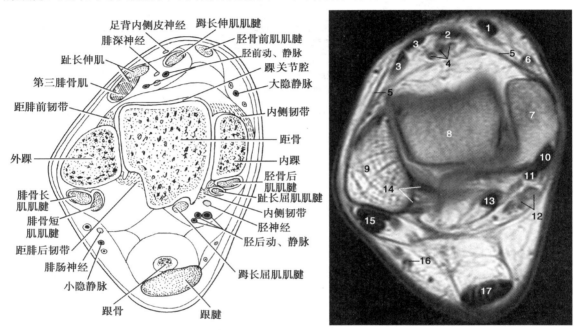

图6-4-38 经踝关节中份的横断层解剖及 MRI 图像

1. 胫骨前肌肌腱；2. 蹞长伸肌肌腱；3. 趾长伸肌肌腱；4. 胫前动、静脉；5. 伸肌支持带；6. 大隐静脉；7. 内踝；8. 距骨滑车；9. 外踝；10. 胫骨后肌肌腱；11. 趾长屈肌肌腱；12. 胫后动、静脉；13. 蹞长屈肌肌腱；14. 距腓后韧带；15. 腓骨长、短肌肌腱；16. 小隐静脉；17. 跟腱。

（二）踝关节冠状断层影像解剖

1. 经外踝尖的冠状断层 断层经踝关节和距跟关节。距骨呈矩形位于中间，其上部与内踝、外踝和胫骨下面围成的踝穴构成踝关节，外踝较内踝向下突出，且关节面向外倾斜。内、外踝关节面的间距在跖屈与背伸时不同，跖屈时踝间距较小，背伸位时踝间距较大。距骨的下面与跟骨相对，外侧份与跟骨形成距跟关节，内侧份与跟骨之间为跗骨窦，窦内充填有距跟骨间韧带及结缔组织。跟骨呈烟斗状，斗柄为载距突后部，伸向内上。内踝向外侧以三角韧带的胫距后部连于距骨，向下借三角韧带的胫跟部连于跟骨。三角韧带和载距突的内侧浅层分别可见胫骨后肌肌腱和趾长屈肌肌腱。跟骨的外侧有腓骨短、长肌肌腱。跟骨下方为足底，主要结构为足底肌和足底血管、神经等。足底肌借足底腱膜发出的内、外侧肌间隔分为内侧、中间和外侧3部分。足底内侧区可见蹞展肌和蹞长屈肌肌腱呈浅深配布；足底中间区趾短屈肌和足底方肌呈浅深配布，二者之间的内、外侧分别可见足底内、外侧血管；足底外侧区主要为小趾展肌（图6-4-39）。

2. 经内踝尖的冠状断层 断层经跟骨载距突、中距跟关节。中央为距骨，其上、下方分别为胫骨、跟骨，外踝已消失。距骨上部与胫骨构成踝关节前部，距骨的外踝关节面被关节囊包被，该处的关节囊其上、下附着点处分别可见胫腓前韧带和距腓前韧带。距骨内侧面上份为内踝关节面,下份为踝关节和中距跟关节的关节囊附着,关节囊的浅面可见肥厚的三角韧带。跟骨位于距骨下方,呈顶向内侧的三角形,内侧份为载距突。载距突与距骨形成中距跟关节,中距跟关节外侧,跟骨与距骨之间为跗骨窦,窦内充填以结缔组织,其间可见距跟骨间韧带。跗骨窦的外下角处可见趾短伸肌,跟骨的外侧有腓骨短肌肌腱;在中距跟关节的内侧可见胫骨后肌肌腱;足底区结构的配布与经外踝尖的冠状断层相似(图6-4-40)。

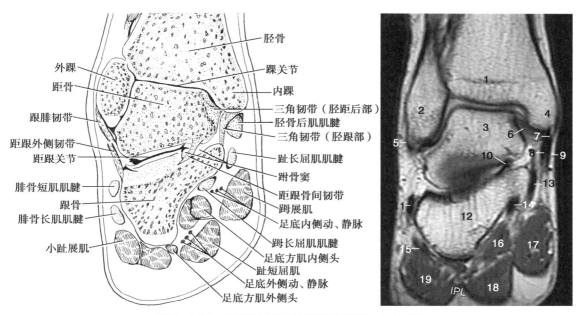

图 6-4-39 经外踝尖的冠状断层解剖及 MRI 图像

1. 胫骨;2. 外踝;3. 距骨;4. 内踝;5. 跟腓韧带;6. 三角韧带(胫距后部);7. 三角韧带(胫舟部);8. 胫骨后肌肌腱;9. 屈肌支持带;10. 跗骨窦;11. 腓骨短肌肌腱;12. 跟骨;13. 趾长屈肌肌腱;14. 蹈长屈肌肌腱;15. 腓骨长肌肌腱;16. 足底方肌;17. 蹈展肌;18. 趾短屈肌;19. 小趾展肌。

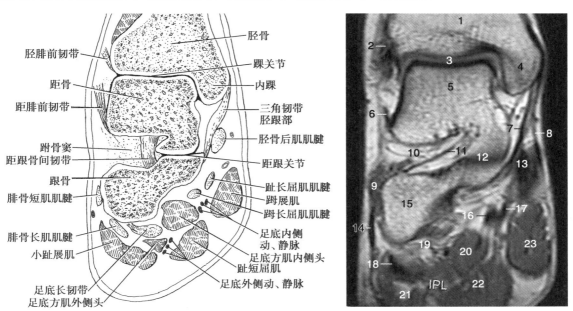

图 6-4-40 经内踝尖的冠状断层解剖及 MRI 图像

1. 胫骨;2. 胫腓前韧带;3. 踝关节;4. 内踝;5. 距骨;6. 距腓前韧带;7. 三角韧带(胫跟部);8. 屈肌支持带;9. 趾短伸肌;10. 跗骨窦;11. 距跟骨间韧带;12. 中距跟关节;13. 胫骨后肌肌腱;14. 腓骨短肌肌腱;15. 跟骨;16. 蹈长屈肌肌腱;17. 趾长屈肌肌腱;18. 腓骨长肌肌腱;19. 跖长韧带;20. 足底方肌;21. 小趾展肌;22. 趾短屈肌;23. 蹈展肌。

（三）踝足部斜断层影像解剖

断层取经内踝尖上方 0.5cm 与第一跖趾关节最凸点连线，向外侧与地平面呈 30° 夹角做斜断层。断层以 Lisfranc 关节（跗跖关节）和 Chopart 关节（跗横关节）为界，将足部自前向后分为前足、中足和后足。

前足位于 Lisfranc 关节前方，包括跖骨区和趾骨区两部分。前足的前份为趾骨区，主要显示趾骨、趾骨间关节和跖趾关节；后份为跖骨区，主要显示跖骨和骨间肌。

中足介于 Lisfranc 关节与 Chopart 关节之间，包括足舟骨、骰骨和 3 块楔骨。自内侧向外侧排列的内侧、中间和外侧楔骨及骰骨位于中足前部，其前面与跖骨底构成 Lisfranc 关节。中间楔骨较短，第二跖骨底深嵌于内、外侧楔骨之间，使 Lisfranc 关节间隙呈非直线形。第二跖骨底内侧面可见强大的 Lisfranc 韧带向后连于内侧楔骨外侧面。3 块楔骨的后面与足舟骨构成楔舟关节。

后足位于 Chopart 关节的后方。较大的距骨位于中间，其内、外侧面后部的踝关节面与内、外踝形成踝关节；外侧面的前部凹陷为距骨沟，与其外侧较小的跟骨断面之间为跗骨窦，窦内可见距跟骨间韧带连接两骨。距骨和跟骨与前方的足舟骨构成距跟舟关节，跟骨的前面与骰骨构成跟骰关节，两关节联合构成 Chopart 关节，但两关节腔彼此不相通，关节线呈横置的 S 形，内侧凸向前，外侧凸向后（图 6-4-41）。

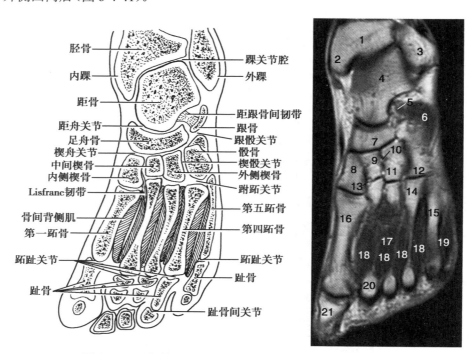

图 6-4-41　经第一跖趾关节上缘的斜断层解剖及 MRI 图像

1. 胫骨；2. 内踝；3. 外踝；4. 距骨；5. 距跟骨间韧带；6. 趾短伸肌；7. 舟骨；8. 内侧楔骨；9. 中间楔骨；10. 楔骨间韧带；11. 外侧楔骨；12. 骰骨；13. Lisfranc 韧带；14. 跖骨底；15. 第五跖骨；16. 第一跖骨；17. 骨间足底肌；18. 骨间背侧肌；19. 小趾展肌；20. 跖骨头；21. 踇趾近节趾骨。

（四）踝足部矢状断层影像解剖

1. 经第一跖骨底的矢状断层　断层结构配布可分为四区：骨关节区、足背区、足底区和胫距后区。

（1）骨关节区：位于断层的上部，其近侧份（后份）为后足，可见距骨位于中间，其上面与胫骨下端形成踝关节。距骨前下方可见跟骨载距突，载距突上面与距骨之间形成中距跟关节，后面与距骨之间为跗骨窦。骨关节区的中份为中足，可见足舟骨和内侧楔骨。骨关节区的远端为前足，可见第一跖骨底、骨间肌和第一跖骨头。相邻各足骨之间以关节相连，距骨与足舟骨之间为距舟关节,该关节与中距跟关节的关节腔相通,两关节共同形成距跟舟关节;舟骨与内侧楔骨之间为楔舟关节;楔骨与第一跖骨底之间为跗跖关节。

(2)足背区:为骨关节区上方的浅层,结构较少,近侧份有姆长伸肌肌腱。

(3)足底区:位于骨关节区的下方,主要为足底肌。近侧有足底方肌,其后下方可见跟骨结节;中间部浅层可见趾短屈肌,其深部可见姆长屈肌肌腱;远侧有姆短屈肌。

(4)胫距后区:位于胫、距骨后方,胫骨后方可见胫骨后肌肌腱和趾长屈肌肌腱,距骨后方可见姆长屈肌肌腱或趾长屈肌肌腱(图6-4-42)。

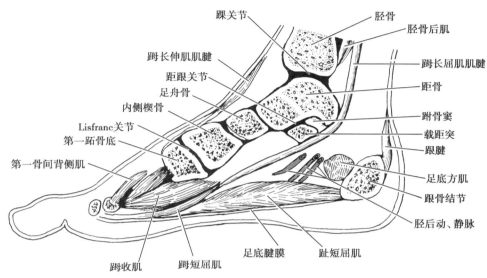

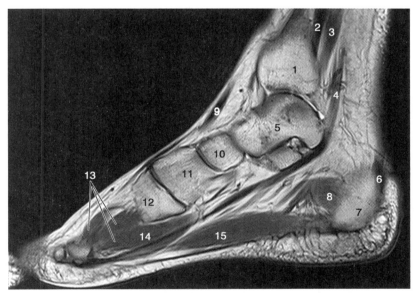

图6-4-42 经第一跖骨底的矢状断层解剖及 MRI 图像

1.胫骨;2.胫骨后肌肌腱;3.趾长屈肌肌腱;4.姆长屈肌肌腱;5.距骨;6.跟腱;7.跟骨;8.足底方肌;9.姆长伸肌肌腱;10.足舟骨;11.内侧楔骨;12.第1跖骨;13.骨间肌;14.姆收肌;15.趾短屈肌。

2.经距骨中份的矢状断层 该断层经距骨和跟骨体的中份,断层结构配布与经第一跖骨底的矢状断层相似。

(1)骨关节区:后足的跟骨、距骨较大。距骨上面后部的距骨滑车与胫骨下关节面形成踝关节;距骨下面与跟骨下面之间,后部为后距跟关节(距跟关节);中间为跗骨窦,其内可见距跟骨间韧带连接两骨;前部为前距跟关节,该关节与距骨前面的距舟关节的关节腔连通,两关节共同构成距跟舟关节。距跟舟关节的前方为中足，可见足舟骨、中间楔骨及二者间的楔舟关节。中间楔骨的前方为前足，可见第二跖骨和第二趾的各节趾骨，中间楔骨前面与第二跖骨底形成跗跖关节；距骨头与近节趾骨底形成跖趾关节；各趾骨之间形成趾骨间关节。

（2）足背区：由近端至远端依次可见蹈长伸肌肌腱、蹈短伸肌和第一骨间背侧肌。

（3）足底区：主要为足底肌，可分为浅、中、深三层。浅层有蹈展肌和趾短屈肌；中层有足底方肌、蹈长屈肌肌腱和趾长屈肌肌腱；深层在第二跖骨下方可见蹈收肌和第一骨间足底肌、蚓状肌、腓骨长肌肌腱。

（4）胫距后区：位于胫骨和距骨后方，粗大的跟腱自上而下附于跟骨结节，其浅面、深面分别有跟骨皮下囊和跟腱囊，跟腱深面可见蹈长屈肌紧贴胫骨、踝关节和距骨后面下行（图6-4-43）。

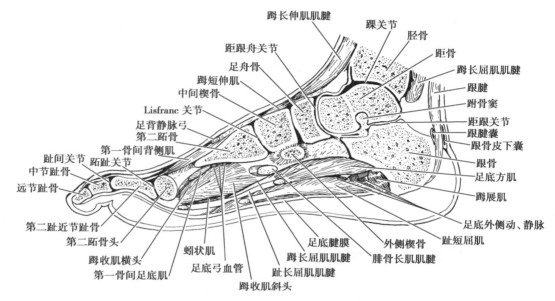

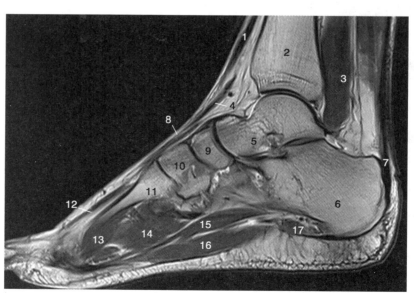

图6-4-43　经距骨中份的矢状断层解剖及MRI图像

1.胫骨前肌肌腱；2.胫骨；3.蹈长屈肌；4.蹈长伸肌肌腱；5.距骨；6.跟骨；7.跟腱；8.蹈短伸肌；9.足舟骨；10.中间楔骨；11.第二跖骨；12.骨间背侧肌；13.骨间肌；14.蹈收肌；15.足底方肌；16.趾短屈肌；17.蹈展肌。

（王　莹　王振宇　陈忠恒　胡光强　李　健　张　慧　朴成浩　高万春　赵　建）

第七章 脊柱区

脊柱区是指脊柱及其后方和两侧软组织所组成的区域，在发生上脊柱及其周围肌由早期胚胎脊索和神经管旁的轴旁间充质形成。脊柱是由椎骨及其连接形成的可弯曲中轴骨架，具有保护脊髓和神经、支持头和躯干重量的作用，附属肌能够增强脊柱稳定性和控制脊柱运动。本章包括脊柱区的应用解剖、断层影像解剖学特点、断层影像学表现、断层影像解剖等四部分，由整体到断层，从断层到影像，系统地阐述了脊柱区的断层影像解剖，为临床脊柱区影像诊断提供了形态学基础。

第一节 脊柱区应用解剖

一、境界与分区

脊柱区上自枕外隆凸和上项线，下至尾骨尖，两侧为斜方肌前缘、三角肌后缘上份、腋后襞与胸壁交界处、腋后线、髂嵴后份、髂后上棘至尾骨尖的连线。脊柱区自上而下可分为颈段、胸段、腰段和骶尾段四部分。

二、标志性结构

1. 棘突（spinous process） 位于后正中线上，颈椎棘突位于项韧带下，隆椎棘突较长，可作为肺尖体表标志。胸椎棘突斜向后下，呈叠瓦状。腰椎棘突呈水平位，第1腰椎棘突平对肾动脉和肠系膜上动脉，第4、第5腰椎棘突可分别作为主动脉分叉处和下腔静脉起点的体表投影点，骶椎棘突融合成骶正中嵴。

2. 骶管裂孔和骶角 骶管裂孔为骶管下口，由第4~5骶椎椎弓板缺如而形成，裂孔两侧向下突起为骶角，在体表易于触及，是骶管裂孔麻醉的进针标志。

3. 尾骨（coccyx） 由4块退化的尾椎融合而成，位于骶骨下方，肛门后方，有肛尾韧带附着，尖与耻骨联合上缘位于同一水平面上。

4. 髂嵴和髂后上棘 髂嵴为髂骨翼的上缘，是计数椎骨的标志，两侧髂嵴最高点的连线平对第4腰椎棘突。髂后上棘是髂嵴后端的突起，两侧髂后上棘的连线平对第2骶椎棘突。

5. 肩胛冈和肩胛下角 上肢自然下垂时，第3胸椎棘突位于肩胛冈水平，第7胸椎棘突平对肩胛下角。

6. 竖脊肌 在棘突两侧可触及的纵行隆起。竖脊肌外侧缘与第12肋的夹角，称为脊肋角。

三、脊柱区结构的配布特点

脊柱区结构包括脊柱和椎旁软组织两部分。脊柱位于中轴部位，可分为脊柱前部、脊柱后部和两者间的椎管及其内容物，脊柱前部由椎体、椎间盘、前纵韧带和后纵韧带构成。脊柱后部由关节突关节、棘突、椎弓板及其连接韧带构成。椎管内有脊髓、血管、被膜及被膜间隙，椎间孔位于脊柱的侧面。椎旁软组织主要为脊柱周围肌，附于脊柱的棘突和横突。

四、脊柱区结构

（一）脊柱

脊柱构成人体躯干的中轴，成人男性脊柱全长约 70cm，女性约 60cm，由椎骨、骶骨和尾骨借椎间盘、关节突关节及韧带连接构成。

1. 椎骨　幼年时椎骨为 32~33 块，按所在的位置分为：颈椎 7 块、胸椎 12 块、腰椎 5 块、骶椎 5 块和尾椎 3~4 块。成人后，骶椎融合成 1 块骶骨，约 30 岁后，尾椎融合成 1 块尾骨。椎骨由前面的椎体和后面的椎弓组成，二者围成椎孔。

（1）椎体（vertebral body）：除寰椎以外，其他椎骨的椎体呈短圆柱形，上、下面的中央呈凹陷的粗糙面，周围隆起的平滑部为骺缘，来自胚胎骨骺，约在 25 岁时与椎骨融合。椎体的前面略凸，后面稍凹，有小动脉和椎体静脉进出。椎体表面骨密质较薄，内部为骨松质，内有 1~2 条椎体静脉（图 7-1-1）。未成年时，椎体骨松质间隙内由红骨髓填充，以后逐渐减少，被脂肪组织代替，在 MRI 图像上椎体信号强度随年龄出现相应改变。

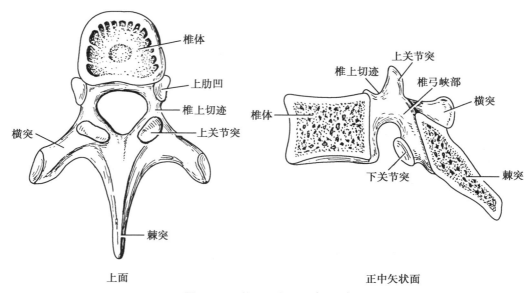

图 7-1-1　椎骨一般形态（胸椎）

（2）椎弓（vertebral arch）：由椎弓根和椎弓板构成，椎弓根是椎弓连接椎体的狭窄部，主要为骨密质，其上、下缘分别为椎上、下切迹，椎上切迹较椎下切迹浅。相邻的椎上、下切迹形成椎间孔（intervertebral foramen），共 24 对，除寰、枢椎间的椎间孔外，其他各椎间孔边界构成相似，前界为相邻椎体的后外侧部、椎间盘，上界为椎下切迹，下界为椎上切迹，后界为关节突关节的关节囊。椎间孔具有一定的长度，也称为椎间管（intervertebral canal），内有脊神经、脊神经节、脊神经脊膜支、脊髓的节段性动脉支和椎间静脉通过，脂肪组织填充其间。经椎间孔的横断层椎管壁不完整，其断开处为椎间孔。棘突自椎弓后面正中伸向后方或后下方。椎弓根与椎弓板连接处向两侧伸出 1 对横突（transverse process）；向上、向下分别发出上、下关节突（articular process），两者连接处称为关节突间部（pars interarticularis），该部位也是椎弓根和椎弓板连接处，故又称为椎弓峡部，临床上易发生骨折（见图 7-1-1）。

2. 椎骨的连接　第 2 颈椎至第 1 骶椎各椎体间借椎间盘、韧带和滑膜关节相连，分为椎体间连结和椎弓间连结。

（1）椎体间连结：椎体借椎间盘、前纵韧带和后纵韧带相连。

1）椎间盘（intervertebral disc）：除寰椎与枢椎之间无椎间盘以外，其他椎骨的椎体间均有椎间盘，共 23 个。全部椎间盘的长度约为除寰椎、枢椎之外脊柱长度的 1/5。各椎间盘的厚度各不相同，上胸段椎间盘最薄，与相邻椎体高度比约为 1:5，腰段椎间盘最厚，与相邻椎体高度比约为 1:2；颈段椎间盘较薄，与相邻椎体高度比约为 1:3。同一椎间盘的不同部位厚度也不相同，颈、腰段椎间盘前部厚，后部薄，形成脊柱前凸，胸段椎间盘前后厚度几乎相同。椎间盘厚度和大小可随年龄和性别而有差异。椎间盘由髓核、纤维环、软骨终板和穿通纤维（又称 Sharpey 纤维）构成（图 7-1-2）。髓核（nucleus pulposus）为柔软而富有弹性的胶状质，位于椎间盘的中心偏后，无血管，在颈段、腰段发育良好。新生儿的髓核相对较大而软，为胶性和黏液性物质，10 岁后逐渐被相邻的纤维环和软骨终板的纤维软骨代替。纤维环（annulus fibrosus）由纤维软骨组成，围绕髓核呈同心圆排列，形成并不十分完整的环，其前份较厚，后份较薄。出生时髓核含水量约 80%～90%，纤维环含水量约 80%，随着年龄增长，髓核含水量逐渐减少，并逐渐为纤维软骨样物质所代替，因而椎间盘 MRI 图像的信号强度随年龄增长有相应改变。Sharpey 纤维围绕在椎间盘最外层，主要由胶原纤维构成，无软骨基质，附于骺缘和软骨终板下骨质。软骨终板为透明软骨和纤维软骨，位于椎体的骺缘以内，紧贴椎体上、下面中央凹陷，构成髓核上、下界。CT 显示椎间盘密度低于椎体，难以区别髓核和纤维环，MRI 的 T_1 加权像上，胶原纤维和软骨终板可以区分，MRI 的 T_2 加权像上纤维环的外层和 Sharpey 纤维呈低信号强度，而髓核和纤维环的内层呈较高信号强度。除颈段外，椎间盘轮廓与所连接的椎体上、下面形状相似，横断层上前面凸，后面凹，但第 5 腰椎与第 1 骶椎间椎间盘后缘平直或稍突。椎间盘脱出常发生的年龄在 20～55 岁，最常见部位在第 4、第 5 腰椎间椎间盘和第 5 腰椎与第 1 骶椎间椎间盘，也常累及颈段椎间盘，尤其第 5、第 6 颈椎间椎间盘和第 6、第 7 颈椎间椎间盘，胸段椎间盘突出较为少见。椎间盘脱出最常在后纵韧带外侧脱出，压迫 1～2 条神经，少数情况从后方中线脱入椎管，压迫脊髓和马尾。腰段椎间盘有时在中线两侧对称性突入椎体，CT 检查时椎体出现对称性低密度区，呈"猫头鹰眼样征"。

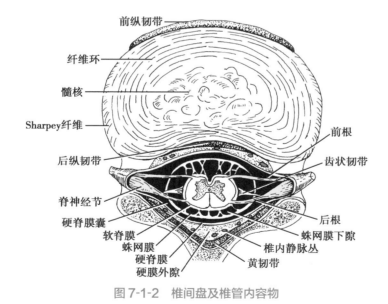

图 7-1-2　椎间盘及椎管内容物

　　2）前纵韧带（anterior longitudinal ligament）：上方起自枕骨大孔前缘，向下经寰椎前结节、椎体和椎间盘的前面，止于第 1 或第 2 骶椎的前面，牢固地附着于相邻椎体边缘、椎间盘和软骨终板，在椎体中间部附着较松（见图 7-1-2）。

　　3）后纵韧带（posterior longitudinal ligament）：细而坚韧，位于椎管内椎体后面，起于枢椎椎体，向上移行于覆膜，向下沿椎体和椎间盘后面至骶管前壁，与骶尾后深韧带移行。后纵韧带牢固地附着于椎间盘、椎体上缘和下缘，在椎体中间部附着较松。韧带在颈段和上胸段较宽而且宽度一致,在下胸段和腰段,韧带在椎体处窄,在椎间盘处宽,呈锯齿状。后纵韧带骨化较早,以第5颈椎最常见(见图 7-1-2)。

(2)椎弓间连结:包括椎弓板间、棘突间和横突间的韧带及上、下关节突间的滑膜关节。

1)韧带:①黄韧带(ligamenta flava):正常厚度 2~4mm,由弹性纤维构成,呈节段性,起自上位椎骨椎弓板前下部,止于下位椎骨椎弓板后上缘,向前外侧延伸至关节突关节内侧,参与构成椎间孔后壁,近中线处两侧黄韧带之间有连接椎内、外静脉丛的静脉穿通的间隙。黄韧带在颈段薄,宽而长,在胸段较厚,在腰骶段最厚,可达 3~5mm,随年龄增长,黄韧带可出现增生肥厚,以腰段为多见,常导致腰椎管狭窄,压迫脊神经,引起腰腿痛。②棘间韧带:位于相邻两棘突之间,很薄,几乎呈膜状,胸段棘间韧带狭而长,腰段棘间韧带宽而厚,颈段发育较差。③棘上韧带:位于棘突和棘间韧带后方,腰段较宽较厚,在第 7 颈椎棘突至枕外隆突之间的棘上韧带扩展成三角形的项韧带(ligamentum nuchae)。CT 图像上,棘上和棘间韧带呈细条状软组织密度影,T_1WI 和 T_2WI 上,棘上、棘间韧带在周围脂肪组织衬托下呈分散束状低信号。

2)关节突关节(zygapophysial joint):为相邻椎骨的上、下关节突构成,关节囊薄而松弛,附在关节面周围。颈椎关节突关节面倾斜走行,与冠状面大致呈 45°,胸椎关节突关节面呈冠状位,腰椎关节突关节变化较大:上位腰椎的关节突关节面近似矢状位,关节面间距较宽,第 5 腰椎的下关节突关节面有的呈冠状位。腰椎关节突的关节面倾斜度变化较大,且两侧常不对称,第 5 腰椎上关节突的关节面多数呈凹形面,少数呈平面,下关节突的关节面以凸形面和平面为主,其次为凹形面和波浪形(或 S 形)面。

(二)椎管及内容物

1. 椎管(vertebral canal) 由椎骨的椎孔、骶骨的骶管和椎骨之间的骨连结共同构成的骨纤维管道,起自枕骨大孔,终于骶管裂孔,其弯曲度与脊柱弯曲一致,内有脊髓及其被膜、脊神经根、血管和结缔组织等结构。

(1)椎管壁构成:椎管大部分是骨纤维性管道,其前壁由椎体、椎间盘和后纵韧带构成,两侧壁为椎弓根和椎间孔,后壁为椎弓板和黄韧带。椎管骶段为骨性的骶管。构成椎管壁的结构发生变化,如椎骨骨质增生、椎间盘突出及黄韧带肥厚等因素,均可以使椎管腔变形或狭窄。

(2)椎管腔形态:横断层上,椎管各段的形状及大小存在差异,这些差异与脊髓的直径及膨大相适应。颈段椎管较宽,多呈三角形,前后径短,横径长。通常第 1~3 颈椎段的椎管呈漏斗状,第 4~7 颈椎段的椎管大小基本相等。寰椎处椎管的前后径为 16~27mm,下部颈段椎管的前后径为 12~21mm,平均为 18mm,若前后径小于 12mm 应考虑椎管狭窄症。胸段椎管横断层呈圆形,较窄,前后径为 14~15mm,以第 4~6 胸椎段的椎管最为狭窄,此处的结核性脓肿或椎管内肿物易压迫邻近的脊髓及脊神经根。腰段椎管形态不一,第 1、第 2 腰椎段的椎管横断层多呈圆形或卵圆形,横径大于或等于前后径,第 3、第 4 腰椎段的椎管横断层多呈三角形,横径大于前后径,第 5 腰椎处的椎管多呈三叶形,CT 测量其前后径的正常范围为 15~25mm(图 7-1-3)。腰段椎管和椎体的比值范围在 1:5~1:2,比值小于 1:5 提示椎管狭窄。骶管横断层呈三角形,

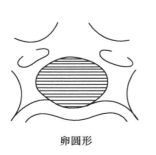
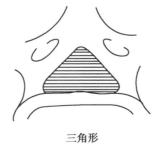
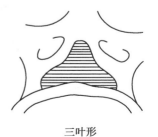

卵圆形　　　　　　　三角形　　　　　　　三叶形

图 7-1-3　腰段椎管的横断面形态

管径自上而下逐渐变小。骶管常有变异，约近半数人的骶管后壁存在裂隙或开放。椎管大小和形状不仅与椎体大小有关，同时也随年龄变化：婴幼儿和儿童早期椎管横径大于椎体横径；6～8岁颈段椎管与椎体横径大致相同，胸、腰段椎管横径小于相应的椎体。婴儿的颈、腰段椎管为横径大的卵圆形，胸段为圆形或前后径大的卵圆形，随年龄增大，椎管形成尖向后的三角形。16岁以前，椎管大小的绝对值不断增加。

椎管可分为中央椎管和侧椎管两部分，中央椎管为硬脊膜囊占据的部位，侧椎管为硬脊膜囊至椎间管内口神经根经过的通道。腰神经根离开硬脊膜囊至椎间管外口需经过一条骨性纤维管道，称为腰神经通道（channel of lumbar nerve）。此通道可分为两段：第一段为神经根管（即侧椎管），位于椎管的两侧，从硬脊膜穿出至椎间管内口，第二段为椎间管。神经根管有几处狭窄：①盘黄间隙：为椎间盘与黄韧带之间的部分；②上关节突旁沟：为上关节突内侧缘的浅沟；③侧隐窝：位于椎弓根内侧，是椎管最狭窄的部分，前壁为椎体后外侧部，外侧壁为椎弓根内面，后壁是上关节突和黄韧带；④椎弓根下沟：为椎弓根内下缘与椎间盘之间的部分。此通道任何部位病变均可压迫神经。腰椎侧隐窝比较明显，尤其第5腰椎和第1骶椎最明显。侧隐窝的前后径为椎体后缘到上关节突前缘的距离，正常值为3～5mm，若小于3mm则认为狭窄，大于5mm为不狭窄。侧隐窝前后径越小，则左右径越大。由于椎弓板和上关节突向前倾斜，因而侧隐窝在椎弓根上缘较下缘处更狭窄。腰神经斜行穿过椎间管，越向下越倾斜，腰段椎间管上部有腰神经根、腰动脉椎管内支和椎间静脉上支通过，下部有椎间静脉下支通过，故椎间管下半狭窄不容易压迫腰神经（图7-1-4）。

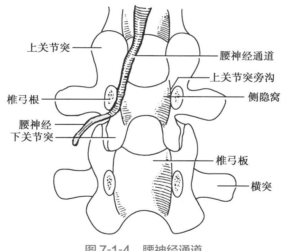

图 7-1-4　腰神经通道

2. 脊髓（spinal cord） 位于硬脊膜囊内，呈前后稍扁的圆柱形，各段脊髓外形不同。脊髓在枕骨大孔处与延髓相连，下端游离为脊髓圆锥（conus medullaris），平对第1腰椎椎体下缘（小儿平对第3腰椎椎体下缘）。与CT相比，MRI在显示脊髓的内部结构方面具有明显的优势，MRI断层图像可识别薄束、楔束及脊髓灰质（图7-1-5）。

脊髓节段与同序数的椎骨多不对应。一般来说，上段颈髓（$C_{1\sim4}$）与同序数椎骨同高；下段颈髓（$C_{5\sim8}$）和上段胸髓（$T_{1\sim4}$）较同序数椎骨高1个椎体；中段胸髓（$T_{5\sim8}$）较同序数椎骨高2个椎体；下段胸髓（$T_{9\sim12}$）较同序数椎骨高3个椎体；腰髓（$L_{1\sim5}$）平对第10、第11胸椎；骶髓、尾髓（$S_{1\sim5}$、C_o）平对第12胸椎和第1腰椎。

3. 脊髓被膜及被膜间隙 脊髓被膜自外向内依次为硬脊膜、蛛网膜和软脊膜。软脊膜在脊髓下端移行为终丝，止于尾骨的背面，在两侧前、后根之间形成齿状韧带，对脊髓有固定作用。软脊膜与蛛网膜之间为蛛网膜下隙，内充满脑脊液。自脊髓末端至第2骶椎水平蛛网膜下隙扩

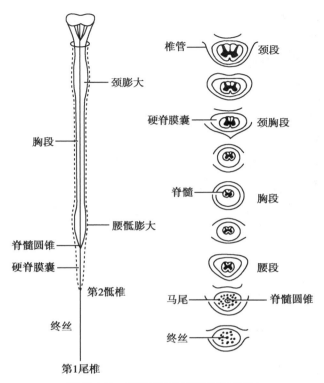

图 7-1-5　脊髓及其各部横断面形态

大为终池（terminal cistern），内有腰、骶和尾部神经根构成的马尾（cauda equina），横断层上马尾在终丝周围呈分散的小圆形结构。蛛网膜贴近硬脊膜的内面，两者之间为潜在的硬膜下隙，CT、MRI 和脊髓造影上，硬膜下隙不能显影，故两层膜成像为一层结构。硬脊膜由致密结缔组织构成，厚而坚韧，呈盲囊状包裹脊髓，形成一长筒状的硬脊膜囊（spinal dural sac）。硬脊膜囊内有脊髓和 31 对脊神经根，脊神经根向外经椎间孔穿出，表面包以硬脊膜，至椎间孔稍外侧，硬脊膜移行为脊神经外膜，并与椎间孔周围的结缔组织紧密相连。各脊神经前、后根在椎管内行走方向和距离各不相同，颈神经根较短，走行近似水平，胸神经根较长，斜向下，腰、骶神经最长，几乎垂直下行。第 1～4 腰神经根在椎间盘下缘或椎体上缘水平离开硬脊膜囊，第 5 腰神经和第 1 骶神经根在椎间盘上缘离开硬脊膜囊，腰部椎间盘突出常压迫相同序数的神经根和下对神经根，尤其压迫下对神经根较为明显。

硬脊膜与椎管骨膜之间为硬膜外隙（epidural space）（见图 7-1-2），含有椎内静脉丛、脊神经脊膜支、淋巴管、脊神经根及伴行的动、静脉等，其间填充有脂肪组织。不同部位，硬膜外隙的脂肪含量有所不同。颈、胸部的脂肪组织较少，位于黄韧带与硬脊膜囊之间，腰部的脂肪组织含量十分丰富，主要分布于以下 3 个部位：①硬膜外隙的前部及两侧部前方；②硬膜外隙后部及侧部后方；③侧隐窝内。这些部位的脂肪可厚达 3～4mm。CT 图像硬膜外脂肪表现为低密度，MRI 图像则表现为高信号，使硬脊膜囊、腰神经根和椎内静脉丛得以很好地显示。

（三）脊柱静脉

脊柱静脉沿整个脊柱分布，并在椎管的内、外形成复杂的静脉丛，静脉缺乏静脉瓣，吻合广泛，向上与颅内的静脉相通，向下与盆腔的静脉广泛吻合，是上、下腔静脉交通途径之一，腹、盆腔的感染，寄生虫或肿瘤细胞可不经肺循环而直接转移或扩散到颅内（图 7-1-6）。

1. 椎外静脉丛（external vertebral venous plexus）　位于脊柱外面，分为椎外前静脉丛和椎外后静脉丛（见图 7-1-6）。椎外前静脉丛呈网状，位于椎体前面，在颈段较发达，接受椎体周围血液，与椎体静脉相交通。该静脉丛的血液回流至肋间后静脉、腰静脉、奇静脉和半奇静脉。

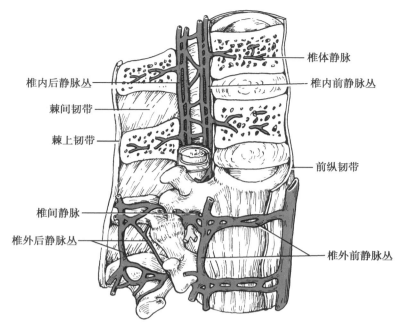

图 7-1-6 脊柱静脉

椎外后静脉丛围绕椎弓、横突、棘突及黄韧带的背面,在寰椎周围尤为丰富,伸延到乳突后方,可经黄韧带间隙与椎内静脉丛相交通,并接受椎骨及背深肌群的血液。

2. 椎内静脉丛(internal vertebral venous plexus) 位于硬膜外隙内,收集脊髓和椎体静脉血液,分为椎内前静脉丛和椎内后静脉丛(见图 7-1-6)。椎内前静脉丛沿椎管全长分布,位于椎体、椎间盘后面及后纵韧带两侧。椎内前静脉丛位于椎间盘处的管腔比较细小,在椎体处比较粗大,在椎体背面有横吻合支接受椎体静脉。椎内后静脉丛位于椎弓和黄韧带前方,自枕骨大孔向下延伸到骶管,经黄韧带间隙与椎外后静脉丛交通,借外侧支与椎内前静脉丛相连。椎内静脉丛在枕骨大孔周围形成一个密集的静脉网,连接椎静脉、枕窦和乙状窦、基底静脉丛、舌下神经管静脉丛和枕髁导静脉,在椎间孔和骶前孔处,该丛与相应的椎间静脉相交通,在第 5 腰椎与第 1 骶椎间椎间孔处最明显,其次第 4、第 5 腰椎间椎间孔,CT 扫描图像上,椎内前静脉丛可显影,每侧一对,常出现在腰骶部,密度近似椎间盘,易误认为椎间盘突出。在 MRI 图像上,椎内前静脉是恒定存在的结构,特别在枢椎水平,横断层上表现为硬膜外隙前外侧部呈高强信号的两对纵管,椎间盘突出或其他病变可使椎内前静脉丛移位或扭曲。

3. 椎间静脉(intervertebral vein) 与脊神经根伴行通过椎间孔(见图 7-1-6),引流脊髓和椎内、外静脉丛的静脉血,在颈部注入椎静脉,在胸部注入奇静脉和半奇静脉,在腰部注入腰静脉,在骶部注入骶外侧静脉。

4. 椎体静脉(basivertebral vein) 位于椎体的骨松质内,无瓣膜,大而弯曲,类似颅骨的板障静脉。椎体静脉向前直接汇入椎外前静脉丛,向后注入椎内前静脉的横吻合支,老年人椎体静脉增粗,CT 上表现为穿过处的皮质不连续,与骨松质内 Y 形的低密度条状影相连,易误认为骨折。

（四）椎旁软组织

脊柱周围的软组织主要位于脊柱两侧和后方,由浅入深依次为皮肤、浅筋膜、深筋膜和肌层。

1. 深筋膜 项部的深筋膜分为浅、深两层,浅层包裹斜方肌,是封套筋膜的一部分,深层在该肌的深面,称项筋膜(nuchal fascia)。胸背区和腰区的深筋膜也分为浅、深两层。浅层薄弱,位于斜方肌和背阔肌的表面,深层较厚,称为胸腰筋膜(thoracolumbar fascia)。骶尾区的深筋膜较薄弱,与骶骨背面的骨膜相愈着。

2. 肌层 包括颈深肌群、背部肌群和腰椎旁肌群等，主要附着在脊柱的横突和棘突，运动脊柱和维持姿势。

（1）颈深肌群：分为内侧群和外侧群。内侧群有颈长肌、头长肌、头前直肌和头侧直肌；外侧群有前斜角肌、中斜角肌和后斜角肌。

（2）背部肌群：由浅至深大致分为4层：第1层有背阔肌、斜方肌和腹外斜肌后部；第2层有夹肌、肩胛提肌、菱形肌、上后锯肌、下后锯肌和腹内斜肌后部；第3层有竖脊肌（髂肋肌、最长肌和棘肌）和腹横肌后部；第4层有横突棘肌（半棘肌、多裂肌和回旋肌）、枕下肌肌群（头后大直肌、头后小直肌、头下斜肌和头上斜肌）、横突间肌和棘突间肌等。

（3）腰椎旁肌群：主要为外侧的腰大肌和后外的腰方肌。

3. 椎动脉 穿第6～1颈椎横突孔，经寰椎上面的椎动脉沟入椎管，继而向上经枕骨大孔入颅腔，颈椎的骨质增生所致的横突孔变窄可压迫椎动脉，影响脑和内耳的血供。

第二节　脊柱区结构断层影像解剖学特点

根据断层部位的不同，脊柱的横断层分为经椎弓根的横断层、经椎体下部的横断层和经椎间盘的横断层；脊柱的矢状断层分为经脊柱正中的矢状断层和经脊柱旁正中的矢状断层；脊柱的冠状断层因在临床上较少使用，故本章暂不叙述。

1. 经椎弓根横断层 主要特征是椎管为完整性骨环，由椎体、椎弓根和椎弓板构成。不同部位椎管的形状及大小存在差异。颈段椎管较宽，多呈三角形，胸段椎管呈圆形，较窄，腰段椎管形态不一。第1、第2腰椎椎管横断层多呈圆形或卵圆形；第3、第4腰椎椎管横断层多呈三角形；第5腰椎处椎管多呈三叶形。硬脊膜囊占据椎管的中央部分，周围为硬膜外隙，神经根将硬膜外隙分为前、后隙，前隙窄小，有椎内前静脉丛通过，后隙较大，有椎内后静脉丛通过。脊髓位于硬脊膜囊内，周围为低密度的脑脊液，CT和MRI上可较好地显示脊髓的形态结构。经椎弓根的横断层除显示椎管形态结构外，也可很好地显示椎体、椎弓根、椎弓峡部、椎弓板、横突等结构。椎体断面主要由骨松质构成，表面骨密质较薄，前、后纵韧带分别附于椎体前、后面。椎弓根主要为骨密质，棘突内为骨松质，表面为薄层的骨密质，横突主要为骨密质。不同部位横突的位置略有不同：颈椎横突位于关节突之前，椎体和椎弓根的外侧；腰椎横突位于椎体后方，关节突外侧；胸椎横突较颈、腰椎横突偏后，位于关节突后外侧。椎弓根与椎弓板移行处为椎弓峡部，主要为骨松质（见图7-4-3、图7-4-8、图7-4-13）。

2. 经椎体下部横断层 经过椎弓根下方和椎间孔上部，主要特征是椎管为不完整的骨性环，其断开处为椎间孔上部。椎间孔具有一定长度，也称为椎间管，前界为椎体后外侧缘，后界为下关节突。颈段椎间孔内主要有椎间静脉，胸段、腰段椎间孔内主要有脊神经根和节段性的根动脉向下穿行。椎管内的结构与经椎弓根断层基本相似（见图7-4-4、图7-4-9、图7-4-14）。

3. 经椎间盘横断层 显示椎间盘、关节突关节和椎间孔下部的最佳断层。椎间盘由髓核、纤维环、软骨终板和Sharpey纤维构成。由于生理性弯曲，该断层有时可见上、下位椎体。经椎间盘的横断层，椎间孔的前、后界与经椎体下部的横断层不同，前界为椎间盘，后界为关节突关节和黄韧带，通过椎间孔的结构也不同，颈段椎间孔有脊神经根，胸、腰段椎间孔内有静脉通过。不同的部位上、下关节突的位置各不相同，颈、胸段的上关节突在前，下关节突在后；腰段的上关节突在外侧，下关节突在内侧。黄韧带位于椎板内面，呈V形，向前外侧延伸至关节突关节内侧，加固关节囊，并构成椎间管的后壁。在CT扫描图像上，黄韧带CT值与肌相似，在MRI图像上，其信号强度与周围脂肪组织的信号易于区别。椎管内的结构与经椎弓根和椎体下部的横断层基本相似（见图7-4-5、图7-4-10、图7-4-15）。

4.经脊柱正中矢状断层　经过椎体正中,显示脊柱、椎管及其内容物。成人颈曲凸向前,自寰椎到第2胸椎,最凸处位于第4、第5颈椎之间。胸曲凸向后,位于第2~11胸椎之间,最凸处位于第6~9胸椎之间。腰曲凸向前,在女性尤为明显,自第12胸椎中部到骶岬附近,最凸处位于第3~4腰椎之间,骶曲自骶岬到尾骨尖,出现于胚胎第5个月。椎体为方形,自第2颈椎到第3腰椎逐渐增大,第4、第5腰椎大小有差异,在骶、尾椎自上向下迅速变小。椎间盘在不同部位厚度不同:颈段较厚,胸段最薄,尤其是上胸段,腰段最厚。前、后纵韧带分别位于椎体和椎间盘的前、后。椎管的弯曲与脊柱弯曲一致,脊髓位于椎管的硬脊膜囊内,上端在枕骨大孔处与延髓相连,末端变细,平对第1腰椎椎体下缘(小儿平对第3腰椎椎体下缘)。脊髓前、后方有脑脊液,硬脊膜囊外为硬膜外隙,内有脂肪组织填充。脊柱后部由椎板及其连接的黄韧带、棘突及其连接的棘间韧带和棘上韧带组成(见图7-4-6、图7-4-11、图7-4-16、图7-4-20)。

5.经脊柱旁正中矢状断层　该断层通过椎间孔,可较好地显示椎间孔结构,因各椎体的大小不一,故该矢状断层的结构变化较为复杂。椎间孔位于相邻椎上、下切迹之间,但在不同部位,其形态及前、后壁的构成略有不同。颈段椎间孔呈椭圆形,上部内有静脉,下部容纳脊神经根;胸、腰段椎间孔呈卵圆形,上宽下窄,上部有脊神经根向下穿行,下部有静脉通过。椎间孔内存在丰富的脂肪组织,在 CT 和 MRI 上能很好地显示脊神经根和椎间静脉。第1颈神经由枕骨和寰椎之间出椎管,第2~7颈神经由同序数椎骨上方的椎间孔出椎管,第8颈神经由第7颈椎和第1胸椎间椎间孔出椎管,第1胸神经~第5腰神经由同序数椎骨下方的椎间孔出椎管。椎间盘脱出可能会压迫1~2条脊神经或神经根,即经椎间盘脱出处出椎间孔的神经根和经过椎间盘脱出处向下走行至下方椎间孔的神经根,腰段椎间盘脱出以压迫在此通过的神经根较为常见,第5腰椎与第1骶椎间椎间盘脱出压迫第1骶神经(见图7-4-7、图7-4-12、图7-4-17)。

(韦　力　余　彦　胡光强)

第三节　脊柱区结构断层影像学表现

一、CT 表现

脊柱区 CT 检查以横断层扫描为主,以矢状位与冠状位重建为重要补充。骨窗图像以观察椎体及其附件、椎间孔、椎管等骨性结构为主,软组织窗图像以观察椎间盘、脊髓、神经根、韧带及椎体周围软组织等结构为主。各种结构在 CT 断层图像上表现不一。CT 扫描典型断层包括:椎弓根、椎体下部(椎间孔)和椎间盘断层。

1.脊椎及附件骨　CT 图像上可以很好地观察脊椎及附件骨结构的骨皮质和骨小梁,包括椎体、椎弓根、椎板、棘突、横突和关节突关节(椎小关节)等,骨皮质表现为致密、连续的线状或带状高密度影,位于椎体及附件的边缘部;骨松质表现为细密的网格状影,其密度略低于骨皮质密度,位于骨结构的中央部。网格状的间隙内充填的骨髓组织表现为软组织密度影。关节突关节在脊柱各段方位不同,颈段近似于水平位排列,胸段近似于冠状位排列,腰段近似于矢状位排列。正常关节面光滑、完整,关节间隙宽度为2~4mm。

2.椎管及内容物　正常椎管横断层呈类圆、椭圆或近似三角形,由椎体、椎弓根和椎弓板围成。椎管内容纳硬脊膜囊和脊髓等结构。硬脊膜囊在低密度硬膜外脂肪组织的衬托下,呈圆形或椭圆形软组织密度影,囊内含有蛛网膜下隙内的脑脊液和脊髓,CT 平扫三者不能清晰地区分。侧隐窝呈漏斗状,其前方是椎体后外面,后方为上关节突,侧方为椎弓根内壁,其前后径不小于5mm,内有软组织密度的脊神经通过,周围为低密度的脂肪组织。椎内静脉丛位于硬膜外脂肪间隙内,在 CT 平扫上不能单独显示,增强扫描呈点状高密度影,以颈区较明显。

3. 椎间孔 呈裂隙状位于椎管前外侧,前方为椎体和椎间盘,后方为关节突关节,上、下方为椎弓根,内侧与侧隐窝相连。其内的脊神经根呈软组织密度,周围有低密度的脂肪组织环绕。

4. 椎间盘 呈软组织密度影,CT 值为 70HU±5HU,不能区分髓核和纤维环,其外缘连续、光滑,不超出椎体的外缘(图 7-3-1)。颈段椎间盘后缘平直,自颈部向下至下腰部,椎间盘后缘呈不同程度的向腹侧凹陷,至第 4、第 5 腰椎间椎间盘又变为平直,而第 5 腰椎与第 1 骶椎间椎间盘向背侧轻度膨隆。

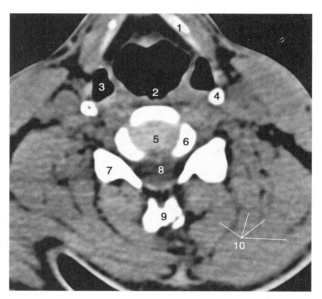

图 7-3-1 经第 4、第 5 颈椎间椎间盘横断层 CT 图像
1. 甲状软骨;2. 喉咽;3. 梨状隐窝;4. 舌骨大角;5. 椎间盘;6. 第 5
颈椎椎体钩;7. 第 5 颈椎关节突;8. 脊髓;9. 棘突;10. 椎旁肌群。

5. 脊椎韧带 前、后纵韧带均较薄,CT 上不能单独显示。黄韧带较厚(正常时≤3mm),位于椎弓板和关节突的内侧面,密度高于硬脊膜囊和硬膜外脂肪,显示较清晰。棘上和棘间韧带也呈细条状软组织密度影。

6. 椎旁软组织 脊柱各段椎旁软组织(主要为肌)名称各不相同,CT 上均表现为软组织密度结构,CT 值约 40～50HU,其间的间隙含有低密度脂肪组织,容易显示与区分(见图 7-3-1)。

二、MRI 表现

MRI 成像方法主要包括自旋回波序列 T_1 加权成像(SE T_1WI)和有/无脂肪抑制的快速自旋回波 T_2 加权成像(FSE/TSE T_2WI)。MRI 具有非常好的组织对比性,对于椎体、椎间盘、脊髓、神经根、韧带及椎体周围软组织解剖结构的显示明显优于 CT。

1. 脊椎与附件 在横轴位、冠状位和矢状位上均可清晰地显示,但以矢状位和横轴位显示较好。骨皮质和骨小梁在 T_1WI 和 T_2WI 上均呈低信号,前者连续、光滑,后者呈网格状。椎体及附件内骨髓在 T_1WI 上呈高信号,T_2WI 上呈中高信号,由于其内的黄骨髓分布不均匀,常导致其信号不一致。

2. 椎管及内容物 在横轴位和矢状位上均可清晰地显示。在 T_1WI 或 T_2WI 上,脊髓位于椎管中心呈中等信号,脊髓周围蛛网膜下隙内的脑脊液在 T_1WI 上呈低信号,T_2WI 上呈高信号,在其衬托下脊髓显示更清晰。高分辨横轴位 T_2WI 上,脊髓灰质结构位于脊髓中央部呈蝶形略高信号,白质纤维束呈略低信号;而 T_1WI 上常显示不清。脊神经根在蛛网膜下隙脑脊液的衬托下,呈中等信号条状或圆点状影。硬膜外脂肪组织在 T_1WI 上呈连续条状或带状高信号,T_2WI 上呈中高信号,其内的椎内静脉丛呈网状略低信号。硬脊膜囊在硬膜外脂肪组织和蛛网膜下隙内脑脊液的衬托下,呈略低信号影,但 T_1WI 上显示不清(图7-3-2)。

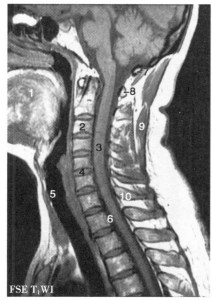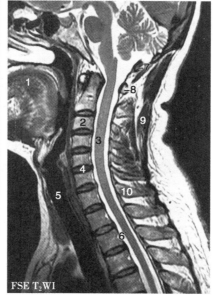

图 7-3-2　经颈椎正中矢状断层 MRI 图像

1. 舌;2. 第 3 颈椎椎体;3. 脊髓;4. 第 5、第 6 颈椎间椎间盘;5. 气管;6. 蛛网模
下隙;7. 枕骨大孔后唇;8. 寰椎后弓;9. 头半棘肌;10. 第 7 颈椎棘突。

3. 椎间孔　以横轴位和旁正中矢状位像显示最佳。椎间孔大部分被脂肪组织充填而呈高信号,走行于其中的脊神经根呈圆形、长圆形,呈低信号或等信号。

4. 椎间盘　在横轴位、冠状位和矢状位上均可清晰地显示,其信号强度和椎体骨髓相似或略低。髓核在矢状位 T_2WI 上呈较高信号,但中心区常可见水平状低信号线,为退行性纤维化。椎间盘周边纤维环 Sharpey 纤维,上、下缘透明软骨终板在 T_1WI 和 T_2WI 上均显示为低信号。椎间盘高度以腰椎最大,其次为颈椎间椎间盘,胸椎间椎间盘高度最低(见图7-3-2)。

5. 脊椎韧带　韧带含水量较少,在 T_1WI 和 T_2WI 上均呈低信号。前、后纵韧带较薄,均呈线样低信号,与椎体前、后缘骨皮质、纤维环低信号不易区分。黄韧带较厚,横轴位上容易显示。棘上、棘间韧带在周围脂肪组织的衬托下,呈分散束状低信号。

6. 椎旁软组织　椎旁肌在 T_1WI 和 T_2WI 上分别呈低信号和中低信号。肌与肌、肌束与肌束之间通常含有脂肪间隔,在 T_1WI 和 T_2WI 上呈中高信号,与低信号的肌形成自然对比,可以辨认不同的肌,并且肌束间的间隔使每块肌断层呈花纹样外观。

(赵　建　徐海波)

第四节　脊柱区断层影像解剖

一、脊柱颈段断层影像解剖

(一)脊柱颈段横断层影像解剖

1. 经寰枕关节横断层　该断层属颅颈连接区,主要显示寰枕关节。该关节由两侧枕骨髁与寰椎侧块上关节凹构成,关节面呈凹陷形,枕骨髁在内侧,寰椎侧块的上关节凹在外侧包绕枕骨髁。寰椎侧块之间有一椭圆形的断面为齿突上端,在 CT 上呈高密度影,MRI 为低信号。若断层偏低可见在齿突前方呈突向前的寰椎前弓；若断层偏高，则主要显示颅底后部的枕骨基底部和枕骨大孔。椎管较宽，呈三角形，横径大于矢径，其内容纳有脊髓、蛛网膜下隙和硬膜外隙等结构，由于蛛网膜下隙内充满脑脊液，并与脊髓形成鲜明对比，故 CT 和 MRI 影像上可较好地显示脊髓的形态结构。颈髓横断面呈扁圆形，矢状径小于横径。在 CT 和 MRI 影像上，硬脊膜囊在椎管内硬膜外丰富的脂肪组织衬托下，显示较为清晰。椎动脉的位置变化比较复杂，若断层偏高时，可见其位于椎管内；断层偏低时，则位于椎管外。头前直肌和头外侧直肌位于寰枕关节前外侧，颈内动、静脉，舌咽神经，迷走神经，副神经等位于两者前方，而枕下三角位于两者后方，其内有枕下脂肪，有时可见椎动、静脉和枕下神经。枕下三角周围肌有头后大直肌、头后小直肌、头上斜肌和头下斜肌等枕下肌肌群。枕下肌肌群后方为头半棘肌和头夹肌，外侧为二腹肌后腹和头最长肌。颞骨茎突和颞骨乳突分别位于寰椎侧块外侧前方和后方（图 7-4-1）。

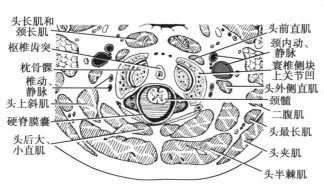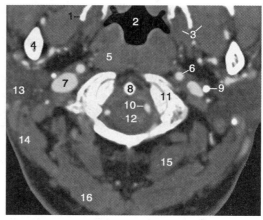

图 7-4-1　经寰枕关节横断层解剖及 CT 图像

1. 翼突外侧板；2. 鼻咽；3. 翼内、外肌；4. 下颌颈；5. 头长肌和颈长肌；6. 颈内动脉；7. 颈内静脉；8. 齿突；9. 茎突；10. 椎动脉；11. 寰枕关节；12. 颈髓；13. 腮腺；14. 头夹肌；15. 头后大直肌；16. 头半棘肌。

2. 经寰枢关节横断层　该断层显示寰枢关节。寰椎呈环状，无椎体、棘突和关节突，由前弓、后弓及侧块组成。前弓较短，前面正中有前结节，后面正中为小的齿突凹，与枢椎的齿突相关节。后弓较长，后面正中处有一粗糙隆起，称后结节。前弓与齿突间可见寰齿关节前间隙。齿突居中，两侧为寰椎侧块，齿突外侧缘与两寰椎侧块内缘间的距离应等长，否则应考虑病变所致，寰椎侧块内侧缘结节为横韧带附着，成人结节间距平均值为 16mm，比横韧带间距短。自寰椎侧块向外延伸的三角形部分为寰椎横突，横突一般见于经寰椎侧块中部的断层。颈内动、静脉位于横突前外侧，舌咽神经、迷走神经、副神经和舌下神经位于颈内动、静脉内后方，横突前内侧有交感干的颈上神经节和头长肌。因寰椎前弓较后弓稍高，在以 0° 角进行连续横断层扫描时，寰椎前弓通常在较高的上一断层先于后弓出现。若断层偏高可见位于后弓上方的椎动脉沟及椎动脉。寰椎后弓与寰椎横韧带之间为椎管，椎管内结构与寰枕关节断层相似。脊柱周围肌与寰枕关节断层相似，但头前直肌、头外侧直肌和头后小直肌消失，头下斜肌和胸锁乳突肌出现，在头后大直肌、头上斜肌和头下斜肌之间为枕下三角（图 7-4-2）。

3. 经颈椎椎弓根横断层　断层的特征是椎管为完整骨性环。椎弓根短，向后外侧突出，与矢状面约呈 45°。椎弓板薄，自椎弓根后端伸向后内侧，与椎体、椎弓根形成完整骨性环。棘突短，末端分叉为两个不等大的结节，其上有项韧带和许多背深肌附着，包括棘突间肌、多裂肌和半棘肌等。横突位于椎体两侧，可见横突孔和横突前、后结节，第 4～6 颈椎横突前结节较长而粗糙，有前斜角肌、头长肌和颈长肌附着，后结节为颈夹肌、颈最长肌、颈髂肋肌、肩胛提肌、后斜角肌和中斜角肌附着。椎管近似一尖端向后的三角形，横径大于矢径，矢径是评价颈椎管大小的重要指标,正常范围在寰椎是 16～27mm,寰椎以下为 12～21mm,平均为 18mm,矢状径若小于 12mm,则应考虑椎管狭窄。椎管内结构与寰枕关节、寰枢关节断层相似。颈髓横断面呈扁圆形,矢状径小于横径。一般颈髓的矢状径为 6～8mm,中颈段略小。横径一般为 7～11mm,第 5 颈椎最宽,可达 12～15mm。

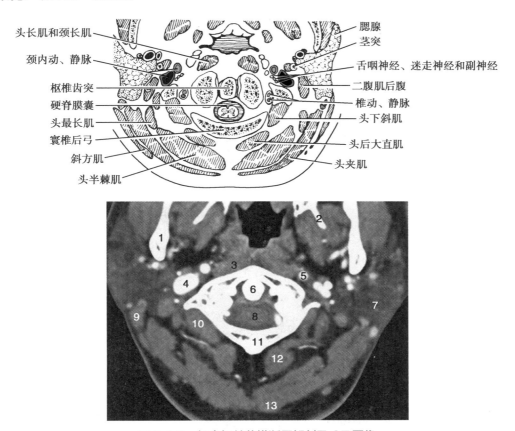

图 7-4-2　经寰枢关节横断层解剖及 CT 图像

1. 下颌支;2. 翼突外侧板;3. 头长肌和颈长肌;4. 颈内静脉;5. 颈内动脉;6. 齿突;7. 腮腺;
8. 颈髓;9. 胸锁乳突肌;10. 头下斜肌;11. 寰椎后弓;12. 头后大直肌;13. 头半棘肌。

　　椎旁肌的配布为颈深肌内侧群(椎前肌群)位于椎骨的前外侧,外侧群(斜角肌肌群)位于椎骨外侧。自第 5 颈椎水平向下,前斜角肌与中、后斜角肌逐渐分开,前、中斜角肌与第一肋上缘形成斜角肌间隙,内有臂丛和锁骨下动脉通过。背部浅层肌包括斜方肌和肩胛提肌,位置表浅,斜方肌位于椎骨后方,肩胛提肌位于椎体两侧。背部深层肌包括夹肌(头夹肌和颈夹肌),竖脊肌(自外侧向内侧包括颈髂肋肌、头最长肌和头棘肌)、横突棘肌(自浅而深包括头半棘肌、颈半棘肌、多裂肌和回旋肌)和棘间肌。头半棘肌是辨别背部深层肌的重要标志,其后方为夹肌,外侧为头最长肌和颈最长肌,深方为颈半棘肌。棘突间肌位于棘突之间(图 7-4-3)。

　　4. 经颈椎椎体下部横断层　该断层主要特征是椎管为不完整的骨性环,其断开处为两侧椎间孔的上部。椎管的前壁为椎体,后壁为椎弓板,若断层偏低时,后壁可见附于椎弓板上的黄韧带。该断层是观察椎体形态结构的最佳断层。椎体呈椭圆形,矢状径为 15.7～16.3mm,横径为22.9～24.2mm,前、后分别有前纵韧带和后纵韧带附着,前外侧有一深压迹供颈长肌附着。椎间孔上部为伸向前外侧的骨性管道,横径为 4～5mm,矢状径为 6～7mm,其前内侧壁为椎体下部的后外侧部,后外侧壁为关节突关节,关节间隙 2～4mm,下关节突位于后部,而下位椎骨的上关节突位于关节突关节的前部,黄韧带附于关节突关节内侧。椎管内结构和脊柱周围肌与经颈椎椎弓根的断层基本相似(图 7-4-4)。

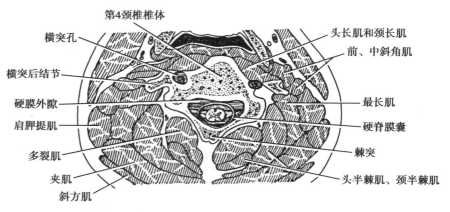

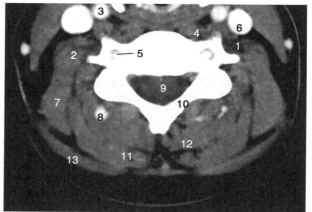

图 7-4-3　经颈椎椎弓根横断层解剖及 CT 图像

1. 斜角肌间隙；2. 中、后斜角肌；3. 颈内动脉；4. 头长肌、颈长肌；5. 横突孔；6. 颈内静脉；7. 肩胛提肌；8. 颈深静脉；9. 颈髓；10. 椎弓板；11. 夹肌；12. 头半棘肌；13. 斜方肌。

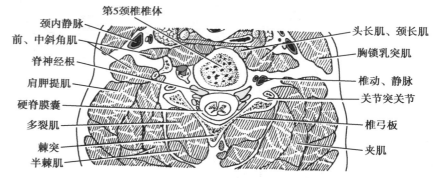

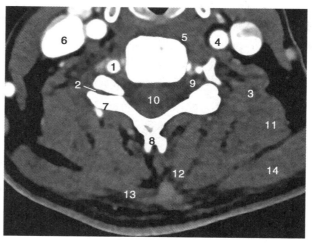

图 7-4-4　经颈椎椎体下部横断层解剖及 CT 图像

1. 椎动脉；2. 关节突关节；3. 中、后斜角肌；4. 颈内动脉；5. 头长肌和颈长肌；6. 颈内静脉；7. 下关节突；8. 棘突；9. 椎间孔；10. 颈髓；11. 肩胛提肌；12. 半棘肌；13. 夹肌；14. 斜方肌。

5. 经颈椎间椎间盘横断层 该断层主要显示椎间盘和椎间孔下部。第3～7颈椎椎体上面侧缘各有一向上突起的椎体钩，下面侧缘相对应部有斜坡样的唇缘，椎体钩与上方椎体的唇缘相接，形成钩椎关节（uncovertebral joints），又称 Luschka 关节。钩椎关节后外侧部构成椎间孔下部前壁，邻近颈神经根；后方有脊髓、脊神经的脊膜支和椎内前静脉丛，外侧有椎动、静脉和交感神经丛。随着年龄的增长，椎体钩出现骨质增生，可压迫神经和血管。椎间孔后壁为关节突关节，因椎间孔内脂肪组织较丰富，在 CT 和 MRI 上神经根易于识别。因椎体钩的存在，在横断层上颈段椎间盘的面积较胸、腰段椎间盘小，但厚度介于胸、腰段椎间盘之间。由于生理性颈曲的存在，在经颈段椎间盘的断层可同时显示下位椎体的后上缘、椎体钩和上位椎体的前下缘。颈椎的椎体钩、横突和关节突够成复合结构，与颈神经根和椎动脉毗邻，脊髓亦相距较近，故是颈椎的关键部位，该部位任何部分的病变，可引起神经和血管的压迫症状。该断层椎管也为不完整的骨性环，但其前、后壁与经椎弓根和椎体下部的断层略有不同，其前壁为椎间盘和后纵韧带，后壁为椎弓板和黄韧带。椎管内结构和脊柱周围肌与经椎体下部断层基本相似（图7-4-5）。

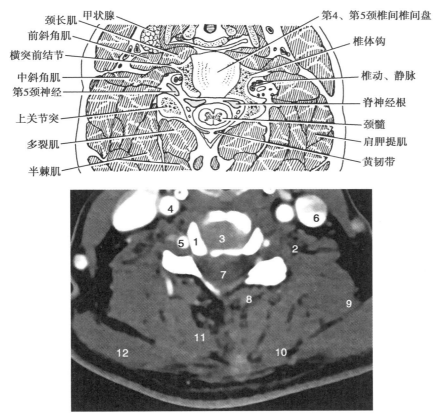

图 7-4-5 经颈椎间椎间盘横断层解剖及 CT 图像

1. 椎体钩；2. 斜角肌间隙；3. 椎间盘；4. 颈内动脉；5. 椎动脉；6. 颈内静脉；
7. 颈髓；8. 横突棘肌；9. 肩胛提肌；10. 夹肌；11. 半棘肌；12. 斜方肌。

（二）脊柱颈段矢状断层影像解剖

1. 经颈椎正中矢状断层 脊柱颈曲凸向前，其顶点在第4～6颈椎平面。寰椎无椎体，无棘突，其前、后弓主要为骨密质构成，在 MRI 上为低信号。寰枕前、后膜分别连接寰椎的前、后弓与枕骨大孔前、后缘。枢椎特点为自椎体向上伸出一指状的齿突，齿突的前、后面各有一关节面，前关节面与寰椎的齿突凹相关节，后关节面与寰椎横韧带相关节。齿突原系寰椎的椎体，在发育过程中，为适应头部旋转运动，脱离寰椎而与枢椎椎体融合，故其间可见原始椎间盘，在 MRI 上为低信号，应与骨折线相鉴别。第 3～7 颈椎椎体逐渐变宽增大，其间有椎间盘相连接，椎间盘与相邻椎体高度比为 1:4～1:2；颈椎间椎间盘前部较后部厚，前、后缘高度之比为 2:1～3:1，故颈曲略微凸向前。枢椎棘突末端粗大，隆椎（第 7 颈椎）棘突较长且厚，伸向后方，其余颈椎棘突较短，向后下倾斜。黄韧带呈节段性，位于椎弓板间隙的前方，起自椎弓板下部前面，至下一椎弓板的后面，犹如屋瓦相互叠盖。棘突间以棘间韧带和棘突间肌相连，向后与棘突表面的项韧带相续。椎管随脊柱颈段形成凸向前的生理性弯曲，其前壁为椎体、椎间盘和后纵韧带，后壁为椎弓板和黄韧带。第 1～3 颈椎段的椎管呈漏斗状；第 4～7 颈椎段的椎管管径大小基本相等。脊髓位于椎管内，其弯曲情况与椎管一致，平第 5～6 颈椎椎体的脊髓节段形成颈膨大，其前后为位于蛛网膜下隙的脑脊液。脊柱后方有时可见位于枕下的头后小直肌和头半棘肌，附于棘突间的棘突间肌（图 7-4-6）。

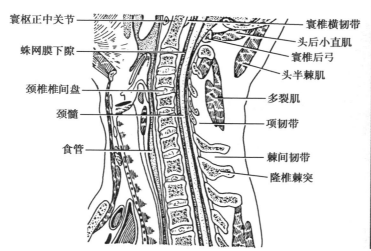 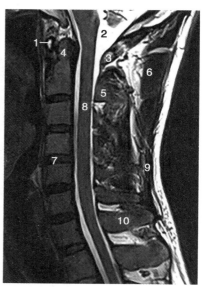

图 7-4-6　经颈椎正中矢状断层解剖及 MRI（FSE T$_2$WI）图像

1. 寰椎前弓；2. 小脑延髓池；3. 寰椎后弓；4. 枢椎齿突；5. 枢椎棘突；6. 头半棘肌；7. 第 4、第 5 颈椎间椎间盘；8. 颈髓；9. 项韧带；10. 隆椎棘突。

2. 经颈椎旁正中矢状断层　由于颈椎椎体大小不一，故该断层结构变化较为复杂。该断层的上份可见寰椎侧块的上、下关节面分别与枕骨髁和枢椎上关节面形成寰枕关节和寰枢外侧关节。寰椎的后弓在侧块后方，主要为骨密质。后弓上方为枕下三角，内有枕下脂肪组织，椎动、静脉和第 1 颈神经根通过，后面被覆头后大、小直肌；在寰椎后弓下方和寰枢外侧关节的后方为寰、枢椎间椎间孔，内有第 2 颈神经、椎间静脉和脂肪组织。第 3、第 4 颈椎因椎体较小，故旁正中矢状断层有时仅通过关节突关节外侧部，在切面上可见位于横突前根与关节突之间纵行的椎动脉，神经节位于动脉的后方。椎体和椎间盘后方的椎间孔呈椭圆形或卵圆形，前壁为椎体、椎间盘和下位椎骨的椎体钩，后壁为关节突关节，椎间孔下部有颈神经通过，其余空隙由血管、淋巴管和脂肪组织所占据。第 1 颈神经经寰椎与枕骨之间出椎管，第 2～7 颈神经经同序数椎骨上方椎间孔穿出，第 8 颈神经经第 7 颈椎下方的椎间孔穿出，颈神经根几乎呈水平方向离开椎管。横突和椎体前方有颈长肌，关节突后方由前向后有横突棘肌、头半棘肌和夹肌，最后方有菱形肌和斜方肌的断面（图 7-4-7）。

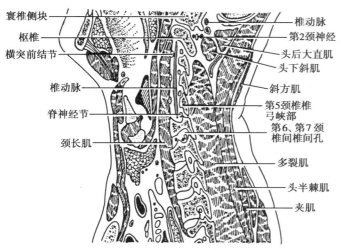
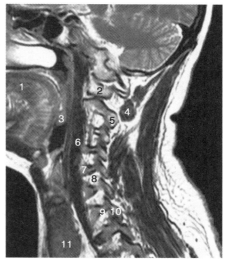

图 7-4-7　经颈椎旁正中矢状断层解剖及 MRI（FSE T$_2$WI）图像

1. 舌；2. 寰椎侧块；3. 腭垂；4. 头下斜肌；5. 枢椎下关节突；6. 头长肌与颈长肌；7. 第 5 颈椎椎体；8. 第 5、第 6 颈椎间椎间孔；9. 隆椎椎弓根；10. 隆椎下关节突；11. 甲状腺。

二、脊柱胸段断层影像解剖

（一）脊柱胸段横断层影像解剖

1. 经胸椎椎弓根横断层　椎管由椎体、椎弓根和椎弓板构成，近似圆形，略小，矢状径为 14～15mm，若小于 14mm 则应考虑椎管狭窄。在横断层上，胸椎椎体自上而下逐渐增大，中部椎体的横断面呈心形，矢径略大于横径，第 5～8 胸椎椎体有胸主动脉的压迫。胸髓横断面近似圆形，矢状径为 5～7mm，横径略大，为 7～9mm。胸段硬脊膜囊和黄韧带在椎管内脂肪组织较多时可见，但均不如腰部明显。椎弓根短而窄，两侧椎弓根向内扩展形成椎弓板，在中线汇合，椎弓两侧各向后外发出一横突。横突位于椎弓根之后，较颈椎和腰椎横突更靠后。椎体后外侧和横突末端分别与肋骨的肋头和肋结节构成肋头关节和肋横突关节。除第 1、第 11 和第 12 肋以外，其余肋头均与相邻两个椎体连接，组成肋头关节。椎弓峡部位于椎弓板、横突和椎弓根连接处。椎旁肌位于棘突和横突后方，分为浅、中、深层，浅层由浅至深为斜方肌和背阔肌，以及位于斜方肌深面的菱形肌和肩胛提肌；中层为上、下后锯肌；深层为竖脊肌（由内侧向外侧可分为棘肌、最长肌和髂肋肌）和横突棘肌（由浅至深可分为半棘肌、多裂肌和回旋肌）（图 7-4-8）。

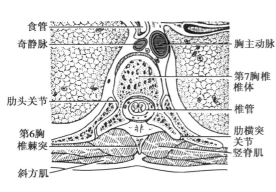
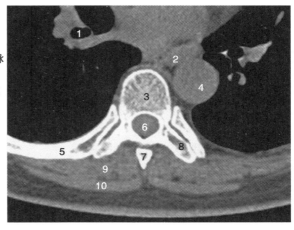

图 7-4-8　经胸椎椎弓根横断层解剖及 CT 图像

1. 右肺下叶支气管；2. 食管；3. 第 7 胸椎椎体；4. 胸主动脉；5. 第 7 肋骨；6. 胸髓；7. 棘突；8. 横突；9. 竖脊肌；10. 斜方肌。

2. 经胸椎椎体下部横断层 该断层椎管为不完整的骨性环，其前界为椎体，后界为椎弓板、关节突关节和附于椎弓板和关节突关节内侧的黄韧带。椎管断开处为椎间孔上部，其前界为椎体后外缘和肋头关节，前外侧界为肋颈，后界为关节突关节。关节突关节面呈冠状位，上关节突位于前，关节面向后；下关节突位于后，关节面向前。脊神经节和神经根主要通过该断层的椎间孔出入椎管。椎管内结构和脊柱周围肌与椎弓根断层基本相同（图7-4-9）。

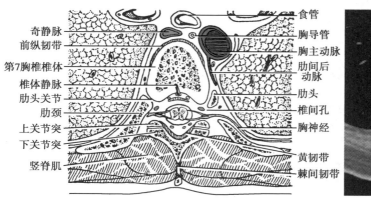
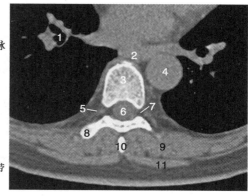

图7-4-9 经胸椎椎体下部横断层解剖及CT图像

1. 右肺下叶支气管；2. 食管；3. 第7胸椎椎体；4. 胸主动脉；5. 第7胸神经根；6. 胸髓；7. 椎间孔；8. 横突；9. 竖脊肌；10. 棘突；11. 斜方肌。

3. 经胸椎间椎间盘横断层 由于脊柱胸段的生理性弯曲存在，该断层有时可见上、下位椎骨的椎体、椎间盘以及上、下两个棘突的断面。该断层的椎管也为不完整的骨性环，前界为椎间盘和后纵韧带，后界为椎弓板、关节突关节和黄韧带，其断开处为椎间孔下部。椎间孔下部的前界为椎间盘和肋头关节，后界为关节突关节，外侧为肋颈，内有椎间静脉通过。其余结构基本同经胸椎椎弓根和胸椎椎体下部的断层相似（图7-4-10）。

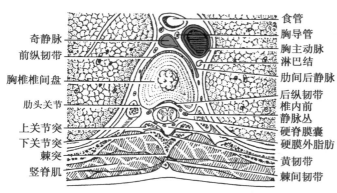
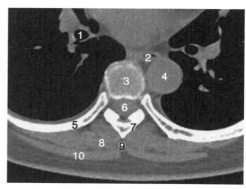

图7-4-10 经胸椎间椎间盘横断层解剖及CT图像

1. 中间支气管；2. 食管；3. 胸椎间椎间盘；4. 胸主动脉；5. 第7肋骨；6. 胸髓；7. 椎弓板；8. 竖脊肌；9. 棘突；10. 斜方肌。

（二）脊柱胸段矢状断层影像解剖

1. 经胸椎正中矢状断层 椎体近似长方形，自上而下逐渐增大，后缘有较粗的椎体静脉通过。胸椎间椎间盘较颈椎、腰椎间椎间盘薄，自上而下厚度逐渐增加。由于胸椎的椎体后部较前部厚，故形成向前凹的生理性胸曲，最凹处位于第6～9胸椎。前、后纵韧带位于椎体和椎间盘的前、后方，坚实地固定着椎间盘，故胸段较少发生髓核脱出。椎管胸段伴随脊柱胸曲形成凹向前的生理性弯曲，脊髓位于椎管内，其弯曲与椎管一致，在第12胸椎处形成腰骶膨大，然后迅速缩小为脊髓圆锥。脊髓的前后充满脑脊液。因硬脊膜囊前方的硬膜外脂肪组织较少，故硬脊膜囊与椎管前壁紧贴。黄韧带垂直于相邻的椎弓板上、下缘之间,棘突较长,几乎垂直向下,呈叠瓦状排列,下部棘突略呈三角形。棘突间为棘间韧带,后方有棘上韧带附于棘突后缘(图7-4-11)。

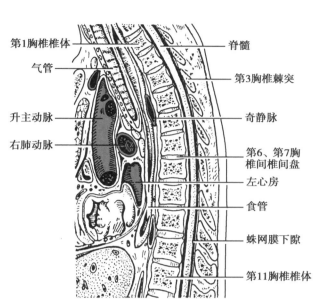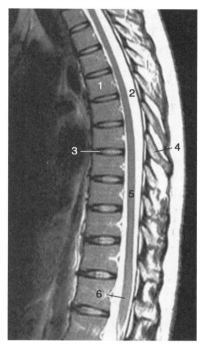

图 7-4-11　经胸椎正中矢状断层解剖及 MRI(FSE T$_2$WI)图像

1. 第 5 胸椎椎体;2. 蛛网膜下隙;3. 第 7、第 8 胸椎间椎间盘;4. 第 7 胸椎棘突;5. 脊髓;6. 脊髓圆锥。

2. 经胸椎旁正中矢状断层　胸椎椎间孔呈卵圆形,其纵径大于矢径,上部宽于下部,前壁为椎体和椎间盘外侧部后缘,后壁为关节突关节,第 1～12 对胸神经穿同序数椎骨下方的椎间孔上部进出椎管,而椎间血管主要通过椎间孔下部出入。椎弓根连接于椎体近上缘处,故椎上切迹较椎下切迹浅,椎弓峡部位于椎弓根与上、下关节突之间。椎旁肌位于上、下关节突关节后面,由浅至深依次为斜方肌或背阔肌、竖脊肌、横突棘肌(图7-4-12)。

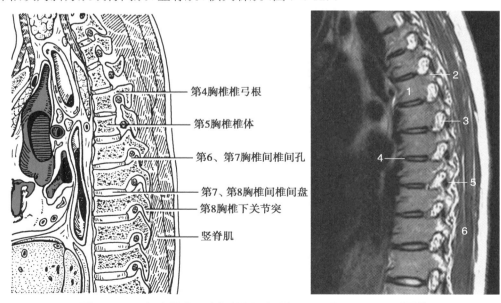

图 7-4-12　经胸椎旁正中矢状断层解剖及 MRI(FSE T$_2$WI)图像

1. 第 5 胸椎椎体;2. 第 5 胸椎椎弓根;3. 第 6、第 7 胸椎间椎间孔;4. 第 7、第 8 胸椎间椎间盘;
5. 第 8 胸椎下关节突;6. 竖脊肌。

三、脊柱腰段断层影像解剖

（一）脊柱腰段横断层影像解剖

1. 经腰椎椎弓根横断层 椎管为完整性骨环，其形状各异，在第 1、第 2 腰椎平面呈椭圆形，其横径大于或等于矢径，在第 3、第 4 腰椎平面多呈三角形，横径大于矢径，在第 5 腰椎平面呈三叶草形。腰段椎管的矢状径正常范围为 15～25mm，其与椎体的比值范围在 1:5～1:2，比值小于 1:5 时被视为腰椎管狭窄。硬脊膜囊位于椎管中央，脊髓位于硬脊膜囊内，在第 1 腰椎椎体平面（幼儿在第 3 腰椎椎体平面）形成圆锥形末端，腰、骶、尾脊神经根在硬脊膜囊中围绕脊髓圆锥和终丝周围，分布均匀。腰椎的侧隐窝有腰神经根通过，其正常矢径为 3～5mm，若小于 3mm 可视为狭窄，若等于或小于 2mm 则压迫神经根，而大于 5mm 可排除侧隐窝狭窄。腰段椎管的硬膜外脂肪组织较丰富，多分布在硬脊膜囊的前方和前外侧，以及侧隐窝内，尤其在侧隐窝内硬膜外脂肪组织可厚达 3～4mm。CT 影像上，在低密度影的硬膜外脂肪组织的衬托下，硬脊膜囊可清晰地显示，同时亦可分辨出椎内的静脉丛和神经根。腰椎椎体横断层呈肾形，腰大肌附着于椎体上、下缘的后外侧，膈脚附着于上位腰椎椎体（右侧 3 个，左侧 2 个）的前外侧面；椎弓根较短，位于椎体与椎弓峡部之间；横突自椎弓峡部突向后外侧、椎间孔之后，胸腰筋膜前层附着于横突尖端，其前方的内侧和外侧分别有腰大肌和腰方肌；棘突从椎弓板中线水平后伸，有胸腰筋膜后层、竖脊肌、横突棘肌、棘突间肌、棘间韧带和棘上韧带等附着（图 7-4-13）。

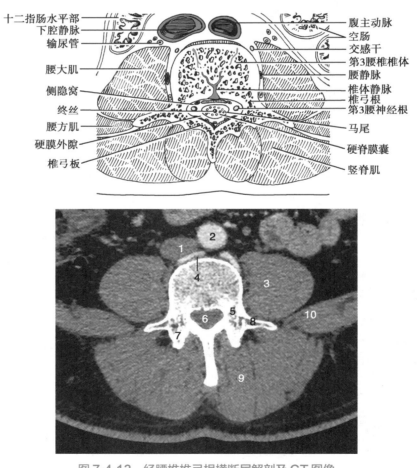

图 7-4-13　经腰椎椎弓根横断层解剖及 CT 图像
1. 下腔静脉；2. 腹主动脉；3. 腰大肌；4. 腰动脉；5. 椎弓根；6. 马尾；
7. 关节突；8. 横突；9. 竖脊肌；10. 腰方肌。

2. 经腰椎椎体下部横断层　　该断层显示椎间孔上部。椎间孔朝向外侧，前方为椎体后面，后方为下关节突，有腰神经根、腰动脉脊支和椎间静脉上支通过。腰神经根与同序数椎间孔的面积之比为1:4～1:2，自上而下的腰神经根逐渐增粗，这可能是较低部位腰椎或椎间盘病变易出现神经根卡压的原因之一。椎管为不完整性骨环，椎管内、外结构与经椎弓根的断层基本相似（图7-4-14）。

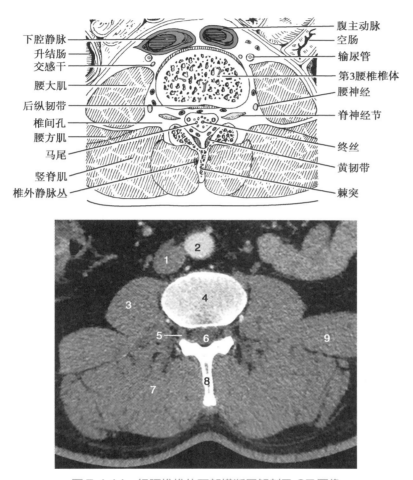

图7-4-14　经腰椎椎体下部横断层解剖及CT图像

1.下腔静脉；2.腹主动脉；3.腰大肌；4.椎体；5.腰神经根；6.马尾；7.竖脊肌；8.棘突；9.腰方肌。

3. 经腰椎间椎间盘横断层　　椎间盘的大小、形态与相邻椎体基本相似，呈肾形。髓核位于中央偏后。因椎间盘前厚后薄，因而常使上面的终板或上位椎体后部出现于椎间盘断层。腰椎间椎间盘在青少年后缘略凹，随年龄增大而变平直，可能是一种退行性变的表现。应该注意的是：第5腰椎和第1骶椎间椎间盘与其他腰椎间椎间盘的CT表现不同，向背侧轻度膨隆，临床诊断时应与椎间盘突出症相鉴别。该断层显示椎间孔的下部与经椎体下部断层的椎间孔上部的境界不同，其前、后界分别为椎间盘和关节突关节，主要有椎间静脉通过。关节突关节呈近似矢状位，外侧为上关节突，内侧为下关节突。黄韧带较厚，位于椎弓板内侧，呈V形，自中线两侧直至关节突关节内侧。该断层的椎管也为不完整骨性环，椎管内结构和椎旁软组织与经腰椎椎弓根断层和经腰椎椎体下部断层基本相似（图7-4-15）。

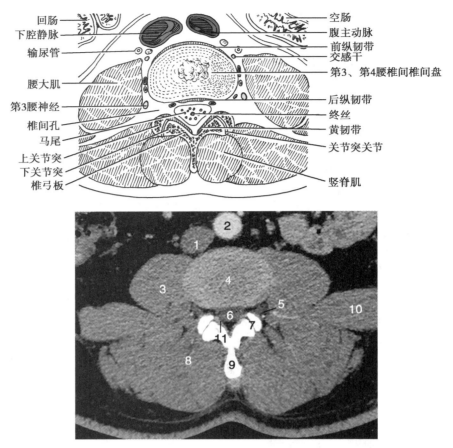

图 7-4-15 经腰椎间椎间盘横断层解剖及 CT 图像

1. 下腔静脉；2. 腹主动脉；3. 腰大肌；4. 椎间盘；5. 腰神经根；6. 马尾；
7. 关节突关节；8. 竖脊肌；9. 棘突；10. 腰方肌；11. 黄韧带。

（二）脊柱腰段矢状断层影像解剖

1. 经腰椎正中矢状断层 腰椎椎体呈长方形，矢径大于纵径，前纵韧带和后纵韧带附着椎体上、下缘，椎体前、后面凹陷，前面凹陷有腰动、静脉通过，椎体静脉经椎体后面凹陷处出椎体。椎间盘位于椎体之间，自上而下逐渐增厚，厚度为 8～15mm，第 5 腰椎与第 1 骶椎间椎间盘高度通常低于 10mm，可达 5mm 以下。第 1～4 腰椎间椎间盘后缘略凹陷，第 5 腰椎与第 1 骶椎间椎间盘的后缘正常时平直或轻度后凸。由于腰椎间椎间盘前部比后部厚，故形成向前凸的生理性腰曲，最凸处位于第 3 腰椎平面。腰段椎管与脊柱弯曲一致，在成人约平第 1 腰椎椎体的硬脊膜囊内有脊髓圆锥，自此以下至第 2～3 骶椎，内有马尾。脊柱后部为椎弓板和棘突，黄韧带位于椎弓板之间，较厚，正常厚度为 2～5mm，棘突略呈长方形，近水平位后伸。棘突之间有棘间韧带，棘突末端有棘上韧带相连（图 7-4-16）。

2. 经腰椎旁正中矢状断层 该断层脊柱前部为椎体和椎间盘，中部为椎间孔和椎弓根，后部为椎弓峡部、关节突和椎旁肌。椎体形状多样，可呈楔形、方形等，其前缘中央有腰动、静脉经过。椎间孔位于相邻椎弓根的椎上、下切迹之间，前界为椎间盘和椎体，后界为关节突关节和黄韧带，呈卵圆形，分为上、下两部，上部宽，有腰神经根、腰动脉脊支和椎间静脉上支通过；下部窄，只有椎间静脉下支通过，故椎间孔的下部狭窄并不压迫神经根。腰神经根通过同序数腰椎下方的椎间孔，因腰神经根呈圆形或椭圆形，直径为 2～3mm，在 CT 图像上可清楚地显示。位于关节突关节后方的椎旁肌主要为横突棘肌和竖脊肌（图 7-4-17）。

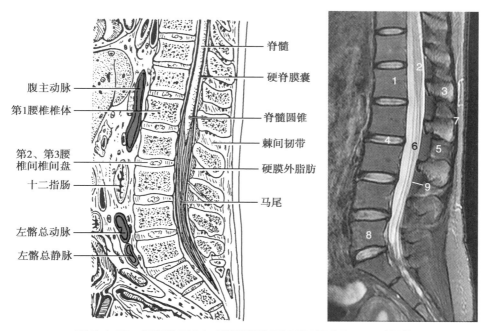

图 7-4-16 经腰椎正中矢状断层解剖及 MRI(FSE T$_2$WI)图像

1. 第 1 腰椎椎体；2. 脊髓圆锥；3. 第 1 腰椎棘突；4. 第 2、第 3 腰椎间椎间盘；5. 棘间韧带；
6. 马尾；7. 棘上韧带；8. 第 5 腰椎椎体；9. 硬脊膜囊。

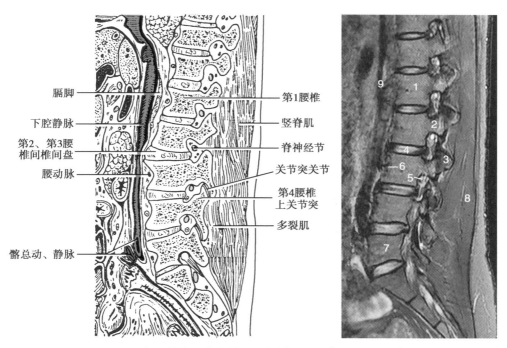

图 7-4-17 经腰椎旁正中矢状断层解剖及 MRI(FSE T$_2$WI)图像

1. 第 1 腰椎椎体；2. 第 2 腰椎椎弓根；3. 第 3 腰椎上关节突；4. 第 2、第 3 腰椎间椎间盘；
5. 第 3、第 4 腰椎间椎间孔；6. 腰静脉；7. 第 5 腰椎椎体；8. 竖脊肌；9. 下腔静脉。

四、脊柱骶尾段断层影像解剖

（一）脊柱骶尾段横断层影像解剖

1. 经第1骶椎椎体横断层 骶岬为骶骨底前缘突出部分,经骶岬断层为骶骨的最高层。自岬斜向后外侧的突出部分为骶翼,其外侧为髂骨翼,二者间为骶髂关节间隙,关节间隙宽为2~4mm,CT显示呈低密度影。骶管入口在横断层上为三叶形,矢状径约为14.9mm,横径约为31mm。硬脊膜囊明显缩小,紧靠骶管后壁,内有终丝、马尾和脑脊液,其外侧有第2神经根通过。骶管两侧为侧隐窝,内有第1骶神经根,神经根外包被的硬脊膜延伸为神经鞘。硬膜外隙中的脂肪组织较丰富。髂骨翼和骶翼前方有髂肌和腰大肌,两肌之间有股神经,腰大肌内侧有髂外动脉和静脉、输尿管、髂内动脉和静脉、闭孔神经及腰骶干。骶骨背面有5条纵向的骨嵴,在中线上为骶正中嵴,是融合的棘突;骶正中嵴两侧为骶内侧嵴,是融合的关节突;骶内侧嵴外侧是骶后孔;最外侧为骶外侧嵴,是融合的横突。骶正中嵴外侧为竖脊肌,髂骨翼后外侧有臀中肌和臀大肌（图7-4-18）。

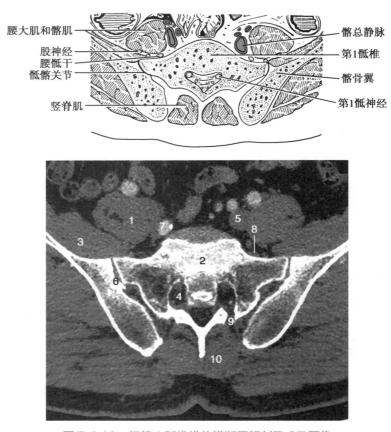

图7-4-18 经第1骶椎椎体横断层解剖及CT图像

1. 腰大肌；2. 第1骶椎椎体；3. 髂肌；4. 第1骶神经根；5. 髂总静脉；
6. 骶髂关节；7. 髂内动脉；8. 腰骶干；9. 骶后孔；10. 竖脊肌。

2. 经第 2 骶椎椎体横断层　该断层平第 2 骶椎椎体，椎体明显减小。椎体后方可见三角形的骶管，内有硬脊膜囊，外侧为第 3 骶神经根，侧隐窝内有第 2 骶神经根，骶管后方由内侧向外侧分别可见骶正中嵴和骶内侧嵴。骶翼与髂骨翼组成骶髂关节，骶骨前方中线两侧有左、右第 1 骶神经，其外侧有腰骶干。骶骨周围软组织与经第 1 骶椎的横断层基本相似（图 7-4-19）。

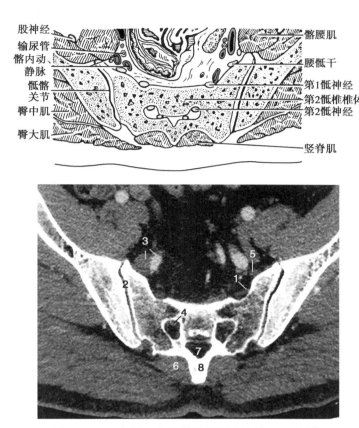

图 7-4-19　经第 2 骶椎椎体横断层解剖及 CT 图像
1. 第 1 骶神经；2. 骶髂关节；3. 髂内动、静脉；4. 第 2 骶神经根；5. 腰骶干；6. 竖脊肌；7. 骶管；8. 骶正中嵴。

（二）脊柱骶尾段矢状断层影像解剖

骶椎和尾椎各自融合成骶骨和尾骨，退化的骶椎间椎间盘位于相邻骶椎椎体之间，自上而下逐渐变薄变窄，是定位骶椎的重要标志。脊柱的骶尾段缺少椎间盘。骶尾段椎间孔被骶前、后孔取代，其结构相对简单，更适于横断层观察。故骶尾段的矢状断面仅选取经骶尾骨正中矢状断层。

经骶、尾骨正中矢状断层　显示骶骨和尾骨共同形成向后凸的骶曲。骶骨由 5 块骶椎融合而成。尾骨为三角形的小骨块，通常由 4 块尾椎融合而成，幼年时彼此分离，成人后才互相融合。骶尾前韧带附于骶骨和尾骨的盆面，为前纵韧带的延续；骶尾背侧深韧带附于第 5 骶椎椎体后面和尾骨背面，为后纵韧带的延续。骶管位于骶椎椎体后方，上宽下窄，内有硬脊膜囊，下端附着于第 2 尾椎椎体背面，内有骶、尾神经根形成的马尾，终于第 2～3 骶椎水平。骶管后壁完整者约占 53.2%，不完整者约占 43.2%，缺如者约占 3.6%（图 7-4-20）。

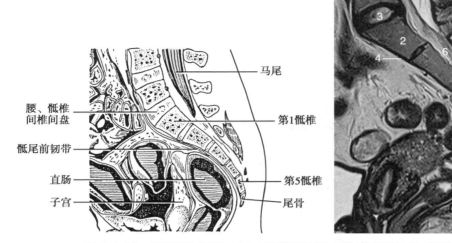

图7-4-20　经骶骨和尾骨正中矢状断层解剖及 MRI（FSE T$_2$WI）图像

1. 第 5 腰椎椎体；2. 第 1 骶椎；3. 第 5 腰椎与第 1 骶椎间椎间盘；4. 骶尾前韧带；5. 尾骨；6. 骶管；
7. 硬脊膜囊。

（韦　力　赵　建　余　彦　胡光强　徐海波）

推 荐 阅 读

[1] 徐克，龚启勇，韩萍. 医学影像学 [M]. 8 版. 北京：人民卫生出版社，2018.

[2] 龚启勇，卢光明，程敬亮. 中华影像医学：中枢神经系统卷 [M]. 3 版. 北京：人民卫生出版社，2019.

[3] JOHNSON D E，BURTNESS B，LEEMANS C R，et al. Head and neck squamous cell carcinoma[J]. Nat Rev Dis Primers，2020，6（1）：92.

[4] CHEN Y P，CHAN ATC，LE Q T，et al. Nasopharyngeal carcinoma[J]. The Lancet，2019，394（10192）：64-80.

[5] STANDRING S. 格氏解剖学：第 41 版 [M]. 丁自海，刘树伟，译. 济南：山东科学技术出版社，2017.

[6] 王振宇，徐文坚. 人体断层影像解剖学 [M]. 4 版. 北京：人民卫生出版社，2016.

[7] 崔慧先，李瑞锡. 局部解剖学 [M]. 9 版. 北京：人民卫生出版社，2018.

[8] FLECKENSTEIN P，TRANUM-JENSEN J，MYSCHETZKY P S. 影像解剖学 [M]. 闫东，刘德泉，译. 3 版. 北京：北京科学技术出版社，2018.

[9] KELLEY L L，PETERSEN C M. 断层影像解剖学 [M]. 高艳，译. 3 版. 北京：北京科学技术出版社，2019.

[10] 高士濂. 实用解剖图谱：下肢分册 [M]. 3 版. 上海：上海科学技术出版社，2012.

[11] 刘树伟. 断层解剖学 [M]. 3 版. 北京：高等教育出版社，2017.

[12] CRAMER G D，DARBY S A. Clinical Anatomy of the Spine，Spinal Cord and ANS[J]. 3rd. ed. St. Louis：Elsevier，2014.

[13] VITAL J M，CAWLEY D T. Spinal Anatomy：Modern Concepts[M]. Paris：Springer International Publishing，2020.

中英文名词对照索引